"一带一路"
中医药文物图谱集

曹晖　廖果　主编

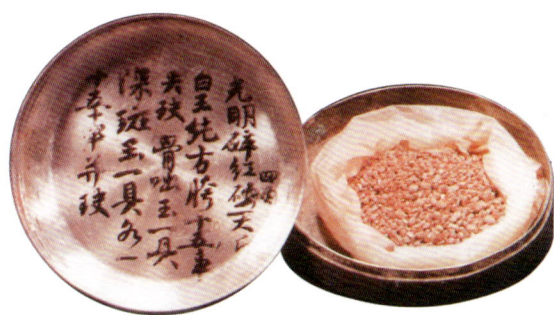

暨南大学出版社
JINAN UNIVERSITY PRESS

中国·广州

图书在版编目（CIP）数据

"一带一路"中医药文物图谱集 / 曹晖，廖果主编. —广州：暨南大学出版社，2016.11
ISBN 978 - 7 - 5668 - 1979 - 6

Ⅰ.①一… Ⅱ.①曹… ②廖… Ⅲ.①中国医药学—文物—图谱 Ⅳ.①R-092

中国版本图书馆 CIP 数据核字（2016）第 253063 号

"一带一路"中医药文物图谱集
"YIDAI YILU" ZHONGYIYAO WENWU TUPUJI
主　编：曹　晖　廖　果

···

出 版 人：徐义雄
责任编辑：黄圣英　冯　琳　吴筱颖
责任校对：刘舜怡　刘慧玲　郑晓玲
责任印制：汤慧君　周一丹

出版发行：暨南大学出版社（510630）
电　　话：总编室（8620）85221601
　　　　　营销部（8620）85225284　85228291　85228292（邮购）
传　　真：（8620）85221583（办公室）　85223774（营销部）
网　　址：http://www.jnupress.com　http://press.jnu.edu.cn
排　　版：广州良弓广告有限公司
印　　刷：深圳市新联美术印刷有限公司
开　　本：850mm×1168mm　1/16
印　　张：20.5
字　　数：438 千
版　　次：2016 年 11 月第 1 版
印　　次：2016 年 11 月第 1 次
定　　价：198.00 元

编审委员会

主 任 委 员：李经纬（中国中医科学院）

副主任委员：梁　峻（中国民族医药学会）

　　　　　　叶文才（暨南大学）

委　　　员：（以姓氏笔画为序）

　　　　　　刘小斌（广州中医药大学）

　　　　　　李良松（北京中医药大学）

　　　　　　吴鸿洲（上海中医药大学）

　　　　　　和中浚（成都中医药大学）

　　　　　　郑怀林（陕西省中医药研究院）

　　　　　　郑　洪（浙江中医药大学）

　　　　　　赵中振（香港浸会大学）

　　　　　　康兴军（陕西中医药大学）

学 术 顾 问：傅维康（上海中医药大学）

　　　　　　鲁　军（中国文化研究会）

编　委　会

主　　编：曹　晖　廖　果

副 主 编：张　英　吴孟华

编　　委：（以姓氏笔画为序）

　　　　　　邓秋婷　刘学春（满族）　刘信丹　农汉才（壮族）

　　　　　　肖永芝　宋　晖　张　岳（回族）　陈晓迪

　　　　　　侯如艳　甄　艳

主编简介

曹 晖

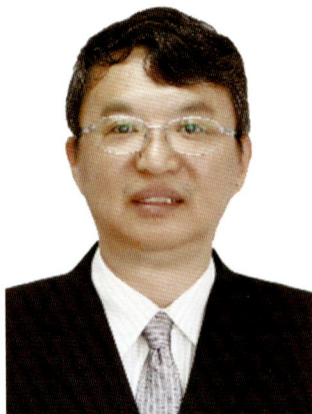

　　香港中文大学哲学博士，暨南大学岭南传统中药研究中心主任、教授、博士生导师，国家中药现代化工程技术研究中心主任，中国中医科学院中药研究所客座研究员，首批全国老中医药专家与国家级非物质文化遗产炮制代表性传承人王孝涛学术经验继承人和第一代传人，兼任国家药典委员会委员、中华中医药学会中药炮制分会副秘书长、中国药学会药学史专业委员会副主任委员、全国中药标准化技术委员会委员、广东省中药标准化技术委员会副主任委员，曾任职于日本国立富山大学、日本津村顺天堂生物化学研究所、香港中文大学。编纂出版《本草品汇精要》（研究校注本）、《国家非物质文化遗产：中药炮制技艺图典》等学术著作10余部。

廖 果

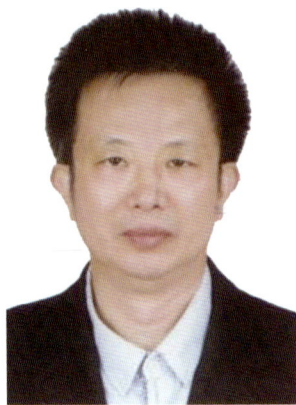

　　四川成都人。1977年考入贵阳中医学院医疗系，毕业后留校工作。1991年毕业于中国中医科学院，获医学博士学位。留院工作，递升至研究员。曾任中国医史博物馆副馆长、中国医史文献研究所医药文物研究室主任。现任中国中医科学院研究员、中国文化研究会副会长、中国民族医药学会养生保健分会副会长、暨南大学兼职教授、《中华医史杂志》编委。出版个人学术专著《自养之道：中国古代个体差异养生学说》（1993）、《新编补注医学三字经》（2001）、《佛医古方书八种》（2014）等7部，合著、主编学术著作20部，点校古医籍22种，译著1部，发表学术论文《廖季平先生医学行状述评》（1989）、《中国古代早期养老思想析论》（2002）、《佛教养生内蕴发微》（2012）等20余篇。

序

世人皆知中国医药学有五千年历史，然以植物比观，此犹地表以上之植株，而其地下根系之深广，更不知远及何处。昔者苏秉琦先生谓"中华民族文化传统是几十万年、上百万年以来文化传统组合与重组的结果"。因此他倾尽晚年之力，依据近百年数量庞大之地下发掘，力图重建中国史前史。中医药学乃是中华文化之一部分，其早期发轫及后世繁盛，亦需一帧清晰之全景图像，此正为众多学者代代相承，前赴后继，燃膏继晷，笔耕不辍之由。曹晖教授、廖果教授所著《"一带一路"中医药文物图谱集》，即为此种努力之作。

中医药学与中华文化相伴相生，皆由其内在特质所决定。中国医药学就其学术特质而言，属于自然主义性质：它立足于自然界亘古演化，坚信人类是自然之一部，与万物相偕相生，未可割裂，此其一也；它从生命物种与生俱来之自我诊疗本能出发，将此造化所赋予之存续本能，即自我调适及修复之本能，淬砺升华，汇成学理，用于临床，此其二也；它伴随中国的农耕文明而孕生，从对可食用植物的探索到对可药用植物的探索，采自然之种，疗自然之伤，而此农耕文明之造端，已被地下考古之发现，追索至两万余年前，此其三也；它始终贴合着自然节律之运行，无论诊病、用药及调养，均严密参合宇宙运化之时、日、候、节、月、季，匹配以传统日书类、月令类文献（目前研究之缺项），此其四也；它以中国文化、哲学为思想资源和技术资源，而中国的哲学与文化亦皆属于自然哲学性质，强调世界的整体性、有序性和可持续性，中医药学是中国文化之一部，是中国人认知系统之一部，此其五也。

中国医药此种自然主义属性，即为医药临床之有效性提供了强大支持。如一粒丝瓜籽，能够繁衍几十平方之藤蔓，结长数十颗瓜果，此非一籽之己力所能为也，实是借助大地、阳光、风雨、昆虫等自然之力，而发籽种之能。中医药学即如此籽种，借自然之力保全人生、繁衍种群。最显著之事实即为：中医药之流行应用，使中国人一直是地球上最大之种群。尽管中国地理条件欠优，灾害经见，战乱频仍，但在承平之世，苟无祸乱，自然寿长九十，可期过百。常有发问者谓：人生七十古来稀，然否？当知此为乱世诗人之喟叹。试举一例以白之：1993年出土之伊湾汉墓简牍（中华书局有书）之地方档案：公元肇始之际（西汉成帝），东海郡（今连云港之域）人口總數 140 萬，其中八十歲以上 33 870 人，九十歲以上 11 678 人，八十歲以上人口比例較之 2013 年之現代中國，高出近一倍。故東漢許慎作《說文解字》，訓老字"七十曰老"，訓耋字"年八十曰耋"，訓耄字"年九十曰耄"。漢吏之所以詳細統計八九十年壽之人，係因漢承周制，為老者授杖。《禮記·王制》："七十杖於國，八十杖於朝；九十者，天子欲有問焉，則就其室。"周初至漢末，已歷千年，到書寫伊灣簡牘時，已由郡守代天子授杖，故統計數據精準到個位。

中醫藥學術之發展，在歷史上形成完備之社會醫療服務系統，遍及鄉邑城鎮；形成完備之生藥採集、種植及配送系統，配置合理有序；形成精準之本草、方劑等藥物典冊，歷朝核准更新；形成屬地分散但典籍一致之醫師培養體制，以治癒率為鵠的；形成湯頭歌訣、養生歌訣等科普類讀物，遍及鄉里婦孺；形成浩瀚之醫學藥學典籍文獻，門類齊全有序。這個經數千年演化形成之學術、服務系統，福澤於周邊四鄰各國，也遠傳至中東阿拉伯世界，並經由其再輾轉傳播於歐洲。此外，中國亦不斷吸納其他文明地區之食用、藥用植物，包容相關醫學技術，以豐富和完善傳統中醫藥學術。此相互影響、傳播之學術交流過程，通常也是伴隨著貿易之發展，通過絲綢之路等海陸商道實現的。《"一帶一路"中醫藥文物圖譜集》，正是用白描式之實物圖片，反映中醫藥在漫長學術積累過程中的一個側面。

《"一帶一路"中醫藥文物圖譜集》之電子稿，承曹暉、廖果兩位教授惠賜，見其搜羅甚富，流傳有緒，圖文燦然，甚為可觀。余雖忝列顧問，然實愧無芹獻。曹、廖二君長年從事中醫藥史及醫藥文獻之研究，余自二十年前充役《中國本草全書》編纂，有幸相識，始知諸君在搜考歷史方面用力之深、意志之堅，感佩莫名。遵兩位教授之囑，為之序。

默公 謹識

二〇一六年九月

於樂道塾

前　言

2013 年 9 月和 10 月，中国国家主席习近平在出访中亚和东南亚国家期间，先后提出共建"丝绸之路经济带"和"21 世纪海上丝绸之路"的重大倡议，这两项倡议被合并简称为"一带一路"，成为中国的国家战略。两千多年来，海陆两条古丝绸之路，交通了中外的丰富物产和独特文化，加速了世界文明的进程。"一带一路"的战略构想，承载了丝绸之路沿线各国发展繁荣的梦想，赋予了古老的丝绸之路以崭新的时代内涵。

中医药是中国传统文化的一个典型缩影。古丝绸之路的商贸往来和文化交流，也促进了中外医学交流。中医药文物是中医药文化的精微具象，与"一带一路"相关的中医药文物是中外医学交流的历史见证，是中医药伟大宝库的重要组成部分。而位于"一带一路"核心区域之一的广东的暨南大学，不但一直积极参与传统医药的教学与研究工作，而且作为百年侨校，在宣传"一带一路"医药文化方面可谓具有天然优势。为更好地展现"一带一路"中外医药交流的历史风貌，进一步弘扬中医药传统文化，加深人们对中医药文物的了解，我们编纂了这本文物图谱集。

本书共收录图片 400 余幅。资料选辑的时空范围，均以当时中国为视角。时间上，主要选取汉代至宋元即古丝绸之路或畅通或能维持时期的资料；而西医传入是比较晚近的事，所以在"中外交流篇"中对近现代资料也多有选取。空间上，陆上丝绸之路区域重点选取西北核心地域如陕西、甘肃、新疆，兼及华北内蒙古、西南西藏等地的资料；海上丝绸之路区域重点选取东南核心地域如广东、福建等地的资料。

全书分为六篇，篇前均有简短概述，以下分类介绍文物。第一篇"综合篇"，选择介绍上述时空范围内的重点文物，意在反映"一带一路"相关时期与地域的中医药发展水平与成就；第二篇"中外交流篇"，以当时的交通与人文为背景，集中介绍了中外医学交流的出彩文物，为本书特别着力之处；第三篇"民族篇"，根据少数民族地区与"一带一路"的关联度、医药发展成熟度、文物留存状况等因素，介绍了藏医、蒙医等民族的医药卫生文物；第四篇"敦煌篇"，敦煌是丝绸之路上的文化重镇，作为古代中国、印度、希腊、伊斯兰四大文化体系的汇流之处，其中的医药文化遗存不容忽视，本篇对之作了集中介绍；第五篇"佛教篇"，佛教在我国的传播可谓"一带一路"中外文化交流的典型事例，本篇着重介绍了佛教文化中具有医药卫生意义的文物；第六篇"海药书影篇"，将本草典籍中域外传来药物的彩绘图之书影作了专题展示。书末附录收录本书作者的有关论文八篇。

中医药文物与西医药文物是医学文物中的两大类。医学文物尤其是中医药文物中的"医学"是一个较为宽泛的概念，包含了医、药、养生、卫生等许多方面，因此本书资料的收取并非局限于医药的狭义范围，而是扩展至相关的广义范围。具体如在养生文物中，对与饮食养生有关的一些器具（杯、盘、碗、壶、桶等）也有所撷选；而一些看起来与医药无直接关系的个人卫生用具、环境卫生设施等资料也在遴选范围之内。关于中医药文物的分类，各篇情况有异，具体可参见各篇概述。由于资料来源不一，原来文物图片的说明文字体例较为杂乱，这次我们根据国家文物局《文物定名规则》等文件，依照名称（可包含质地等）、年代（朝代）、尺寸（重量）、出土时间地点（或来源）、藏馆、形制与特征、功用、价值等要求与顺序，逐图加以调整改写，首次对较大数量的中医药文物说明文字体例作了规范（限于资料也有缺项者），以期能对中医药文物的学术研究有所裨益。

本书题材新颖，精品荟萃，在编辑出版工作中也以图文并茂、考辨有据为指引，但因主客观因素所限，欠缺在所难免，尚望方家助正。

编　者

2016 年 9 月

目录

中外交流篇

交通与人文

海药传入

西医传入

异域风格养生文物

中医外传

民族篇

藏　医

佛教篇

海药书影篇

佛典医贤

附　录

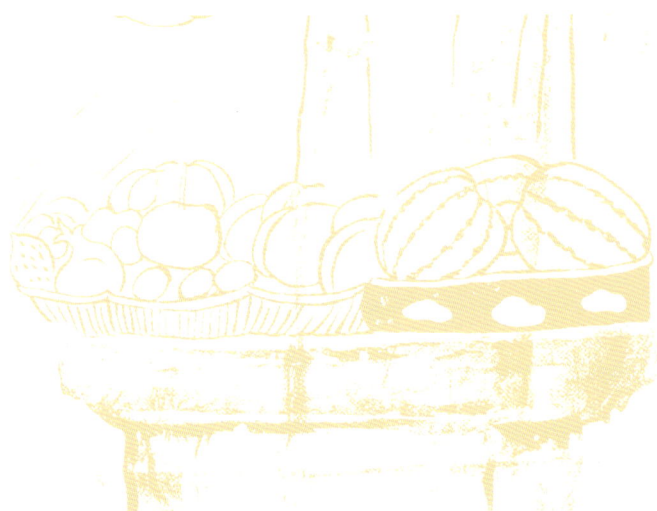

综合篇

"一带一路"中医药文物的主体内容，当然应是与中外医学交流相关联的部分。不过，所谓交流，首先须有各方主体的存在，也就是说，中外医学交流是在中外医学各自发展的基础上才得以产生的。要深入了解中外医学交流的全貌，就中医药学来说，应先了解其当时当地的发展状况。"综合篇"之设，即是希冀以文物来对此加以反映。

　　与全书资料选取范围一致，本篇重点选取汉唐至宋元期间西北与东南两个核心地域的中医药代表性文物资料加以介绍。全篇首先分为医学文物、药学文物、养生文物三大类。医学文物分为医家与文献、诊疗用具两个小类；药学文物分为出土标本、本草文献、药材加工器械、炮炙制药器具、盛药贮药用具及煎药服药用具六个小类；养生文物分为健康长寿寓意物件与炼丹服食、饮食养生、运动健身、个人卫生、室内卫生、环境卫生七个小类；各小类内文物图片资料尽量按时代先后顺序排列。

　　本篇与民族篇、敦煌篇等篇对中医药文物的分类实际承袭了傅维康、李经纬等主编的《中国医学通史·文物图谱卷》一书中的分类逻辑。该书中医药文物分类，是在按时代先后分列之后，再按功用作了归类排列；本篇则对时代、功用两个分类要素的先后顺序作了调整。

医学文物

医家与文献

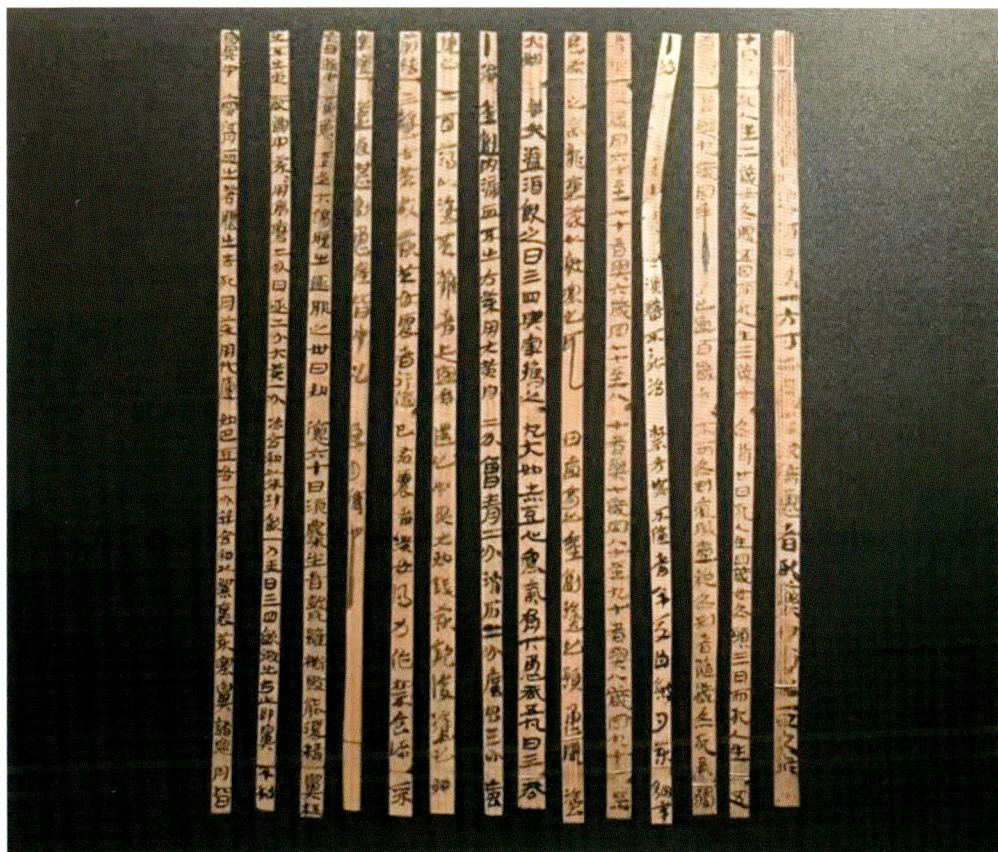

海棠本草 草部

蓽澄茄

墜英香

综合篇

茅香 甘松香

山萮

白豆蔻

卷二 目録 一

003

01　医药木简

　　东汉。计 92 枚。1972 年 11 月于甘肃省武威县旱滩坡出土。藏甘肃省博物馆。北京知疗科技有限公司董事长冼凡女士供稿。命名为"治百病方"。其内容涉及内科、外科、妇科、儿科、五官科各科疾病的病名、病因、病机、证候。所载药物近百种，共有医方 36 首，介绍了方剂功用，其药物配伍较有法度，剂型有丸、散、膏、丹等。治疗针、药并用。反映了西汉以来实践医学的真实水平。

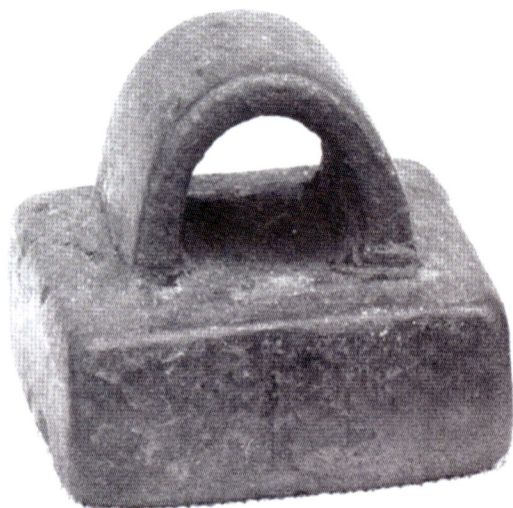

02 太医丞铜印

汉。宽 2.5 厘米，通高 3 厘米，重 59 克。方形，互钮。藏故宫博物院。《后汉书》曾载郭玉"和帝时为太医丞"，可与此印相印证。右图为其印蜕。

03 "药臧府印"印蜕

汉。边长 2.3 厘米。出于（明）范汝桐辑《范氏集古印谱》（十卷）。药臧府是太医属官。

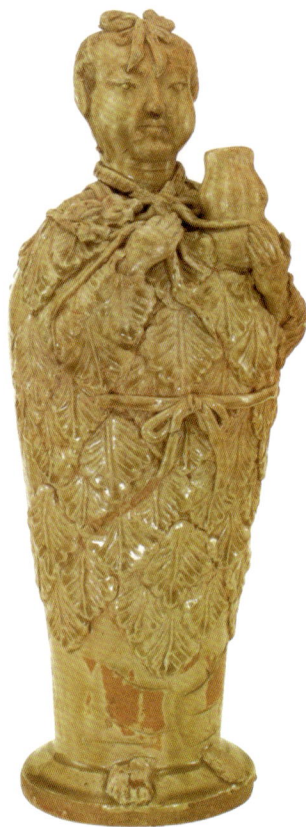

04 耀州窑青釉塑像

北宋。高 46 厘米。藏故宫博物院。相传此塑像为孙思邈。孙思邈（581—682），京兆华原（今陕西省铜川市耀州区）人，唐代著名医学家，后人尊之为"药王"，著有《千金要方》《千金翼方》等。塑像双手拱于胸前，左手托葫芦宝瓶，右手执草叶。雕塑技艺精湛，为耀州窑瓷塑艺术中的少见之作，系国家一级文物。

05 《千金要方》书影

　　元刻本。藏中国中医科学院图书馆。孙思邈约撰于652年。30卷。孙氏以"人命至重，有贵千金，一方济之，德逾于此"，故名。本书包括医学伦理、本草、临证各科等内容，计233门，合方5 000余首。书中所载内容，系统地总结和反映了自《黄帝内经》至唐初中国医药学的发展情况，具有较高的学术价值，对国内外均有较为深远的影响。

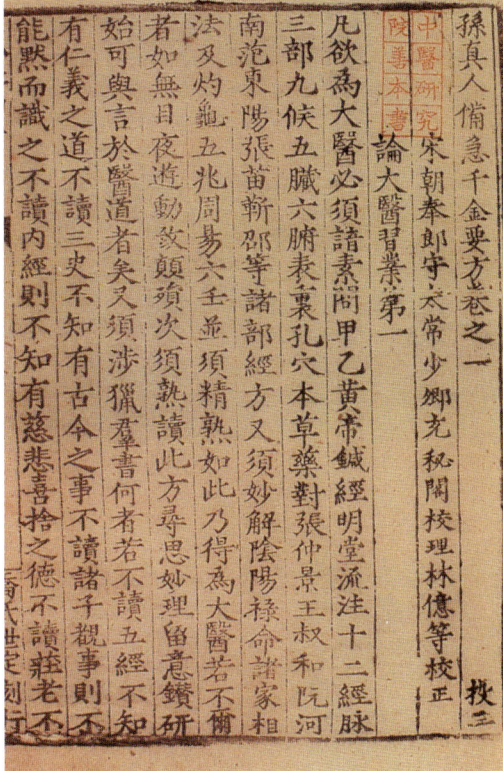

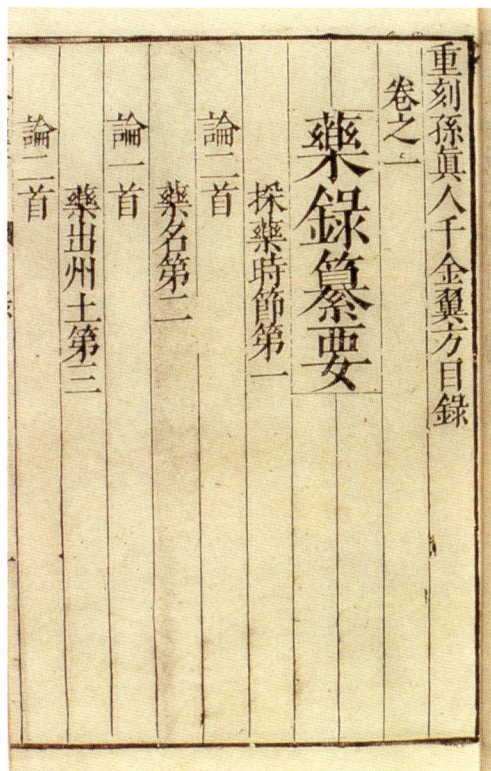

06 《千金翼方》书影

　　清刻本。藏中国中医科学院图书馆。孙思邈撰。30卷。为《千金要方》的续编，故称"翼方"。书中辑录药物800余种，有些是唐以前未收录的新药和外来药物。书中对内、外各种病证的诊治在《千金要方》基础上均有增补，并收载了当时医家所秘藏的《伤寒论》内容，选录了《千金要方》所未载的古代方剂2 000余首。

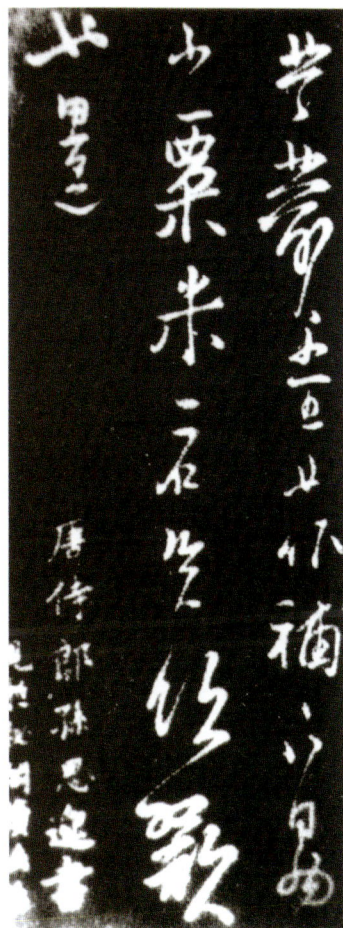

07 孙思邈手迹

　　载《淳熙秘阁续帖》。文为："芎藭苦不宜滋补。下白、纳少，粟米一石，资饮歠也。唐侍郎孙思邈书。"

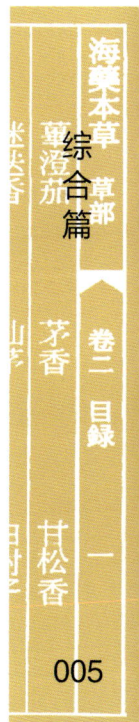

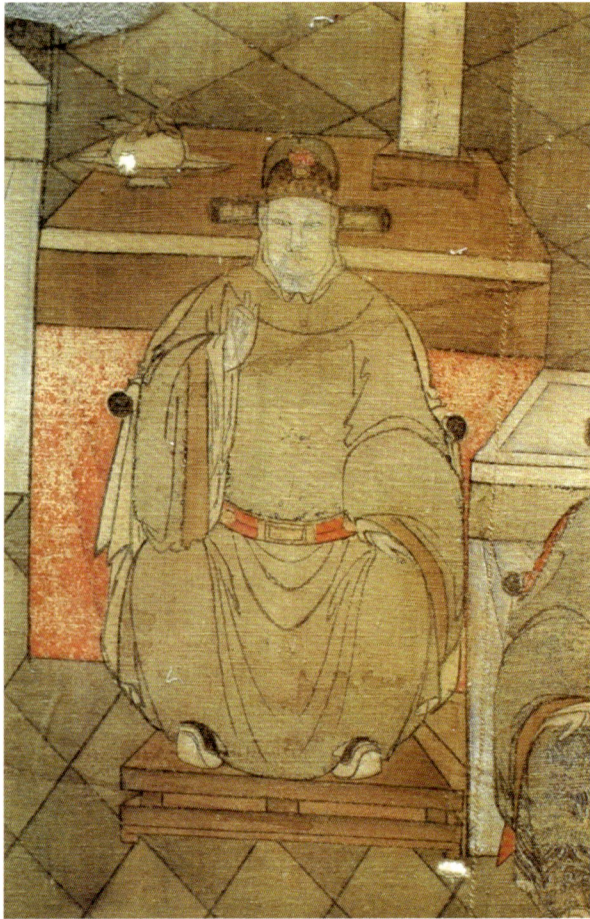

08　王焘画像

清。1975年于王氏故里陕西省眉县王家台征得。藏陕西中医药大学陕西医史博物馆。王焘（约670—755），唐代医药文献学家，撰有《外台秘要》（又名《外台秘要方》）。

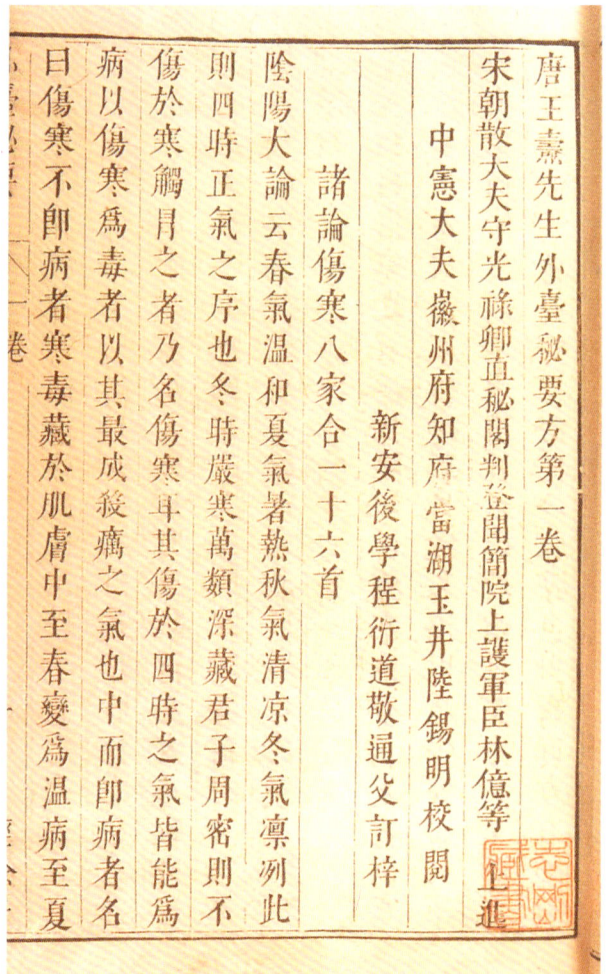

09　《外台秘要方》书影

明崇祯庚辰年（1640）新安程衍道刻本。藏中国中医科学院图书馆。王焘约撰于752年。40卷。本书包括临证各科与药物等共1 104门，均先论后方，载方6 000余首，各详注出处。此书汇集了初唐以前数十种医学著作，在保存古代医学文献方面作出了较大贡献。

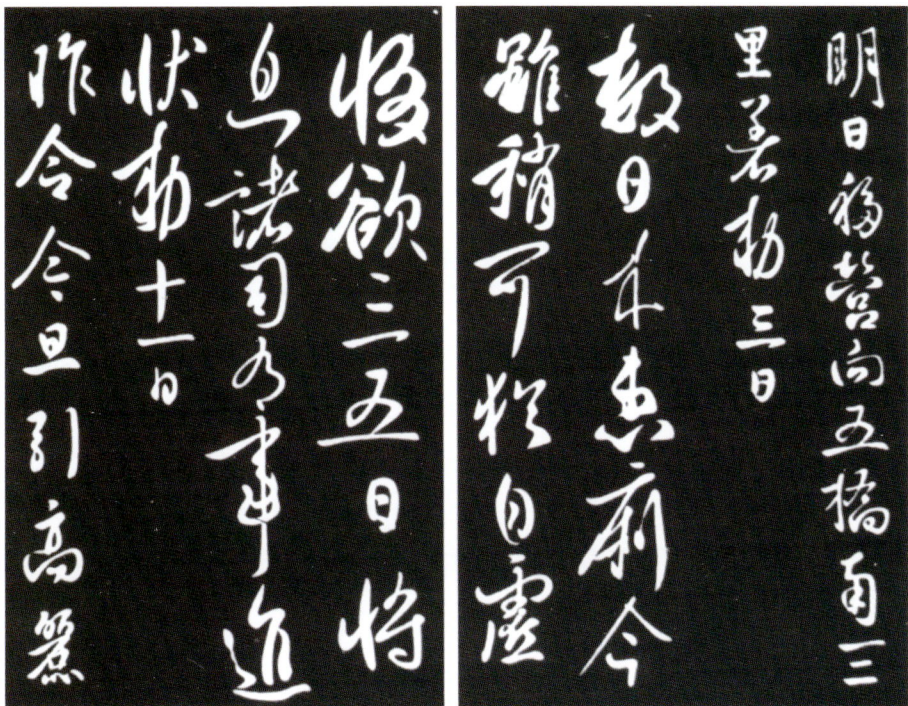

10 李世民《数日来患痢》帖

载《淳化秘阁法帖》卷一。唐太宗李世民书，释文："数日来患痢，今虽稍可，犹自虚惙，欲三五日将息。诸司有事进状。敕，十一日。"

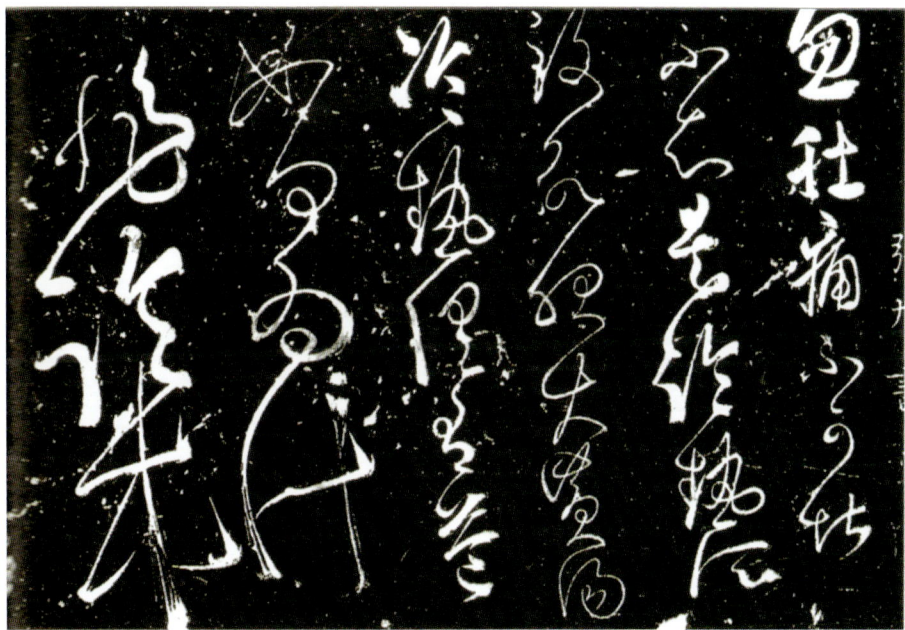

11 张旭《肚痛帖》刻石

北宋嘉祐三年（1058）刻。高124厘米，宽56厘米。藏西安碑林博物馆。所摹刻的唐代著名书法家张旭之草书《肚痛帖》计30字，释文为："忽肚痛不可堪，不知是冷热所致，取服大黄汤，冷热俱有益，如何为计，非临床。"原刻系国家一级文物。

海藻本草 草部
綜合篇
蓽澄茄
卷二 目録
一
茅香 甘松香
柴胡香
山菜
白胶香
007

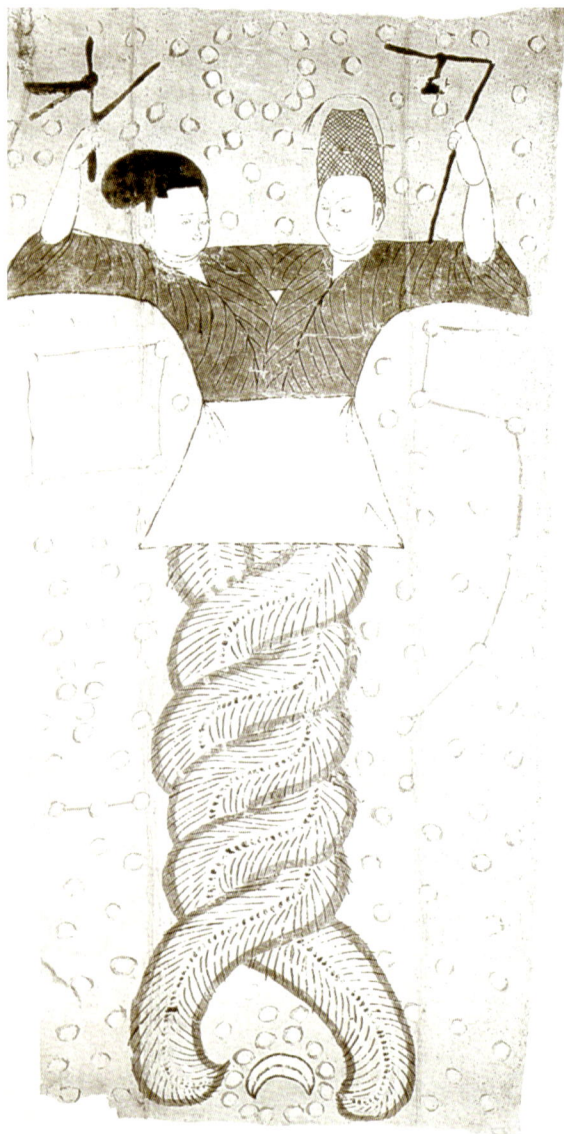

12　佚名《伏羲女娲像》单页

唐。纵：左边 175 厘米，右边 199.6 厘米；横：上部 82 厘米，下部 53.7 厘米。1960年新疆吐鲁番阿斯塔那出土。藏故宫博物院。绢本，设色画。图绘伏羲、女娲二像，人首蛇身，盘曲交错，成螺旋形。女娲手举规，伏羲手擎矩。四周天空布日、月、星斗。西晋著名针灸学家皇甫谧著《帝王世纪》有载：伏羲"味百药而制九针"。全幅落笔收笔平淡工稳，朴拙简洁。无款。属稀有绢画，具有历史文献价值。

13　吐鲁番文书中医药方残片

唐。新疆吐鲁番阿斯塔那—哈刺和卓墓群北区第 338 号唐墓出土。藏新疆维吾尔自治区博物馆。药方存字五行，共45 字。其药物组成以张仲景的小青龙汤和刘宋《深师方》中的五味子汤可能性大，可用于治疗咳嗽气短等。

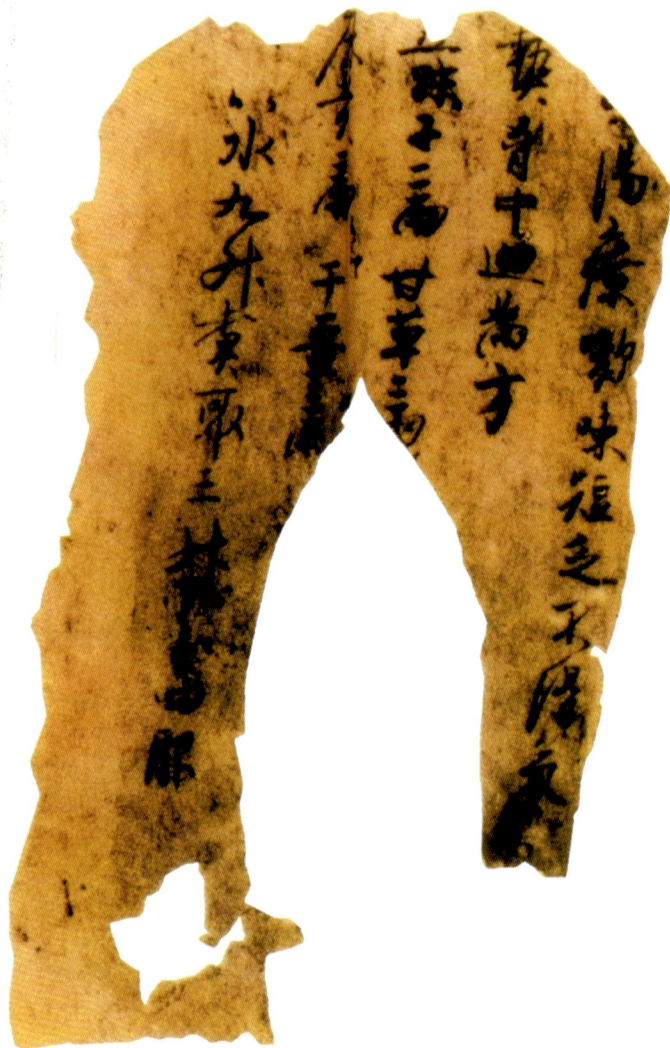

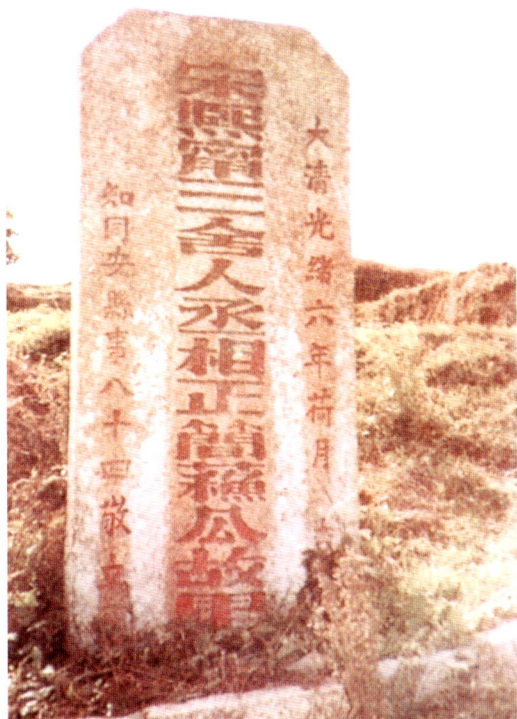

海藥本草　草部

綜合篇

蓽澄茄

茅香

甘松香

卷二　目錄

一

009

14　苏颂故里碑

碑于清光绪六年（1880）所立。苏颂（1020—1101），字子容，原籍泉州南安（今福建省泉州市），后徙居丹阳（今江苏省南京市）。北宋官吏兼天文学家、药学家。曾参与校注《嘉祐补注神农本草》，又主编《本草图经》。

15　《世医得效方》书影

元至元三年（1337）陈志刊本。藏中国中医科学院图书馆。危亦林撰。20卷。作者整理家传五世累积验方，并收集历代各科效方，按医学十三科编著成书。其第18卷专门论述正骨兼金镞科（即伤科），总结了14世纪我国骨伤科学的重要成就。

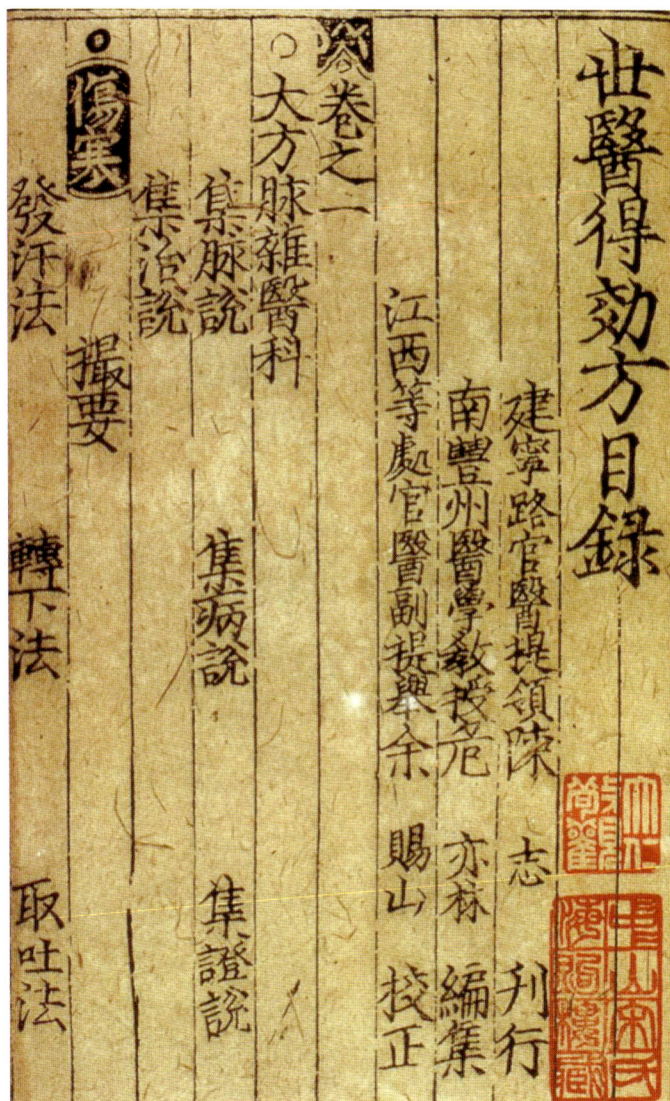

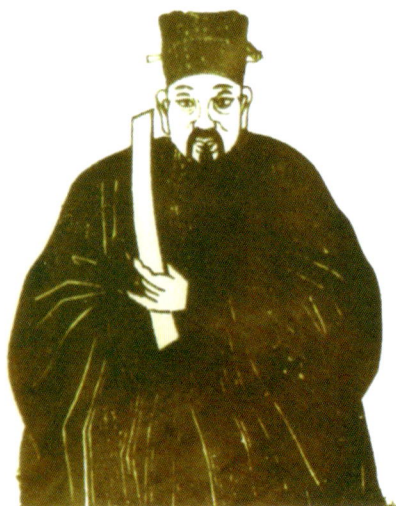

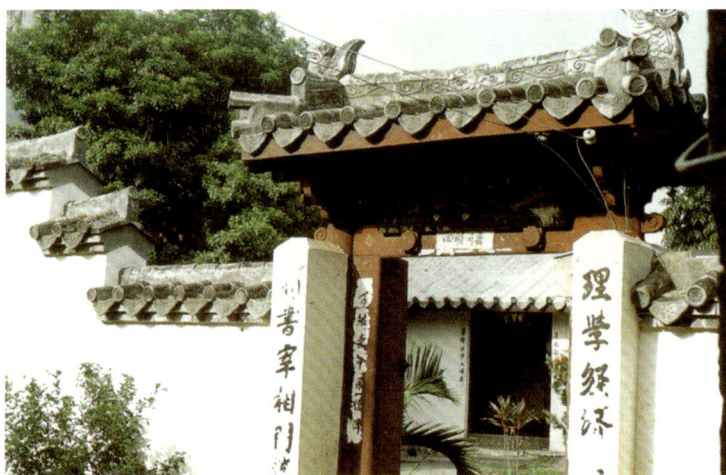

16 丘濬画像

载《岭南医学史·图谱册》。丘濬
（1420—1495），字仲深，号琼台，海
南琼山（今海南省海口市）人。丘濬
是明中叶著名政治家、学者，与海瑞
合称为"海南双璧"，是"岭南四大
儒"之一。丘氏并通医药，相关著作
有《本草格式》《重刊明堂经络前
图》《重刊明堂经络后图》《群书钞
方》等。

17 丘濬故居

载《中国边疆民族地区文物集萃》。建于明洪武年间
（1368—1398）。位于海南省海口市琼山区府城镇金花村。
占地390平方米，建筑面积160平方米，三进院落。海南
现存最早的木结构建筑，是研究明代民居的实物史料。

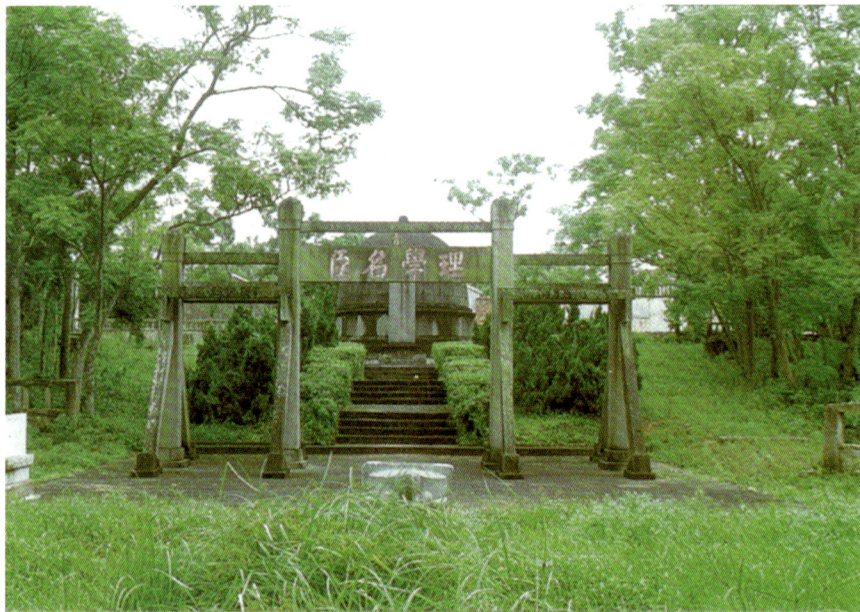

18 丘濬墓

载《中国边疆民族地
区文物集萃》。建于明弘治
八年（1495）。1986年按
原貌重修。位于海南省海
口市秀英区水头村，由石
牌坊、甬道、谕祭碑、石
像生和墓冢等组成。

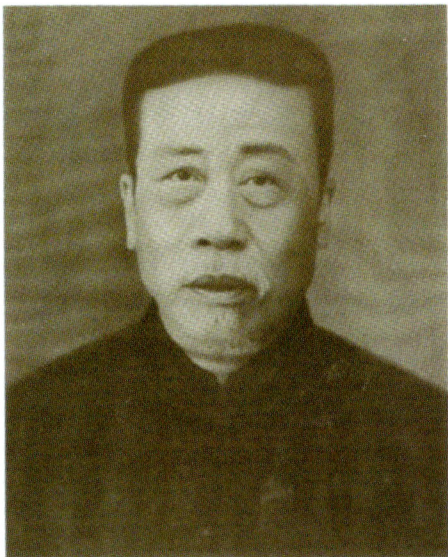

陳伯壇大國手遺像

19　陈伯坛遗照

　　载《岭南医学史·图谱册》。陈伯坛（1863—1938），原名文炜，字英畦，榜名伯坛。广东新会外海（今广东省江门市郊外海镇）人。年31中举人，不仕，专心研讨仲景学说，系近代广东四大经方派名医之一，人称"陈大剂"。1930年举家迁往香港，创办伯坛中医专科学校，专授仲景之学，亦为香港早期著名老中医之一。著有《读过伤寒论》《读过金匮》《麻痘蠡言》等，对后学有一定影响。

20　《麻痘蠡言》书影

　　1933年石印本。载《中国医学通史·文物图谱卷》。陈伯坛撰。

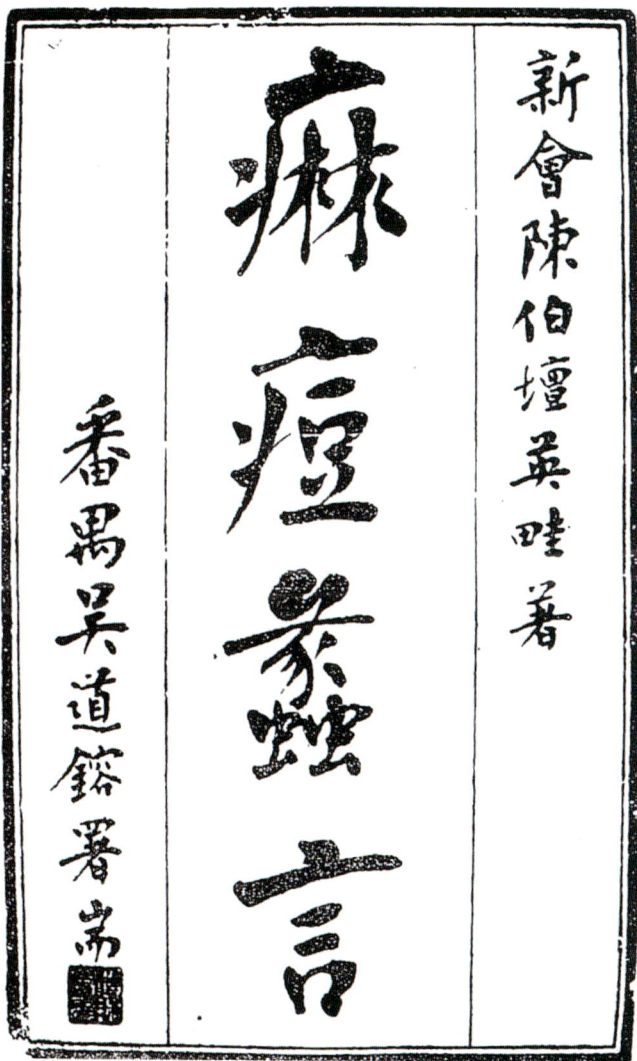

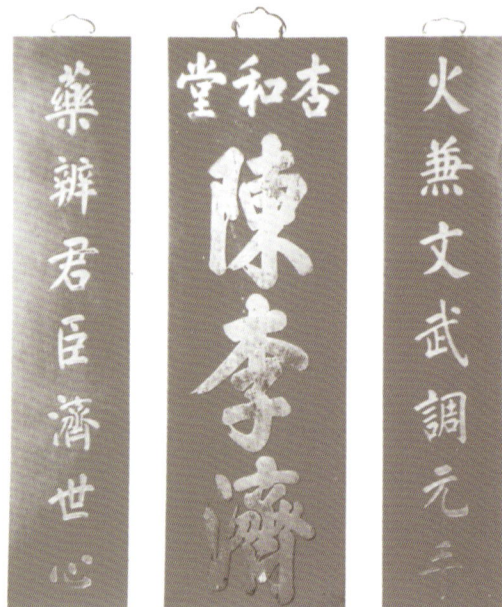

21 杏和堂"陈李济"匾联

　　藏广州陈李济中药博物馆。"陈李济"于明万历二十八年（1600）创建于广州，迄今已有400余年，是我国中药行业现存最老字号之一。杏和堂为清末粤省九大善堂之一，亦陈李济赠医施药名号。堂号旁对联云："火兼文武调元手，药辨君臣济世心。"

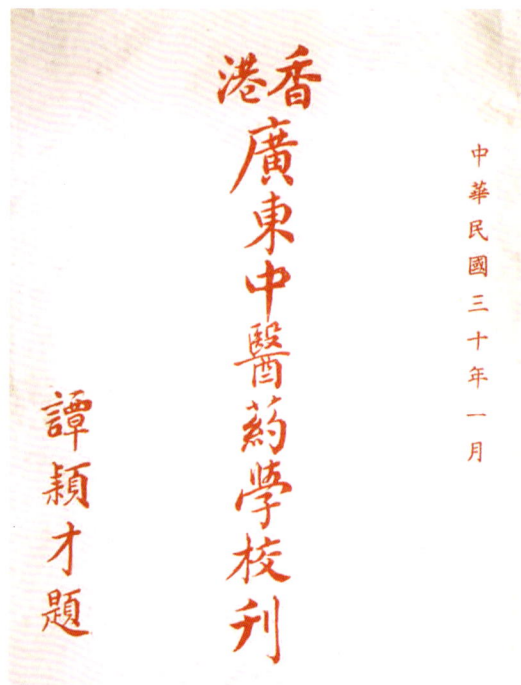

22 《广东中医药学校刊》刊影

　　载《中国医学通史·文物图谱卷》。广东中医药专门学校1923年由广州药业八行、香港药业三会及广东中药界筹建，1924年成立，学制五年。卢乃渔、陈任枚、周仲房、冯霖若、李植之、谭颖才、潘诗宪、罗元恺等人先后主持校务。该校是近代延续时间最长的中医学校，至1955年8月止，共有21届毕业生571人。1956年，在该校基础上建立了新中国成立后首批中医学院之一的广州中医学院（现已改建为广州中医药大学）。抗日战争期间，该校曾迁往香港，图为1941年1月该校在香港出版的校刊封面。

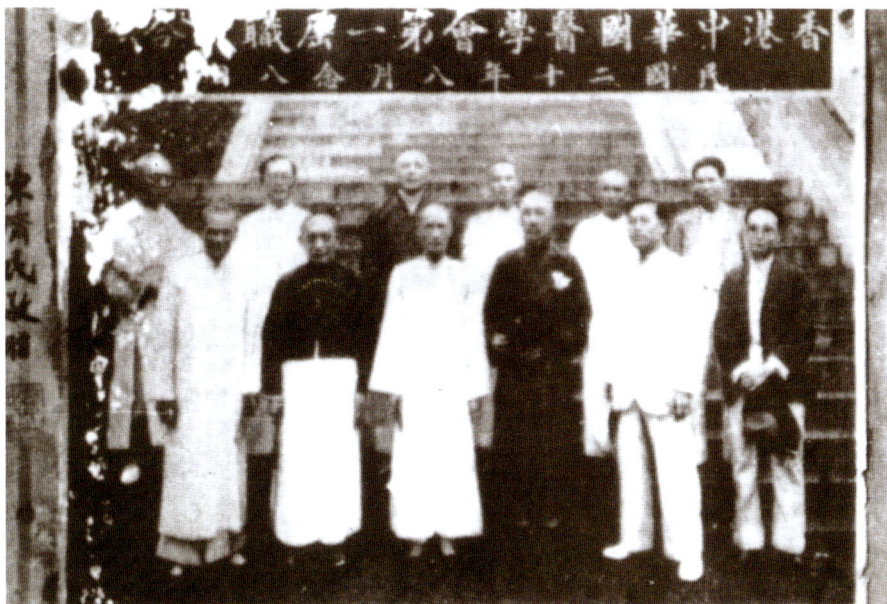

23　香港中华国医学会第一届职员合影

　　载《中国医学通史·文物图谱卷》。香港中华国医学会是香港中医师公会的前身，成立于1931年。图为该会第一届职员就职时摄。右起：前排为廖孟培、卢觉非、尤列、黎琴石、何佩瑜、石崑生，后排为陈济民、弘耀南、卢梓登、梁朝浦、李翰芬、陈秩云。

24　香港中医师公会入会证书

　　载《中国医学通史·文物图谱卷》。图为1947年香港中医师公会作为地区性团体加入中华民国全国各省市中医师公会时的入会证书。

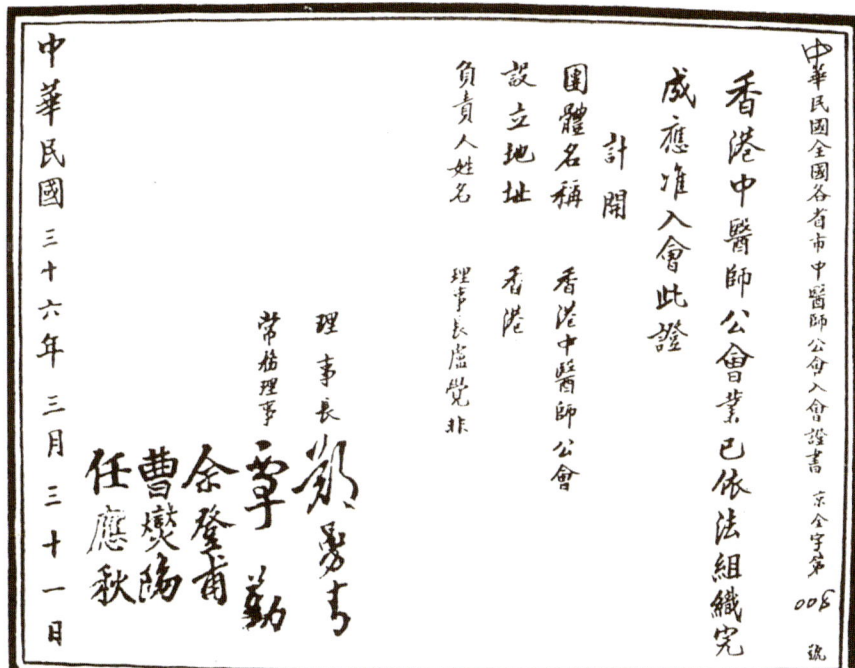

海藥本草 草部

菫澄茄

茅香　甘松香

综合篇

卷二 目録

一

013

诊疗用具

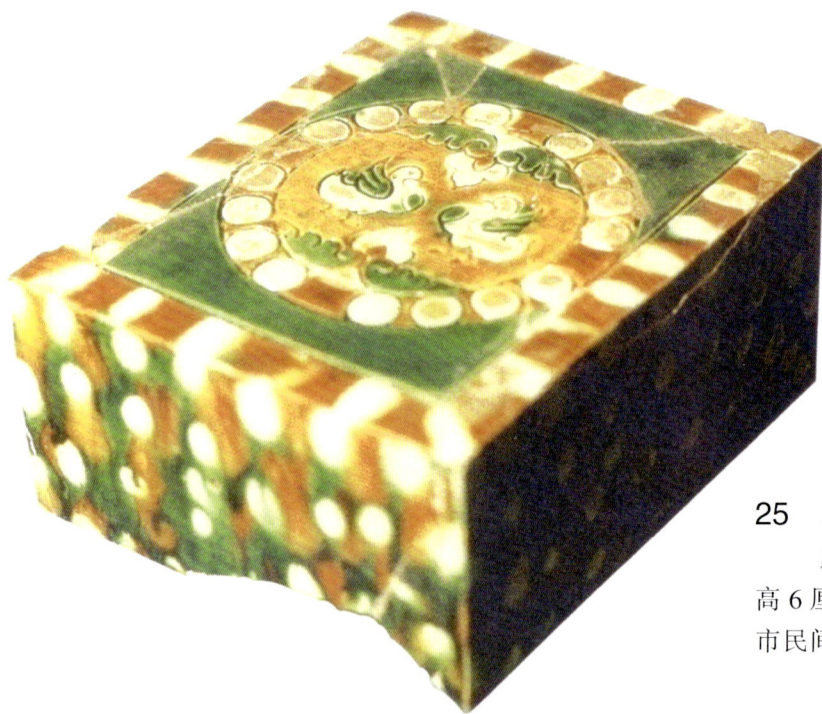

25 三彩连珠鸳鸯脉枕

　　唐。长 11.5 厘米，宽 9.7 厘米，高 6 厘米。洛阳巩县窑出品。藏西安市民间。为中医脉诊用具。

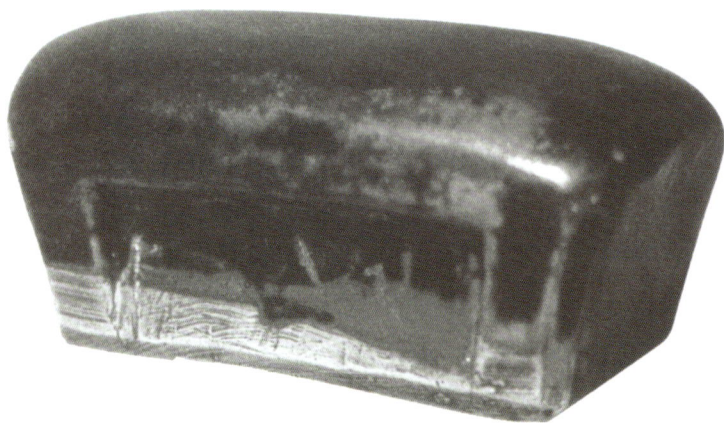

26 黑釉瓷脉枕

　　唐。长 12.5 厘米，宽 5 厘米，高 5 厘米。耀州窑出品。藏西安市民间。

27 瓷脉枕

　　唐。长 14 厘米，宽 9.5 厘米，高 9 厘米。浙江省宁波市和义路出土。藏浙江省宁波保国寺文管会。枕上层为不规则长圆形，并向一侧稍倾斜之，面上有三朵四瓣花纹；中层为一卧虎；底层为长方形座板。

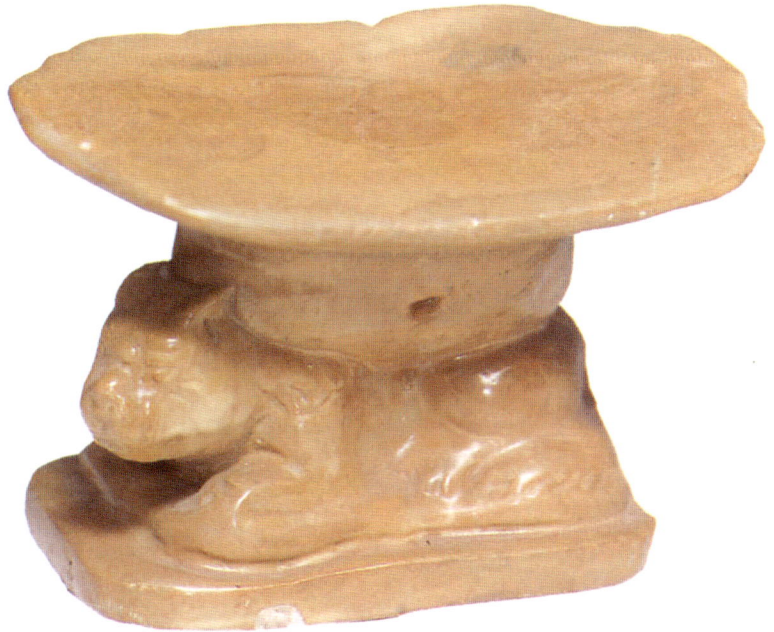

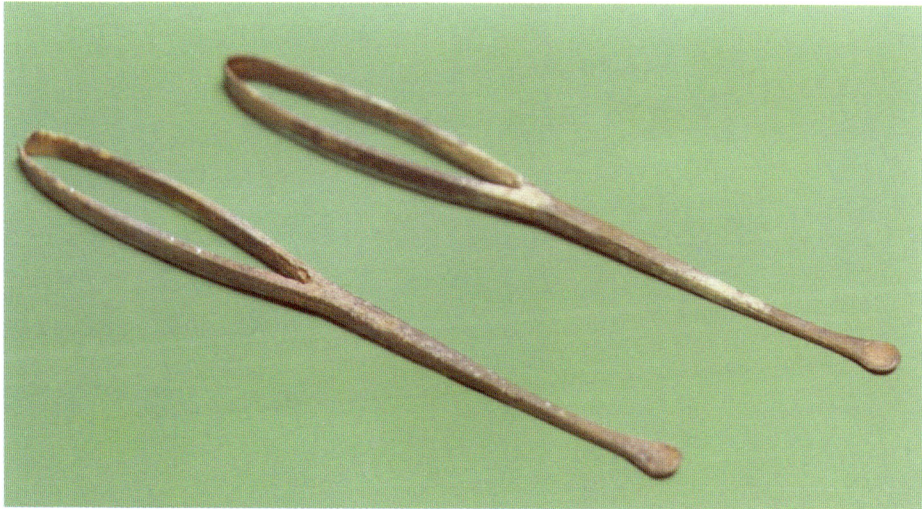

海藥本草 草部

綜合篇

蔓澄茄

茅香　甘松香

卷二　目錄　一

015

28 两用铜镊子

　　汉。长 13 厘米。藏首都博物馆。一端为镊，另一端为药勺。镊子至今仍富有弹性。

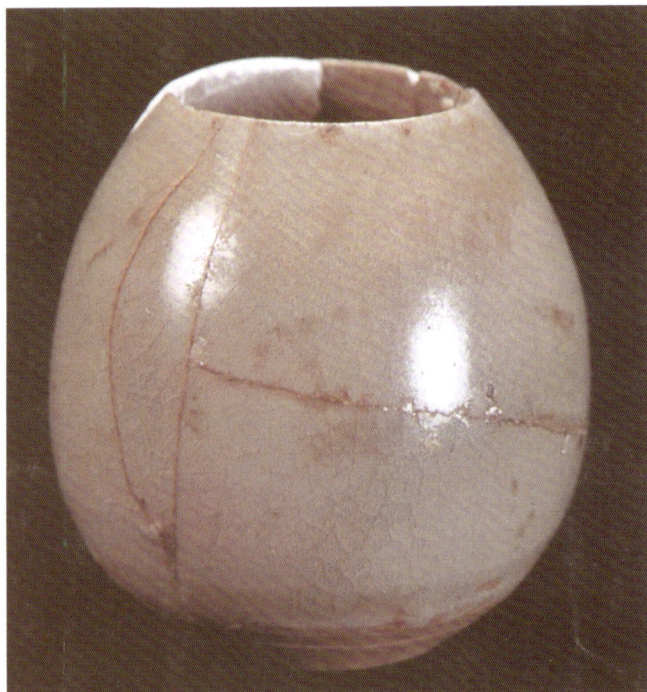

海药本草 草部

『一带一路』中医药文物图谱集

卷二 目录

016

襄滋茹

送这香

仙茅

芳香

白阿二松香

29 耀瓷拔火罐

唐。高 4.7 厘米，口径 2.3 厘米，底径 2.1 厘米。20 世纪 70 年代陕西铜川黄堡唐代窑址出土。藏陕西中医药大学陕西医史博物馆。口沿有残缺。

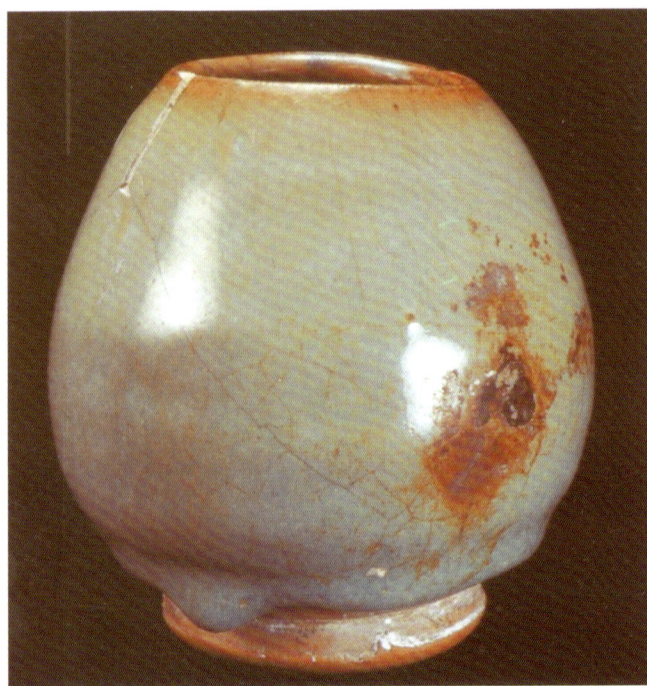

30 钧瓷灰釉拔火罐

元。高 10.4 厘米，口径 5.5 厘米，底径 6 厘米，腹围 30.5 厘米。内蒙古自治区呼和浩特市托克托县出土。藏陕西中医药大学陕西医史博物馆。口沿有烧痕。

药学文物

出土标本

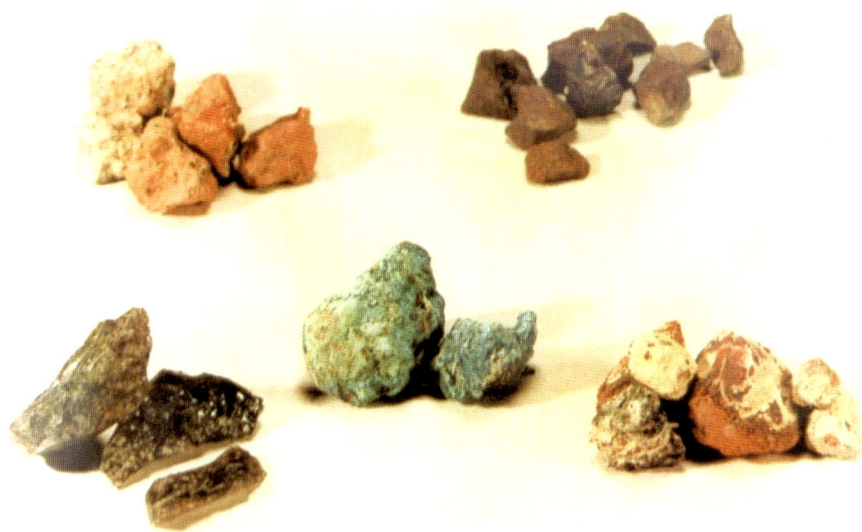

01 广州南越王墓五色药石

西汉。共重 2 003.9 克。1983 年广州南越王汉墓出土。藏广州西汉南越王博物馆。墓中铜铁杵臼旁发现有紫水晶、硫黄、雄黄、赭石、绿松石。五石及五色药石《史记》《汉书》《抱朴子》均有载，是服石炼丹的主要原料。

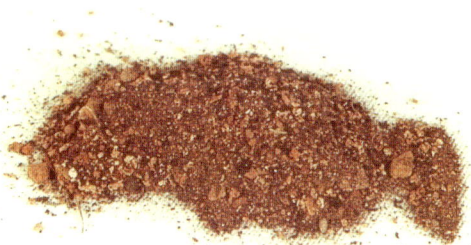

02 薄荷药材

东汉。1982 年陕西韩城东汉墓出土。藏陕西中医药大学陕西医史博物馆。薄荷已被切碎。

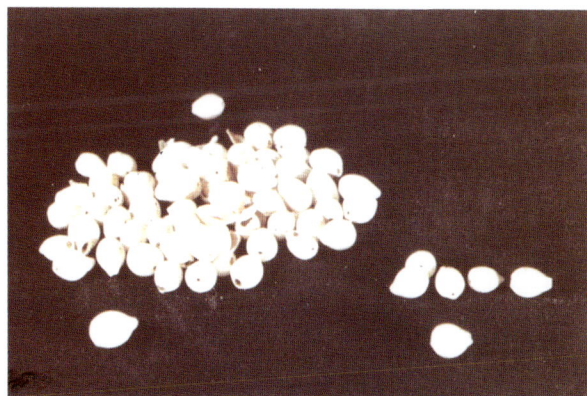

03 薏苡仁药材

东汉。1982 年陕西韩城东汉墓出土。藏陕西中医药大学陕西医史博物馆。薏苡仁实已朽，仅余灰白色外壳。

本草文献

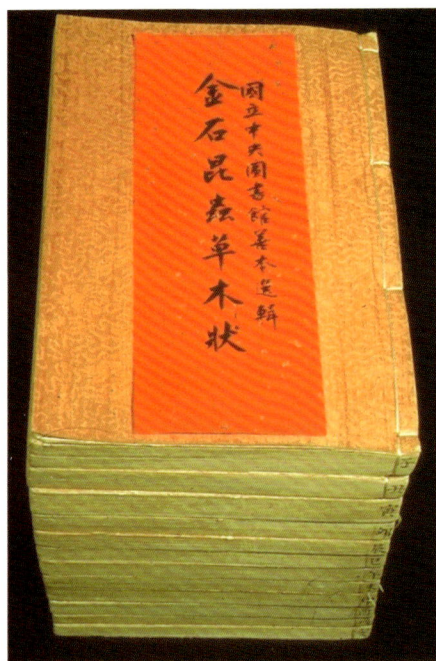

04 《金石昆虫草木状》书影

明。藏中国台湾"中央图书馆"。此即为中国画史上著名的《文俶本草图》。明代女画家文俶绘于万历四十五年至泰昌元年（1617—1620）。文俶（1595—1634），系文徵明玄孙女，得其家学，仿《本草品汇精要》，绘得金石昆虫草木图形1 315幅，涉及药物1 070种。分27卷。每图以工笔描绘，粉彩敷色，图右上有其父文从简（明代山水画家）用红笔标注的药名。卷首有其夫赵灵均所写《金石昆虫草木状叙》。反映了内府官修《本草品汇精要》弘治至万历间彩绘图谱的传承脉络，具有较高的学术价值。

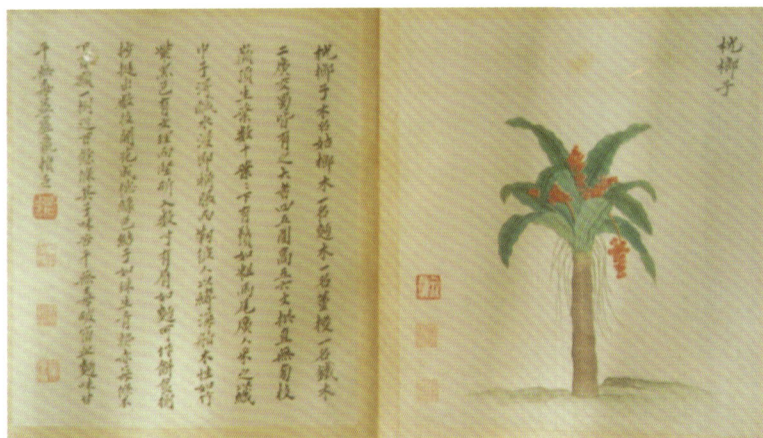

05 《本草图谱》书影

明。藏国家图书馆（存三册）、中国中医科学院图书馆（存二册）、故宫博物院（存四叶）。江阴周祜（淑祜）、周禧（淑禧）两姊妹据文俶《金石昆虫草木状》一书的药图合绘而成。该书蝴蝶装，右彩图，绢本；左图说，纸本。每册收药15种左右。正文一药、一图、一文。药图为工笔彩绘，极为精细；文字解说为其父周荣起的手笔，简述药性功治。

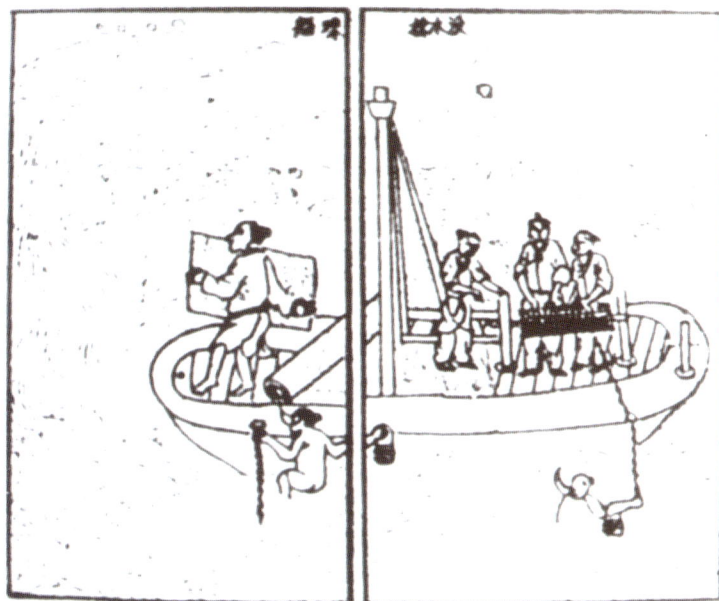

06 《天工开物》插图·潜水采珠船

明。藏中国国家博物馆。《天工开物》系中国古代一部综合性的科学技术著作,明宋应星著。此图载采珠人潜水取蚌的过程。中医以珍珠入药。

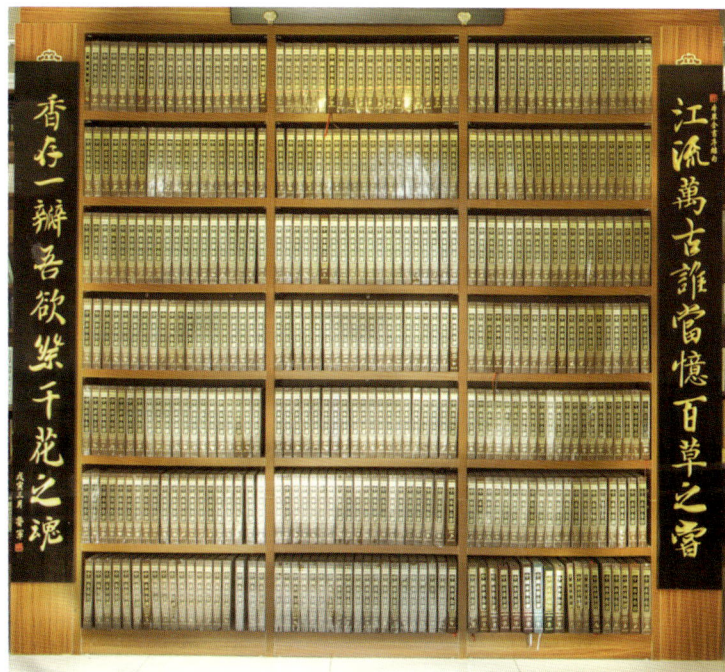

07 《中国本草全书》书影

华夏出版社 2000 年版。藏北京知疗科技有限公司。鲁军主编。410 卷。收录了中国古近代(公元前 3 世纪—公元 1911 年)本草专著 800 余部(包括近百部流散海外的孤本珍本)、相关本草文献 10 000 余种(包括地方志与民族著作、宗教著作等中的相关文献),可谓将现存的本草古籍与主要本草文献搜罗无遗。全部文献采用影印方式,约 2.5 亿字,图片约 27 000 幅(包括现存全部本草彩绘图 7 000 余幅与黑白图近 20 000 幅)。这项意义巨大、功德无量的工程得到了学界与社会的广泛赞誉。

海药本草 草部

综合篇

蓽澄茄

茅香

甘松香

卷二 目录 一

019

药材加工器械

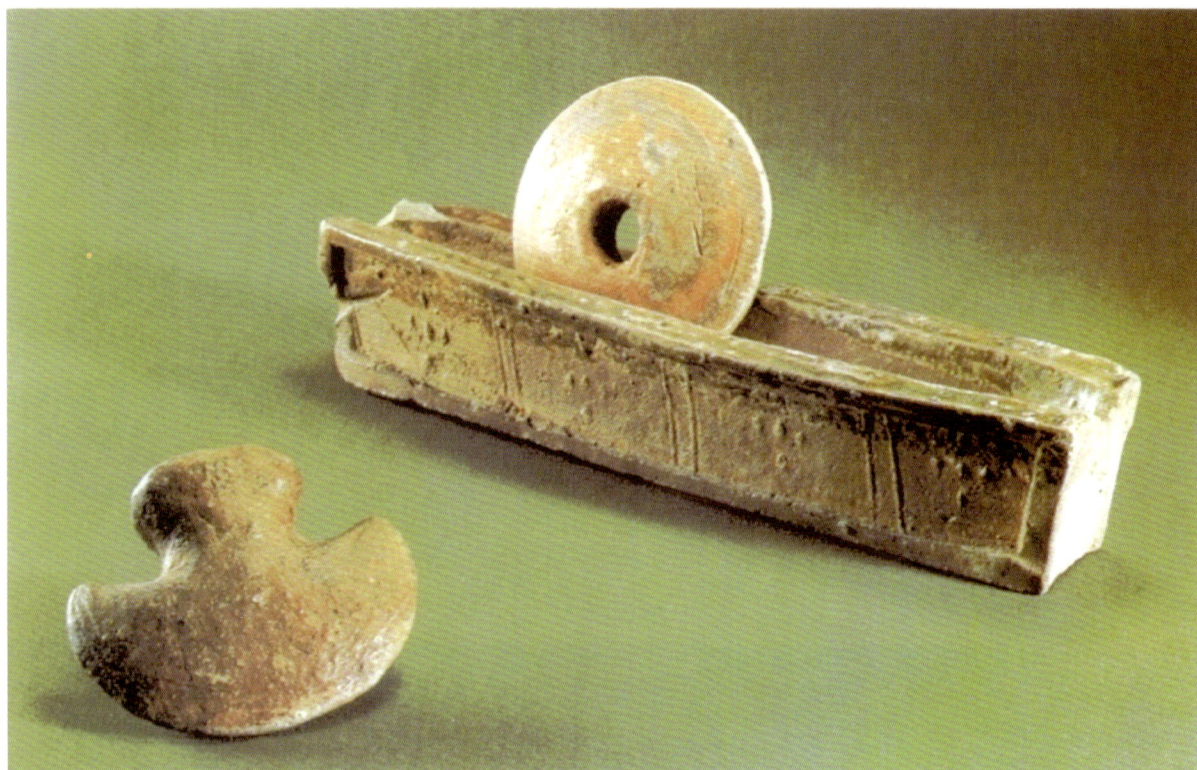

08　黄褐釉药碾

　　汉。碾槽长 31.8 厘米，宽 7.5 厘米，高 6.2 厘米，碾轮直径 10.5 厘米。1975 年中华医学会捐献。藏首都博物馆。碾槽、碾轮、钺形器三件一套，碾轮可在碾槽中滚动研磨药材，器形与唐代汉白玉药碾相近。据专家考证是医疗器具中使用瓷器最早的一例。

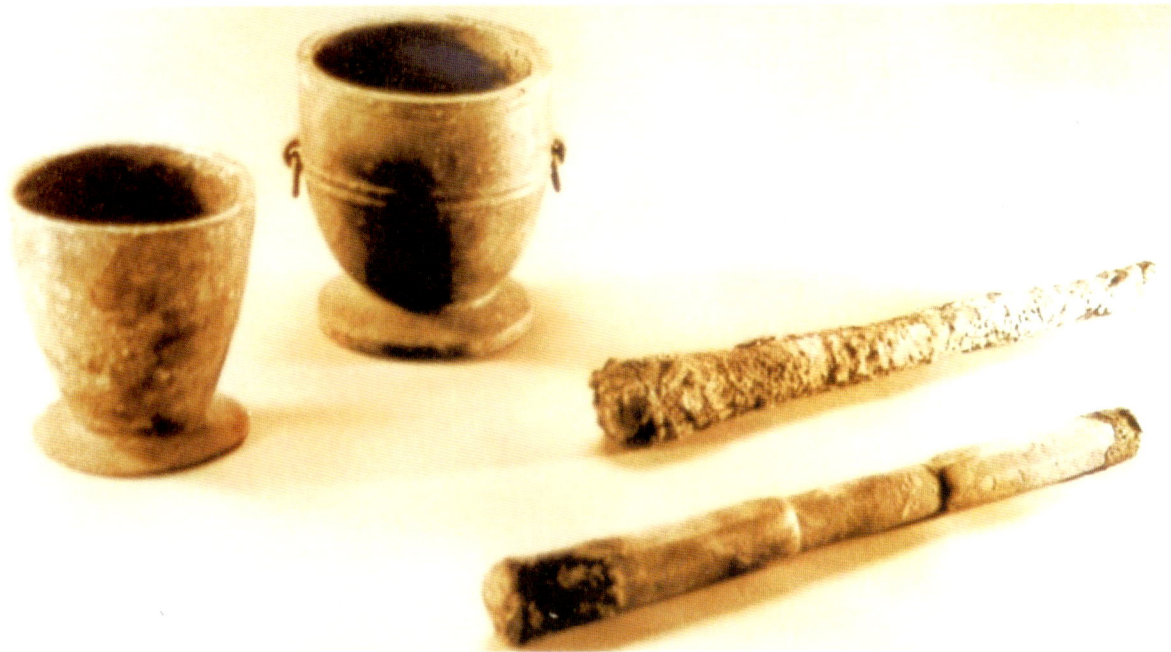

09 广州南越王墓铜铁杵臼

西汉。带环铜臼高 13.5 厘米，口径 12.4 厘米，底径 10 厘米；素壁铜臼高 12 厘米，口径 11.5 厘米，底径 10 厘米；铜杵长 35.5 厘米，大端直径 3.2 厘米，小端直径 2.6 厘米；铁杵长 35 厘米，大端直径 3.7 厘米，小端直径 2.2 厘米。1983 年广州南越王汉墓出土。藏广州西汉南越王博物馆。

海藻本草 草部

综合篇

蓽澄茄

米芯香

茅香

山柰

卷二 目录 一

甘松香

白叶之

021

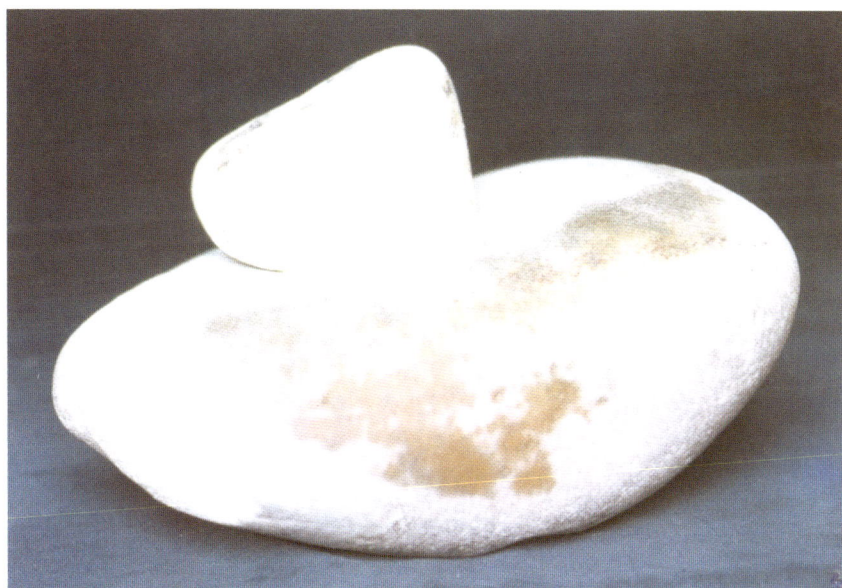

10 石药臼

西汉。长 27 厘米，高 11 厘米。西安市十里铺新石器遗址出土。藏陕西中医药大学陕西医史博物馆。呈不规则扁圆形，带天然石杵一件。

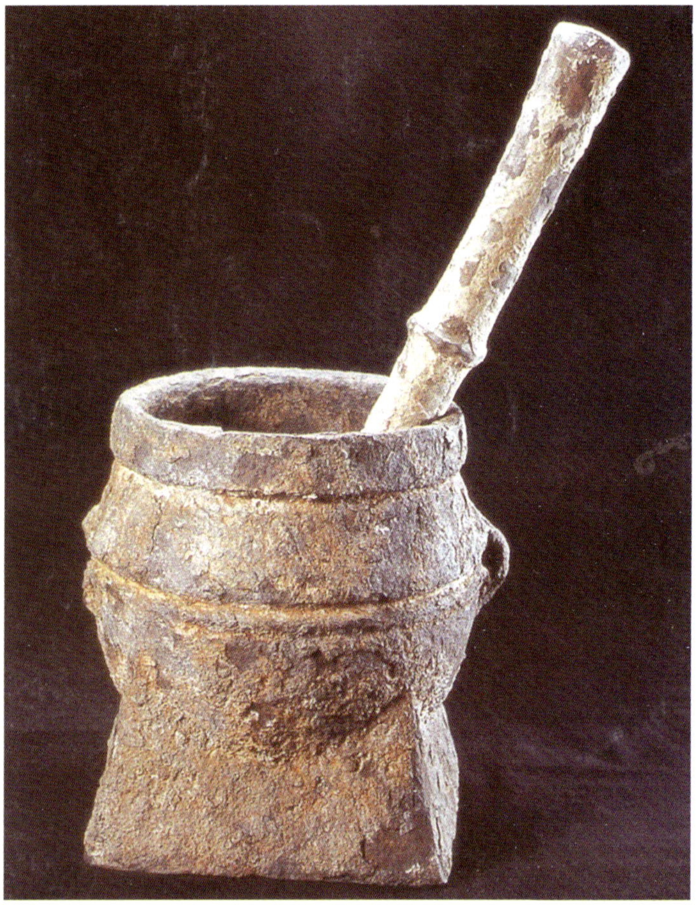

11 铁药臼一

西汉。高 18 厘米，口外径 14.8 厘米。陕西户县西汉遗址出土。藏陕西中医药大学陕西医史博物馆。圆口，鼓腹，方足。腹有两道线纹，两耳（一残）。

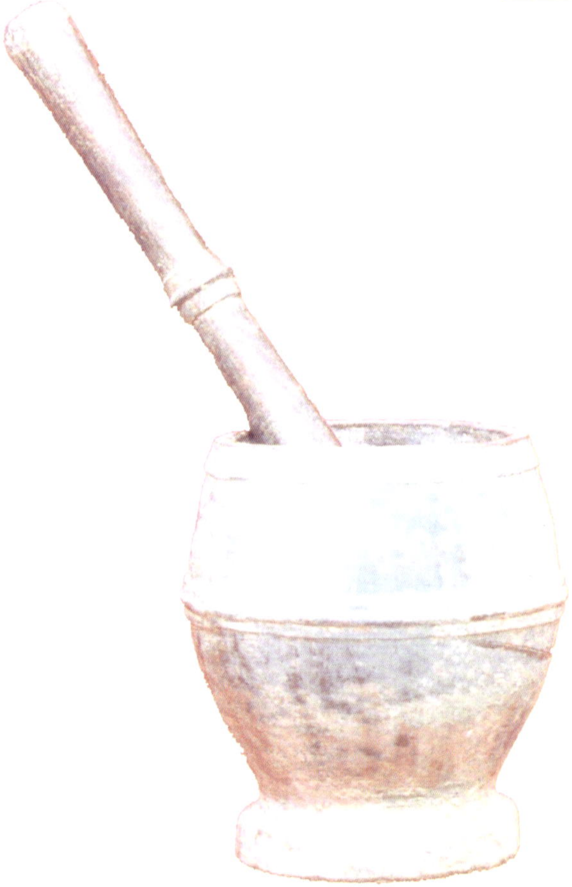

12 铜药臼一

西汉。臼高 14.4 厘米，口径 9.5 厘米，腹围 42 厘米；杵长 30.8 厘米，头径 3.3 厘米。1970 年代初于陕西咸阳北杜出土。藏陕西中医药大学陕西医史博物馆。臼腰有带状纹饰，杵上中部有带状纹。器物完整精致。

海药本草·草部
『一带一路』中医药文物图谱集
卷二 目录
022
莲澄茄
荜澄茄
迷迭香
仁芝
丁香
甘松香
白附子

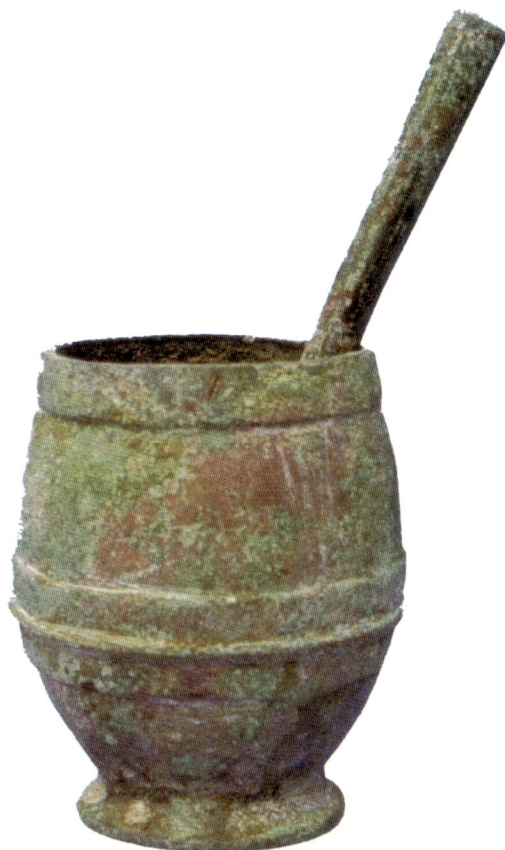

13　铜杵臼二

汉。高 7 厘米，口径 5.1 厘米，底径 4.2 厘米；杵长 12.2 厘米，端径 1.1 厘米。陕西出土。藏西北大学历史博物馆。

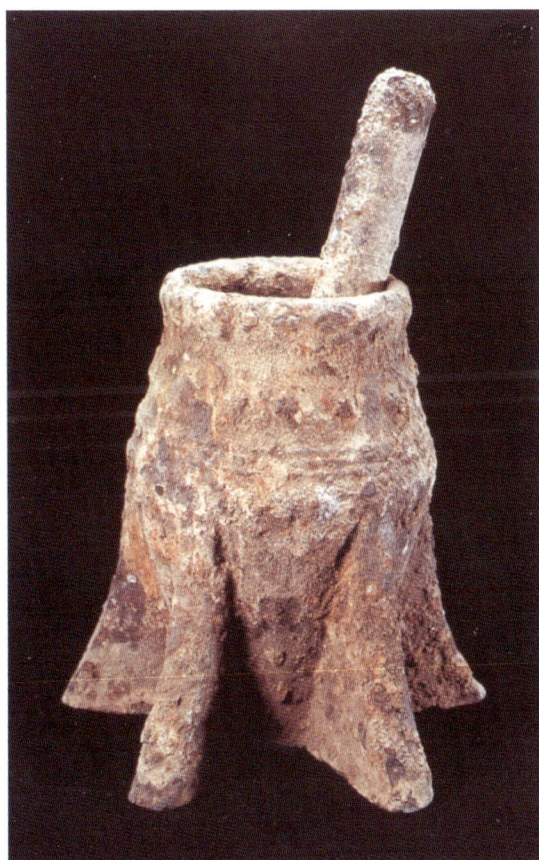

14　铁药臼二

晋。臼高 23.5 厘米，口径 10 厘米，腹围 45 厘米；杵长 30 厘米，直径 3 厘米。1989 年于陕西澄城善化采集而得。藏陕西中医药大学陕西医史博物馆。鼓腹，蹼足，腹有三道环纹。

海药本草　草部

综合篇

蔓澄茄

米太香　　山奈

茅香　甘松香

卷二　目录　一

023

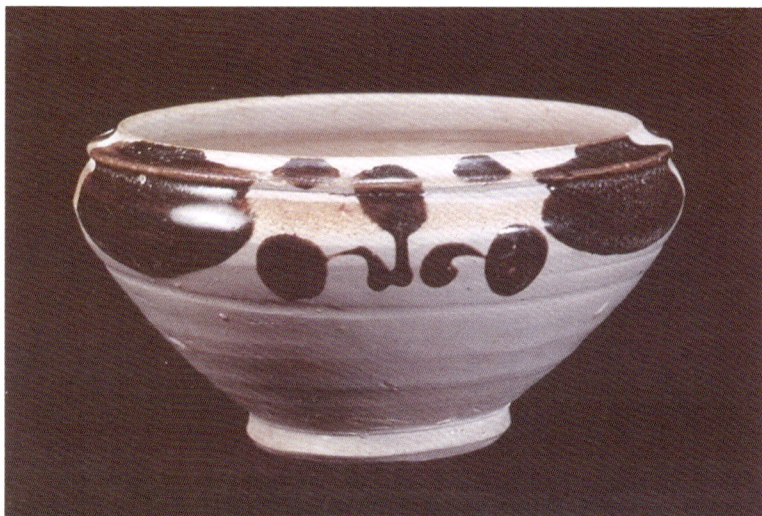

15　点釉研钵

唐。高 8.12 厘米，口径 12.7 厘米，腹径 15.1 厘米，足径 6.6 厘米。陕西咸阳出土。藏陕西中医药大学陕西医史博物馆。通体白胎，只在外肩饰黑釉数点，简洁明快。

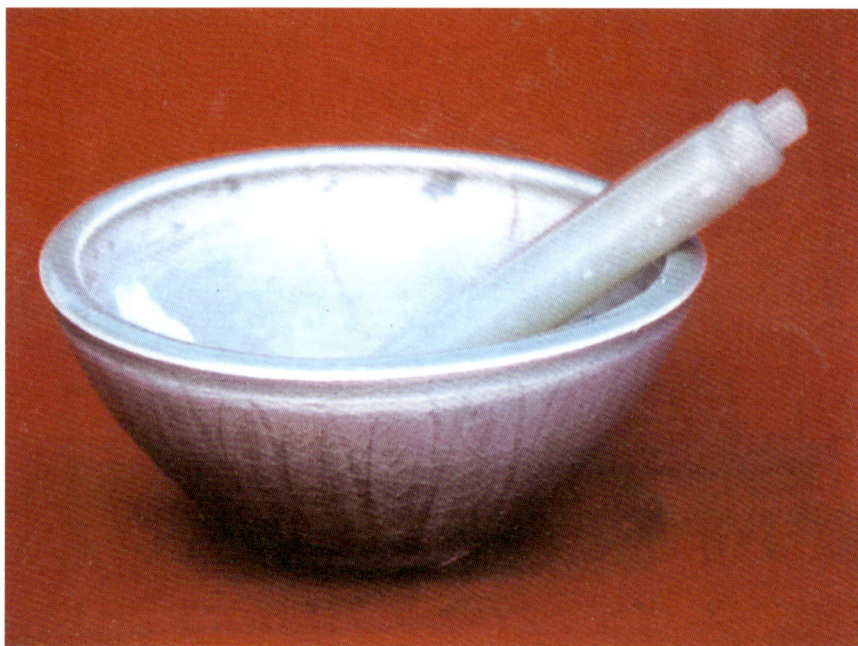

16　青瓷研钵

宋。高 6.5 厘米，口径 20 厘米。藏广州中医药大学广东中医药博物馆。

炮炙制药器具

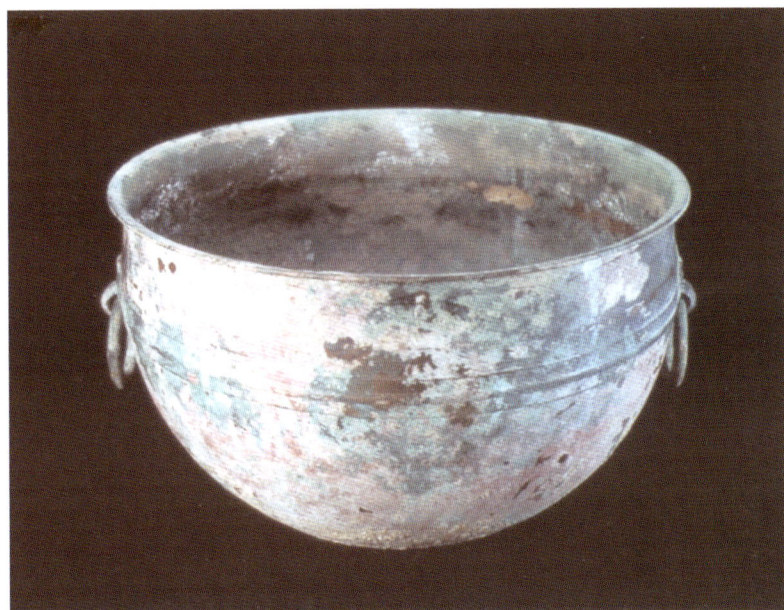

17　铜药釜

西汉。高13厘米，口径21.7厘米，底径13厘米，腹围67厘米。20世纪70年代初于陕西咸阳北杜出土。藏陕西中医药大学陕西医史博物馆。口微侈，腹有带状纹饰，两侧有兽面耳及提环。

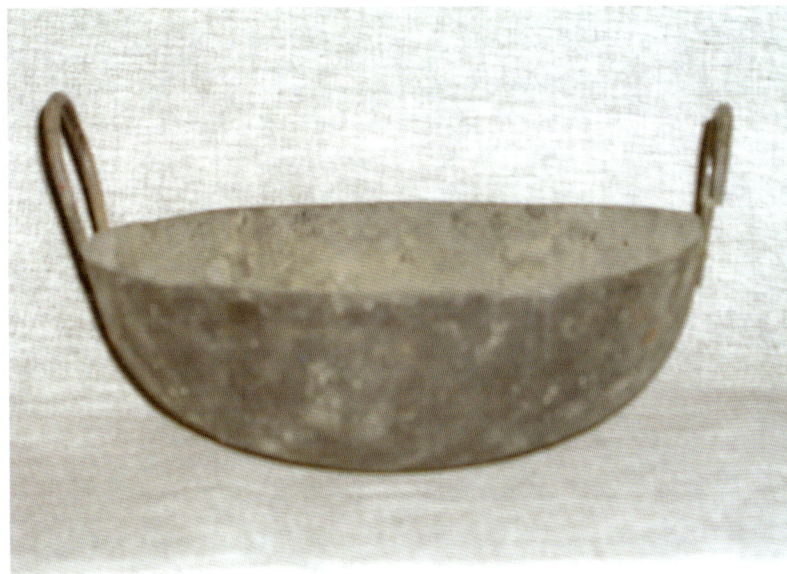

18　铜膏药锅

汉。口径34厘米，通高18厘米，锅高12.5厘米。重2 800克。武子望后人捐赠。藏陕西中医药大学陕西医史博物馆。敞口，立耳，圜底。有残。

盛药贮药用具

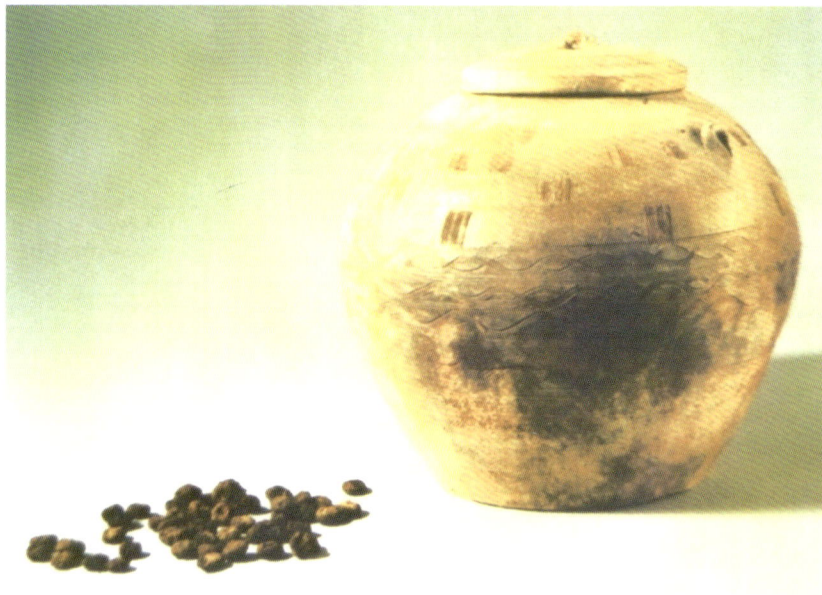

19　陶药瓿

　　西汉。高 23.1 厘米，口径 10 厘米，腹径 22.4 厘米，底径 15.3 厘米；盖高 2.8 厘米，盖径 11.8 厘米。1983 年广州南越王汉墓出土。藏广州西汉南越王博物馆。药瓿出土于西耳室，同室与医药有关的还有羚羊角、药材一堆（地面）以及五色药石、铜铁杵臼等。同型陶瓿共三件，其中两件盛有药物，其一装有药丸 184 粒，另一件装有药丸 229 粒。《史记·南越列传》曾记墓主（赵眜）多病，"后十余岁，胡实病甚，太子婴齐请归"。

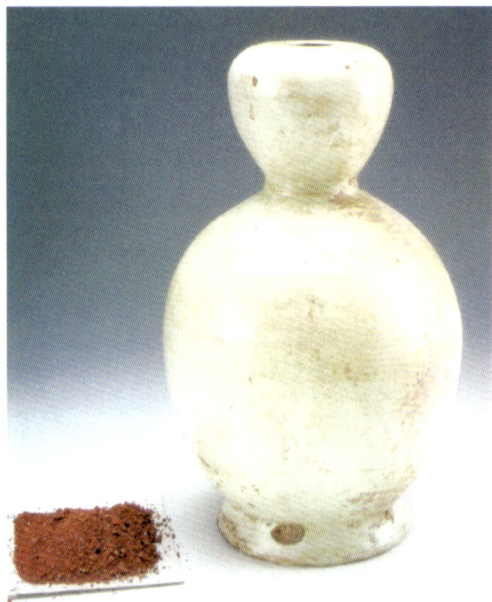

20　白釉葫芦瓶

　　唐。高 29 厘米，腹径 56 厘米。1972 年西安小寨出土。藏西安市文物保护考古研究院（原西安市文物考古所）。瓶内盛有朱砂。

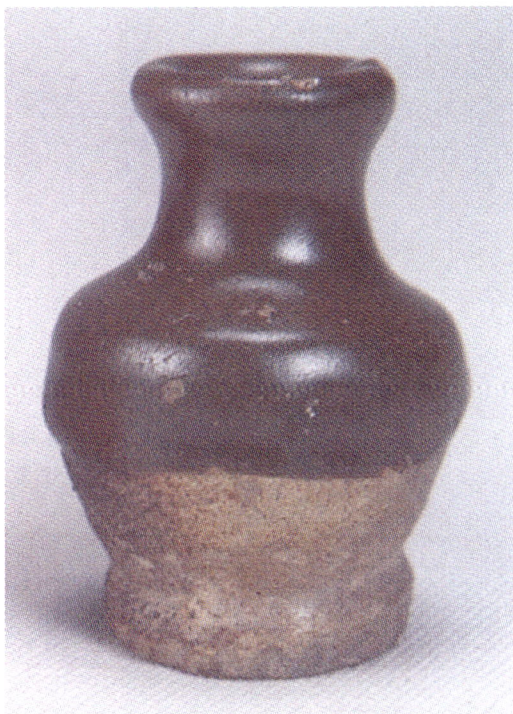

21　黑釉药瓶

唐。高4厘米，口径1.7厘米，底径1.8厘米。陕西旬邑唐代窑址出土。藏陕西中医药大学陕西医史博物馆。

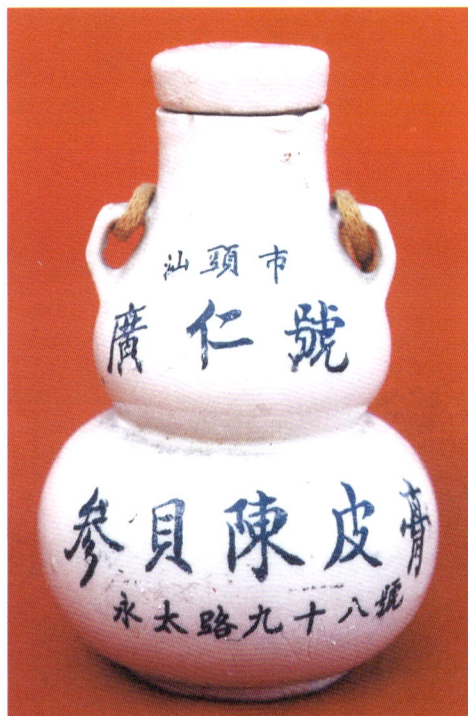

22　"广仁号"款药瓶

近代。高9.1厘米。藏广州中医药大学广东中医药博物馆。广仁号系近代广东汕头之名中药店，此瓶系该店装贮健脾祛痰之常用中成药参贝陈皮膏的葫芦形药瓶。

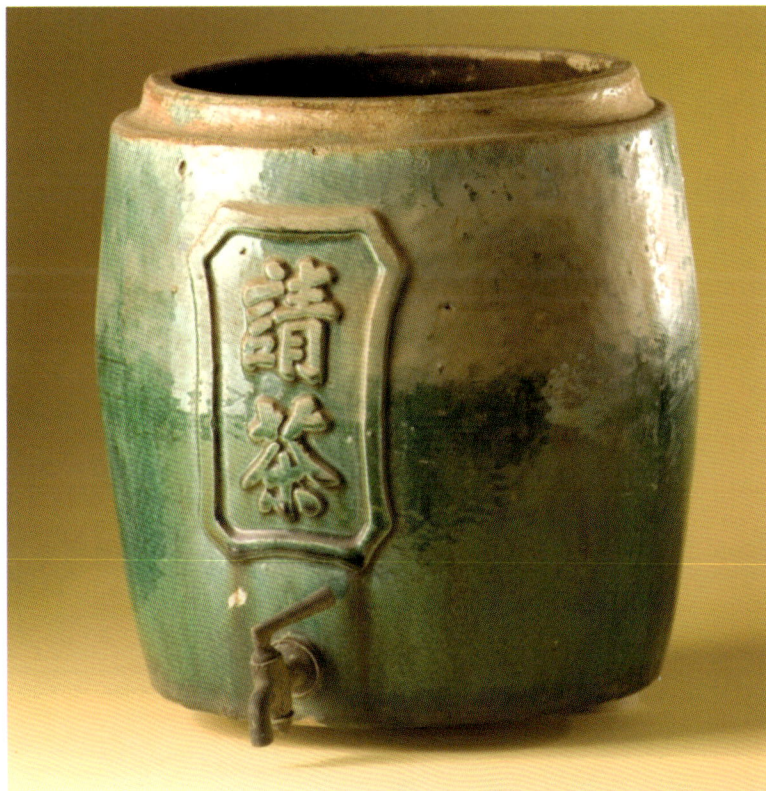

23　绿釉凉茶桶

19世纪中叶。直径30厘米，高35厘米。藏香港浸会大学孔宪绍博士伉俪中医药博物馆。凉茶是中草药植物饮料的通称，广东凉茶是传统凉茶文化的代表。此件是凉茶铺内盛载凉茶的器皿，反映了当时粤港地区的凉茶文化。据其摄制的邮票曾被香港邮政甄选为"香港馆藏选粹——香港文化及历史系列"六款特别邮票之一。

海药本草　草部

蓽澄茄

茅香　甘松香

综合篇

卷二　目录　一

027

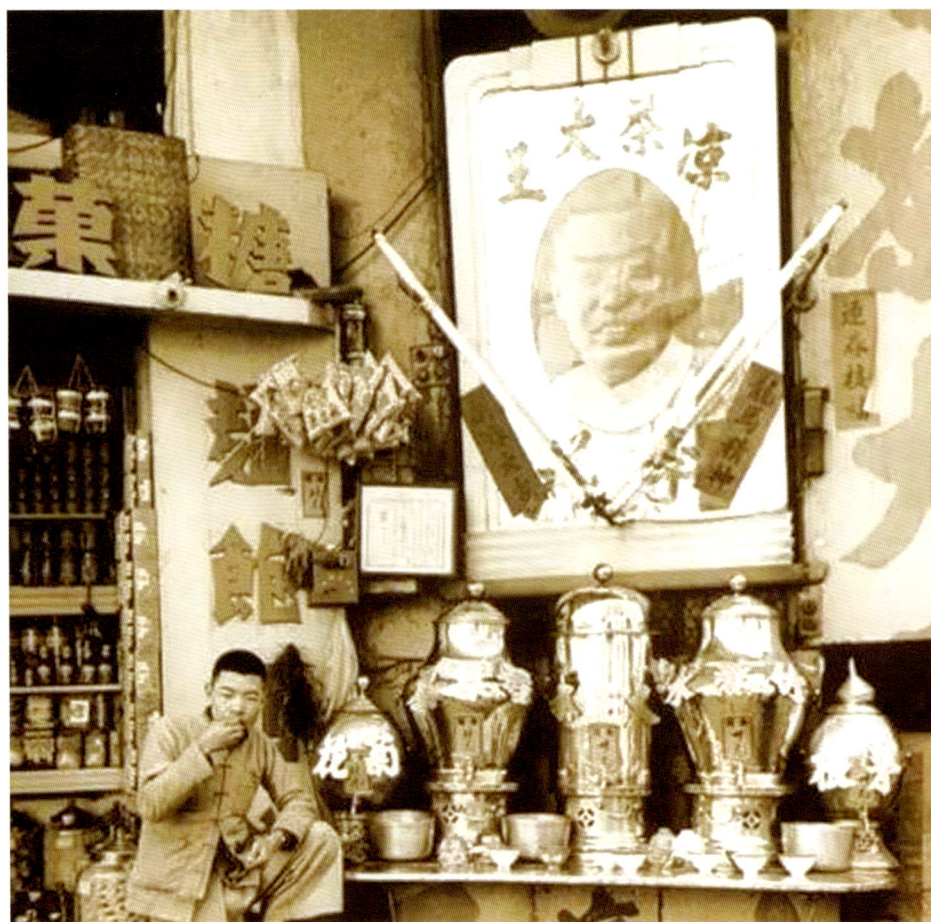

24　澳门凉茶铺照

近代。暨南大学药学院曹晖供稿。粤港澳凉茶一脉相承，澳门的凉茶铺甚多，1958年的《澳门年鉴》专列"生药凉茶"项，记载凉茶铺28家，凉茶档100余档。当时澳门人口仅15万，由此可见凉茶的普及程度。凉茶铺常有古色古香的招牌、锃光瓦亮的铜茶壶，飘散出含有淡淡药味的茶香，根据季节或顾客的体质类型提供不同品种的凉茶。图示所卖凉茶用大碗，上盖一个圆形玻璃，内充满了水蒸气以示新鲜，凉茶铺有单味菊花、茅根凉茶及3种配方凉茶供应。

煎药服药用具

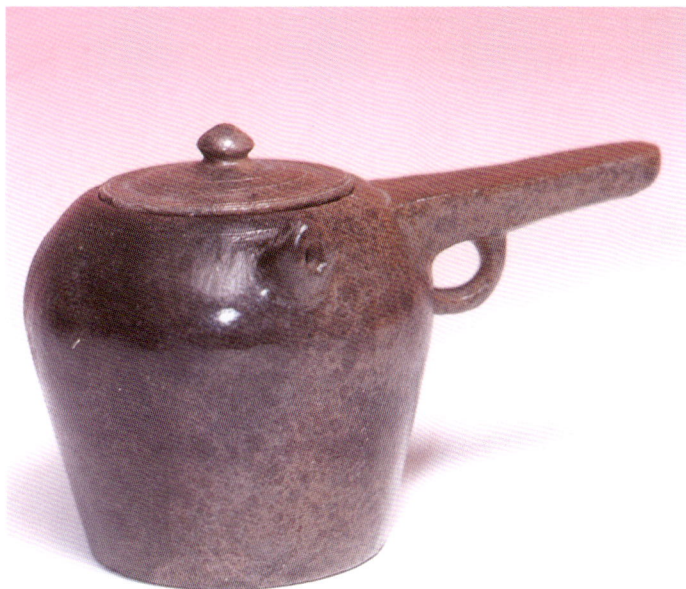

25　石煎药壶

唐。高 4.8 厘米，口径 8.5 厘米，腹径 13.5 厘米，底径 10.5 厘米，腹深 12 厘米，把长 11 厘米。藏首都博物馆。由一整石雕凿而成。腹上端有一壶嘴，药水可倒出。手柄与壶身连结处的下端有一石环起连接和支撑作用。

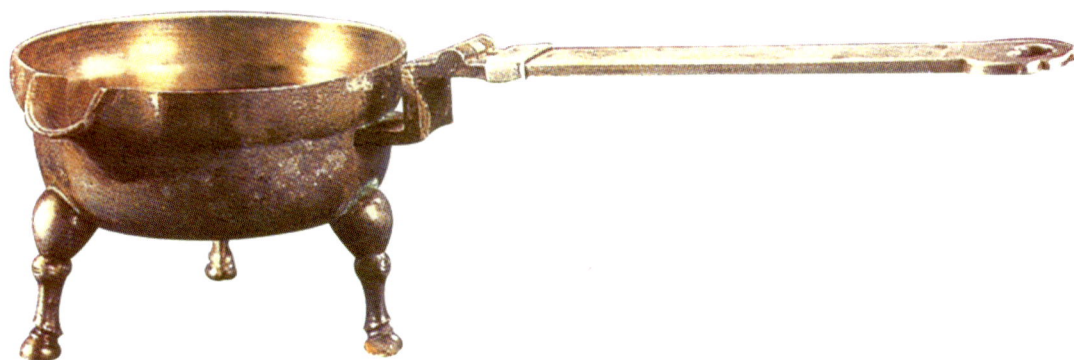

26　单流折柄银铫

唐。通高 9.8 厘米，口径 13.2 厘米，柄长 18.8 厘米。西安何家村唐代窖藏出土。藏陕西省博物馆。铫沿有半圆形短流，腹部安有长柄。器内墨书题字"暖药"，表示此器系唐代温药器。古代熬药每剂仅煎一次，分服时常需温热，如《伤寒论》于方后熬法常注明有"去渣，温服一升，日三服"，或"煮去二升，去渣，分温三服"，唐孙思邈所著《千金方》等文献中所载唐代服药习惯亦如是。窖中同时出土用于"暖药"的单流金锅等相关成套药具。

海藥本草 草部
蔥澄茄
綜合篇
茅香
卷二 目錄 一
甘松香
029

养生文物

健康长寿寓意物件

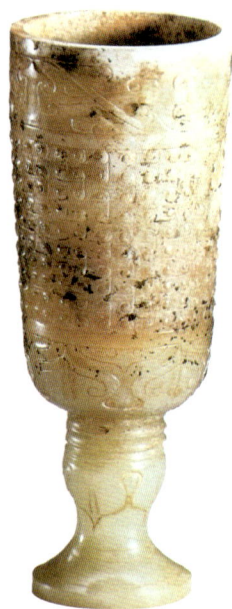

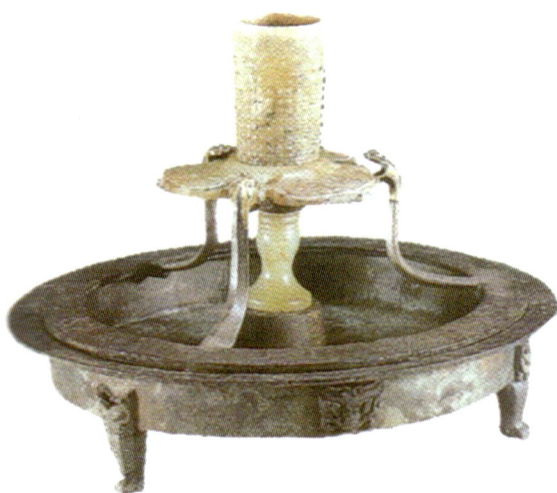

01　承露玉杯

西汉。1983 年广州南越王汉墓出土。藏广州西汉南越王博物馆。器由青铜圆盘、银嵌金兽形架和高足玉杯三部分组成。此类器物盛行于汉魏，玉杯用以承接露水，当时帝王认为饮用"上天甘露"有助延年益寿。系国家一级文物。

02　玉辟邪

西汉。高 2.5 厘米，长 5.5 厘米。1972 年陕西咸阳遗址出土。藏咸阳博物院。器圆雕而为，形为怪兽，昂首前视，张口露齿，有须，头顶有一角，腹上长羽翅，尾卷曲下垂，爪足，挺胸蹲坐状。此形怪兽常见于汉魏，通常被称为"辟邪"，置之有吉祥安康之意。此器造型生动，亦为迄今所见雕刻精美的最早遗品，在玉器发展史上占有重要的地位。系国家一级文物。

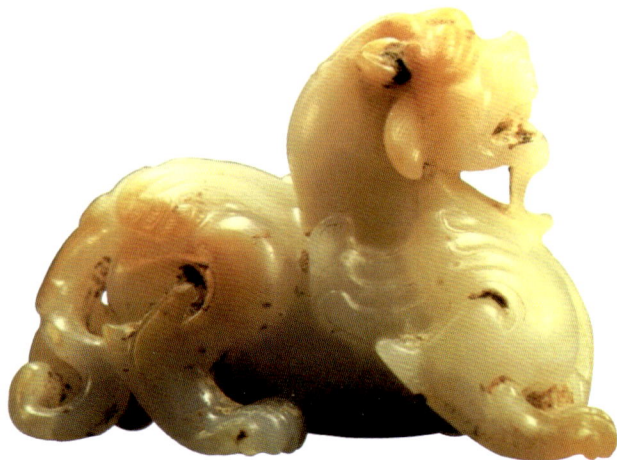

03 "延年益寿大宜子孙"锦

　　东汉。长 37.5 厘米，宽 24.5 厘米。1980 年新疆若羌县罗布泊西岸楼兰故城东高台墓地 2 号墓出土。藏新疆维吾尔自治区社科院考古研究所（1986 年改名为新疆文物考古研究所）。此锦为经丝彩色显花的"经锦"，纬线为褐色，经线为褐、黄、蓝三色，提花为变形图案化瑞兽。在瑞兽提花中，间以提花隶书文字"延年益寿大宜子孙"（"延""孙"两字残缺），表达了健康长寿、幸福绵长的美好意愿。是现存最早织锦之一，代表了东汉较高的丝织工艺水平。为国家一级文物精品。

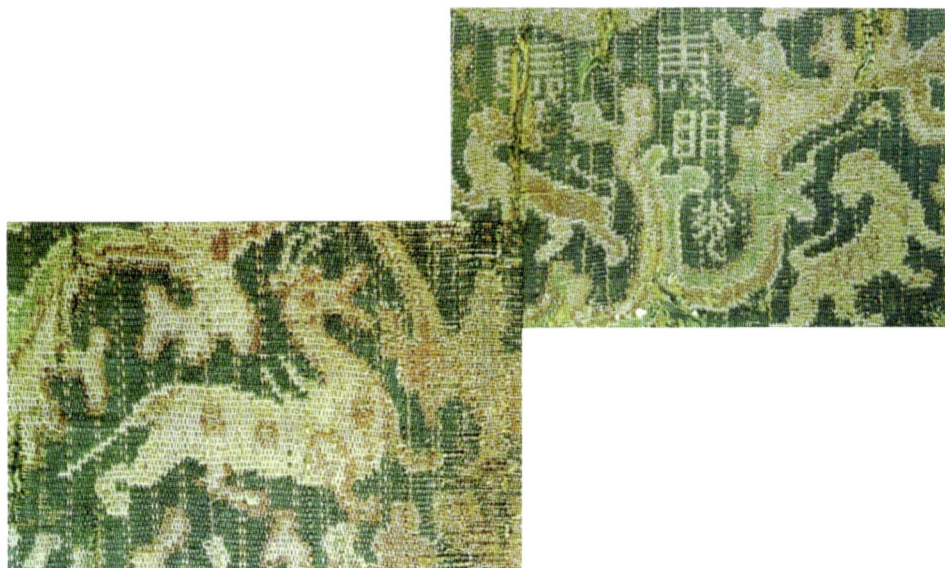

04 "长寿明光"锦

　　东汉。残长 23 厘米，残宽 22.4 厘米。新疆若羌县楼兰孤台墓地出土。藏新疆文物考古研究所。靛兰色地，黄、褐、淡绿三色显花，经锦。以卷曲蔓藤纹为主体图案，其间填以瑞兽和"长寿明光"汉字铭文，表达了对健康长寿的美好祈愿。

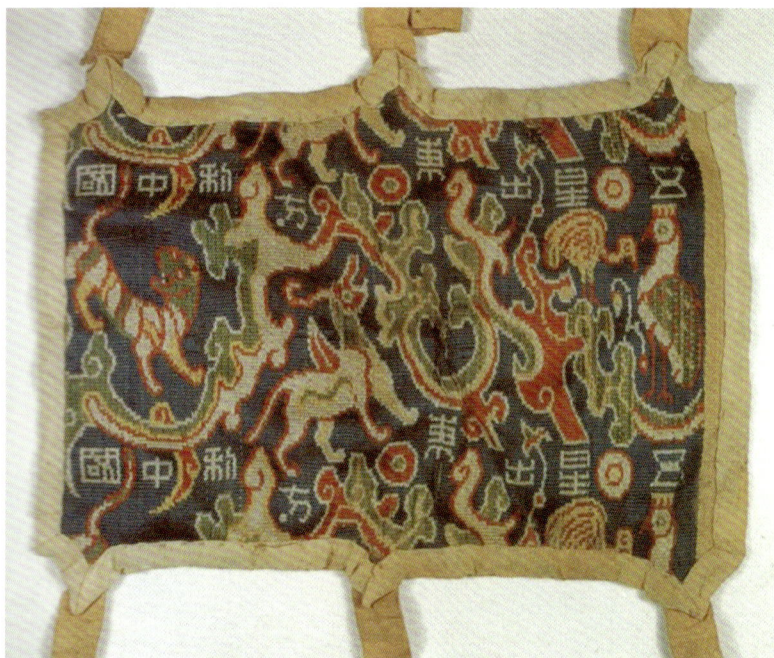

05 "五星出东方利中国"锦

汉—晋。长 16.5 厘米，宽 11.2 厘米。新疆民丰尼雅遗址 1 号墓出土。藏新疆文物考古研究所。长方形，素绢色缝窄边，系长带。经锦。绿色底，红、黄、白色显花。有孔雀、仙鹤、辟邪、龙虎瑞兽，并从右向左织出"五星出东方利中国"上下两行文字，吉祥安康寓意浓厚。图案色泽艳丽，挺括厚实，在国内外属首次发现。

06 "延年益寿"瓦当

汉。直径 9 厘米。陕西出土。藏西北大学历史博物馆。

07　"人生长寿"画像砖

　　汉。直径 34 厘米。陕西省洛川县汉墓出土。藏陕西省洛川民俗博物馆。在表现吉语祝辞的画像砖中，如此大件者较为少见。

海药本草 草部

综合篇

蓽澄茄

茅香

甘松香

卷二 目录 一

033

08　"永寿康宁"印蜕

　　汉。载《中国闲章艺术集锦》。

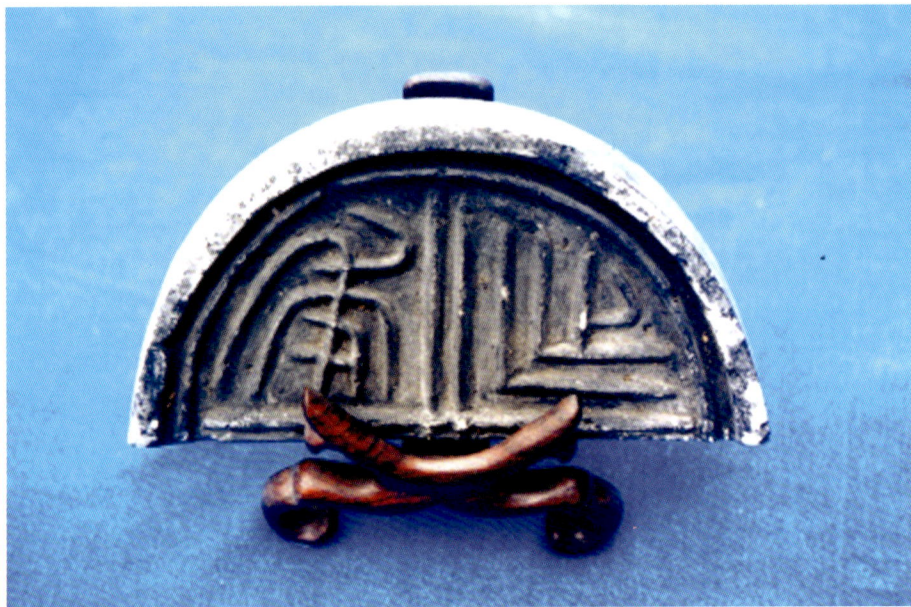

09 "延年"瓦当（带架）

汉。高 8.8 厘米，直径 16.8 厘米。藏广州中医药大学广东中医药博物馆。呈半圆形，上有"延年"二字。

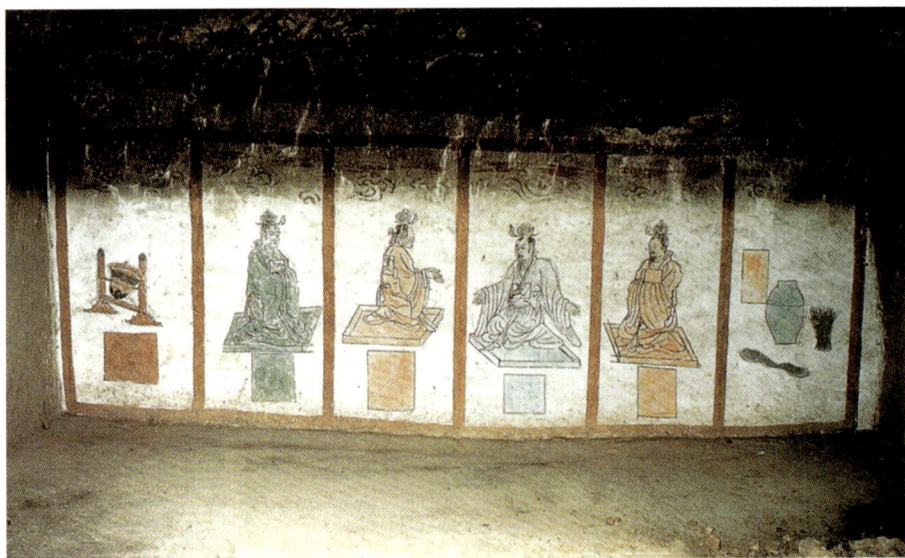

10 六屏式鉴戒壁画

唐。长 400 厘米。新疆吐鲁番阿斯塔那古墓出土。藏新疆维吾尔自治区博物馆（摹本）。这是一幅唐代儒家伦理道德壁画。画左端欹者，水满或中空则器会倾覆，只有适中方可保持平衡，以示人之勿自满。右端绘丝束和朴满，告人勿贪、勤俭。中间四幅绘人物，分示"金人""石人""玉人"等字样。"金人"者，当"三缄其口"勿放言；"石人"者，宜奋发图为；"玉人"者，当修身养性。儒家养生重在养德，此件可谓予以形象展示。而见于唐代新疆古墓中，更是尤为难得。

炼丹服食

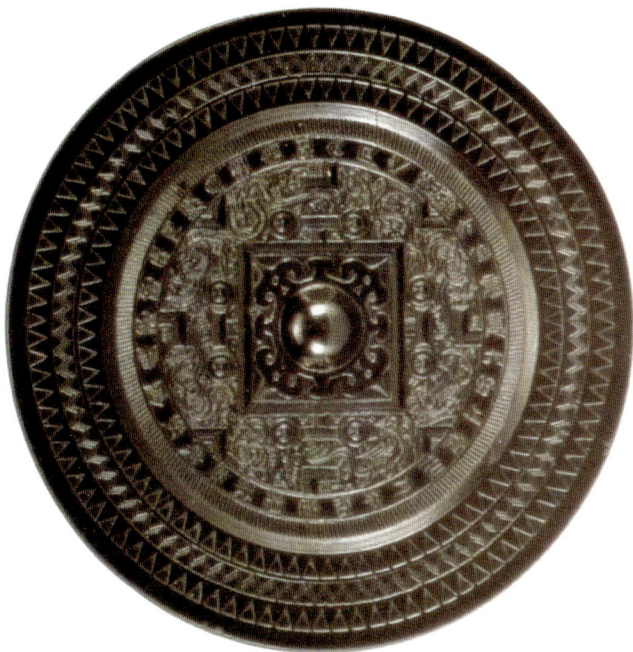

11 "仙人饮玉泉"铜镜

东汉。直径 13.72 厘米，厚 0.6 厘米。藏西安市文物保护考古研究院。此镜铭文云"尚方作镜真大好，上有仙人不知老，渴饮玉泉饥食枣，浮淳天下敖四海，寿如天石之保"，主要表现道家长生成仙之服食法，即不食五谷之"辟谷"术。

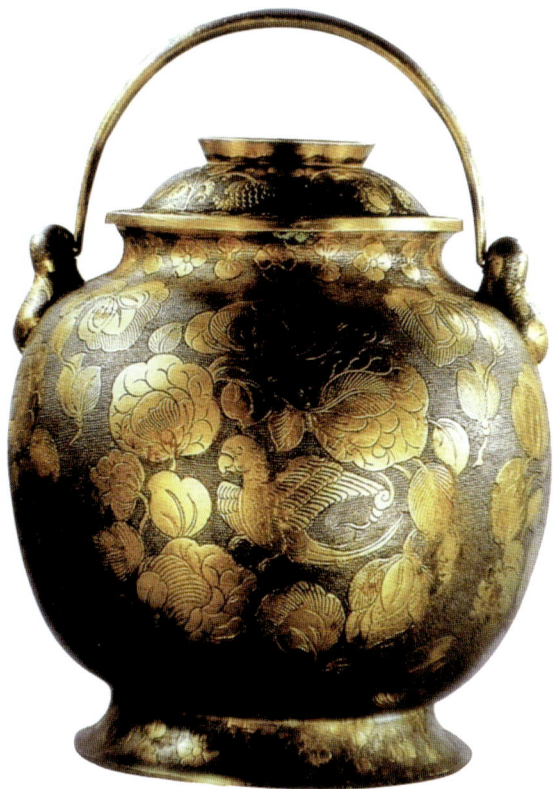

12 鎏金鹦鹉纹提梁银罐

唐。通高 24.1 厘米，口径 12 厘米，底径 14.4 厘米。1970 年陕西西安南郊何家村出土。藏陕西历史博物馆。覆碗形盖，浑圆厚实的罐身，通体布满多层纹饰，以鱼子纹衬底，罐的正背两面各饰一只欲飞的鹦鹉，其余部分则满饰大型宝相花纹，纹饰皆为鎏金。工艺精湛，富丽堂皇，是唐代金银工艺的代表作之一。盖内墨书有"紫英五十两""白英十二两"的两行题记，说明此器为储存炼丹药物之用，是研究古代医学史的珍贵资料。为国家一级文物精品。

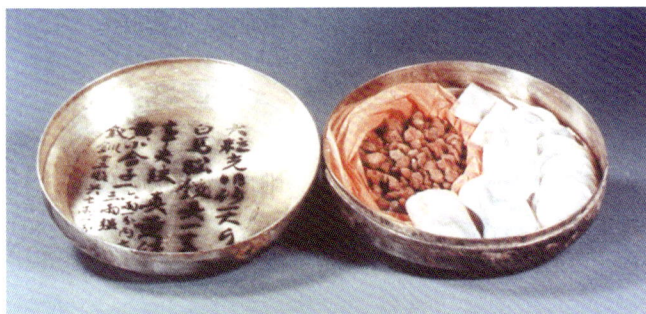

13　银药盒一

唐。高 4.6 厘米，口径 16.7 厘米。1970 年陕西西安南郊何家村出土。藏陕西历史博物馆。盖内有墨书"大粒光明砂一大斤，白玛瑙铰具一十五事，口珠真黄，纯黄小盒"等 45 字。盒内所盛光明砂、白玛瑙等系炼丹原料。

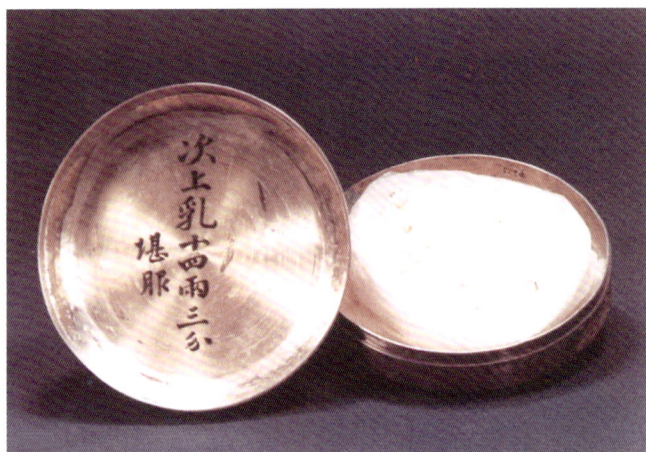

14　银药盒二

唐。高 4.6 厘米，口径 16.7 厘米。1970 年陕西西安南郊何家村出土。藏陕西历史博物馆。盖内有墨书"次上乳十四两三分，堪服"字样。

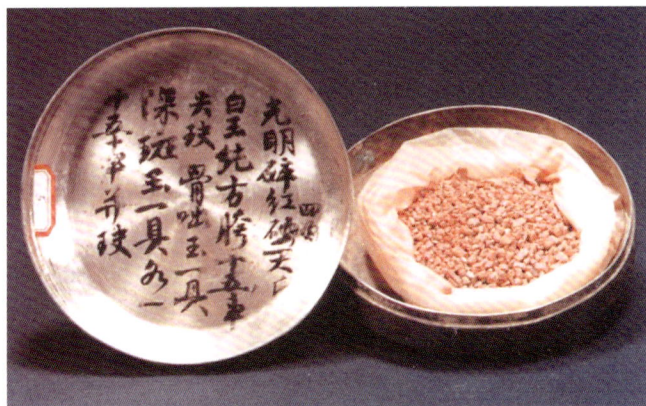

15　银药盒三

唐。高 4.6 厘米，口径 16.7 厘米。1970 年陕西西安南郊何家村出士。藏陕西历史博物馆。盖内有墨书"四为光明碎红砂一大斤，白玉纯方胯十五事，尖玦骨咄玉一具，深斑玉一具，各一十五事并玦"。盒内所盛光明砂为炼丹原料。

海药本草·草部

『一带一路』中医药文物图谱集

卷二 目录

036

『草澄茄

达迷香

仙芽

苏香

甘松香

白阿宁

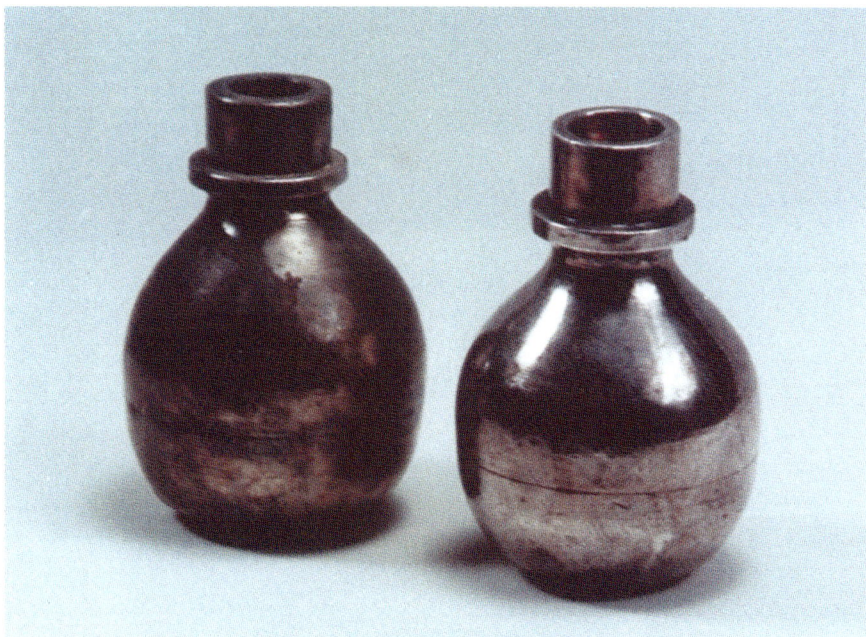

海药本草 草部

草澄茄

茅香 甘松香

综合篇

卷二 目录 一

037

16 石榴罐

唐。口内深 1.3 厘米，有一孔径 0.4 厘米小圆孔。1970 年陕西西安南郊何家村出土。藏陕西历史博物馆。圆底。为炼丹用器物。

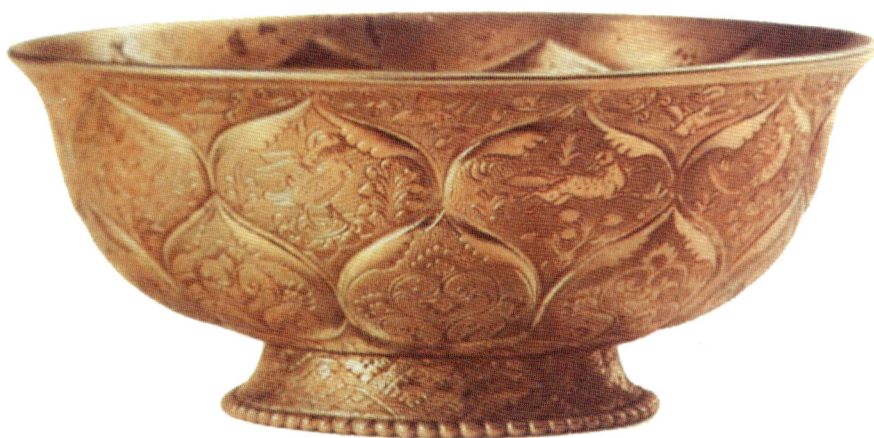

17 鎏金仰瓣荷叶圈足银碗

唐。高 8 厘米，口径 16 厘米，足径 12.2 厘米。重 223 克。1970 年陕西西安南郊何家村出土。藏陕西历史博物馆。工艺极为精巧。系炼丹者所用器物。

饮食养生

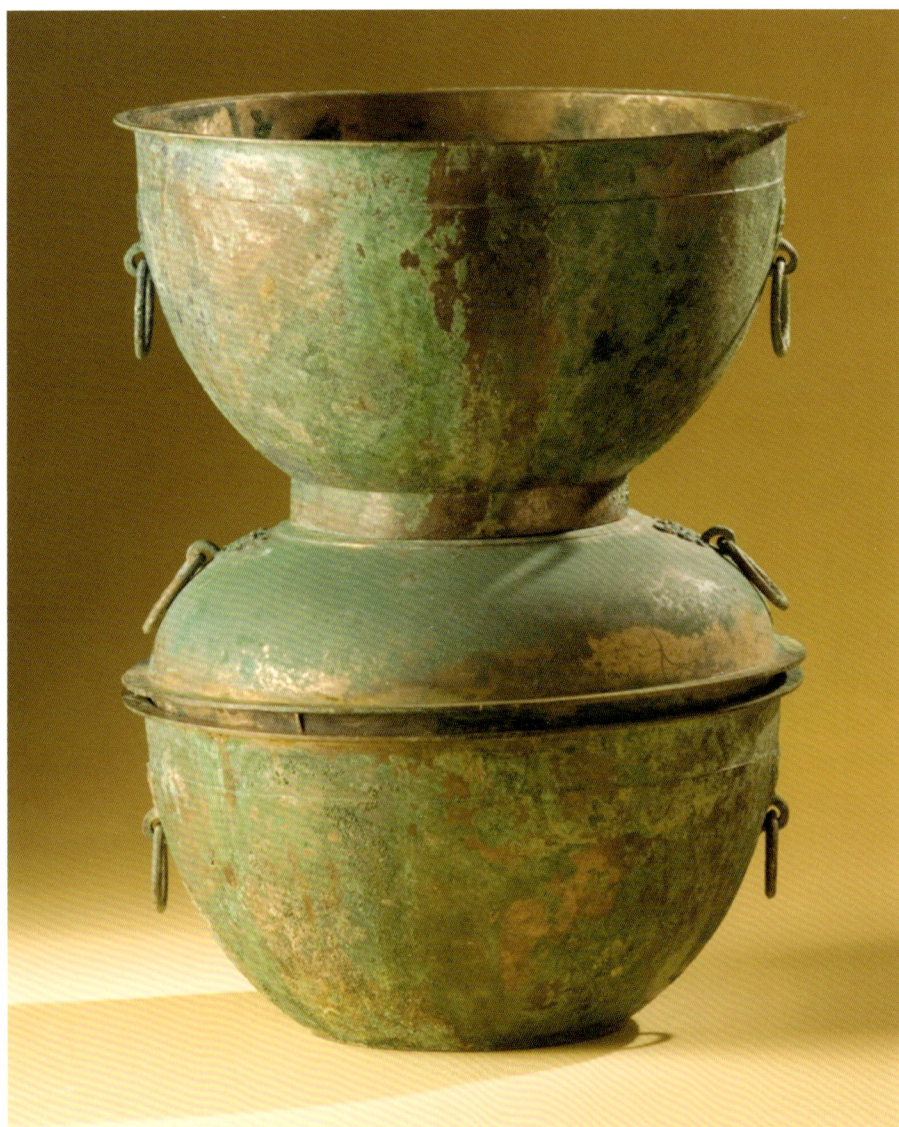

18 双环耳青铜镀甗

　　战国。高 34 厘米，直径 26.5 厘米。藏香港浸会大学孔宪绍博士伉俪中医药博物馆。炊器。其上部为甑，下部为釜，素无雕饰，上下均有对称的环形提耳；两者之间为具有条形穿孔的箅。下部煮水加温，蒸汽通过中间的箅进入上方的甑，以蒸制食物。

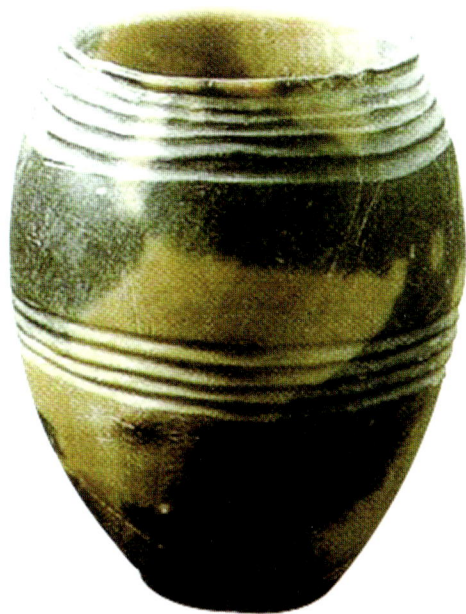

19 石杯

汉。高 10 厘米。新疆伊犁昭苏县夏特乡乌孙墓葬出土。藏新疆维吾尔自治区博物馆。石质晶莹闪亮，制作精细，有极强的美感。饮食用具。

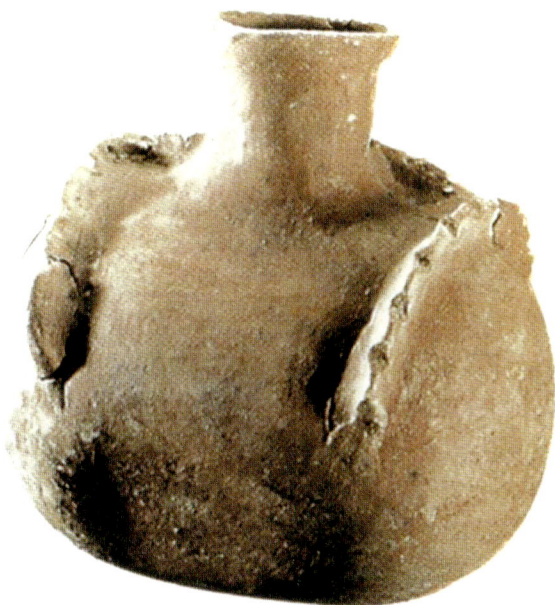

20 茧纹壶

汉。新疆伊犁昭苏县夏特乡乌孙墓葬出土。藏新疆维吾尔自治区博物馆。通体作茧形，中部出直敞口，左右肩部起横直锯齿状泥条。三面腹部鼓圆，一面较平直，系长期挂置马身或壁部磨平所致。此器造型独特，较为罕见。

海藥本草 草部

蔓澄茄

综合篇

茅香

甘松香

卷二 目録 一

039

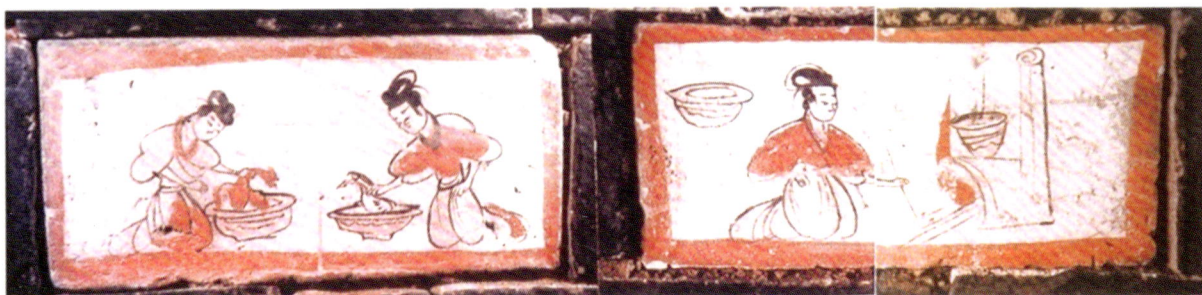

21 炊事画像砖

魏晋。长 36 厘米，宽 21 厘米。共 600 多块。甘肃省嘉峪关东北 20 公里处戈壁滩出土。藏甘肃省酒泉市博物馆。砖画色彩淡雅，线条清晰，内容以描写当时的现实生活为主。图示左为烫洗家禽，右为做饭。

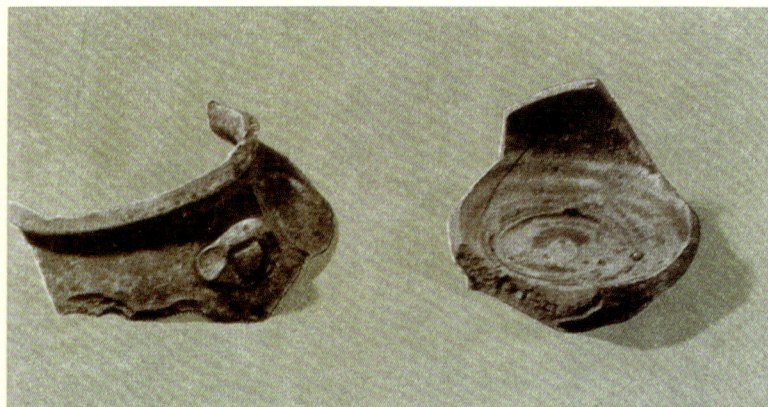

22 青釉四系缸残片

唐—五代。1974 年西沙群岛甘泉岛（今属海南省三沙市）出土。水缸残片。

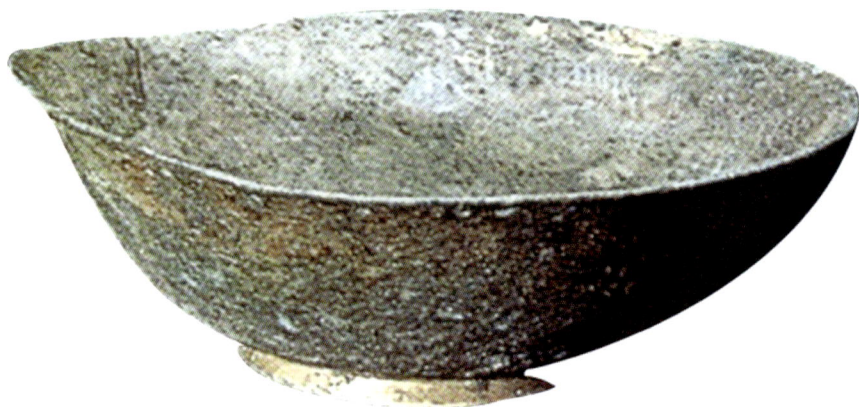

23 鎏金青铜碗

唐—宋。台湾省台北十三行遗址出土。载《台湾考古》。台北十三行遗址保留有距今 1 800 年至 500 年的台湾史前铁器时代文化，出土有金饰、鎏金青铜碗、银管饰物、铜刀柄、铜碗、铜铃、铜币等罕见遗物。由于这些器物或者来自台湾其他的族群，或者来自南洋，或者来自中国大陆，因此可能是与外界贸易交换所得。由此推断，十三行在当时是台湾岛内外重要交易地点，与外地的联系相当频繁。

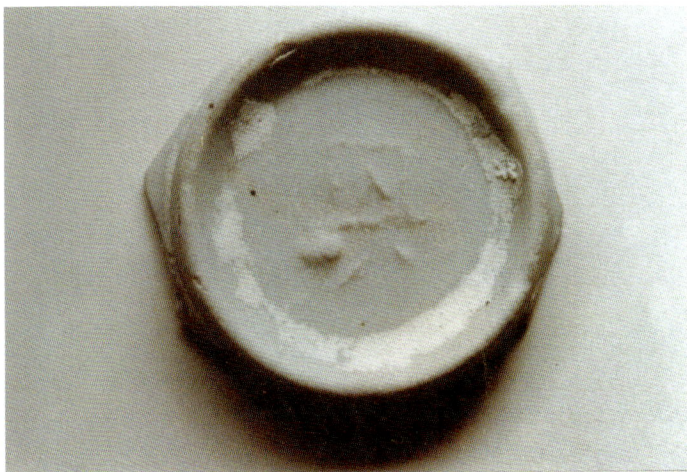

24　白瓷碗底

　　宋。1975 年南沙群岛（今属海南省三沙市）出土。器底有"央"字。

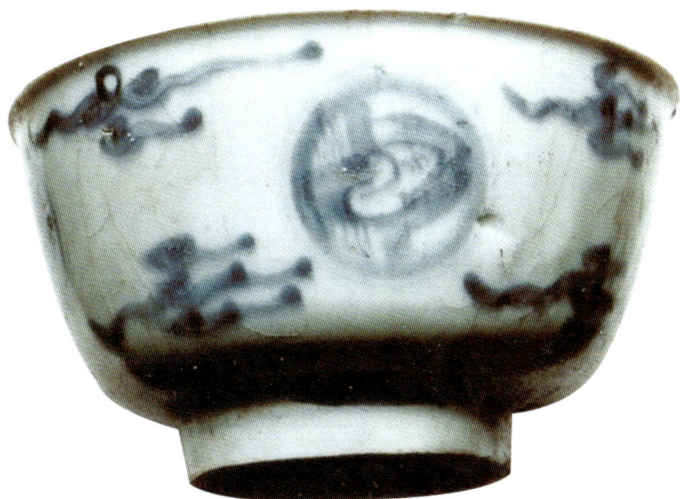

25　青花瓷碗

　　明。1972 年南沙群岛郑和群礁（今属海南省三沙市）出土。

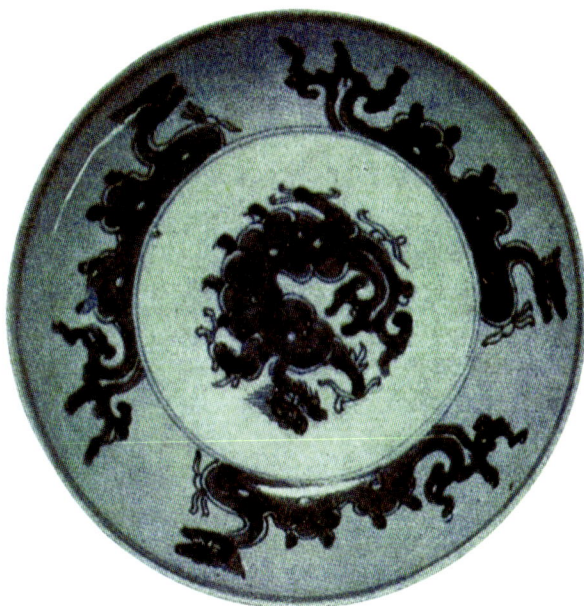

26　青花龙纹盘

　　清。1974 年西沙群岛金银岛（今属海南省三沙市）出土。

海药本草 草部 综合篇

蓽澄茄　茅香　甘松香

米爾令香　山萮

白苻芩

卷二　目录　一

041

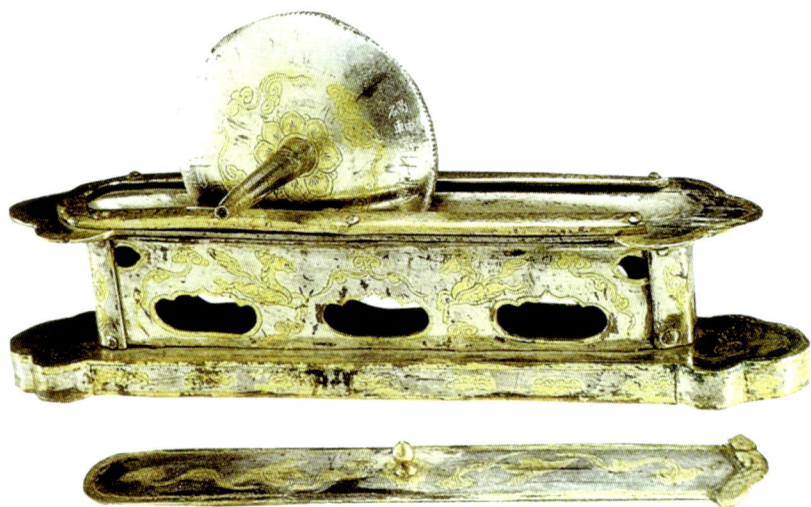

27　鎏金鸿雁纹银茶碾子及银碢轴

　　唐。通高 7.1 厘米。1987 年陕西扶风法门寺地宫出土。藏陕西法门寺博物馆。碾子由槽身、槽座、辖板组成，器身涂金。碾底錾文"咸通十年文思院造银金花茶碾子一枚共重廿九两"。唐时饮用之茶多为团饼，烹煮前须碾成茶末。此器即为碾茶器具。为罕见的宫廷茶具，制作讲究，纹饰流畅，有明确纪年及名称。为国家一级文物精品。

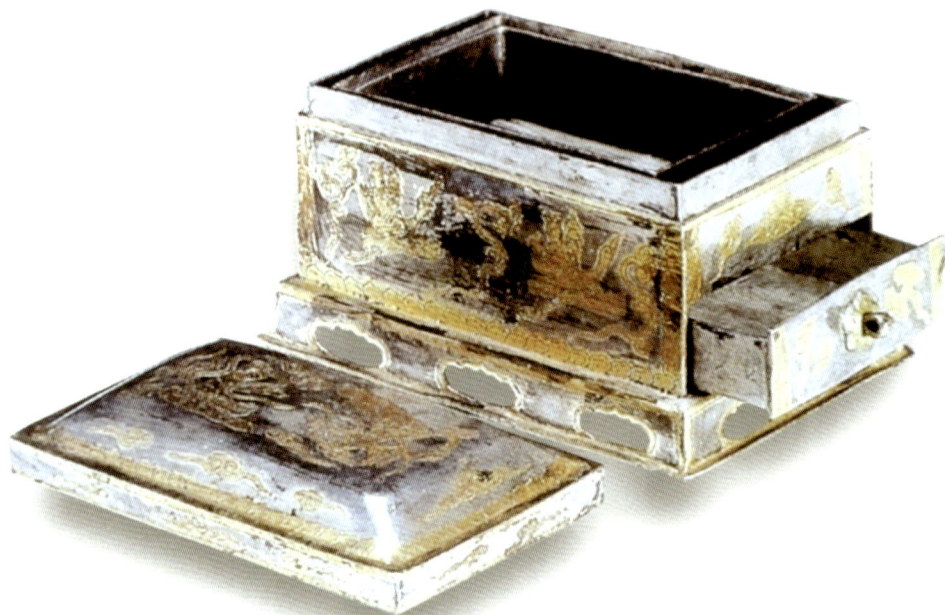

28　鎏金鹤纹银茶罗子

　　唐。通高 9.8 厘米，通长 14.9 厘米。1987 年陕西扶风法门寺地宫出土。藏陕西法门寺博物馆。唐人饮茶，对茶末的细度有着特殊的要求，因此，碾出的茶末要过罗后方可烹煮饮用。此罗为长方形，由盖、罗、屉、罗架、器座组成，均为钣金成型，纹饰涂金。制作精巧，工艺复杂，集实用与观赏于一器。这是目前所见唯一一件唐代茶罗，填补了考古资料的空白，有着重要的文物价值。为国家一级文物精品。

29 鎏金银龟盒

唐。高 13.1 厘米，长 27.6 厘米，宽 15 厘米。1987 年陕西扶风法门寺地宫出土。藏陕西法门寺博物馆。为用仿生技法做成的龟状盒茶具。龟昂首屈尾，四足内缩，以龟背甲作盖。造型鲜见，工艺精湛，代表了唐代金银工艺的水平，也是研究唐代饮茶文化的典型实物。系国家一级文物。

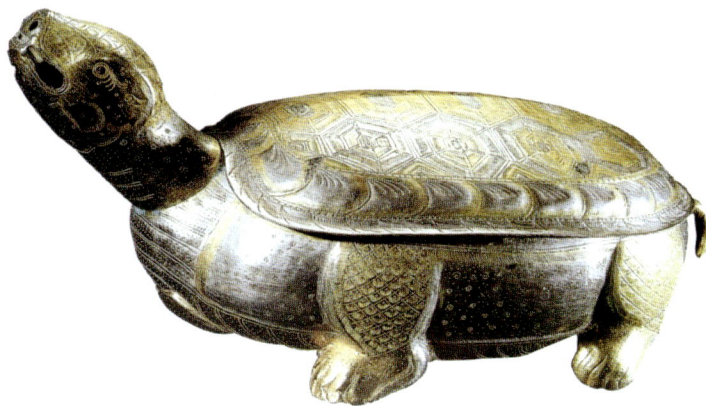

海药本草·草部

综合篇

藜澄茄

卷二 目录 一

长松香

茅香

山茱

甘松香

043

30 鎏金摩羯纹蕾钮三足银盐台

唐。通高 25 厘米。陕西扶风法门寺地宫出土。藏陕西法门寺博物馆。茶具。由盖、台盘、三足架组成。盖上有花蕾提手，中空，有铰链可以开合；下与盖连，盖沿如卷边荷叶。下为六盘，盘下焊三足支架。盘中用以盛盐，以调茶味。

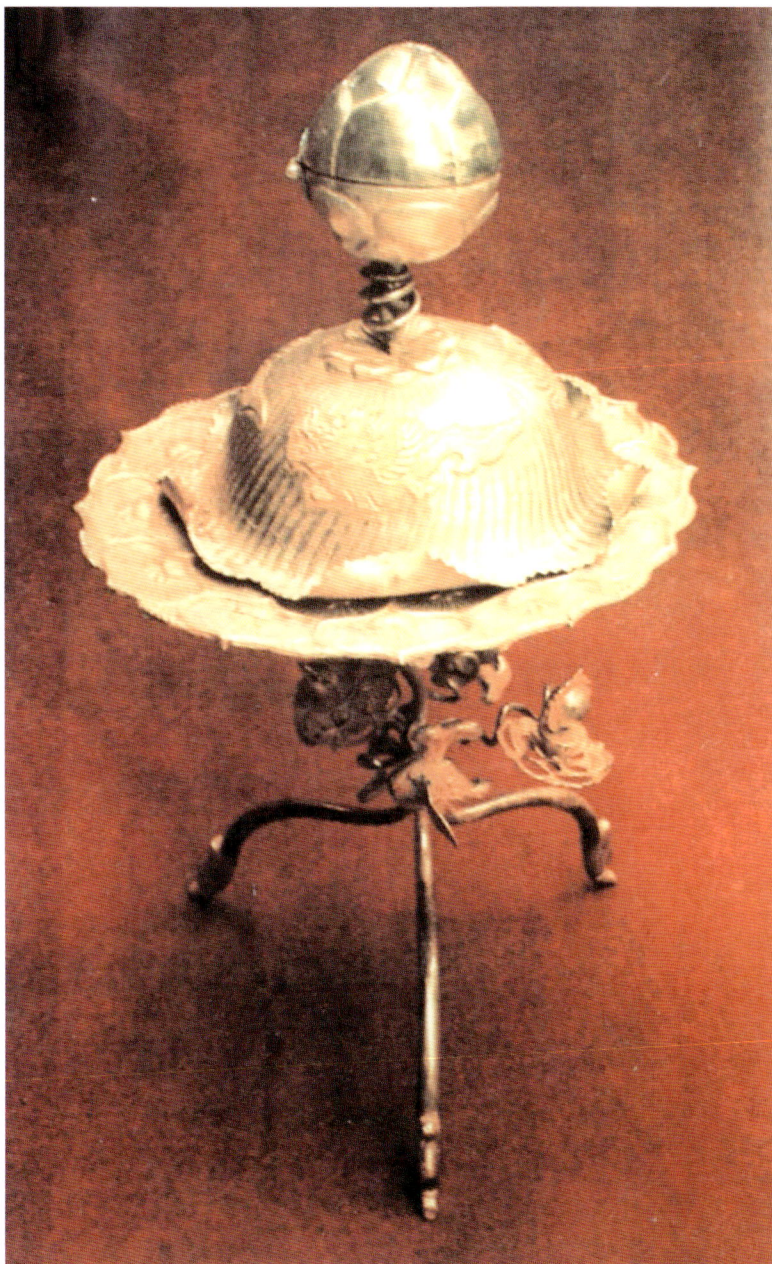

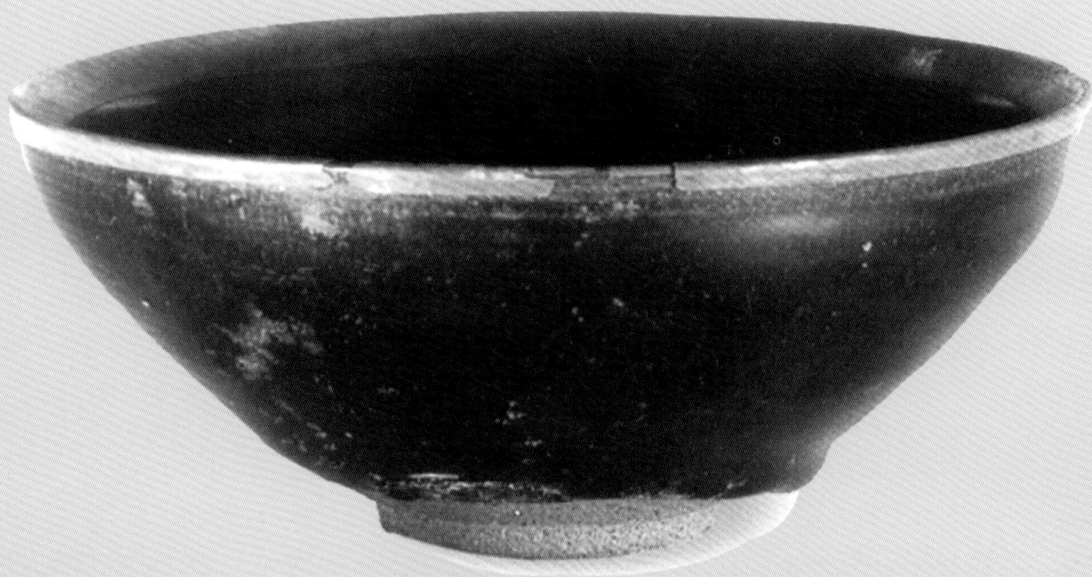

31　建窑兔毫盏

　　北宋。高 5 厘米，口径 12.5 厘米，足径 4 厘米。1981 年江西婺源北宋靖康二年（1127）张氏墓出土。藏江西婺源县博物馆。敞口，弧腹，圈足，施黑釉，釉面上有兔毫状丝条纹，为北宋建窑兔毫盏的标准器。茶具。宋代盛行"斗茶"，由于黑釉茶盏非常适宜观赏茶色而受到斗茶者的珍爱。宋代文献中对建窑兔毫盏有载，对之评价极高。为国家一级文物精品。

32 鎏金银执壶

南宋。通高 23.4 厘米，口
径 6.8 厘米，腹径 6.9 厘米，底
径 11.2 厘米。1990 年福建福州
茶园山南宋许峻墓出土。藏福
州市博物馆。器为细颈，溜肩，
凸腹，矮圈足。有圆形盖，双
层如阶状，顶立柱式高钮。盖
与身间有银链相连。流细长，
弯如新月。执呈"S"形，扁平
如带状。此壶造型别致，装饰
优雅，是南宋时期同类作品中
的代表作。系国家一级文物。

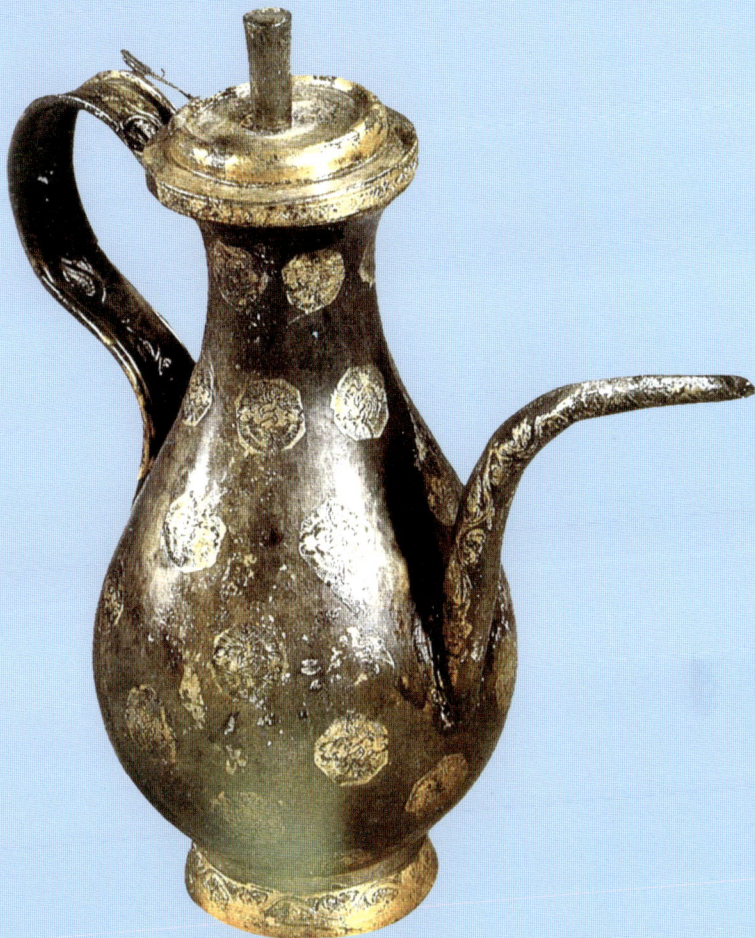

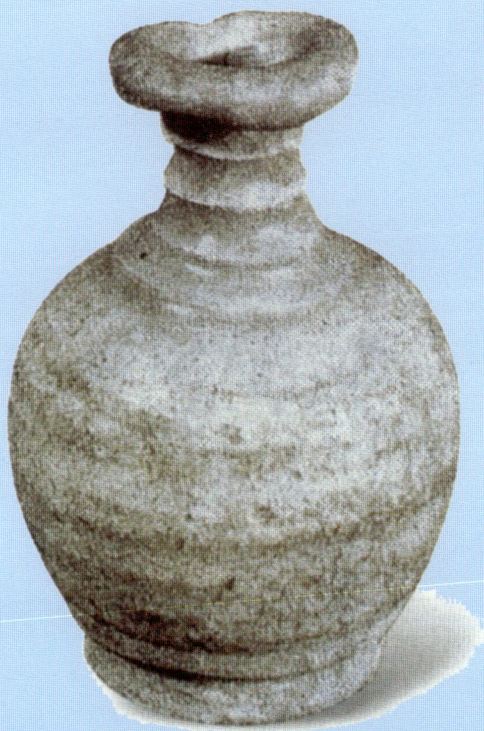

33 青白釉小口瓶

宋。1974 年西沙群岛甘泉岛
（今属海南省三沙市）出土。

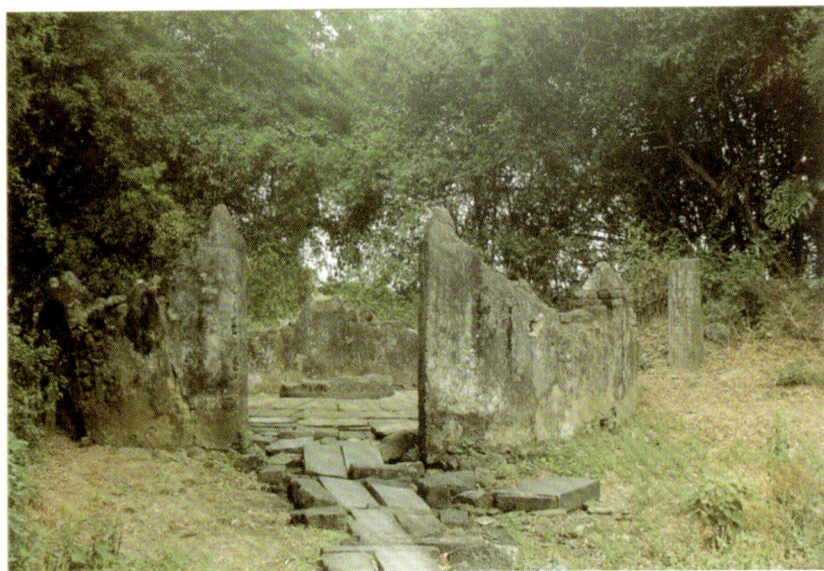

34 东坡井

宋。井深7米；井口为圆形，井口内径0.8米，外径1.2米。占地126平方米。位于海南省儋州市中和镇坡井村。系北宋年间苏轼谪居儋州期间亲手挖掘，后人名为"东坡井"。清道光年间重修。井壁用规则的玄武岩石砌成，井四周砌有石墙，辟有入口，外铺石路。

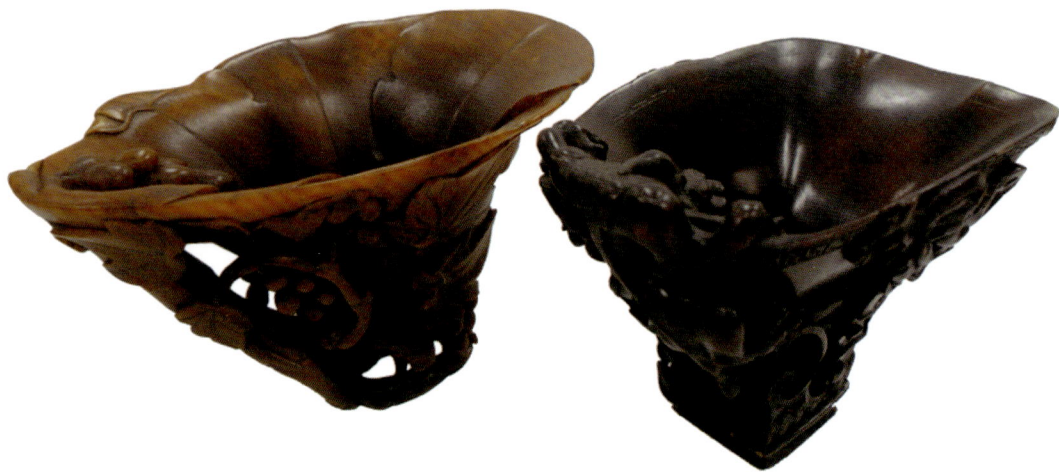

35 犀角杯

明—清。藏香港浸会大学孔宪绍博士伉俪中医药博物馆。犀角在古代是一味名贵中药，此杯除了是高级的工艺鉴赏精品外，还因犀角有清热解毒、定惊止血的功能，古代工匠以此做成酒杯，试图在饮酒的同时能发挥犀角的药效。犀牛现属濒危物种，1973年白犀牛和亚洲犀牛被列入《华盛顿公约（CITES）》"附录一"中，黑犀牛也于1977年被列入。

运动健身

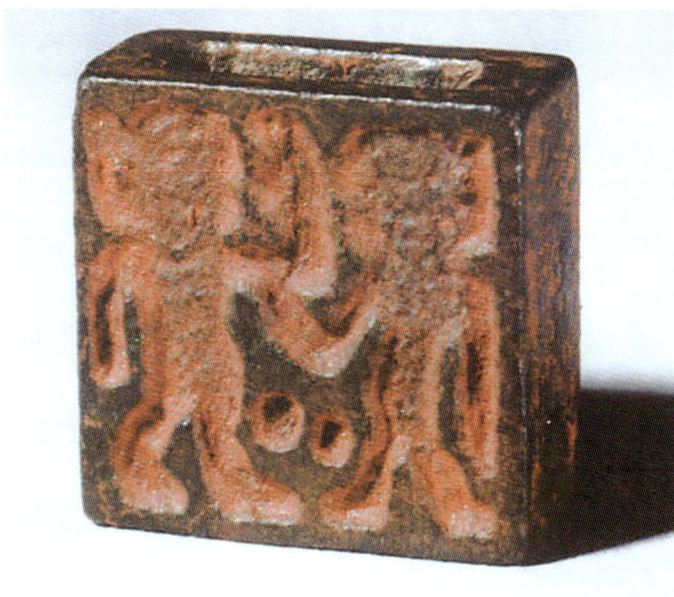

36 蹴鞠纹肖形铜印

汉。边长 1.4 厘米。藏故宫博物院。印面为正方形。图中两位头后束发髻的蹴鞠者，做出欲踢的动作。两人之间有二鞠已被踢起。此当为古代蹴鞠"白打"形式中较早的一种。

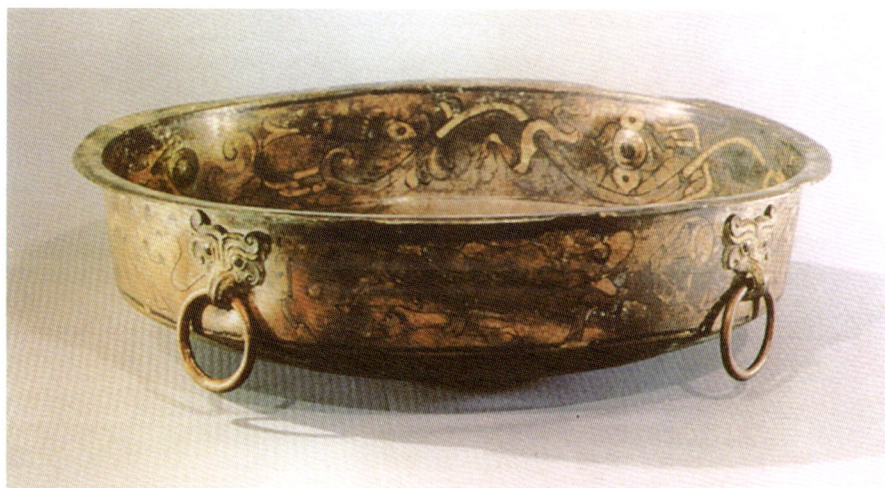

37 技击图漆画铜鉴

西汉。高 13.5 厘米，口径 50 厘米。1976 年广西壮族自治区贵县罗泊弯 1 号西汉墓出土。鉴为平口，宽唇沿外折，浅直腹，腹侧有一对铺首衔环。漆画主要见于其口沿和腹壁内外。其中腹外壁所饰是以技击为主要内容的漆画，包括徒手对打、持器械相击等形式，再现了当时武艺健身活动的精彩场景。

海药本草 草部

综合篇

蔓澄茄

薏苡仁

茅香

山柰

甘松香

白芷

卷二 目录 一

047

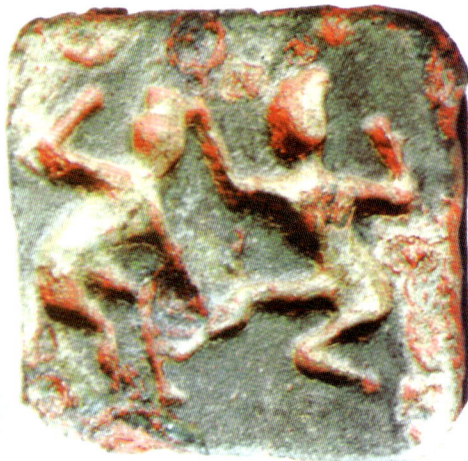

38　角抵纹肖形铜印

汉。边长 1.1~1.4 厘米。藏故宫博物院。印面近于正方形。印纹中两摔跤力士正斗得难分难解：一方以右手撼对方左脚，一方在奋力挣脱，场面显得殊为紧张。

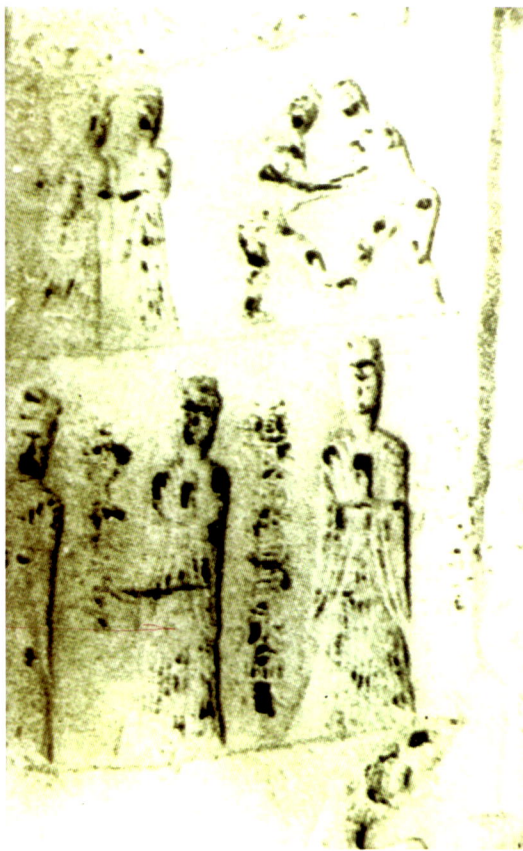

39　相扑图浮雕

西魏。陕西省宜君县福地水库石窟浮雕。该浮雕为表现佛教故事的画面局部，位于整个石刻画面的右上方。刻画了两位头戴冠、着短裤的力士正在相扑的情形。

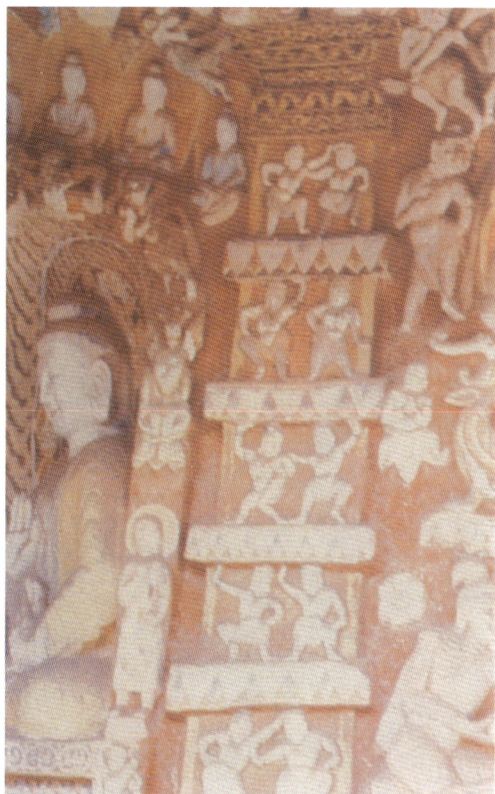

40　双人对练图浮雕

　　唐。山西省大同市云岗石窟浮雕。位于第 7 窟内，在一立柱上分五层雕有五组双人赤手对练图。画面形象地反映了当时人们对练习武的真实情景。

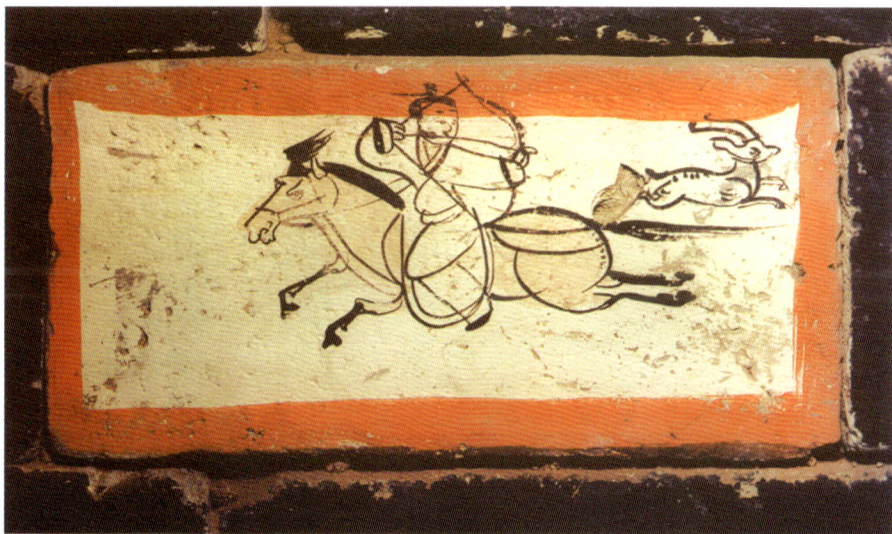

41　骑射图砖画

　　魏晋。纵 17 厘米，横 36 厘米。1972—1973 年甘肃省嘉峪关市新城 5 号魏晋墓出土。该砖位于墓葬前室北壁东侧第一层。一女射手骑在奔驰的马背上，张弓返身急射；图右上角为一兔，颈部中箭，向相反方向逃去。

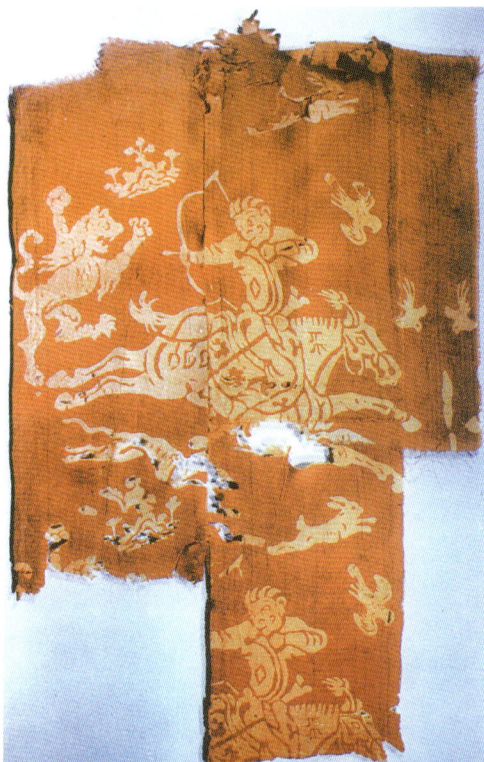

42 绛地射猎纹印花绢

　　唐。残长43.5厘米，宽31.3厘米。1972年新疆吐鲁番阿斯塔那191号墓出土。印花绢纹饰颇似一野外狩猎的真实场景：奔马上的骑士注目回首，张弓满弦，正要射向张牙舞爪的猛狮。

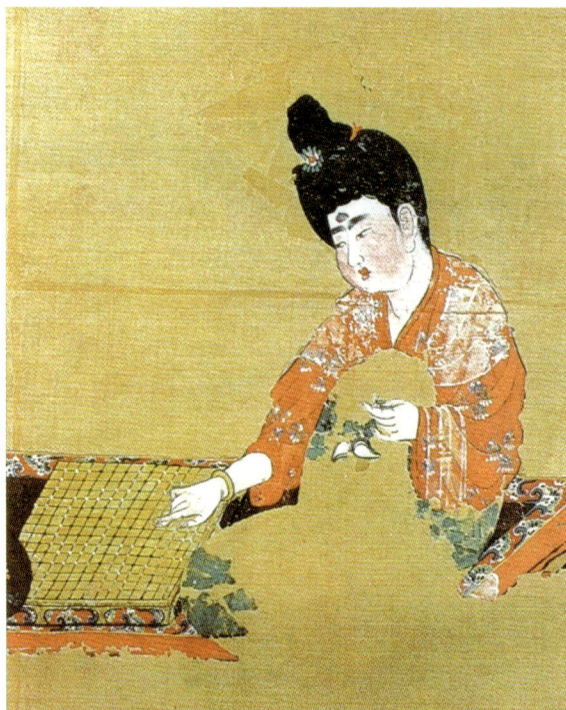

43 仕女弈棋绢图

　　唐。新疆吐鲁番阿斯塔那古墓出土。藏新疆维吾尔自治区博物馆。仕女身着绯衣绿裙，披帛，高束发髻，脸部圆润，着胭色，表情凝重，纤手指棋盘，正举棋不定。本图具有极高的审美意趣。

个人卫生

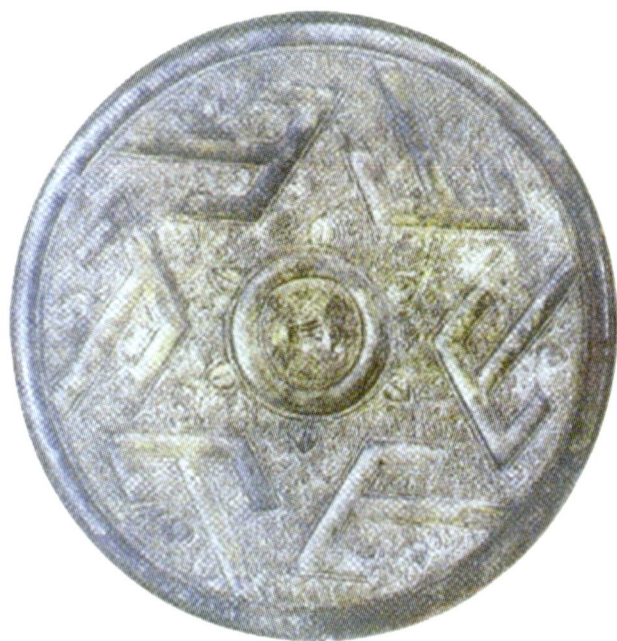

44 六山纹铜镜

西汉。直径 21.2 厘米。1983 年广东省广州市象岗山南越王墓出土。藏广州西汉南越王博物馆。照容用具。圆形，素卷缘，三弦纹弓形小钮，圆形钮座。细羽状纹地上饰以环转式的六个山字形纹及叶形纹。六山纹铜镜鲜见，又系南越王墓出土，尤显珍贵。是国家一级文物。

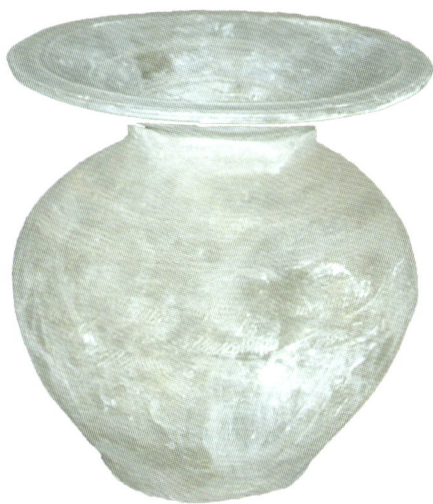

45 灰陶痰盂

汉。口径 19.8 厘米，通高 21 厘米，底径 9.5 厘米。重 1 750 克。陕西省铜川市征集。藏陕西中医药大学陕西医史博物馆。卫生器具。口呈大喇叭口形，鼓腹，平底，肩部有两道弦纹。

海药本草 草部
綜合篇
蓴澄茄
卷二 目录 一
茅香
甘松香
051

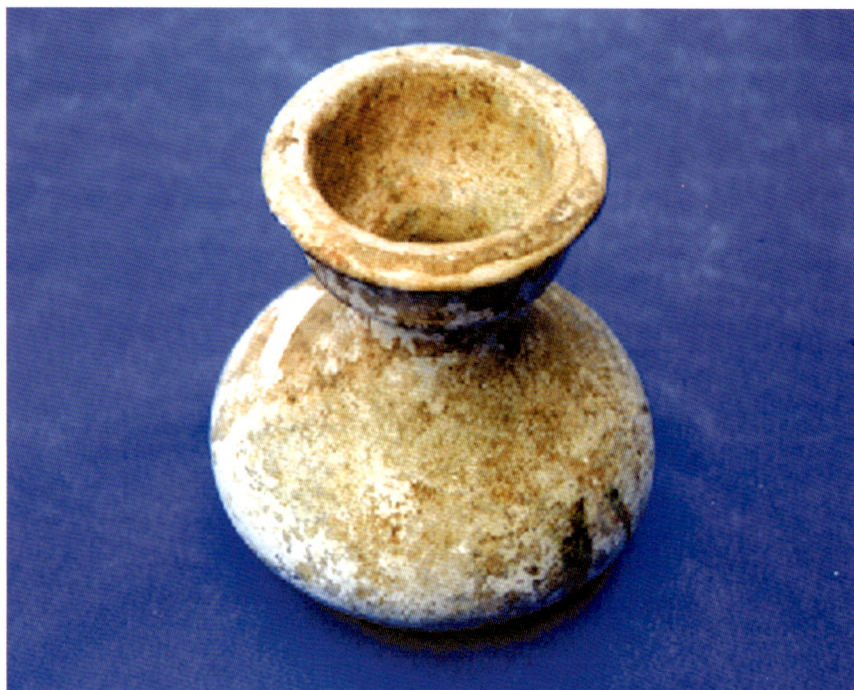

46　银釉唾壶

　　汉。高 12.3 厘米，底径 7.8 厘米，口径 5.8 厘米，壶身直径 11.1 厘米。藏广州中医药大学广东中医药博物馆。鼓腹，细短颈，敞口，侈唇外翻。

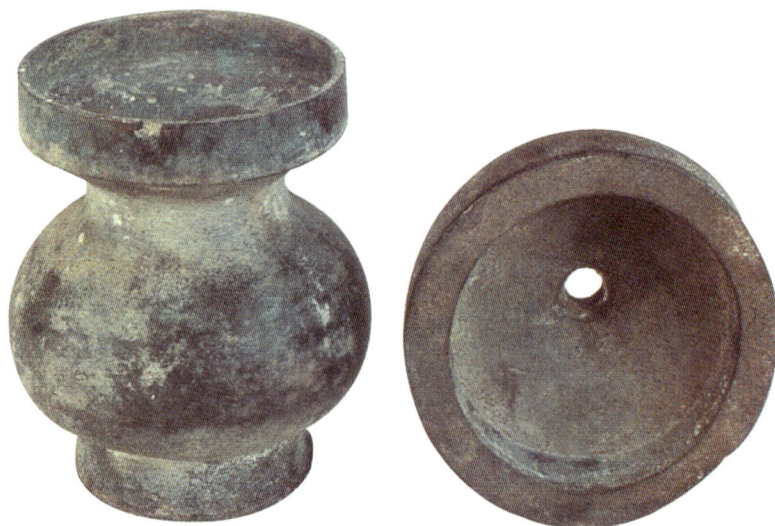

47　铜唾盂

　　西汉。通高 9.5 厘米，盖盘口径 7.9 厘米。陕西咸阳出土。藏陕西中医药大学陕西医史博物馆。分盂盖与盂体两部分，盖中有漏孔。盖可取下，便于清洗。

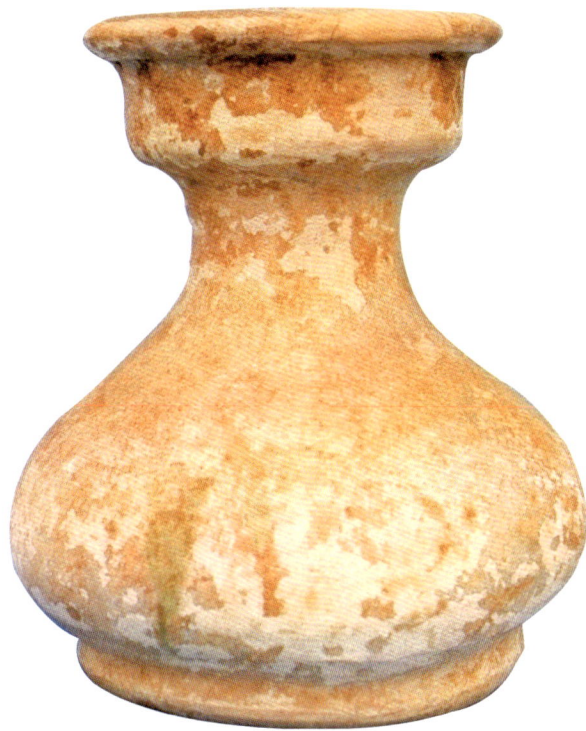

48 青瓷唾盂

晋。高 20 厘米，腹径 15 厘米。藏广州中医药大学广东中医药博物馆。

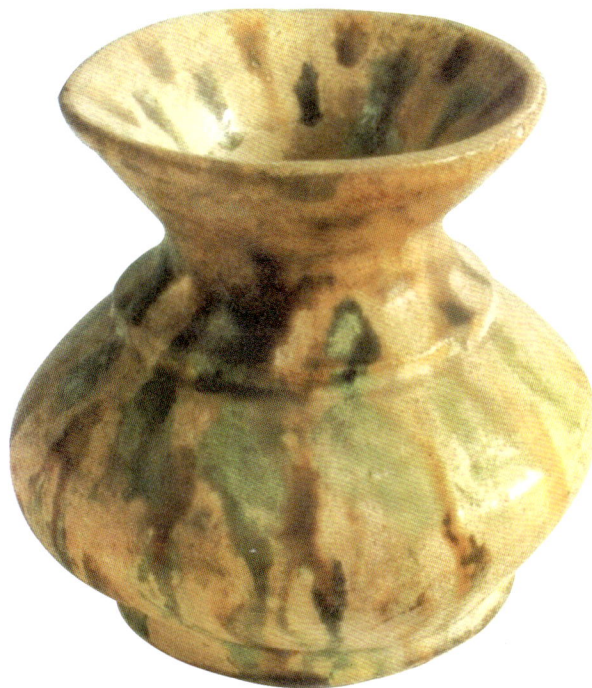

海药本草 草部

綜合篇

蕈澄茄

茉莉香

甘松香

卷二 目录 一

053

49 三彩陶唾盂

唐。高 8.48 厘米，口径 8.28 厘米，底径 7.6 厘米。藏西北大学博物馆。

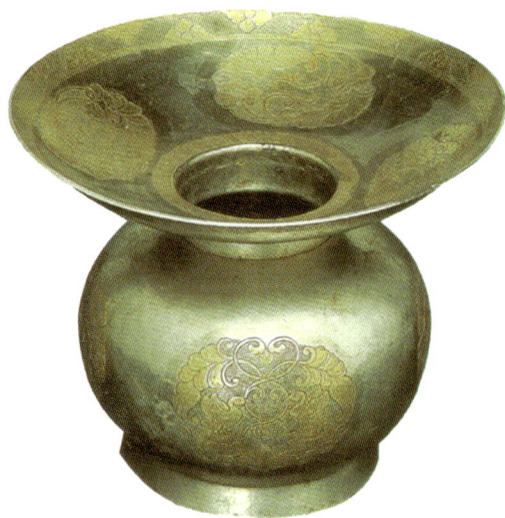

50 金花银唾盂

辽。口径 15 厘米，腹径 10.5 厘米，底径 8 厘米，高 12.3 厘米。耶律羽之墓出土。藏内蒙古文物考古研究所。器口内沿以四组团花为主体纹饰，腹部饰四组团花双雁纹。在银器上加錾刻金花。辽墓中出土的唾盂中，只此为银制，其他均为瓷器。

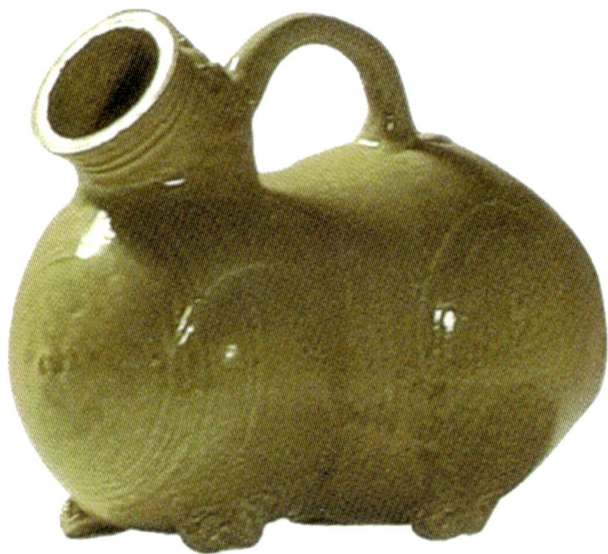

51 青瓷虎子

西晋。高 20 厘米，长 26.5 厘米，口径 6.8 厘米。藏浙江省义乌市博物馆。卫生器具。作伏兽形。圆口上贴塑浮雕虎头，双目圆睁，形象生动；蚕茧形器身，下饰四足；背有弧形提梁，上饰压印的斜方格纹，在提梁的后根部贴塑有小三角形的虎尾，上饰斜方格纹。深灰色胎，胎面上施有化妆土，通体施青釉，釉层均匀，釉色青中泛黄。采用竖烧工艺，底部露胎。从器物的造型和化妆土的应用来判断应属典型的婺州窑产品，为同期同类器中的精品。系国家一级文物。

海藥本草 草部

綜合篇

蓽澄茄

茅香 甘松香

卷二 目錄 一

055

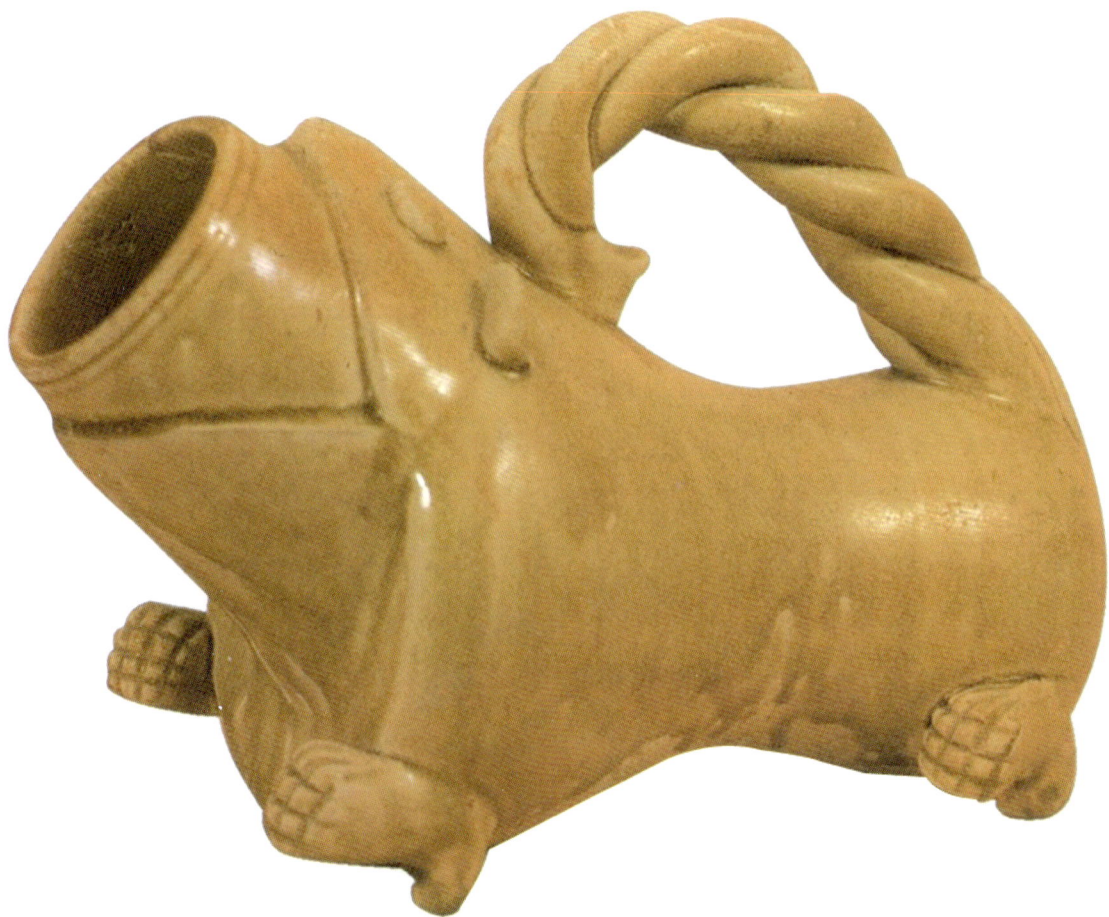

52　青釉兽形虎子

　　南朝。通高 19.5 厘米，身长 30 厘米。1975 年福建省福州市西郊出土。藏福建省博物馆。器呈卧兽形，张口，圆身，下置四足。背部饰绳索形提梁。通体施青釉。整体造型虎虎有生气，形体优美，制作精工，釉质莹润，为福建地区早期青瓷中的佳作。系国家一级文物。

室内卫生

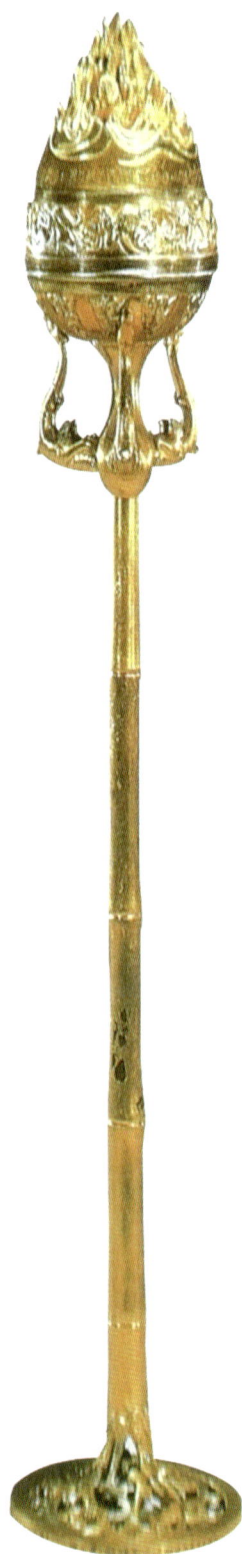

53 鎏金银竹节熏炉

　　西汉。通高 58 厘米，底径 13.3 厘米。1981 年陕西兴平茂陵 1 号无名冢从葬坑出土。藏陕西省茂陵博物馆。焚香熏炉。炉作竹节形长柄，炉较深，子母口，盖雕镂成山峦状。圆形底座上有两条透雕蟠龙，竹节自龙口伸出。竹节上端亦铸三条龙，龙首托住炉身。炉身上部浮雕四条鎏金龙，下部雕蟠龙纹，蟠龙鎏金，周围鎏银。炉通体、柄及座上的蟠龙亦鎏金银。据器上刻铭，知此熏炉为西汉皇家未央宫用器，据考实系汉武帝赏赐给其长姐阳信长公主所用者。熏炉造型别致高雅，铸造技艺精湛，有别于一般所见博山炉。为国家一级文物精品。

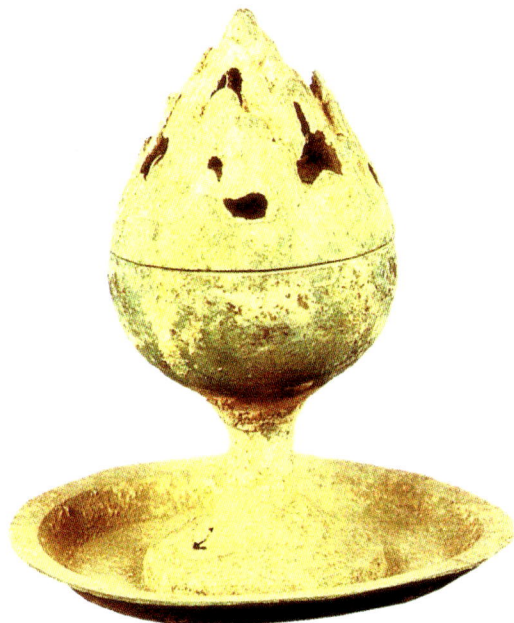

54 铜博山炉一

西汉。通高 11 厘米，盘口径 10 厘米。陕西西安出土。藏上海中医药大学医史博物馆。炉盖镂空，用于透香。

海藥本草　草部

綜合篇

蓽澄茄

米菜香

茅香

山茱

甘松香

田村学

卷二　目録　一

057

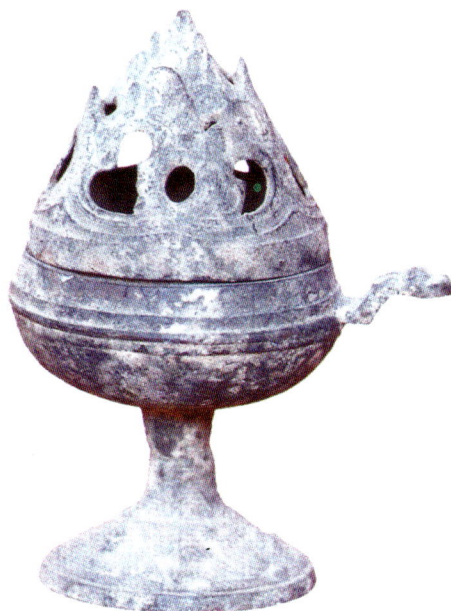

55 铜博山炉二

西汉。通高 17 厘米。藏陕西中医药大学陕西医史博物馆。炉盖呈山峰状，底为喇叭状。系西汉时期常见的熏香器具。

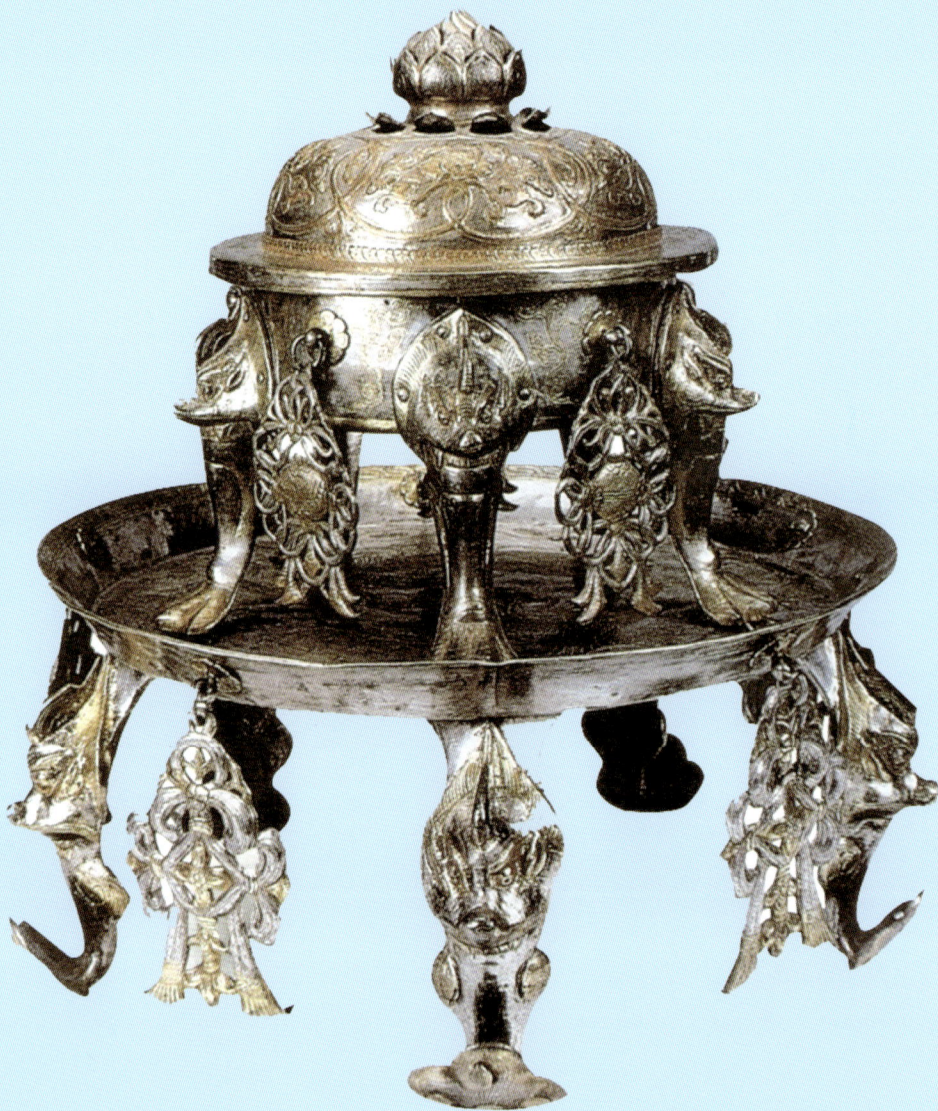

56 鎏金卧龟莲花纹五足银熏炉

　　唐。通高 48 厘米。1987 年陕西扶风法门寺地宫出土。藏陕西法门寺博物馆。器由钣金成型，纹饰鎏金。由炉盖、炉身和底足等部分组成。盖底沿饰一周莲瓣纹，上有五朵莲花，花蔓相互缠绕，每朵莲花上各卧一龟，龟回首口衔花草。炉足为五个兽足，足首作独角兽状，爪四趾。炉底錾文说明炉为唐咸通十年（869）文思院造。此炉造型奇特，工艺复杂，制作十分考究，代表了当时金银器制作的最高水平，是科学价值和观赏价值都很高的文物。为国家一级文物精品。

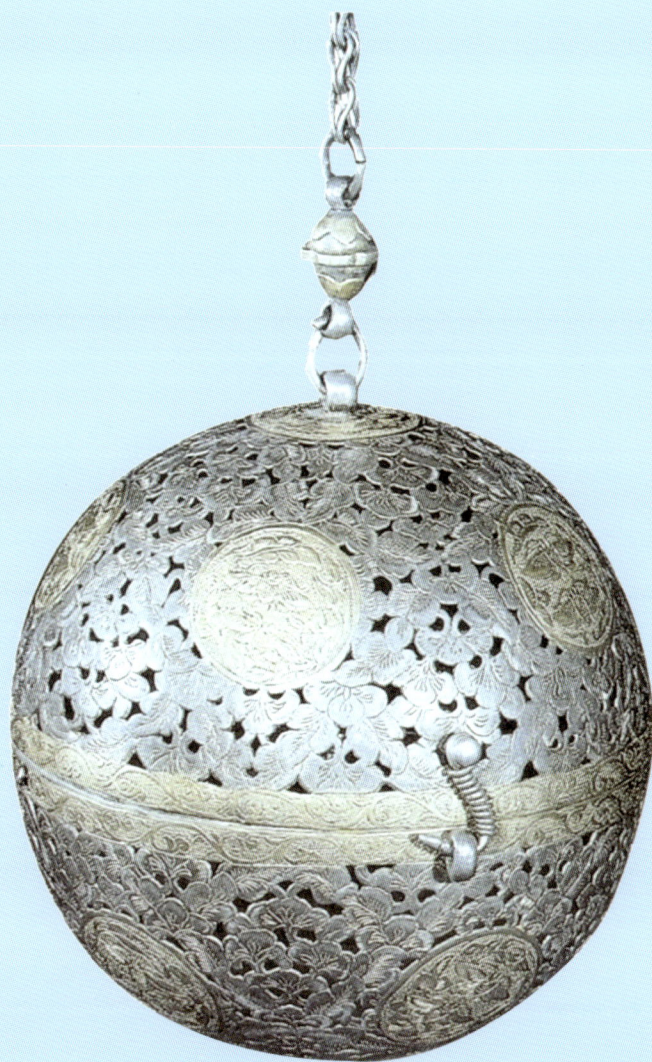

57　鎏金双蜂纹银香囊

唐。直径 12.8 厘米。1987 年陕西扶风法门寺地宫出土。藏陕西法门寺博物馆。熏香器。采用钣金、镂刻、錾刻、铆钉、鎏金等工艺制成，为当时金银器制作工艺的代表作。香囊的上下两半球面上各有五个花团，双蜂上下飞舞于花间，器物的造型精美、图案典型，是一件科学价值和艺术观赏价值都很高的唐代宫室珍宝。为国家一级文物精品。

环境卫生

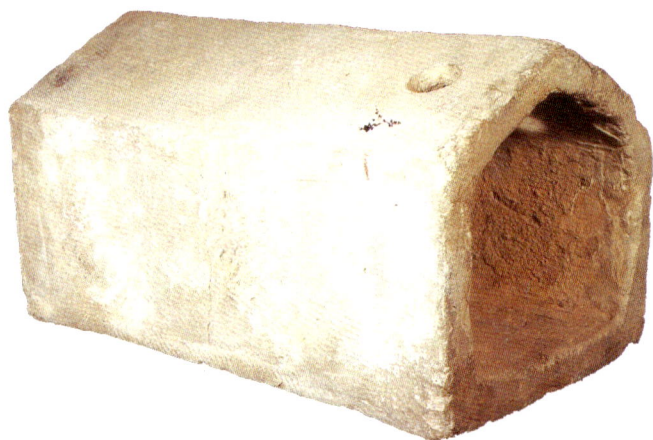

58 阿房宫灰陶下水道管

秦。长 66 厘米，高 41 厘米，壁厚 5 厘米，壁孔直径 5.9 厘米。陕西咸阳阿房宫遗址出土。藏中国医史博物馆。横剖面呈五角形，上部呈三角形，一侧有小圆孔，设计合理。为阿房宫的污水排放设施。

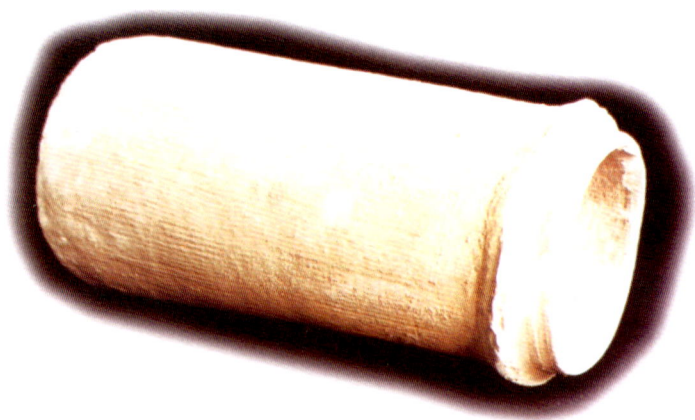

59 圆形陶下水道

唐。长 33.5 厘米，内口径 12 厘米，外口径 17.5 厘米。西安市北郊大明宫遗址出土。藏陕西中医药大学陕西医史博物馆。两端有接合之子母口，通身绳纹。这种水道在相互连接上较秦汉水道有很大进步。

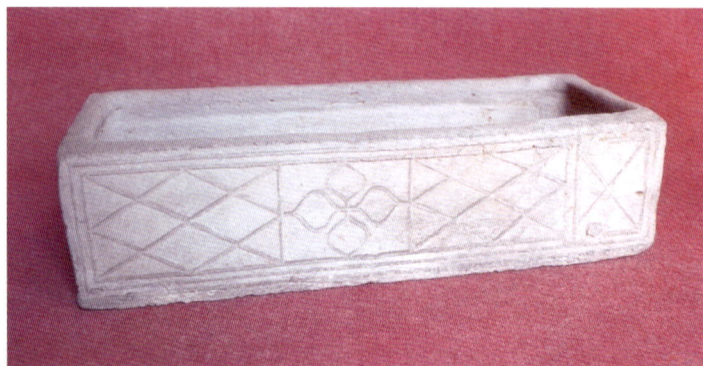

60 陶棺

西汉。高 20 厘米，长 79 厘米，宽 29.5 厘米。陕西咸阳北原出土。藏陕西中医药大学陕西医史博物馆。两侧有相同纹饰。为小孩的葬具。

中外交流篇

中外医学交流已有 2 000 多年的历史，而古代陆上与海上丝绸之路是其主要的途径与通道。为有助于对当时历史环境的理解，本篇首先选取了较为典型的交通与人文的背景资料加以介绍。

　　外来医药传入方面，海外药物传入于西汉广州南越王墓出土物即有所见，此后延续不断，并对中国传统医学的方药应用产生了一定影响。现代意义上的西方医学约于 16 世纪中叶开始传入我国，经鸦片战争后，影响逐渐扩大，这其中传教士发挥了重要作用。自 20 世纪初至新文化运动前后，西医队伍逐渐形成。西医传入百年间，形成空前的规模，极大地改变了中国历史上本土传统医学一枝独秀的情形。从《回回药方》到福音医院，本篇资料对此均有所反映。另外，来自西方的异域风格的日常饮食起居一类养生器物，也影响到了当时的社会生产与生活，本篇所选颇有精品。

　　在中医外传方面，中华文化圈各国均有在全面承袭中国古代医学的基础上加以发展的历史；外传西方则以本草方药、针灸及人痘接种术等项为主，影响也相对较大。其中本草文献假传教士之手向欧洲传播，约始于 16 世纪下半叶。至 18 世纪，《本草品汇精要》《本草纲目》等在西方已有译本，而《本草品汇精要》原书也流传至德国、意大利、英国等国。传教士所著介绍中国植物、动物及其功用的《中国植物志》也于 17 世纪在欧洲出版。这方面的书影有些是国内首次发表。

交通与人文

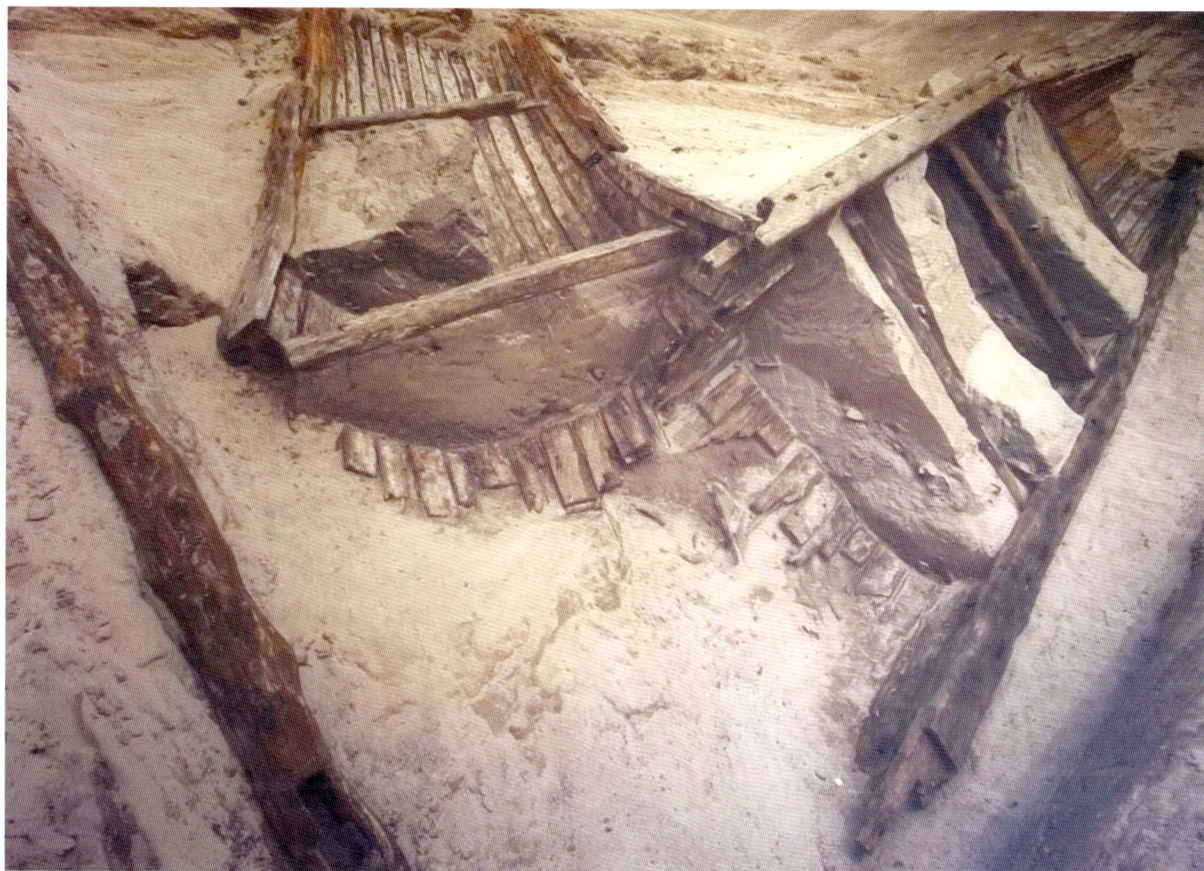

01　西安渭桥遗址木板船

　　汉。船长近 10 米，宽 2 米左右，承载量 3~5 吨。2015 年陕西西安西汉长安城渭桥遗址出土。广东省广州南越王宫博物馆供稿。被命名为"丝路一号"。分隔舱板，采用 16 块船板进行平拼法制作。该船造船工艺与古罗马时期地中海区域造船厂广泛使用的技术相似。

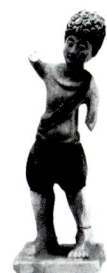

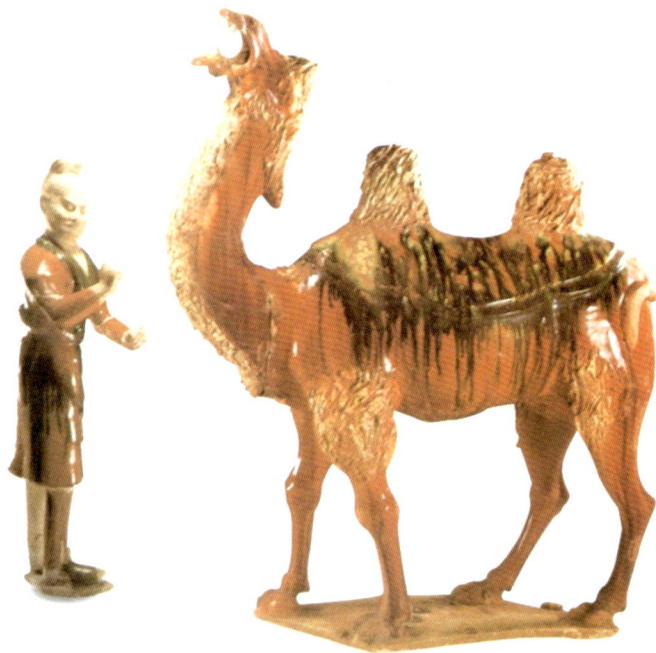

02　三彩陶骆驼及牵驼俑

唐。驼高 84 厘米，人高 62 厘米。1962 年河南洛阳墓葬出土。藏河南博物院。胎呈白色。骆驼昂首朝天立于菱形踏板上，作张口嘶鸣状。牵驼俑头戴幞头，深目高鼻，身着长袍，腰系行囊，双臂前曲于胸前，手作执缰牵驼状。骆驼和人施黄褐、绿、白等三彩釉。此器生动而成功地再现了西域胡人牵驼经丝绸之路来唐朝经商的情景，为研究当时中外文化交流提供了重要资料。系国家一级文物。

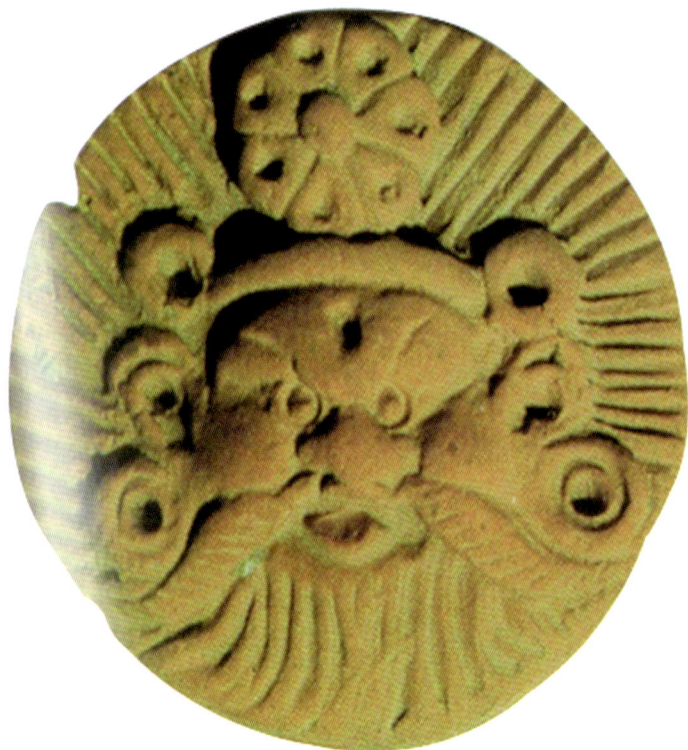

03　陶塑人头像

汉—晋。高 13 厘米，宽 8 厘米。新疆和田约特干遗址出土。藏和田文物保护管理所。头像为男性，主要手法都用在突出眉毛、胡须的浓密之处。造型上受波斯风格影响较深，做工精细，人物面部造型逼真，具有约特干遗址出土人物造型的典型风格。

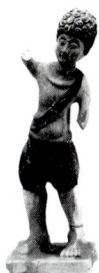

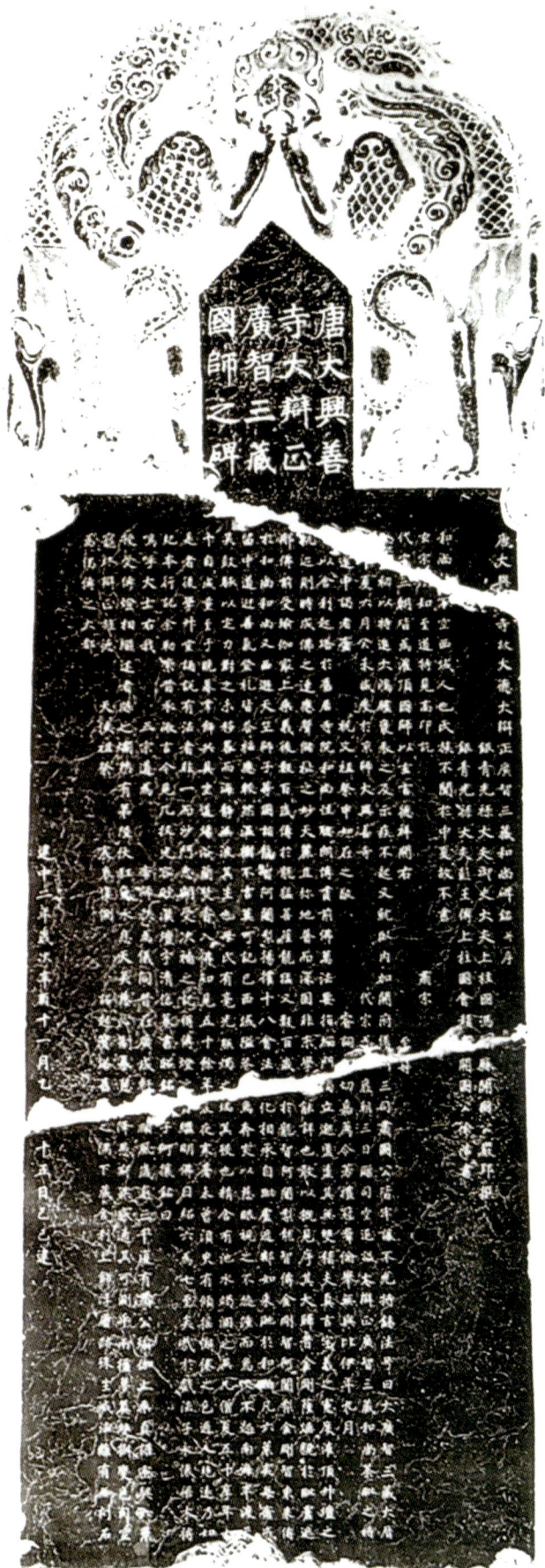

04 不空和尚碑

　　唐。高 305 厘米，宽 92 厘米。藏
西安碑林博物馆。又名《广智三藏和尚
碑》。此碑螭首龟座，严郢撰文，徐浩
书。碑文叙述不空和尚是西域人，曾在
长安城大兴善寺宣传佛教密宗，并翻译
密宗经典 77 部，他历经玄宗、肃宗、代
宗三朝，被封为国师，死后谥"大辩正
广智三藏和尚"。系国家一级文物。

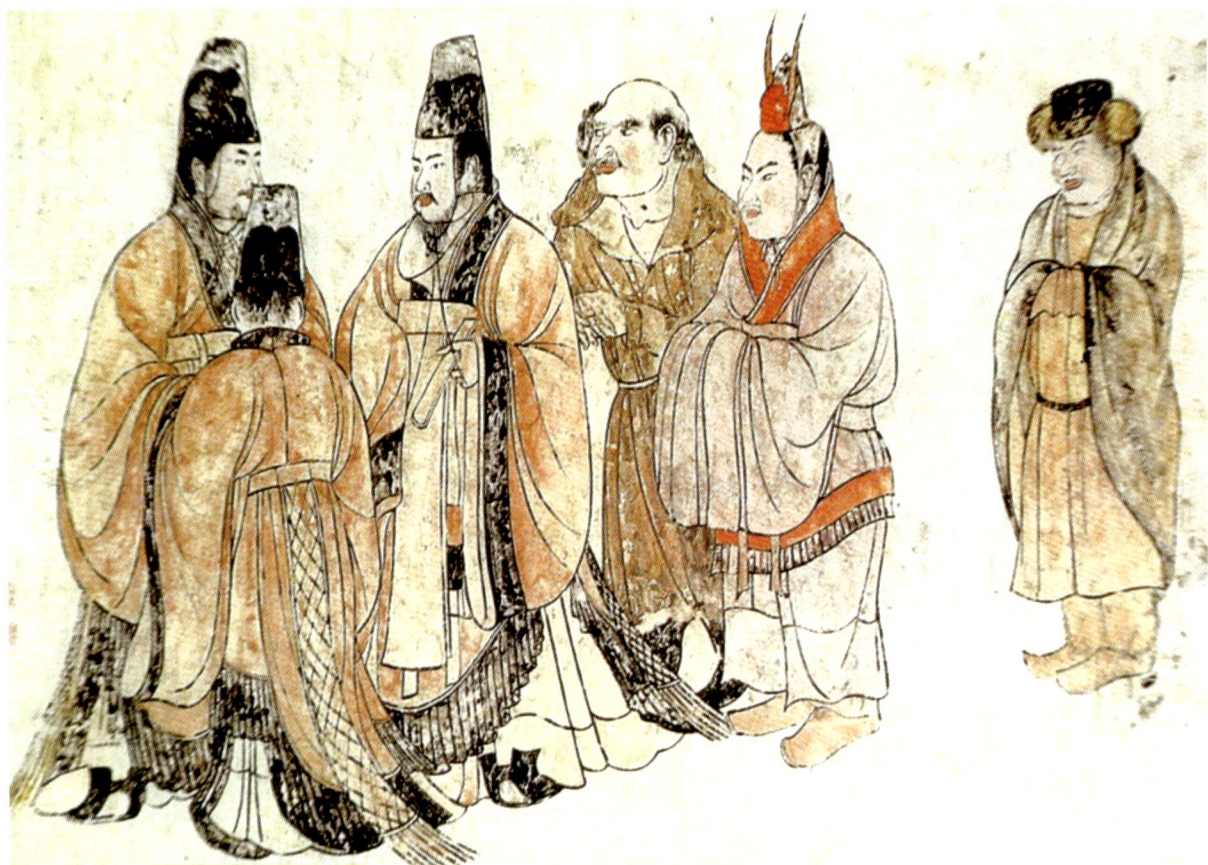

05 礼宾图

　　唐。高184.5厘米，宽252.5厘米。1971年陕西乾县章怀太子李贤墓出土。藏陕西历史博物馆。此图中左边三人头戴介帻笼冠，身穿红色朝服，手持笏板，系唐朝鸿胪寺官员，引导着三位外国宾客或国内少数民族宾客。宾客中由左而右第一人光头，深目高鼻，身着翻领袍服，腰束带，脚穿黑靴，为东罗马使节。画中人物的神情与他们的身份是协调一致的。此画既是形神兼备的唐代艺术珍品，又是研究唐代中外文化交流的珍贵实物资料。系国家一级文物。

06　大秦景教流行中国碑

唐。高279厘米，宽99厘米。明天启年间陕西长安县崇寿寺出土。藏西安碑林博物馆。此碑建于唐德宗建中二年（781），是为纪念基督教在中国流传而立的。"大秦"是中国古代对罗马帝国的称呼，景教是基督教的一个支派，唐太宗贞观年间传入长安。碑文记载了景教的教规、教义，东罗马山川、河流、特产以及在中国传播的情况。碑额与莲花座上刻有十字架图案，碑身刻有70余个叙利亚文的景教僧名及其职称。此碑中外驰名，史料价值较高，是研究景教历史及其在中国唐代传播的情况以及中国古代与叙利亚、伊朗等的文化交流、友好往来的重要实物资料。为国家一级文物精品。

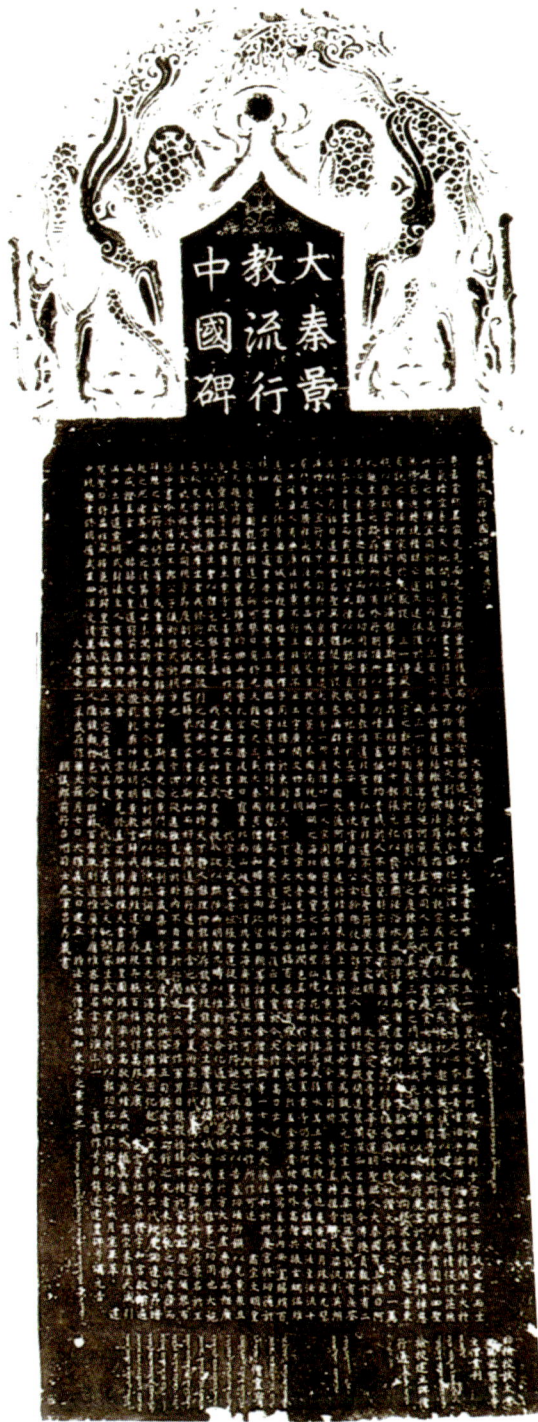

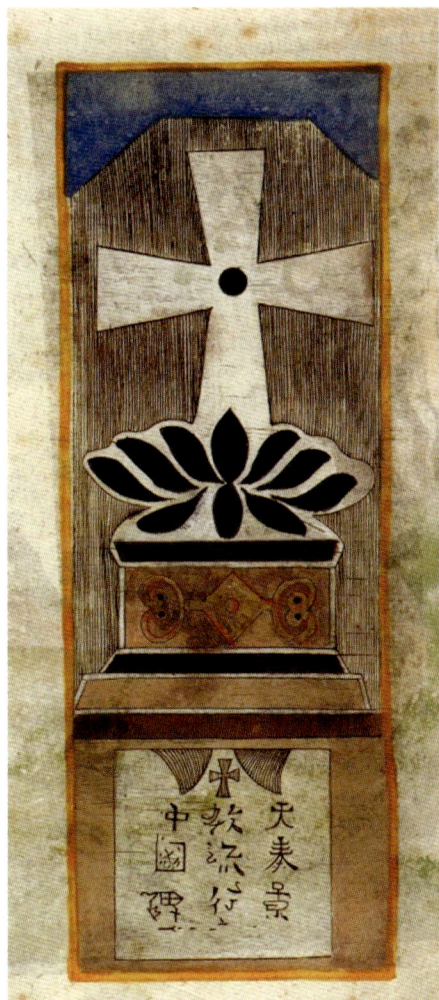

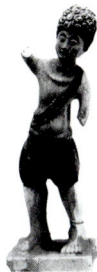

07　《中国植物志·大秦景教流行中国碑》书影

1656年12月奥地利维也纳彩绘印本。耶稣会波兰籍传教士卜弥格（Micha Boym）著。《中国植物志（*Flora Sinensis*）》（拉丁文版）一书除收录中国植物图和珍奇动物图外，尚有一幅"大秦景教流行中国碑"图，此为其书影。

08 三体文景教徒墓碑

元。长 80 厘米，高 130 厘米。内蒙古敖伦苏木古城出土。藏内蒙古文物考古研究所。舟形，刻有汉文、叙利亚文和蒙古文三种文字，记述墓主人生平事迹。碑首刻景教的十字架，下面衬托仰莲；十字架两边的圆形中刻有日月，反映了多种文化和宗教主题的交融。死者名"阿兀剌编贴木夹思的"，生前任京兆府（今陕西省西安市）达鲁花赤（地方最高军政官），卒于元泰定四年（1327）。

09 广州古造船遗址

秦。1975 年发掘。广东省广州南越王宫博物馆供稿。共有三座平行排列的木结构船台，呈东北—西南走向，东边置横阵，表明已经到头，西边不详。每个船台各由枕木、滑道和木墩组成，以架承建造的船体。2 号船台是中心台，起到纵向定位的作用。1 号船台南侧是木料加工场。

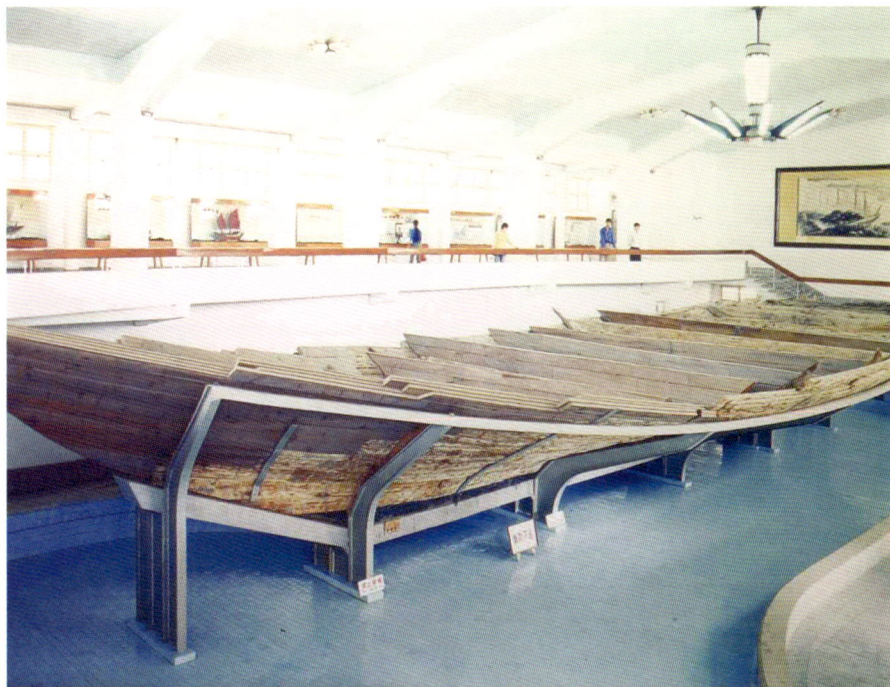

10　泉州出土海船

宋。船身残长 24.20 米，残宽 9.15 米。1975 年福建泉州后渚港出土。广东省广州南越王宫博物馆供稿。有 13 个船舱，装有从东南亚进口的各种香料与药物等。宋代海船的特点为：船底尖削如刃，吃水深，抵抗风浪能力强；采用了隔舱设计，降低船舱入水所产生的风险；选材讲究，选用福建盛产的优质造船木材；舵叶上开许多孔，减小了水的阻力；在桅杆下使用了转轴，能调整帆的角度，以迎合风向；船尾使用了平衡舵，将部分舵面分布在舵柱的前方，以缩短舵压力中心与舵轴的距离，操作起来更加轻便灵活。船只的先进，使海上丝绸之路的贸易在宋代达到了鼎盛。

11　泉州出土宋代海船复原模型

现代。长 15.4 厘米，最宽 12 厘米，连帆高 32 厘米。藏香港浸会大学孔宪绍博士伉俪中医药博物馆。

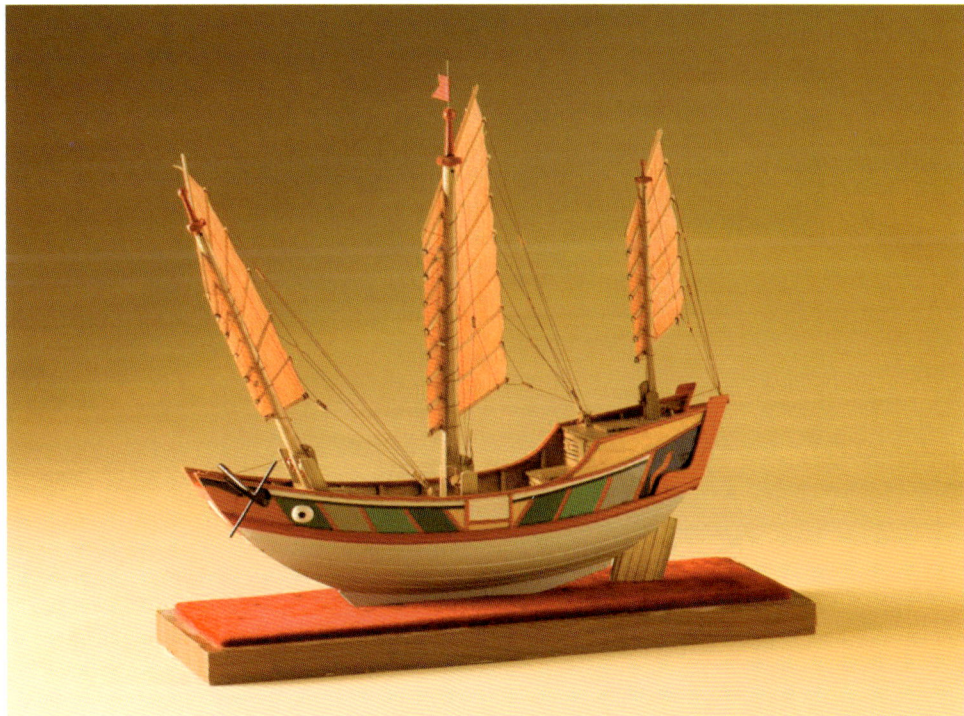

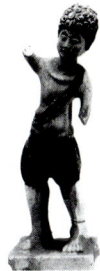

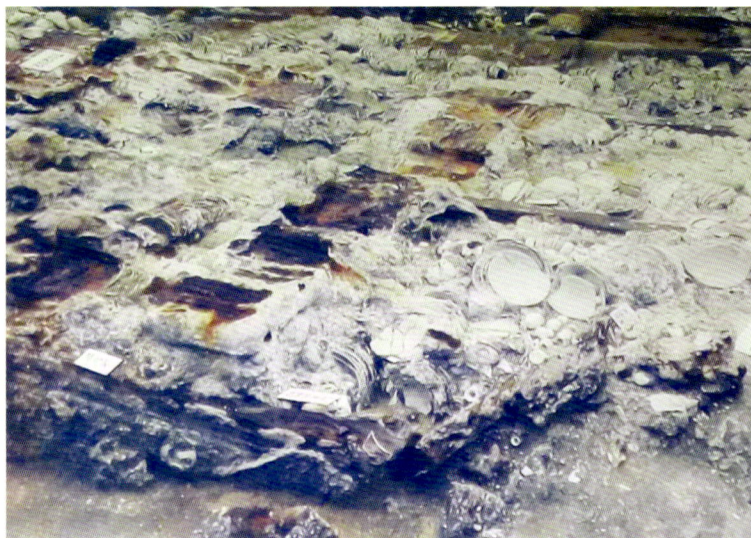

12 "南海一号"沉船

宋。船体残长 22.15 米，最大船宽约 9.9 米。1987 年发现于广东阳江海域。广东海上丝绸之路博物馆供稿。命名为"南海一号"。计有 14 道横向隔舱壁板。图为船表面清理后，船前舱袒露出堆放的外销瓷器。

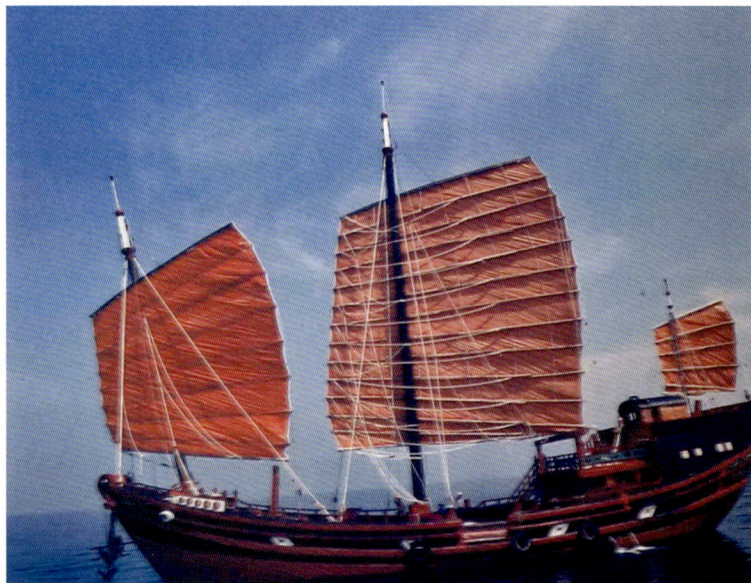

13 "南海一号"仿古船

船长 30.4 米，宽 9.8 米，船身高约 4 米，桅杆高约 10 米。排水量估计达 600 吨，载重近 800 吨。广东海上丝绸之路博物馆供稿。2014 年据"南海一号"仿制，为尖头三桅杆帆船，属福船类型。

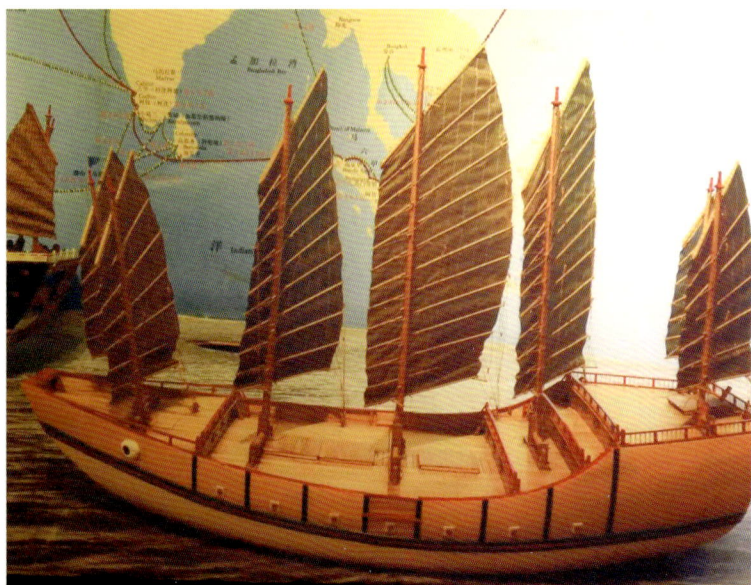

14 郑和下西洋五桅帆船模型

藏福建省泉州海外交通史博物馆。明代的郑和七次下西洋是中国航海史上的壮举，宝船共 63 艘，是当时世界最大的混编舰队。据《明史》记载，郑和船队中最大的船只长四十四丈四尺（合今 151 米），宽十八丈（合今 62 米）。

15 彩绘陶卷发俑

　　唐。高30厘米。1971年陕西礼泉郑仁泰墓出土。藏陕西历史博物馆。白胎。此俑赤足站立于长方形座上，满头黑色卷发，浓眉大眼，阔鼻朱唇，颈戴项圈，上身赤裸，斜披一条红巾，下身穿红色短裤，彩绘鲜艳。姿态自然有力，似南亚杂技人像。为研究唐代中外文化交流的实物资料。系国家一级文物。

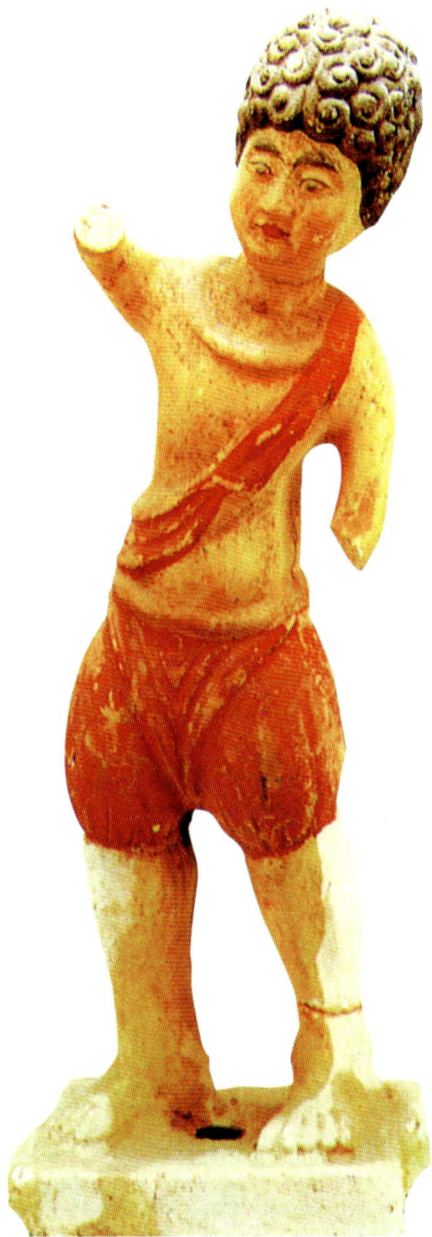

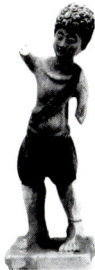

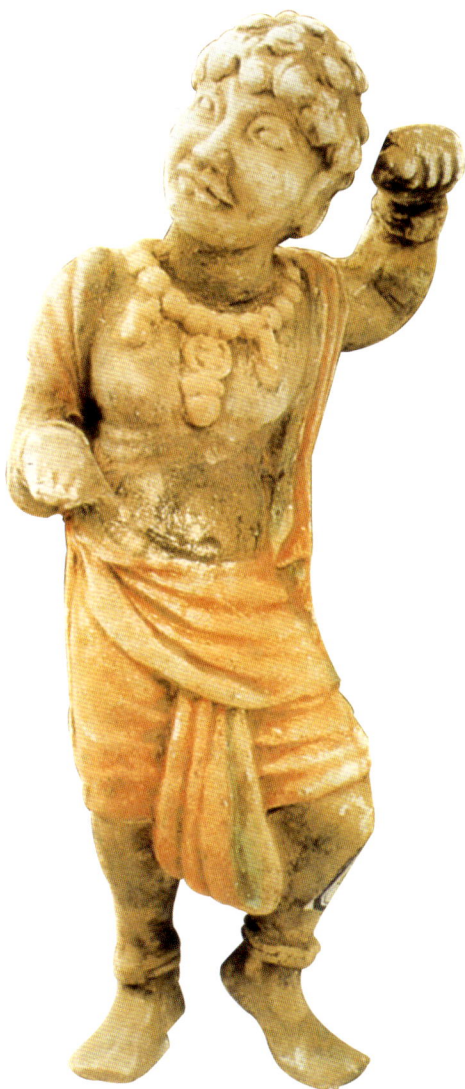

16 彩绘黑人舞俑

　　唐。高25厘米，宽7.5厘米。藏陕西省咸阳市长武县博物馆。俑为昆仑奴形象。卷发，黑肤，赤足，高鼻，双目圆睁，面带微笑。颈饰璎珞，手腕、脚踝戴舞环。橘红丝帛绕双肩缠至下腹及膝盖上部。左臂举至头际，右手放至腰部，右腿后蹬扭胯，作舞状。

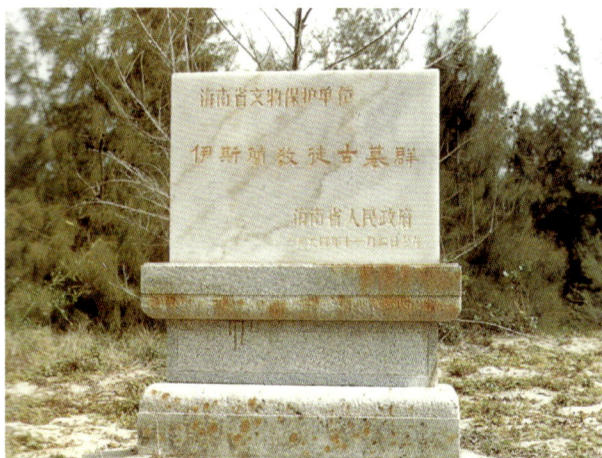
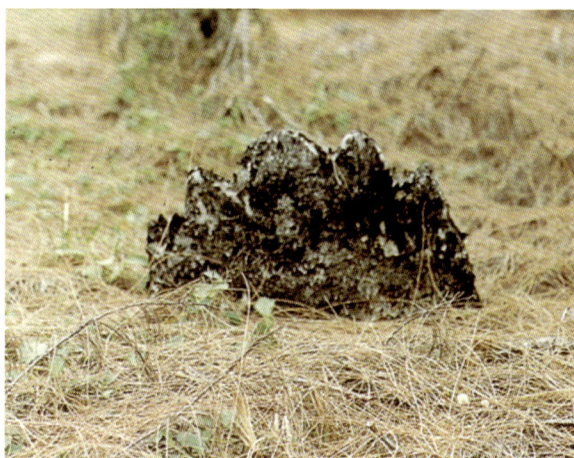

17　番岭坡伊斯兰教徒古墓群

　　唐—元。皆为土坑竖穴墓，长1.8~2米，宽0.8~1米，深1.2米。位于海南省三亚市藤桥镇番岭坡。载《中国边疆民族地区文物集萃》。分布在东西长200米、南北宽80米的沙滩上。墓身无封土，前后两端各竖一块珊瑚石碑作为墓穴的标志。死者侧身屈肢，头西北，脚东南，面朝西。无葬具和随葬品。为研究唐、宋、元代我国海外交通史、海南岛伊斯兰教流传和回族历史的重要实物资料。

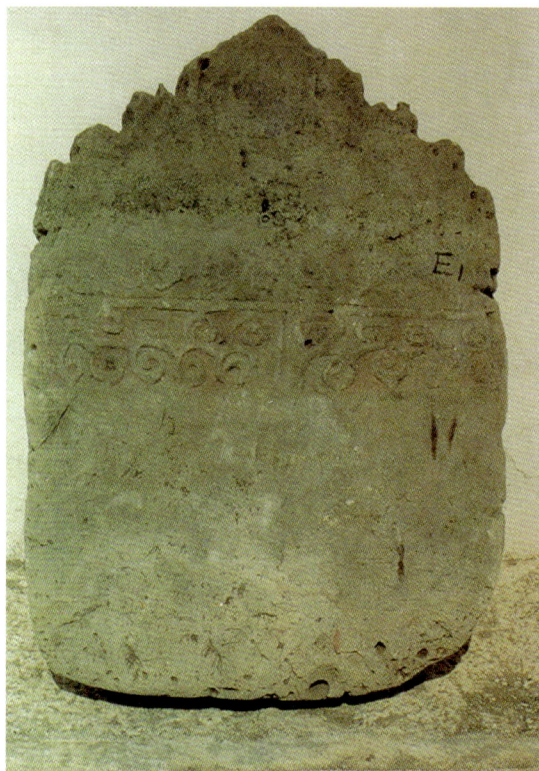

18　珊瑚石伊斯兰教徒古墓碑

　　唐。厚10厘米，高66厘米，宽48厘米。1978年出土于海南省陵水县英州镇福湾海滨沙滩。藏陵水县博物馆。灰白色珊瑚石质，圭形，顶部似山峰。上半部为浮雕纹饰和阿拉伯文字，中间雕有波浪纹。为研究海南伊斯兰教流传和回族历史的珍贵实物资料。

海药传入

01　广州南越王墓银药盒

西汉。通高 12.1 厘米，盖径 14.3 厘米，腹径 14.8 厘米，口径 13 厘米，圈足径 6.9 厘米，圈足高 1.8 厘米。器重 572.6 克，器盖重 243.8 克。1983 年广东省广州市象岗南越王墓出土。藏广州西汉南越王博物馆。于墓主棺椁"足箱"内发现，盖身相合呈扁球形。其造型和纹饰都与中国古代金属器皿风格迥异，近似西亚波斯帝国的金银器，提示属海外舶来品。出土时器内尚存已碳化黏结成团的药丸半盒，这些药丸也存在从域外输入的可能性。

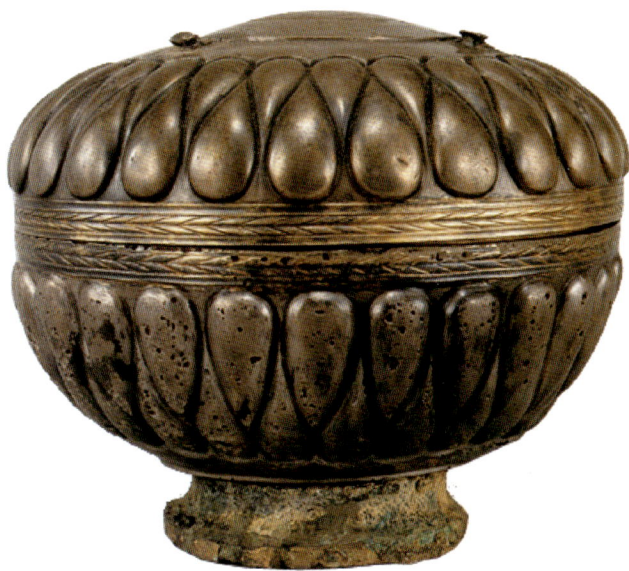

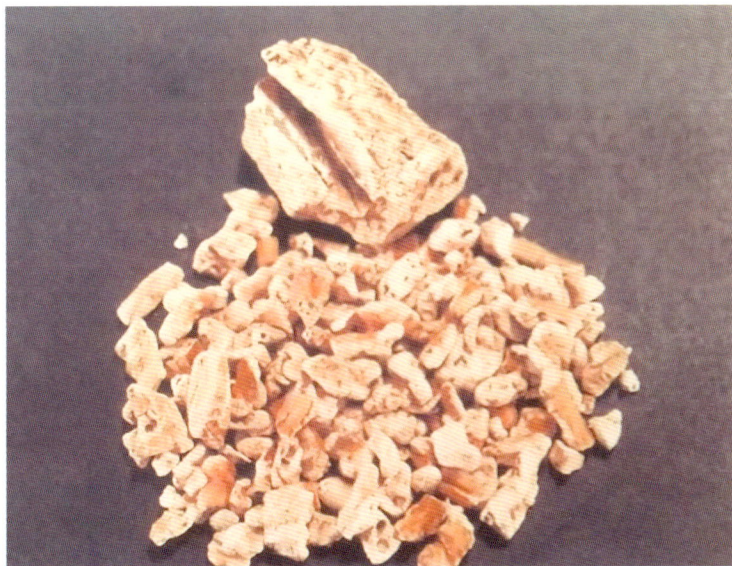

02　广州南越王墓出土乳香

1983 年广东省广州市象岗南越王出土。藏广州西汉南越王博物馆。乳香之名译自阿拉伯语 luban，意为乳；又名熏陆，是梵语 kunda 的转音，意为香。乳香是一种飘着淡雅清香的树脂，主要产于阿拉伯半岛，常被用作熏香和止痛用药，约公元前 2000 年阿拉伯人开始使用乳香。南越王墓出土的乳香证实其最迟在西汉时期已通过海路传入中国。

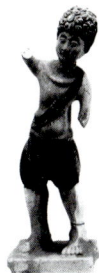

海藻本草

『一带一路』中医药文物图谱集

074

『一带一路』中医药文物图谱集

草部

卷二 目录

遂遂香

仙茅

甘松香

白附子

蓬莪茄

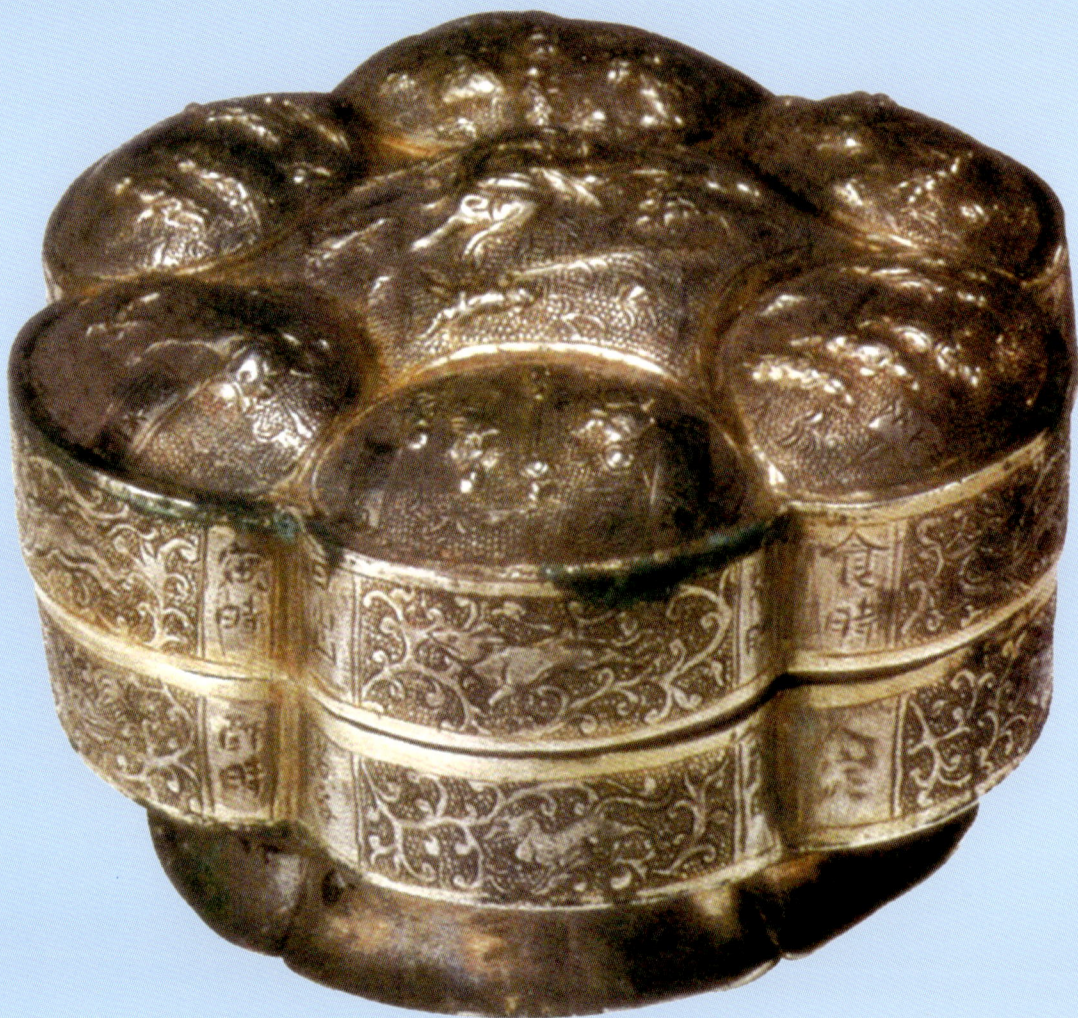

03 "都管七个国"银药盒

　　唐。高 5 厘米，口径 7.5 厘米。重 189.2 克。1979 年陕西省西安市碑林区西安交通大学出土。藏西安博物院。银盒为三件套，外层银盒为六瓣喇叭形，盖面高隆，錾有不同区域特征的七组图案，其中有"昆仑王国"（约今缅甸中南部）、"婆罗门国"（约今印度中东部）等，并有"都管七个国"题榜。

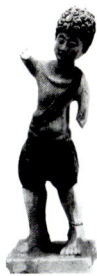

海藥本草　草部卷第二

人參	木香	草犀根
微	白兔藿	無風獨搖草
人肝藤	石尊	海根
越上餘箄	通草	兜納香
風延母	大瓠藤水	海藻
昆布	阿魏	蓽茇
蒟醬	延胡索	海藥
肉豆蔻	零陵香	紅豆蔻
縮沙蜜	艾納香	補骨脂
		蒔蘿

海藥本草　草部
卷二　目錄　一

蓽澄茄	茅香	甘松香
迷迭香	仙茅	白附子
瓶香	釵子股	宜南草
稿車香	衝洞根	

鹹。得訶子。鱉甲。豆蔻。白蕪荑等良。多從安東道來。

艾納香
謹按廣志云。生剝地。溫。平。主傷寒五洩。下寸白。止腸鳴。燒之辟溫疫。合蜑……

窠。浴腳氣。甚良。

味。多食無損。

蒔蘿
謹按廣州記云。生波斯國。主膈氣。消食。溫胃。善滋食。蒔蘿子即褐色而輕。即不可與阿魏同合。奪其味爾。

蓽澄茄
謹按廣志云。生諸海。嫩胡椒也。青時就樹採摘造之。有柄粗而蒂圓是也。其味辛。苦。微溫。

海藥本草　草部
卷二　五

無毒。主心腹卒痛。霍亂吐瀉。痰癖冷氣。古方偏用染髮。不用治病也。

茅香
謹按廣志云。生廣南山谷。味甘。平。無毒。主小兒遍身瘡疱。以桃葉同煮浴之。合諸名香甚奇妙。尤勝舶上來者。

甘松香
陳氏云。主黑皮䵟黵。風疳。齒䘌。野雞痔。得白芷。附子良。合諸香及㠕衣妙也。謹按廣志云。生源州。苗細。引蔓而生。又

迷迭香
味辛。平。不治疾。燒之祛鬼氣。合羌活為丸散。夜燒之。辟蚊蚋。此外別無用矣。

04　《海药本草》书影

尚志均辑稿排印本。载《中国本草全书》。《海药本草》为五代前蜀李珣撰。约成书于10世纪初。6卷。书中从50余种文献中引述有关海药（海外及南方药）资料，涉及40余处产地名称，以岭南与海外地名居多。此书为我国第一部海药专著，是中外医药交流的珍贵文献。本书已佚，有尚志均辑本。上图为卷二"草部"目录，下图为该卷正文。该书作者李珣（约855—930），字德润，祖籍波斯，传为波斯商人李苏沙后裔。唐僖宗时入蜀定居梓州（今四川省三台市）。家业香药，故珣亦深谙药理。又有诗名，著有诗集《琼瑶集》，已佚，《全唐诗》存其诗54首。

05 泉州沉船香药

宋。每根长约 15 厘米，直径约 4 厘米。1975 年福建泉州后渚港出土宋代沉船所载。藏香港浸会大学孔宪绍博士伉俪中医药博物馆。泉州在宋代是我国最大的对外贸易港口之一，是海上丝绸之路的起点，进口的大宗商品主要为香药。据考证，泉州沉船中的香木包括降香、沉香、檀香、紫檀木等。

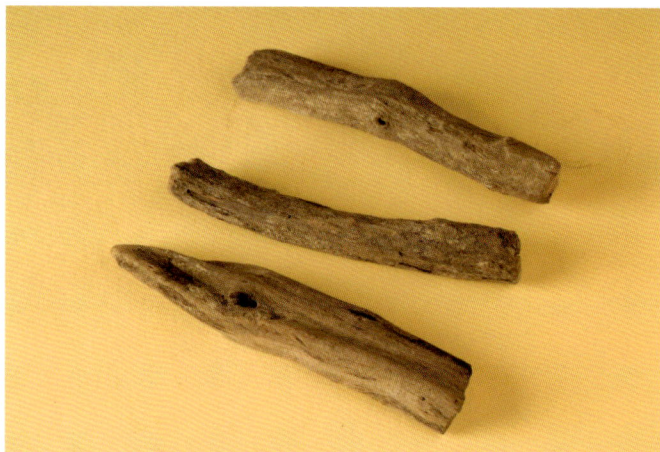

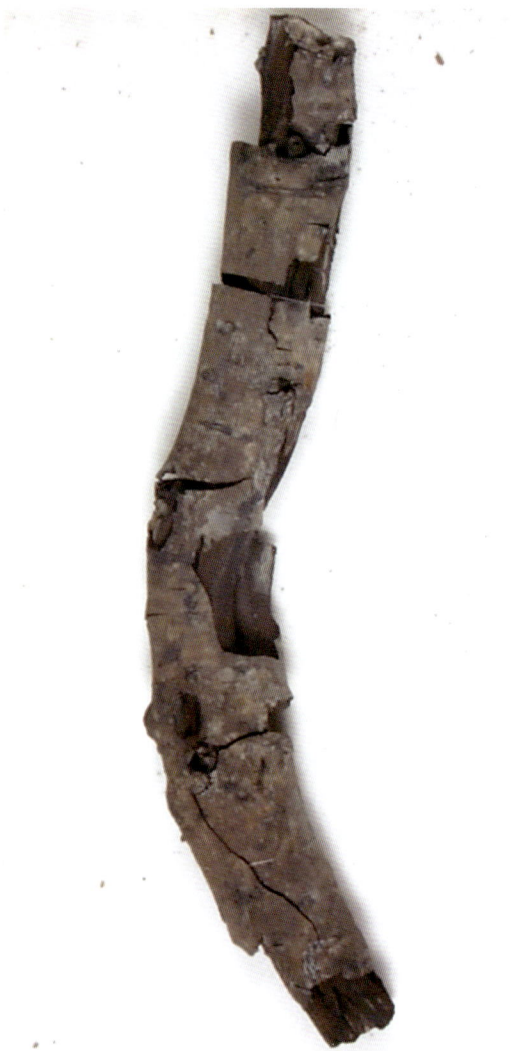

06 香料一

宋。长 320 毫米，宽 39 毫米。1975 年福建泉州后渚港出土宋代沉船所载。藏上海中医药大学医史博物馆。为东南亚所产檀香木枝干。保存基本完好，表面有轻度风化。

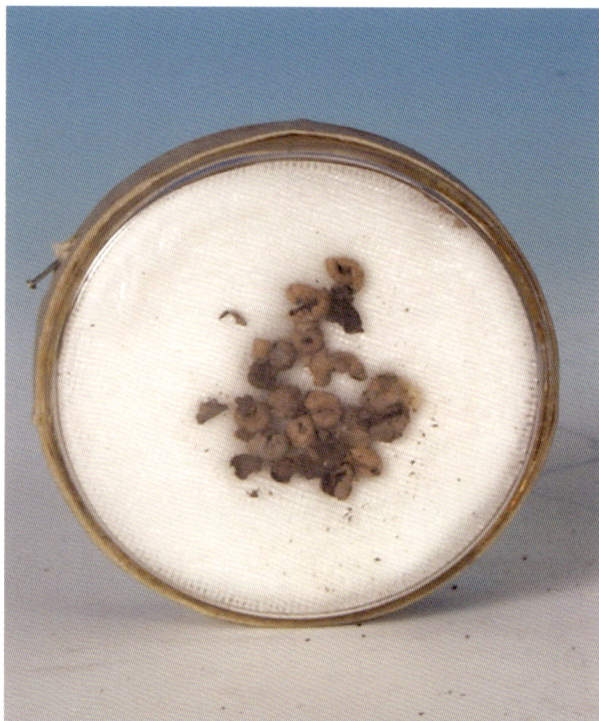

07 香料二

宋。1975 年福建泉州后渚港出土宋代沉船所载。藏上海中医药大学医史博物馆。是当时东南亚所产香料。保存基本完好，表面有轻度风化。

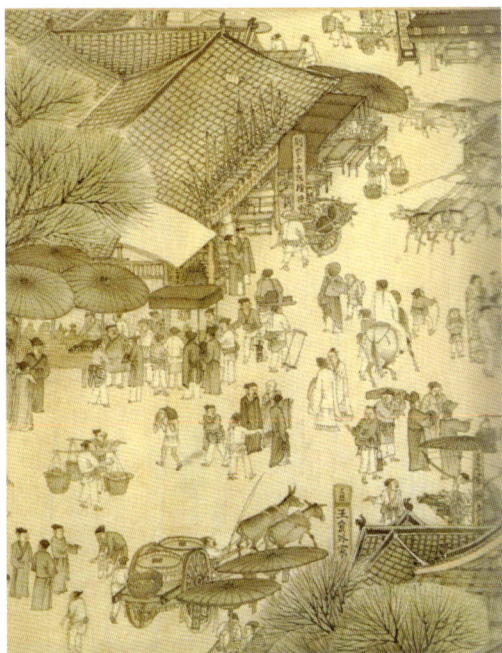

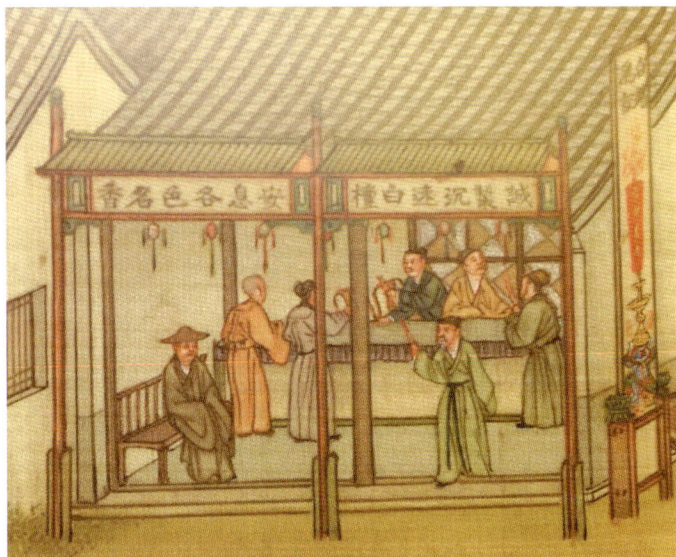

08 《清明上河图》之刘家香铺

暨南大学药学院吴孟华供稿。宋代时我国与东南亚的香料香药贸易兴旺繁盛，舶来的香料香药在市民生活中已属常见。左上图为《清明上河图》中刘家香铺前的"刘家上色沉檀拣香"商幌，铺面正上方悬挂"刘家沉檀拣香□□□铺"的匾额，意指刘姓人家是经官府特许专营的香铺，有上好的沉香、檀香、拣香（为乳香之上品）等售卖。右上图为《清明上河图》中香铺的"诚制沉速白檀安息各色名香"匾额。

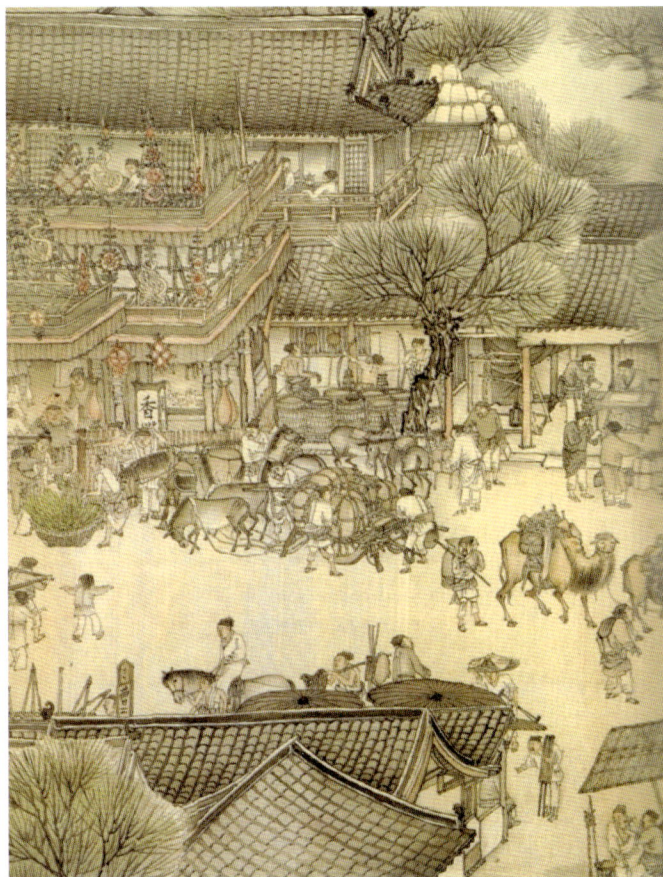

09 《清明上河图》之"香"字商幌

暨南大学药学院吴孟华供稿。图为《清明上河图》中酒楼前的"香"字商幌。关于"香"后为何字，历来众说纷纭，尚无定论，但它表明了香料与中国饮食文化的密切关系。

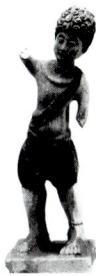

增廣·太平惠民和劑局方卷之一

諸風 附腳氣

前典藥頭　橘 親顯　校正
官醫　細川桃庵
官醫　望月三英
官醫　丹羽正伯

至寶丹 療卒中急風不語中惡氣絕中諸物毒暗風中熱疫盡陰陽二毒山嵐瘴氣毒蠱水毒產後血暈口鼻血出惡血攻心煩躁氣喘吐逆難產悶亂壹本作難死胎不下已上諸疾並用童子小便壹合生薑自然汁叁伍

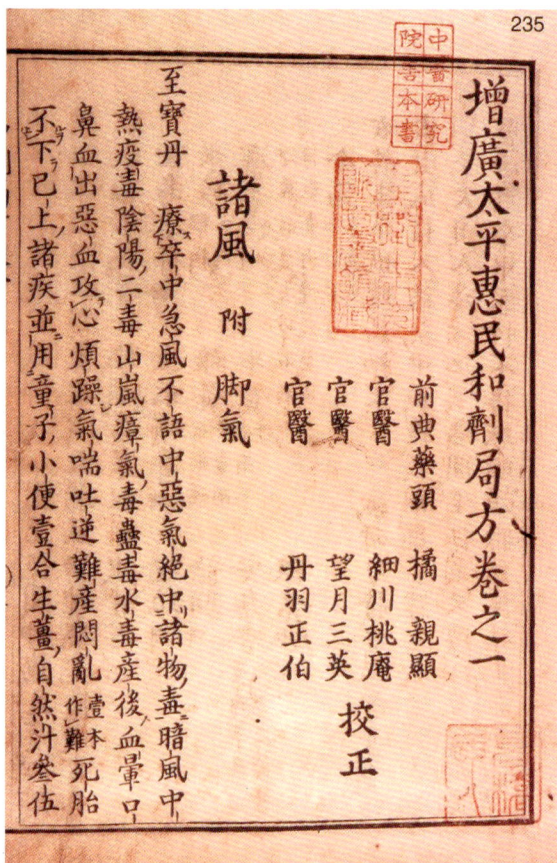

10 《太平惠民和剂局方》书影

日本享保十五年（1730）橘亲显等校刻本。藏中国中医科学院图书馆。本书系北宋政府所设药局拟定的制剂规范，原名《和剂局方》，经医官陈承、裴宗元、陈师文等校正，分 5 卷 21 门，279 方。南宋时书名随药局名更换而改称《太平惠民和剂局方》，并陆续增订为 10 卷 14 门，共收788 方。宋时大量进口香料香药，对医药领域也产生了较大影响，这在《太平惠民和剂局方》一书中有明显反映，如书中含有香药或以香药命名的方剂较前之书大为增加，代表方有著名方剂苏合香丸。

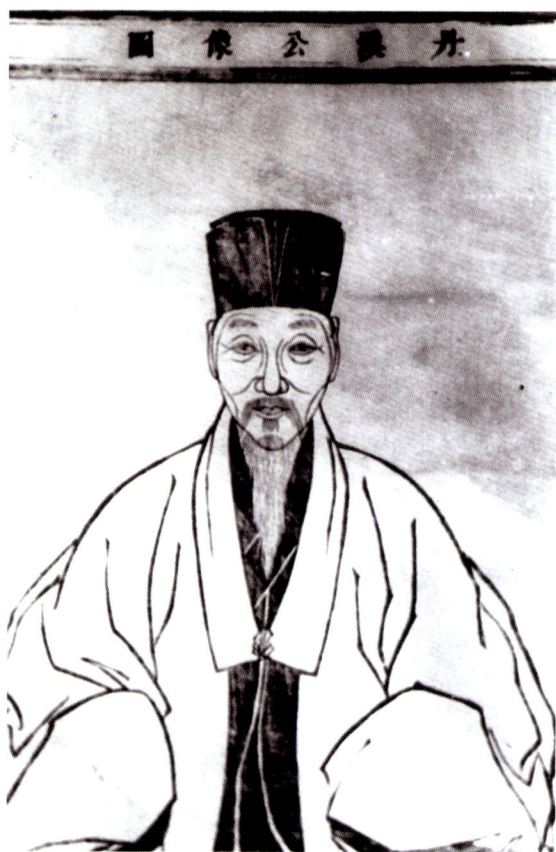

11 朱丹溪木刻像

采自朱氏族谱。冯汉龙供稿。朱震亨（1281—1358），字彦修，世称丹溪翁，元婺州义乌（今浙江省义乌）人。金元医学四大家之一。在所著《局方发挥》一书中，指出宋《和剂局方》书中方剂大量应用香药，流于常以辛香燥热与温热之剂治病的偏向，倡导"阳常有余，阴常不足"论，主张戒用温补燥热之法，而着重阐发滋阴降火治则。由《和剂局方》与《局方发挥》间的学术争议，亦足见香料香药在中国医学史上所产生的影响。

丹溪公像圖

局方發揮

金華　朱彦脩　撰
新安　吳中珩　校

和劑局方之爲書也可以據證檢方卽方用藥不必
求醫不必修制尋贖見成丸散病痛便可安矣自宋迄
之意可謂至矣自宋迄今官府守之以爲法醫門傳
之以爲業病者恃之以立命世人習之以成俗然予
竊有疑焉何者古人以神聖工巧言醫又曰醫者意
也以其傳授雖的造詣雖深臨機應變如對敵之將
操丱之工自非盡君子隨時及中之妙寧無愧於醫

中外交流篇　卷二　目錄　一
蓽澄茄　茅香
米炎香　山苃
甘松香

079

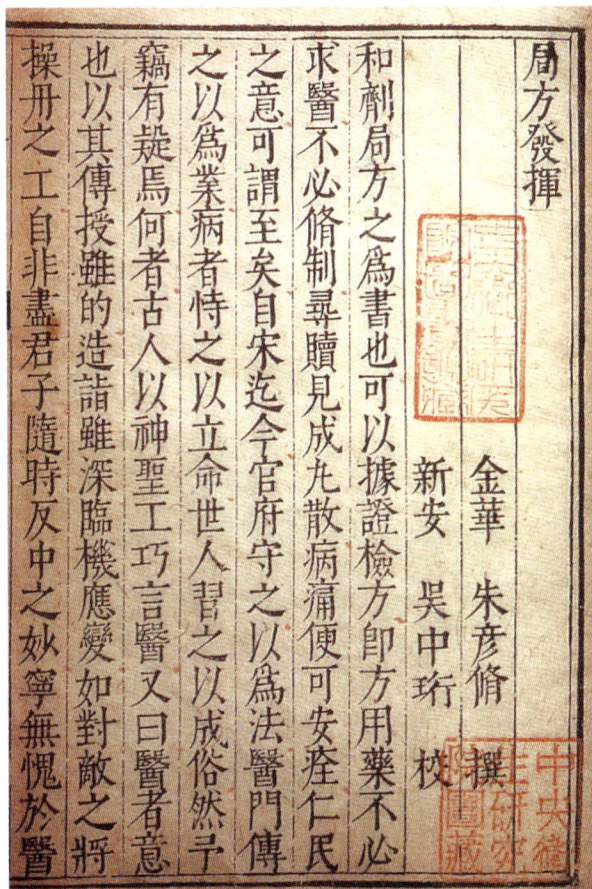

12　《局方发挥》书影

明《医统正脉》本。藏中国中医科学院图书馆。朱震亨约撰于14世纪中期。1卷。作者鉴于《和剂局方》一书中存在的偏颇，列举其中31条并逐一予以评论。

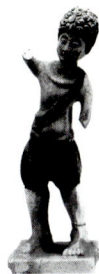

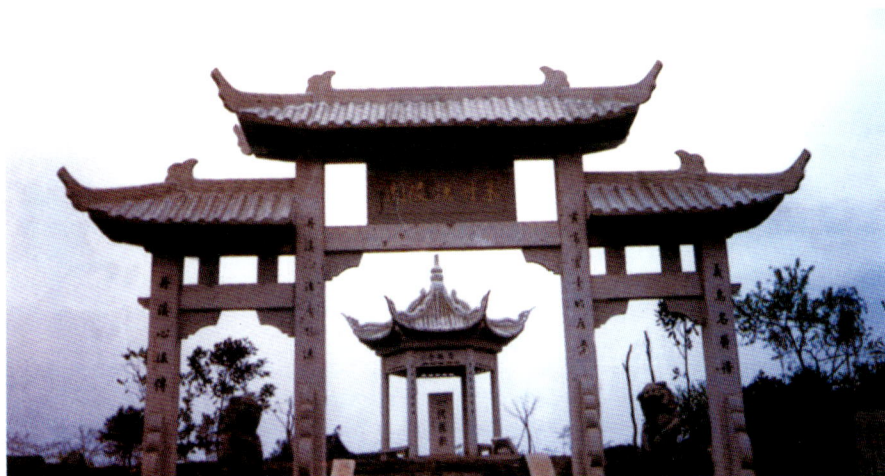

13　朱丹溪陵园

1993年摄于修建后的义乌朱丹溪陵园正门。

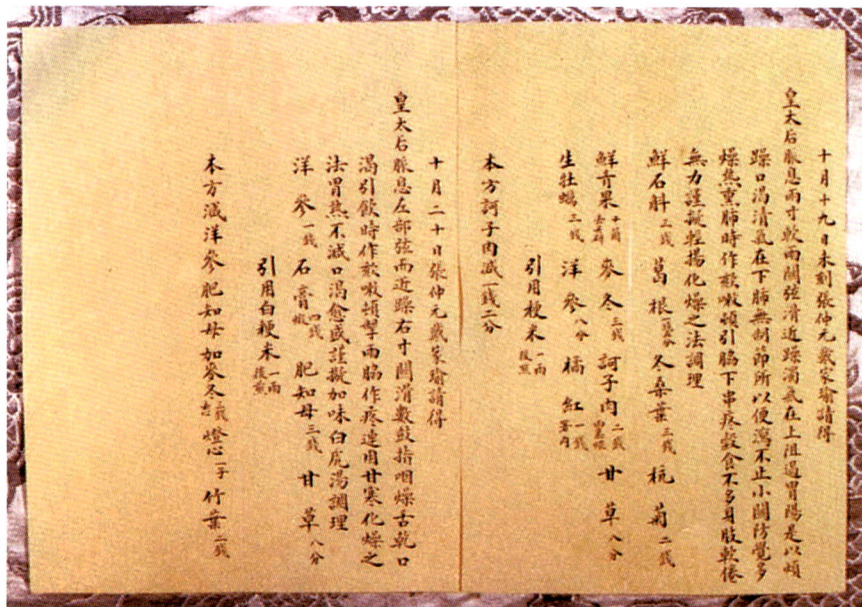

14　慈禧用西洋参脉案档

　　清。藏故宫博物院。清宫脉案中，多见应用西洋参者。在慈禧脉案中亦然，如御医张仲元、戴家瑜等诊治慈禧疾患之处方中均有所记载。

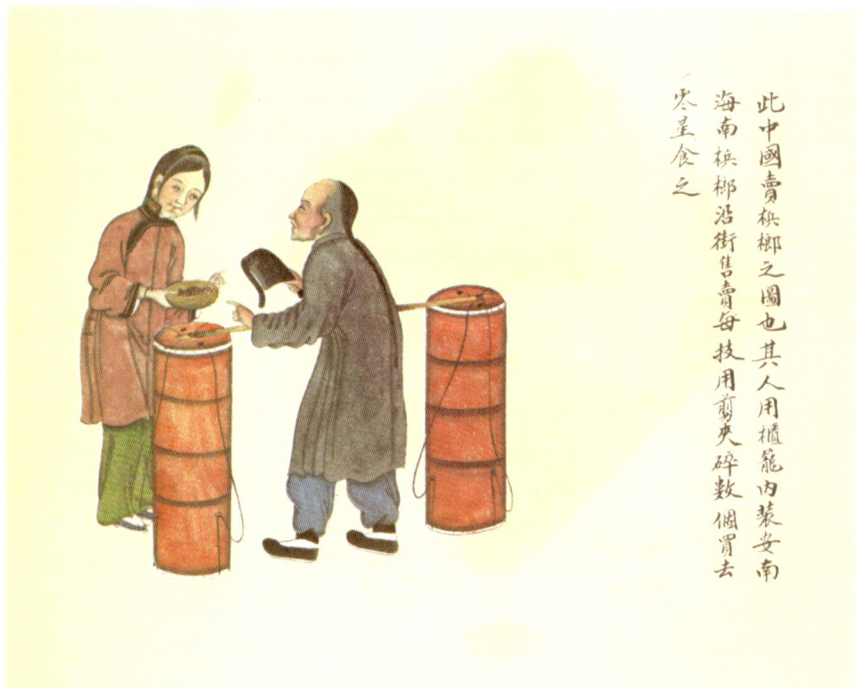

15　卖槟榔图

　　清代北京民间艺人绘画稿本，原件藏国家图书馆。图中题文云："此中国卖槟榔之图也。其人用柜笼内装安南、海南槟榔，沿街售卖。每枝用剪夹碎数个，买去零星食之。"槟榔发现之初，多供药用，有祛痰止咳、宽胸止吐、消食醒酒、驱虫等功效。

西医传入

回回藥方目錄卷之下

卷之十九

咳嗽門

眾嗽類

說諸咳嗽

馬準古飛

阿里公凡

葫蘆芭膏子

天竺黃膏子

櫻粟膏子

乾嗽類

說乾咳嗽因無根源

哈不達阿里方

櫻粟子餅子二方

潤肺丸

馬準古肥

又方二方

赤里窩咱膏子

松仁膏子

魯兀吉方二方

一方膏子

紫花兜巔

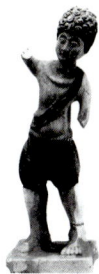

01 《回回药方》书影（转抄本）

仿明抄本。藏中国中医科学院中国医史文献研究所。原残卷藏国家图书馆。本书撰者不详。成书年代约在元末。36卷，现残存4卷。残本内容包括目录与内、外等科方证，体现出阿拉伯医学、古罗马医学与中医药交汇的特点。

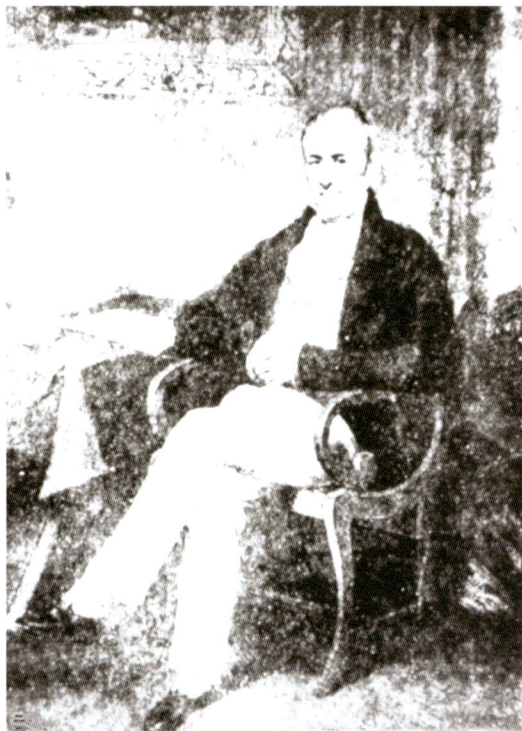

02 皮尔逊像

载《中国医学通史·文物图谱卷》。皮尔逊（A. Pearson，1780—1874），英国船医。1805—1860年在澳门、广州行医。1796年，英国人琴纳发明了牛痘接种法。1805年，葡萄牙医生哈威脱首先将牛痘疫苗从菲律宾马尼拉带到中国澳门，而皮尔逊则把牛痘疫苗由澳门带到了广州。为了在中国推广牛痘接种，皮尔逊还撰写并印行了一本名为"新订种痘奇法详悉"的小册子。

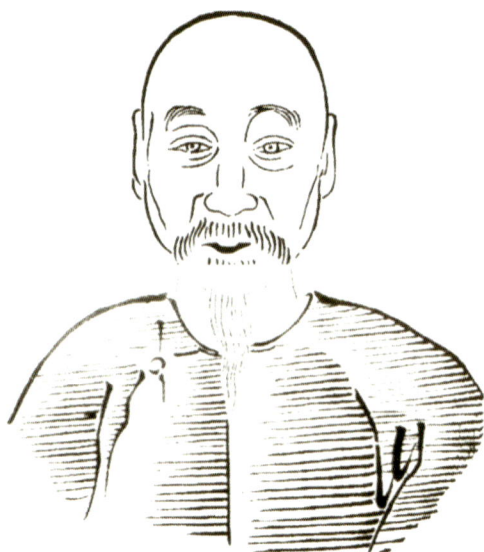

03 邱熺画像

载《岭南医学史·图谱册》。邱熺（1774—1851），字浩川。广东南海人。1805年邱熺曾在澳门协助皮尔逊种牛痘，并逐渐掌握了这种技术。后传习此术10余年，为我国最初传习西洋牛痘术者之一。邱氏将十几年间种牛痘的方法与经验详细记录，著成《引痘略》一书。

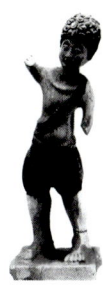

04 《引痘略》书影

清宣统元年（1909）扫叶山房石印本。藏广东中医药大学广东中医药博物馆。《引痘新法全书》即《引痘略》，邱熺撰于1817年。1卷。书中对种牛痘的部位、要求、调摄和治疗、方药等都作了简要叙述，并附插图。为我国介绍引种牛痘较早的专书。

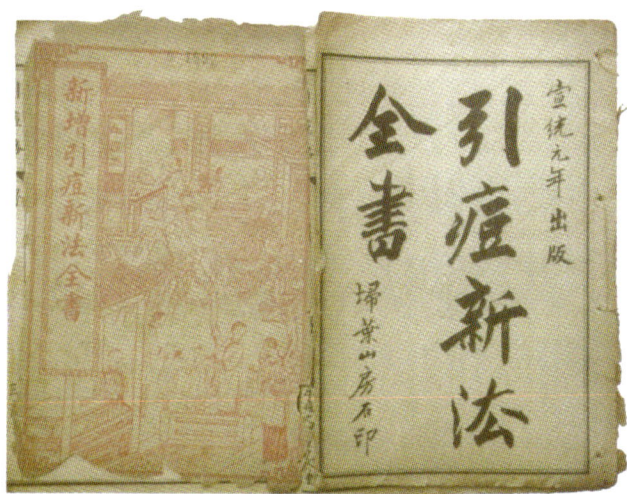

05 《引痘题咏》书影

清道光三年（1823）刊本。藏中国中医科学院图书馆。邱熺撰。有文人与地方官员子女在接种了牛痘后，常以诗文赠邱熺，邱氏将这些诗文汇集成册刊行，取名"引痘题咏"。书中共收113位作者的130余篇题咏文字。

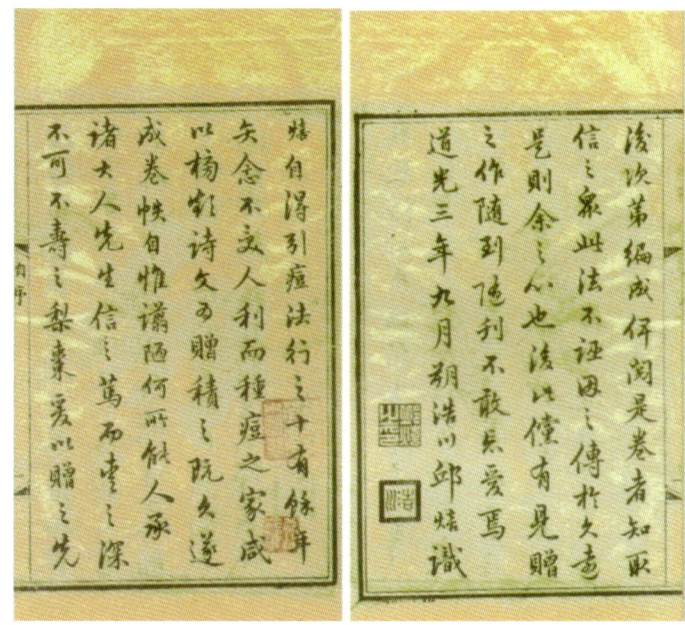

06 阮元书赠邱熺种牛痘诗

载《中国医学通史·文物图谱卷》。原件藏范行准氏，《医学卫生报》复制。阮元（1764—1849），字伯元，号云台、雷塘庵主，晚号怡性老人。江苏仪征人。清代官吏、著名学者。此为阮氏有感于邱熺种牛痘事而赠其诗。

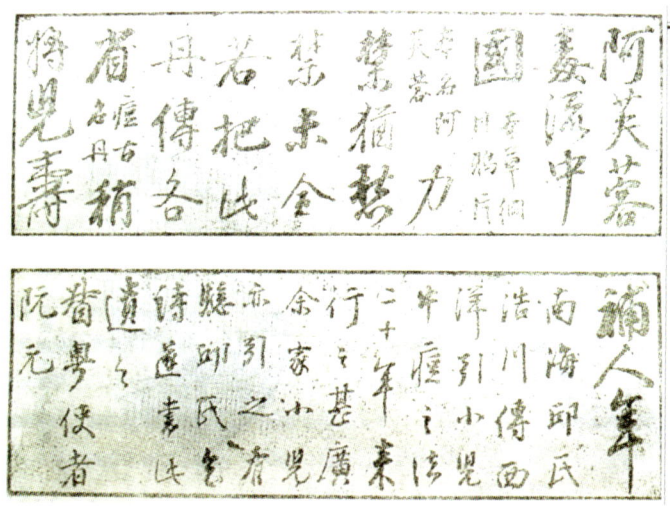

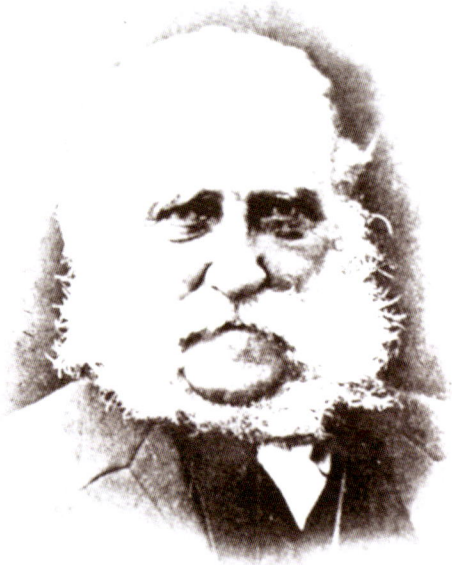

海药本草

『一带一路』中医药文物图谱集

084

卷二 目录

草部

『薑澄茄

这这香

茇荜

茇香

伯芳

白阿子

甘松香

07　伯驾像

　　载《中国医学通史·文物图谱卷》。19世纪以来的西医传入中国，始于西方传教士的来华。伯驾（Peter Parker，1804—1888），首位来华的美国传教医师。1834年受美国公理会国外差会派遣来华。1835年在广州开设"眼科医局"，次年又开设"广东医院"（博济医院之前身）。1838年参与创立"中国医务传道会"并任副主席。后期在华活动转向外交，1855年出任美国驻华公使。1857年回国。

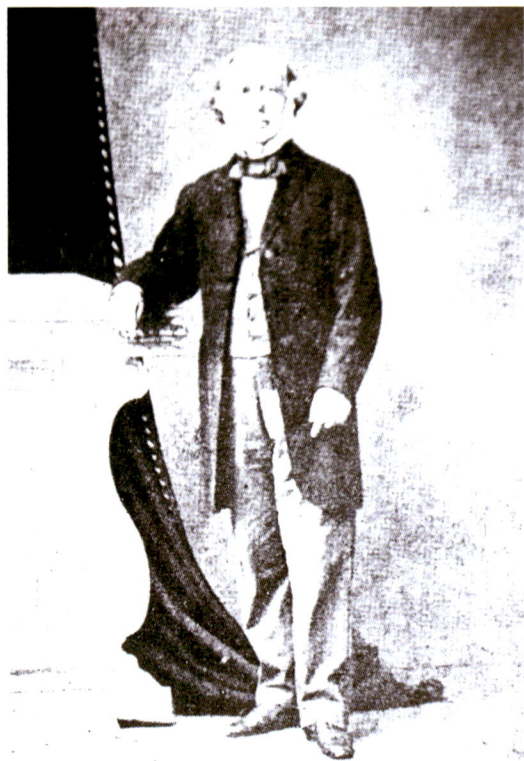

08　合信像

　　载《中国医学通史·文物图谱卷》。合信（Dr. Hobson，1816—1873），英国教会医生。1839年来华，1843年在香港医院中教授中国人，1857年任上海仁济医院院长。编译有《全体新论》《西医略论》等书，均为早期用中文介绍西医的代表作，对读者有一定影响。

09 合信著《全体新论》书影

清咸丰元年（1851）刻本。江苏上海墨海书馆藏版。本书成书于1851年，是中国近代第一部概要介绍西医解剖学与生理学的书籍。全书深入浅出，简明扼要，图文并茂，曾引起当时中国医界和知识界的极大兴趣，并产生了强烈反响。本书后与作者所撰《西医略论》《妇婴新说》《内科新说》及《博物新编》等书合为丛书《西医五种》，流传颇广。

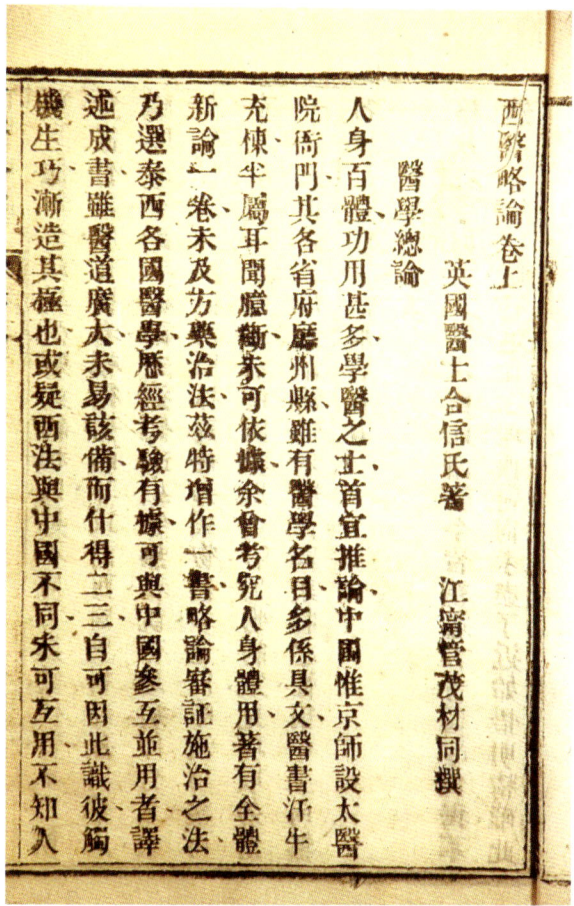

身體略論

英國醫士合信氏著　南海陳修堂同譯

世上萬類以人身爲最奇，不論內外皆有皮膚遍佈外體爲外皮，分佈臟腑爲內皮，液汁潤臟腑外皮從口鼻人腹與內皮相連，內皮由肛門下出，與外皮聯合，外皮之裏俱有肥脂膜狀。如小孔聯結，仿類網眼，其川所以使渾身連貫圓滿，若久病則肥網消減筋骨現，露乃僅存處處則無惟禽獸因，肉瘦對自能觸動以顯人喜怒憂懼之態，餘處惟在面部之上另有動皮活，無兩手之用故遍體皆然以助其收放毛羽驅逐蚊蠅之事人

中外交流篇

085

10 合信著《西医略论》书影

清咸丰七年（1857）刻本。江苏上海仁济医馆藏版。本书成书于1857年。3卷。为介绍西医临床证治的书籍。上卷总论病症，中卷分论各部病症，下卷专论方药。全书详于外症而略于内症。另配有详明图解，以利实用。

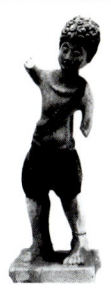

西醫略論卷上

醫學總論

英國醫士合信氏著　江甯管茂材同纂

人身百體功用甚多，學醫之士首宜推論中國惟京師設太醫院，倚門其各省府廳州縣雖有醫學名目多係具文醫書汗牛充棟半屬耳聞臆衡未可依據，余曾考究人身體用著有全體新論一卷，未及方藥治法茲特增作一書略論審症施治之法，乃選泰西各國醫學歷經考驗有據，可與中國參互並用者譯述成書雖醫道廣大未易該備而什得二三，自可因此識彼，機生巧漸造其極也，或疑西法與中國不同未可互用不知入

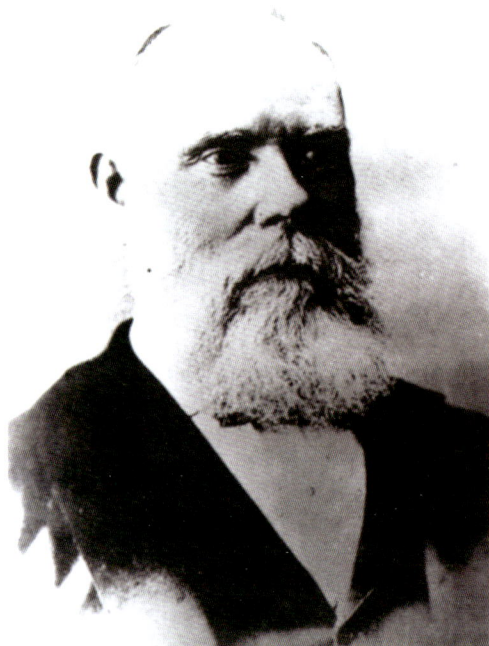

11　嘉约翰像

　　载《中国医学通史·文物图谱卷》。美国传教医生嘉约翰（Dr. John Kerr）1860 年在广州创办并主编的《西医新报》，是我国最早的西医药刊物，由广州博济医局发行。嘉约翰曾任广州博济医院院长。1867 年回国。

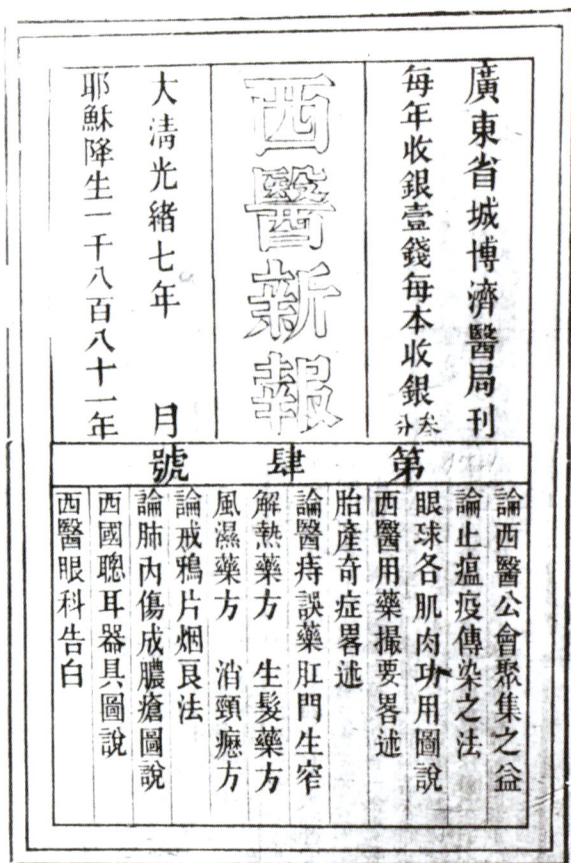

12　《西医新报》杂志书影

　　载《中国医学通史·文物图谱卷》。图为《西医新报》（1881）书影。《西医新报》出版两年共 8 期。

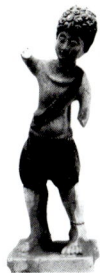

海药本草 草部

中外交流篇

卷二 目录 一

荜澄茄 茅香

甘松香

087

13　光绪朝太医院关于中医学堂增设西医课程之奏折

清。藏故宫博物院。光绪朝太医院院使张仲元与御医李崇光就中医学堂是否增设西医课程一事有不同看法，遂分别奏请光绪帝裁夺。此为奏折之一。

14　法国驻京医官多德福为光绪会诊脉案档

清。藏故宫博物院。光绪帝素体羸弱，常有病患。戊戌政变后一个月，其病情加剧，延法国医官多德福入宫会诊。此为光绪二十四年（1898）九月初四脉案档，处方中应用了地黄末等。

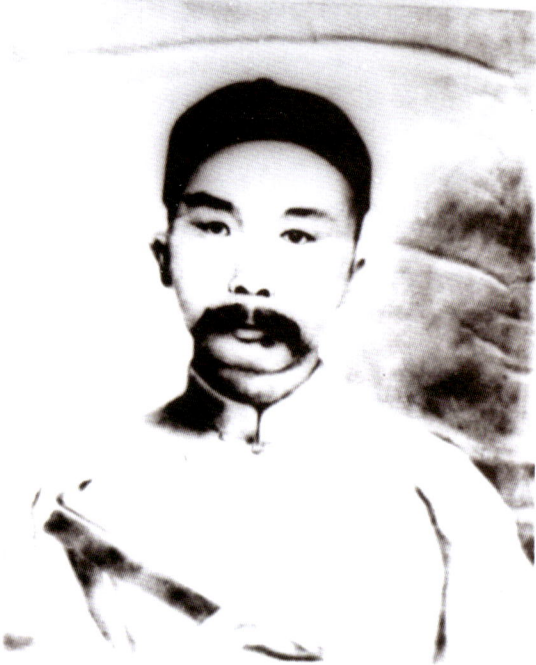

15　唐宗海画像

王孟侠供稿。唐宗海（1846—1897），字容川，四川彭县人（今属四川省成都市）。清末医学家。唐氏除气血证治颇有发挥外，更以近代中西医汇通派早期代表人物而为人知。近代西医传入之初，一些国人表露出中医不如西医的意识，这种现象引起了一些中国医家的注意，有的与之作了文字之争。如唐氏以中医（尤其中医经典）为主体或本位，通过比较，认为中医长于论"理"，西医长于论"形"，中西医有长短是非，宜中西医折中，"兼采""参合"中西医学，以长补短，以期达到形理兼备的医学状态。相关著述有《中西汇通医经精义》（又名（《中西医判》））等。

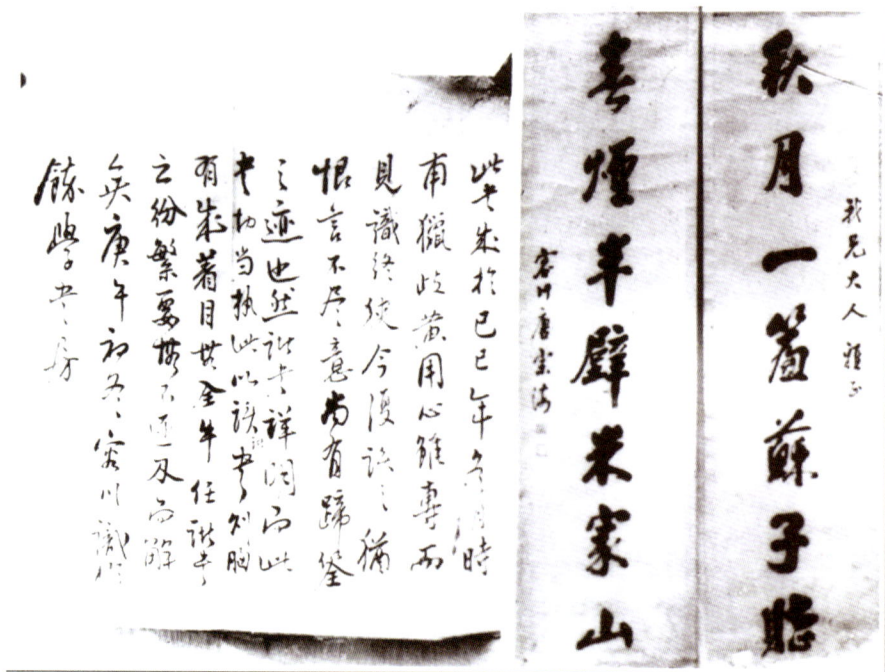

16　唐宗海书法

王孟侠供稿。图为1870年唐宗海为其早期著作《医柄》抄本所手书的跋语和为友人书写的对联。

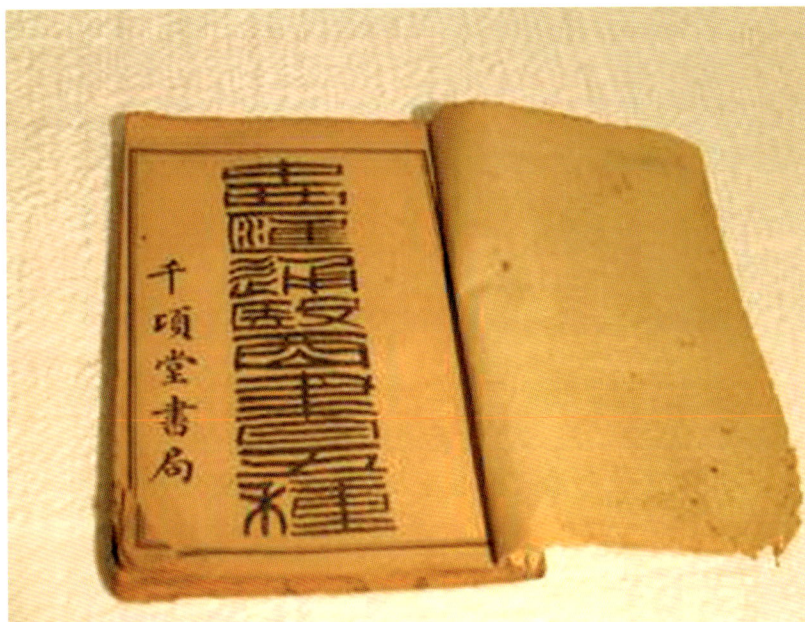

17 《中西汇通医书五种》书影

清光绪三十四年戊申（1908）上海千倾堂书局石印本。藏香港浸会大学孔宪绍博士伉俪中医药博物馆。唐宗海（容川）编撰。约成书于光绪十年（1884）。收有《中西汇通医经精义》等书五种。

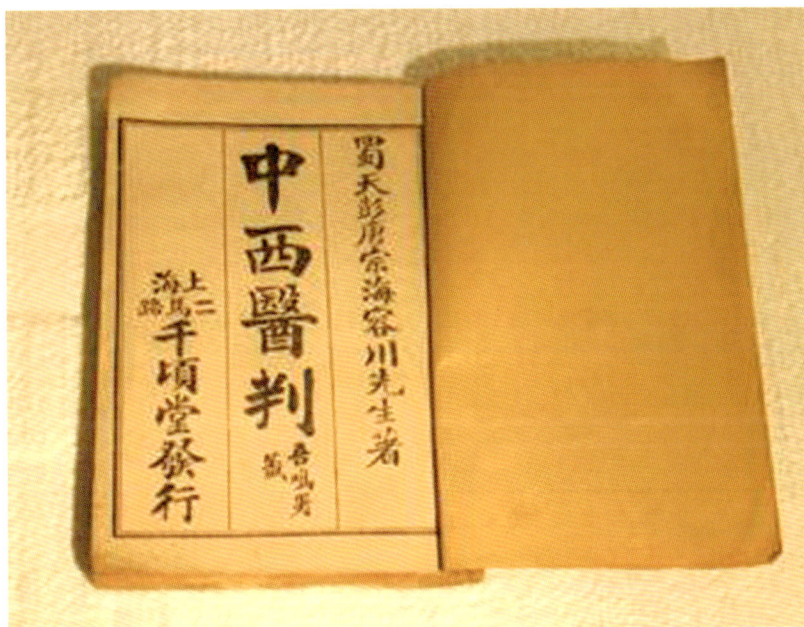

18 《中西医判》书影

清光绪三十四年戊申（1908）上海千倾堂书局石印本。藏香港浸会大学孔宪绍博士伉俪中医药博物馆。本书即《中西汇通医经精义》，唐宗海（容川）编撰。2 卷。书中谓："能参西而崇中，不得新而忘旧"，将《黄帝内经》中的医学理论归纳为阴阳、脏腑、营卫、经脉、全体总论、诸病、望形、问察、诊脉、气味阴阳、七方十剂等 20 余类，以中医理论为本，兼采西医生理解剖图说加以发挥。

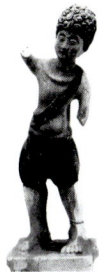

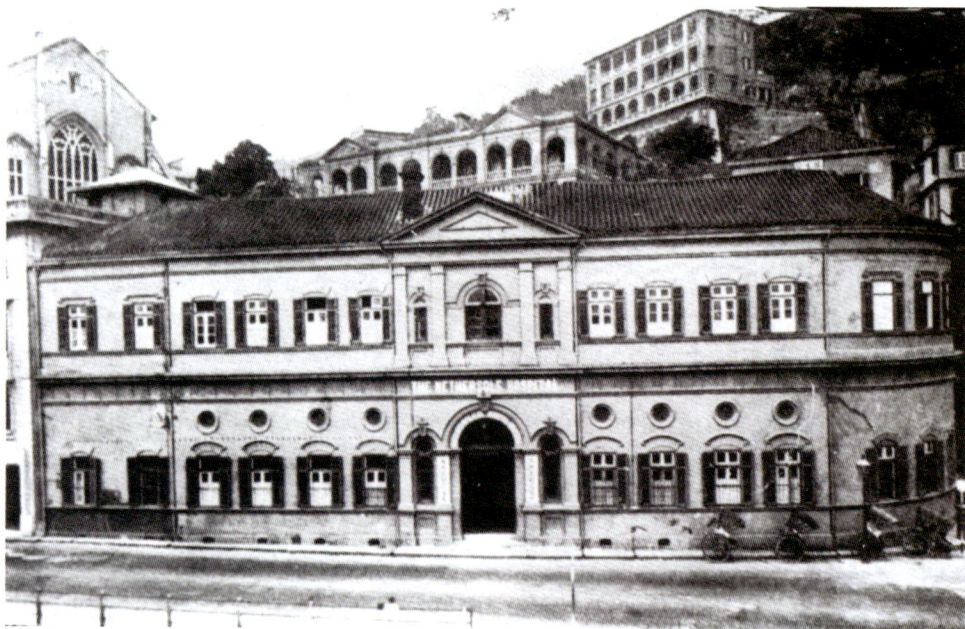

19　香港那打素医院

　　载《中国医学通史·文物图谱卷》。香港于 1887 年建雅丽氏医院，于 1893 年建那打素医院，于 1906 年建何妙龄医院，先后作为香港西医书院的教学医院，今已合并为香港雅丽氏何妙龄那打素医院 (the Alice Ho Miu Ling Nethersole Hospital)，一般称为那打素医院。该院位于港岛般含道，原由中华基督教会管理。

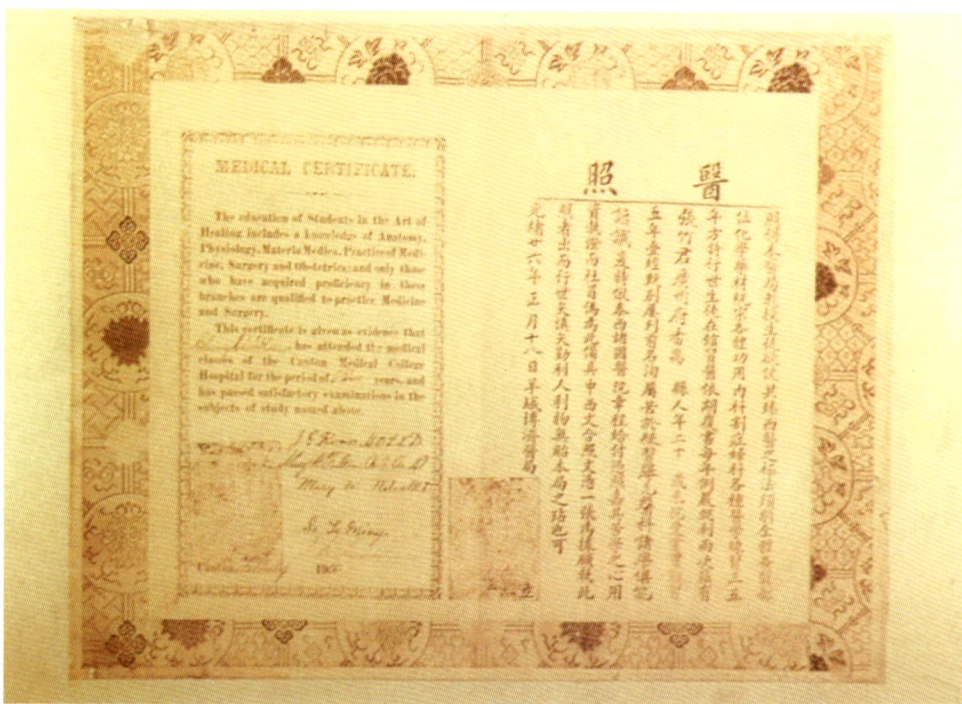

20　张竹君行医执照

　　近代。长 27.5 厘米，宽 21 厘米。藏上海中医药大学医史博物馆。清光绪二十二年（1896）羊城（广州）博济医局颁发给张竹君的行医执照。

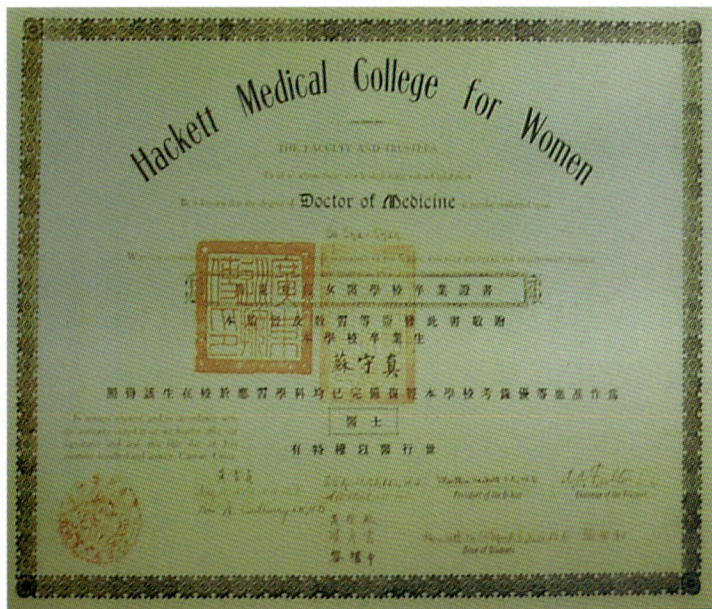

21　广东夏葛女医学校卒业证书

近代。藏上海中医药大学医史博物馆。1901 年美国人夏葛（E. A. K. Hackett）在广州捐款创建中国第一所女子医学校——广东夏葛女医学校。图为该校给学员苏守真颁发的中英文对照 1916 年卒业证书。

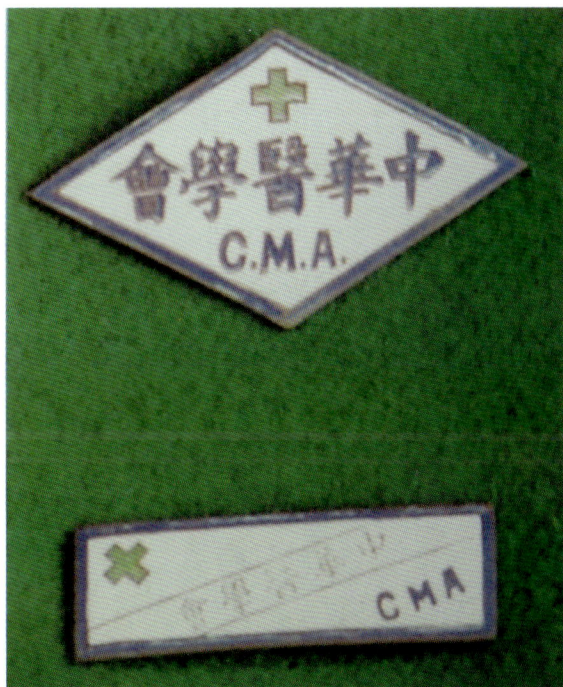

22　中华医学会徽章

近代。菱形：长 4.5 厘米，宽 2.5 厘米；长方形：长 4 厘米，宽 1.3 厘米。藏上海中医药大学医史博物馆。表面有十字图案和"中华医学会"及"C. M. A."字样。中华医学会 1915 年成立于上海，主要从事医学著作的编辑、翻译，医学教育的研究，医学标准的拟定及名词审定等工作。

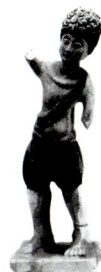

海药本草 草部

中外交流篇

荜澄茄 茅香

卷二 目录 一

甘松香

091

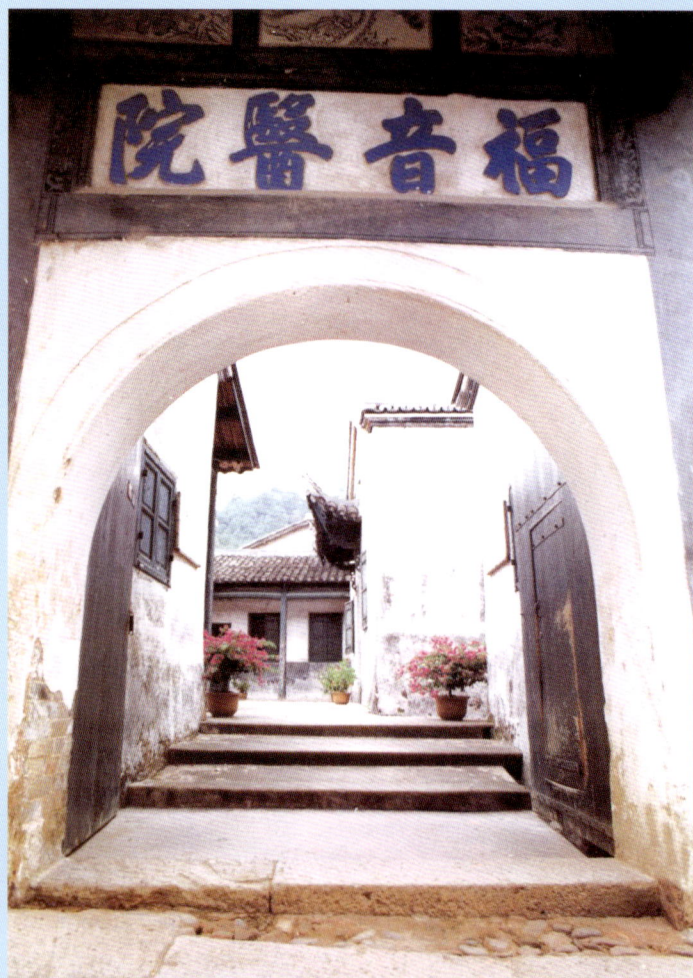

23　福音医院原址

　　载《中国医学通史·文物图谱卷》。英国伦敦公会在福建汀州创办。1925年傅连暲接任院长。1927年8月该院收治南昌起义伤病员300余人。1933年，傅连暲将医院全部设备迁往中央革命根据地江西瑞金，建立中央红色医院。

异域风格养生文物

海药本草 草部

中外交流篇 茅香 卷二 目录 一

荜澄茄

迷迭香

山姜

甘松香

日精之

093

01 玻璃杯

　　东晋。高 10.4 厘米，口径 9.6 厘米，底径 2.5 厘米。东晋丞相王导家族墓葬出土。藏南京市博物院。杯呈直桶形，圆口稍外侈，平底略凹。口沿外上下刻一周弦纹，中间底部为较瘦长的花瓣纹，表面平滑。玻璃白色中呈黄绿色，较透明，内有气泡。此件从其造型及工艺手法看，为舶来品，是六朝时期我国与外国物质文化交流的重要例证。

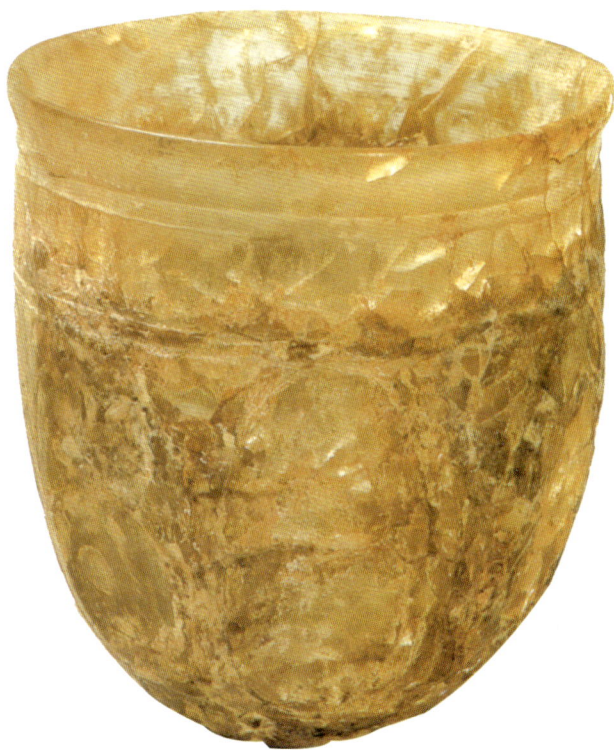

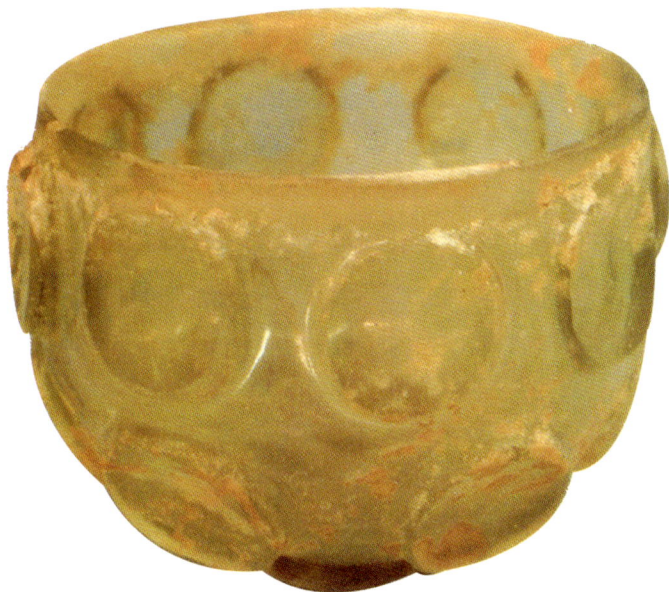

02 突钉装饰玻璃碗

　　波斯萨珊朝。口径 9.5 厘米，腹径 9.8 厘米，腹深 6.8 厘米，高 8 厘米。1983 年宁夏固原县西郊乡北周李贤墓出土。藏宁夏回族自治区固原博物馆。碧绿色。直口，圆底，矮圈足。外壁饰两周突起的圆圈，上层八个，下层六个，上下错位排列，从一个圆圈内可透视对面三个圆圈。

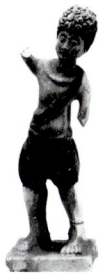

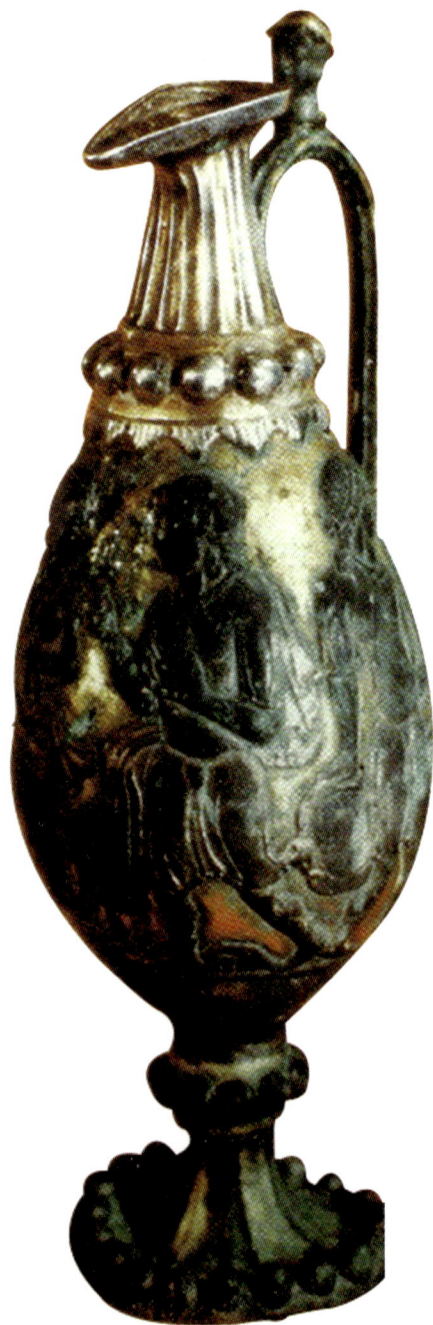

03　鎏金银瓶

　　波斯萨珊朝。壶高 37.5 厘米，颈高 6 厘米，流长 9 厘米，大腹径 12.8 厘米，足座高 8 厘米。1983 年宁夏固原县西郊乡北周李贤墓出土。藏宁夏回族自治区固原博物馆。长颈，鸭嘴状流，上腹细长，下腹圆鼓。单把，高圈足座。壶把上方壶口铸一深目高鼻戴帽的胡人头像。壶身腹部铸一周突起的人物图像，共六人，表现的是希腊神话故事（爱神在得到苹果后一系列惊心动魄的场面），雕刻形象栩栩如生。系国家一级文物。

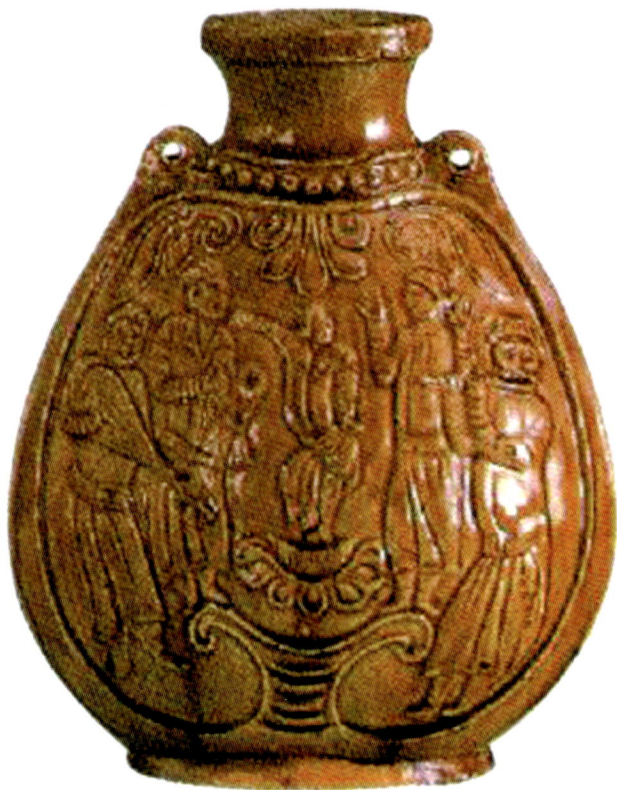

04　乐舞纹黄釉陶扁壶

　　北齐。高 20 厘米，口径 4~5 厘米，底径 6~9 厘米。1971 年河南安阳北齐武平六年（575）范粹墓出土。藏河南博物院。壶体呈扁圆形，腹部两面饰"胡腾舞"图案，五人正在乐舞，为胡人形象。胎为白色，通体施橘黄色釉，釉色鲜艳。此壶造型新颖别致，纹饰清晰。胡人乐舞作为装饰图案以及这种独特的造型在中原地区较为少见，反映出当时中原地区与西域地区的文化交流。为国家一级文物精品。

05　鎏金伎乐纹银调达子

唐。通高 10.2 厘米，口径 5.75 厘米。1987年陕西扶风法门寺地宫出土。藏法门寺博物馆。茶具。器由钣金成型，纹饰鎏金。外观如一只带盖的高足杯。盖钮如宝珠形，周围刻饰水波纹与莲瓣纹。腹壁呈内弧的曲线形；中部刻三名吹乐、舞蹈的伎乐纹，并衬有蔓草；底部一周饰莲瓣纹。此器构图巧妙细腻，纹饰线条流畅，既是重要的佛教文物，又是精美的中西文化交流实物。系国家一级文物。

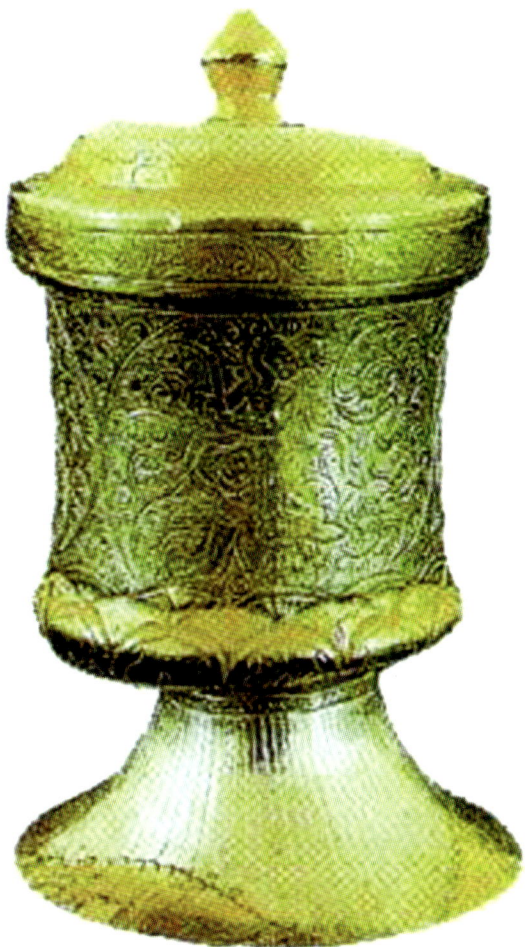

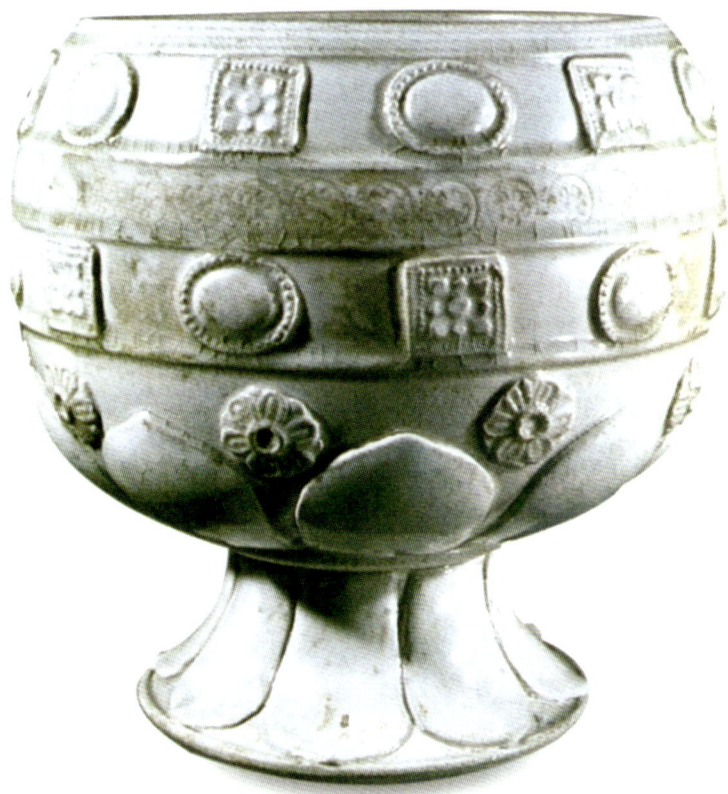

06　白釉贴花高足钵

唐。高 23 厘米，口径 18.5 厘米。1956 年陕西西安唐乾封二年（667）段伯阳墓出土。藏陕西历史博物馆。钵采用雕花、印花和贴花等装饰技法，饰有方形图案、宝石状花纹、莲瓣纹和联珠纹等，通体施白釉。此器造型及装饰技法应是受到波斯萨珊王朝金银器的影响，是研究唐代中外文化交流的重要资料。为国家一级文物精品。

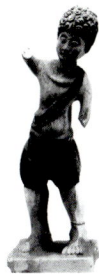

　　唐。高 6.9 厘米。1957 年陕西西安墓葬出土。藏陕西历史博物馆。胎呈白色。象首形。上翘象鼻作成杯把，并饰以枝叶等纹；杯身雕出象首、象眼、象耳和象嘴等。通体施绿、黄、白和赭等三彩色釉。此器形象逼真，小巧玲珑，做工精细，雕刻技法娴熟。以兽首作为器物造型在三彩器中极为少见。象首杯是仿西亚兽首杯而制成，为研究中外文化交流提供了实物资料。系国家一级文物。

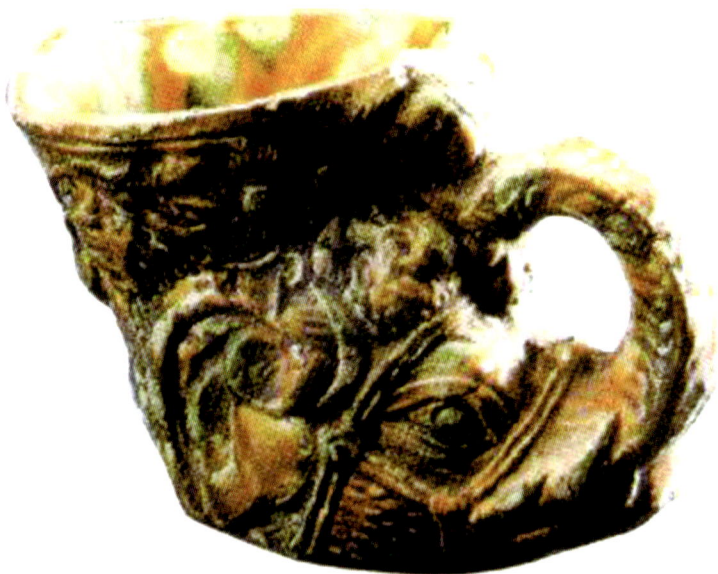

08 青釉凤头龙柄壶

　　唐。通高 41.2 厘米，口径 9.3 厘米，足径 10.2 厘米。藏故宫博物院。器身采用堆贴、刻花等装饰技法，饰有宝相花、莲瓣纹、串珠和卷草纹等，层次多而不显烦琐。青瓷质地类似造型较少见。此器造型新颖，制作精致，釉色青翠光润，为唐代北方青瓷的杰作。造型明显受外来影响，当时波斯有金、银和铜质凤首壶，唐代陶瓷工匠应是吸收了波斯文化仿制而成，对研究唐代中外文化交流提供了珍贵的实物资料。为国家一级文物精品。

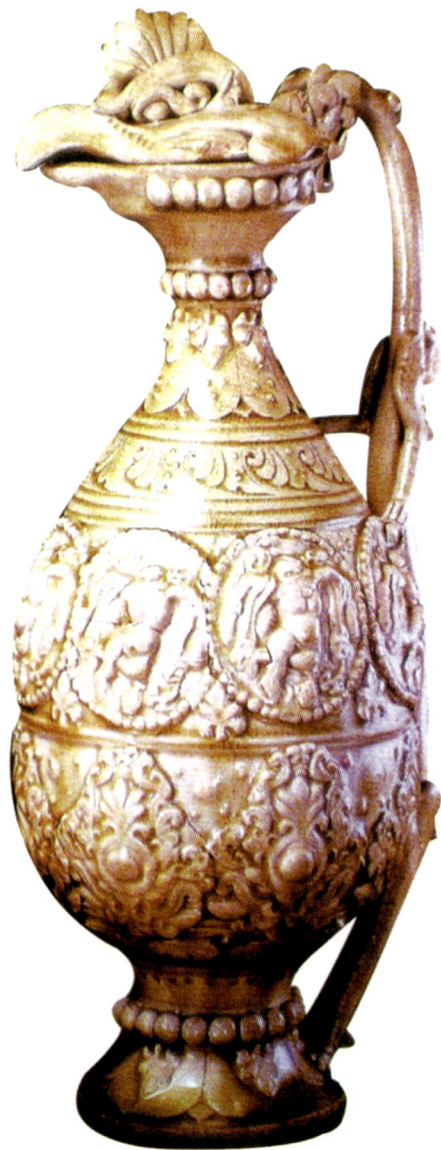

海药本草

『一带一路』中医药文物图谱集

096

『蕾澄茄』草部

迷迭香

儿茶

苏合香

零陵香

白阿勒

卷二 目录

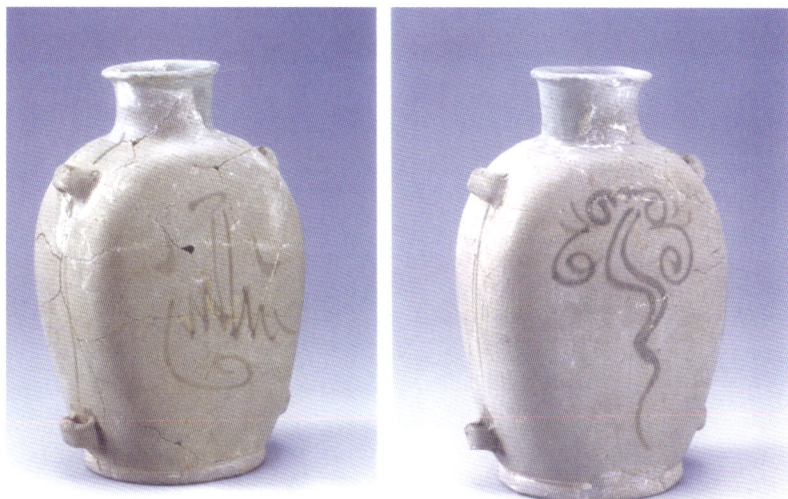

09 青釉绿彩阿拉伯文扁壶

唐。通高 17 厘米，口径 6 厘米。1980 年出土于江苏扬州东风砖瓦厂唐代土坑木棺墓。藏扬州博物馆。壶唇口微撇，直颈，溜肩，橄榄形扁平腹，平底。壶身通体施青绿色釉，一面用绿彩绘有长脚花云气纹，一面用绿彩书写古阿拉伯文"真主最伟大"铭文。此壶的造型、铭文和纹样具有浓郁的西亚风格，而壶的产地在中国长窑，是一件反映唐代中西文化合璧的重要器物。

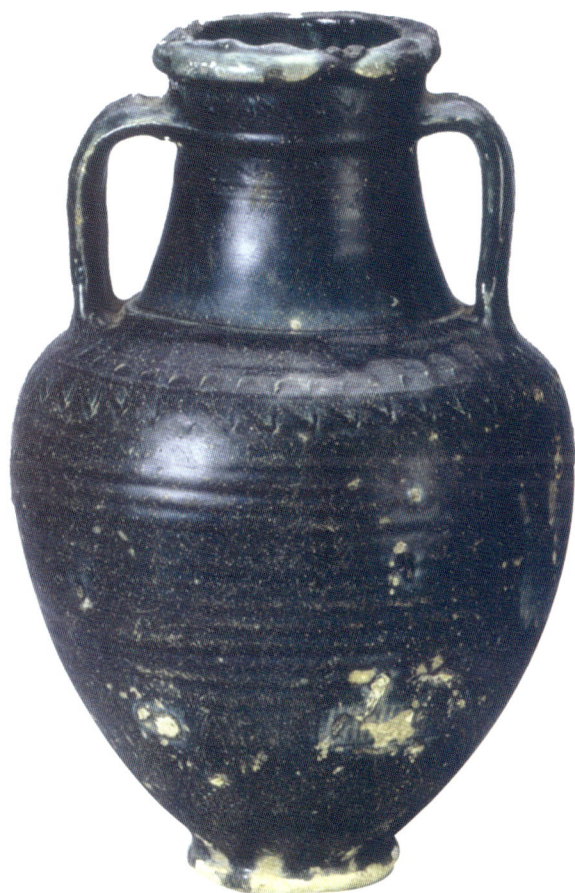

海药本草 草部

中外交流篇

蓽澄茄

茇香

迷迭香

山柰

卷二 目录 一

甘松香

白附子

097

10 西亚绿釉陶壶

唐。高 38 厘米，口径 9 厘米，底径 10 厘米。1965 年扬州市汽车修配厂出土。藏扬州博物馆。唇口，高颈，丰肩，鼓腹，腹下渐收，饼形足。上部下方至肩置条形对称双耳。内外壁均施绿色釉。此器造型硕大，具有鲜明的异域风格，是研究中西交通史的重要实物资料。

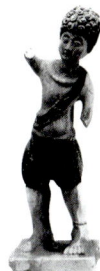

海药本草·草部

『一带一路』中医药文物图谱集

卷二 目录

098

蓽澄茄

艾香

仙茅

白胶香

甘松香

迷迭香

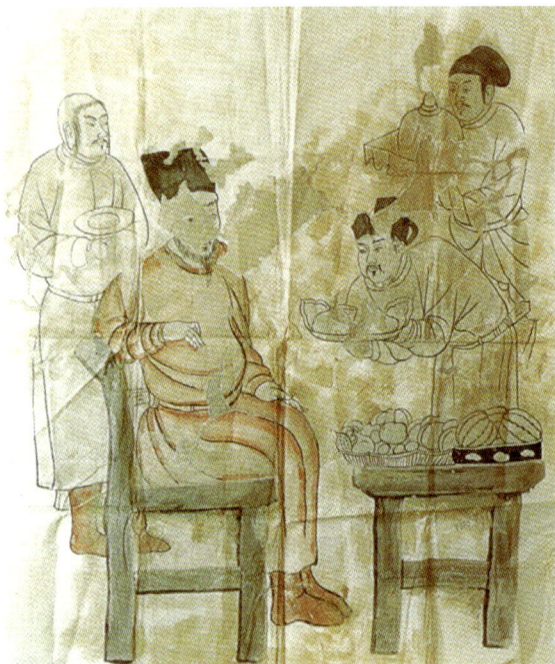

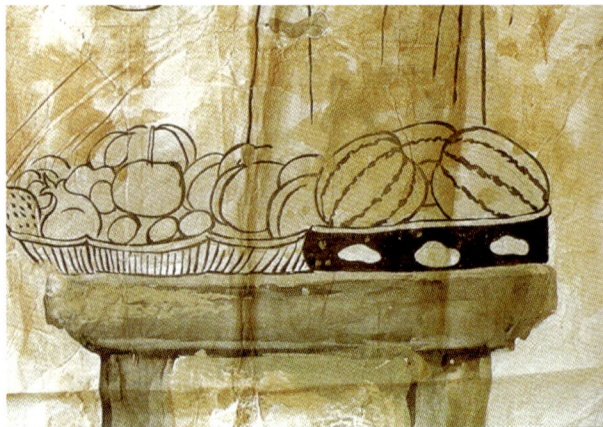

11　西瓜美食图（摹本）

　　辽。长132厘米，宽135厘米。藏内蒙古赤峰市敖汉旗博物馆。左上图是宋末元初关于西瓜的早期形象资料，为研究西瓜等西域瓜果传入中国内地之前的情况提供了重要资料。右上图为局部特写，盘内水果有6种，可确认的有西瓜、石榴、杏、桃等。

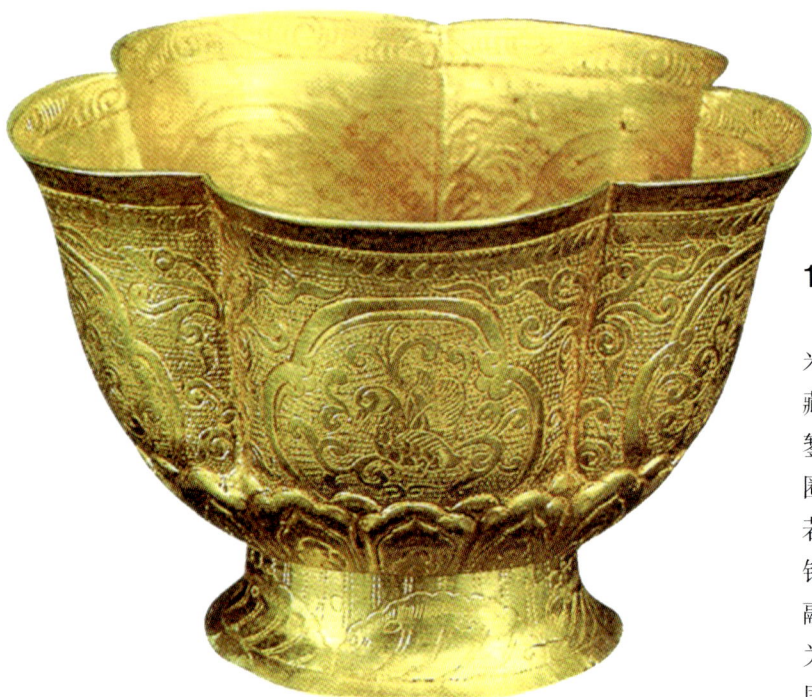

12　花式口圈足金杯

　　辽。高5厘米，口径7厘米，底径4厘米。耶律羽墓出土。藏内蒙古文物考古研究所。器腹錾刻五组精美的团花海冬青图案，圈足之上为莲座纹，内底双鱼宛若戏水。金杯原型源于波斯萨珊银器中的多曲长杯，部分图形又融有由印度传入中国的佛教艺术。为辽早期金杯，反映了异域与中国内地的文化交流情况。

13 青花阿拉伯文罐

明。高 36 厘米，口径 17.3 厘米，足径 18
厘米。藏首都博物馆。直口，短颈，丰肩，长
圆腹，平砂底。腹部饰青花缠枝灵芝纹、阿拉
伯文等。此器造型规整，绘工精致，以阿拉伯
文为装饰纹样，新颖别致，为明正德时期所独
有，是研究明代中期伊斯兰文化在中国传播及
影响的重要参考资料。系国家一级文物。

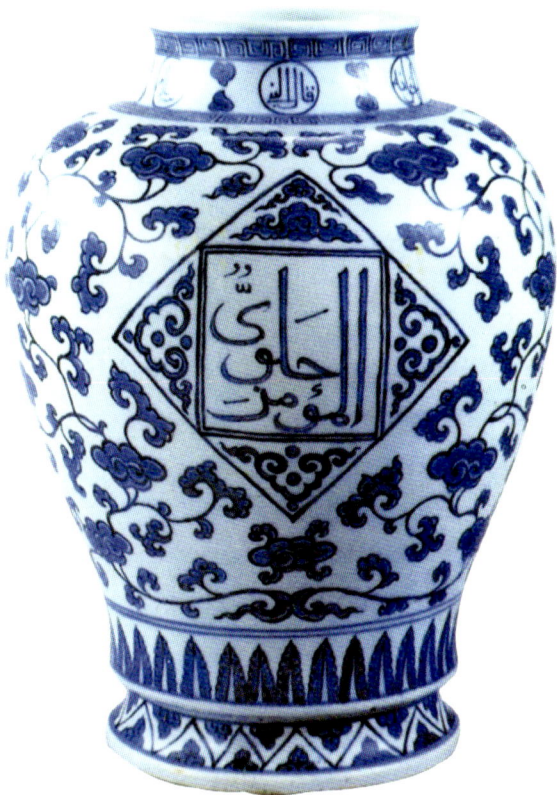

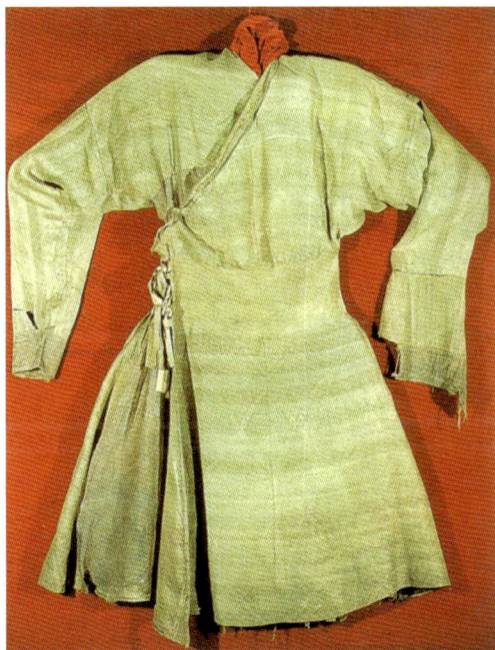

14 纳石失辫线袍

蒙古汗国。袍长 142 厘米，带袖宽 246 厘米。内蒙古乌兰察布盟达茂旗大苏吉郎明水村出土。藏
内蒙古博物馆。"纳石失"为波斯语，意为"金线"。为方胜联珠宝相花织金锦，在右衽底襟左下摆夹
层及两袖口绣有头戴王冠的人面狮身纹饰，具有浓郁的西亚、北非风格。该袍保存情况较好，尚可舒
卷，是蒙古汗国的丝织珍品。

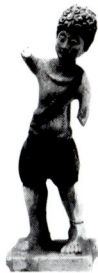

海药本草·草部

『一带一路』中医药文物图谱集

『藁澄茄』

远志遂香

花香

甘松香

仙茅

白附子

卷二 目录

100

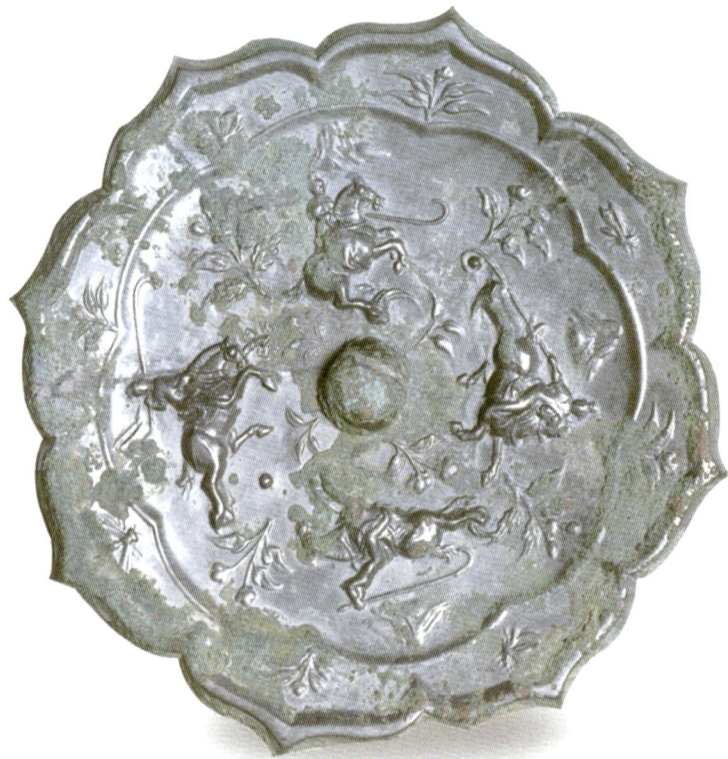

15 打马球铜镜

唐。直径19.3厘米。藏故宫博物院。个人卫生用器。镜外形作八瓣菱花状，钮作球形。镜背的中心画面是四个骑马的马球手，两两一对，手持前端似偃月的曲棍，骏马飞驰，小球在空中飞舞，生动地表现了马球运动争夺中的激烈场面。马球运动源于波斯，唐时传入中国。此镜铸造精工，系唐镜中的瑰宝。为国家一级文物精品。

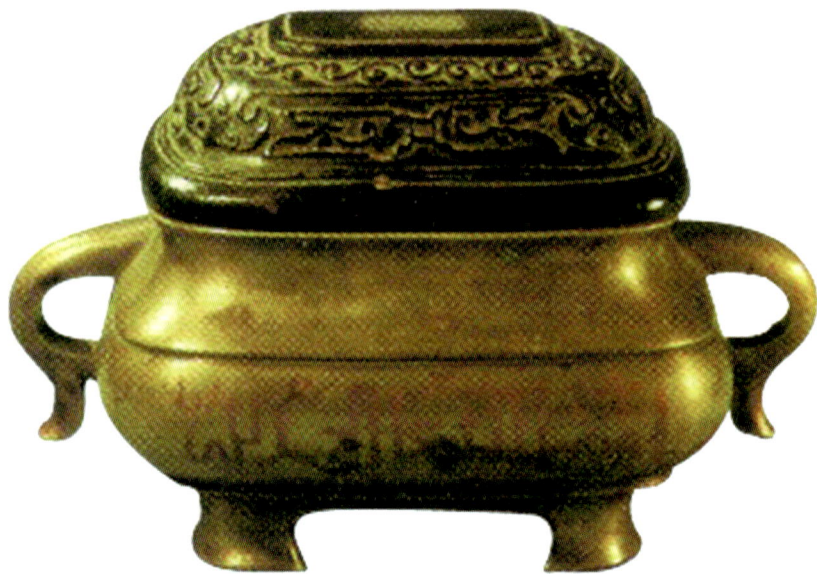

16 嵌赤铜阿拉伯文铜香炉

明。高12.3厘米，宽21厘米，径13.5厘米。藏甘肃省博物馆。束颈，鼓腹，内敛底撇的四个半圆足。炉口平翻，上盖紫檀木雕炉盖，雕有凸起卷云纹及几何纹。炉底铸有两方形款识："大明正德五年钦赐回回掌教""臣马大臣"。炉腹部嵌有赤铜阿拉伯文一圈。

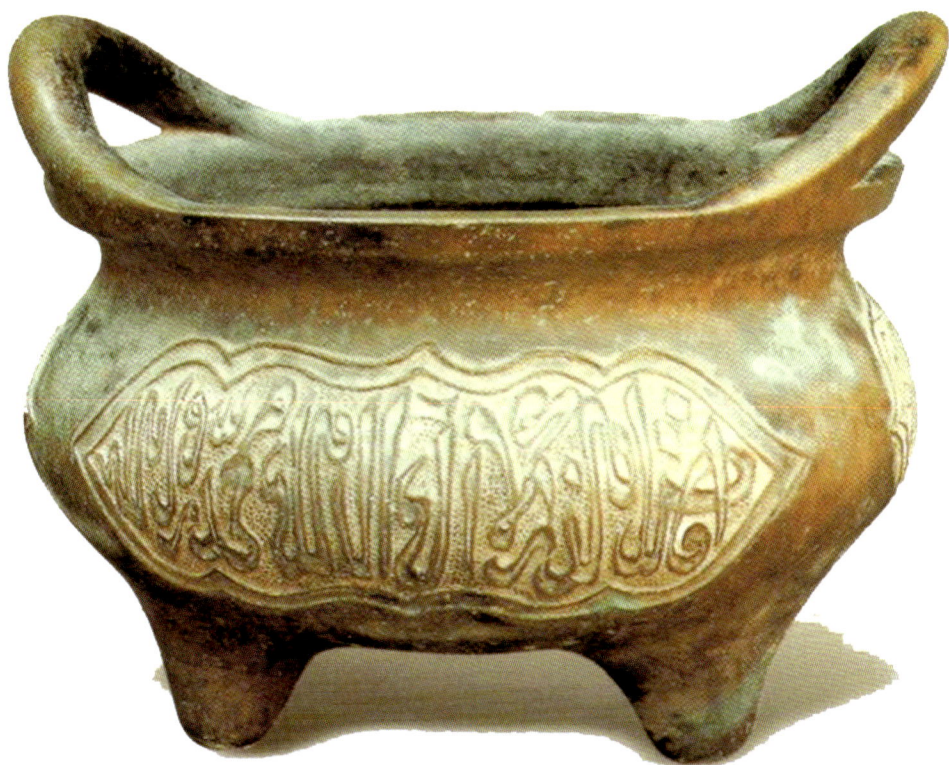

17　阿拉伯文饰铜香炉

　　明。高 25.2 厘米，口径 31.4 厘米。1984 年宁夏同心县政协副主席洪维宗捐赠。藏宁夏回族自治区博物馆。侈口矮颈，扁鼓腹，沿口两侧一对环把手，炉底三短足支撑整个炉身。炉腹四面刻铸有四组阿拉伯文图案，其中两大两小，是一件精美的伊斯兰教宗教器具。

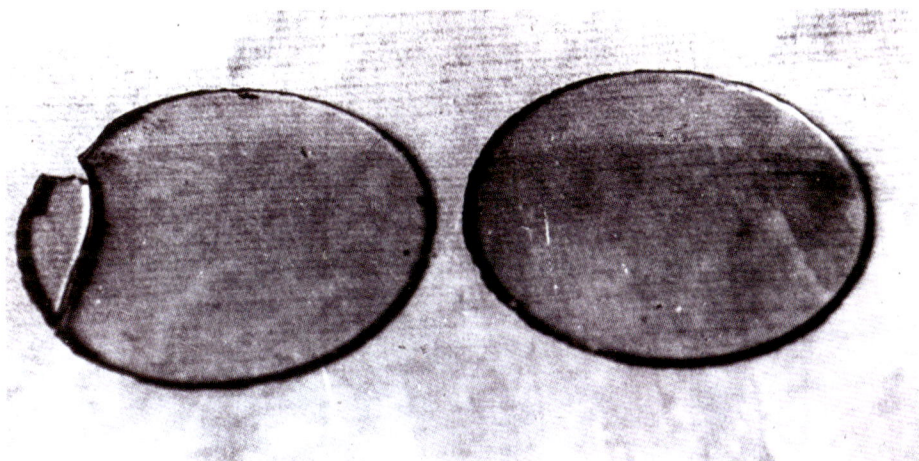

海药本草　草部一

中外交流篇　卷二　目录一

荜澄茄　茅香

迷迭香　山茶

甘松香

日村之

101

18　水晶眼镜镜片

　　明。直径 4.1 厘米，厚 0.15 厘米。1972 年四川省乐山市长征制药厂工地明墓出土。藏乐山市大佛乌尤管理局。此镜为凸透镜。出土时尚见金属镜架，因朽坏而未能留存。明罗懋登著《三保太监西洋记通俗演义》载："永乐八年（注：1410 年），满剌加（约在今马来西亚马六甲州）国王朝贡叆叇十枚。""叆叇"即眼镜，此为眼镜于明代传入我国的史料之一。

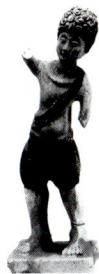

中医外传

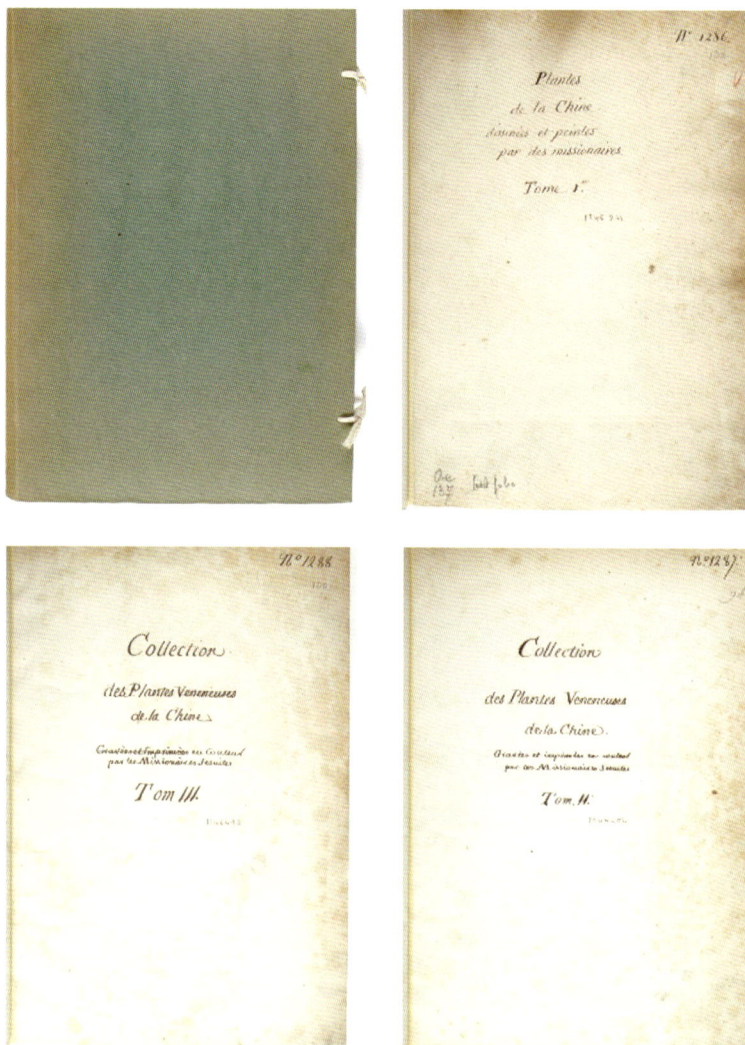

01 《本草品汇精要》（法文版）Ⅰ 书影

封皮（左上）意大利绿色背革装，长 49.5 厘米，宽 29.5 厘米；图页长 25~28 厘米，宽 15~18 厘米。藏巴黎法国国家图书馆木刻画库（Bibliothèque nationale de France，Cabinet des Estampes）。包括《传教士所绘中华植物画集》（*Plantes de la Chine dessinees et peintes par des missionnaries*）手稿 1 册和《耶稣会士雕刻彩印中华植物画》（*Collection des plantes veneneuses de la Chine gravees et imprimees en couleurs par les missionnaries jesuites*）手稿 2 册。第 1 册为 1286 号藏品（馆藏编号 Oe 137），132 页，存图 145 幅；第 2 册为 1287 号藏品（馆藏编号 Oe 137a），97 页，存图 114 幅；第 3 册为 1288 号藏品（馆藏编号 Oe 137b），93 页，存图 94 幅。合计 353 幅彩绘图。每图均有皇家图书馆 "BR"（Bibliothèque Royale）印鉴。为传教士汤执中（Pierre Noël Le Cheron d'Incarville）和韩国英（Pierre-Martial Cibot）等人摹写的《本草品汇精要》康熙重绘本手稿图谱。

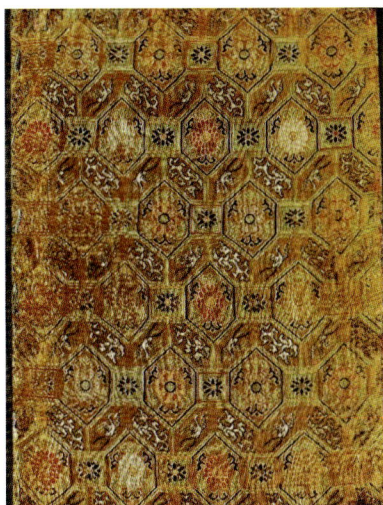

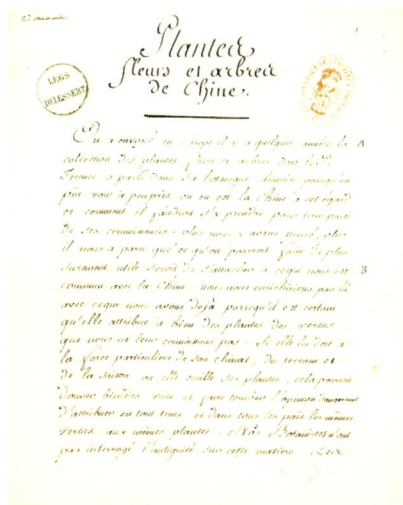

02 《本草品汇精要》（法文版）II 书影

封皮（左上）丝革装，长 28 厘米，宽 21 厘米。藏法兰西研究院图书馆（Bibliothèque Institut de France，馆藏编号 MS 986）。图页宣纸。为 1 套《中华植物花卉与树木》（*Plantes fleurs et arbres de Chine*）彩绘手稿。2 册。每页均有法兰西研究院图书馆（BIBLIOTHEQUE DE L'INSTITUT-IMPERIAL）墨文椭圆形印鉴。其中 1 册为 1772 年韩国英神父信件，18 页；另 1 册 404 页也为汤执中和韩国英等人摹写的《本草品汇精要》康熙重绘本手稿图谱（彩绘植物插图 468 幅），原为法国皇家科学院院士 Benjamin Delessert（1773—1847）家族旧藏（有"Legs Delessert"圆形印鉴），曾藏 M. de Tersan 图书馆（巴黎金石和美术文学科学院图书馆），其后人于 1874 年捐赠给法兰西研究院。

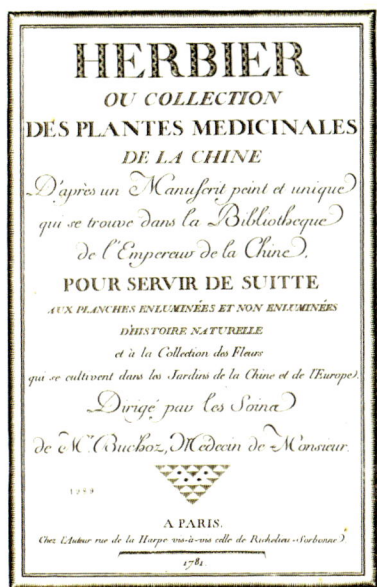

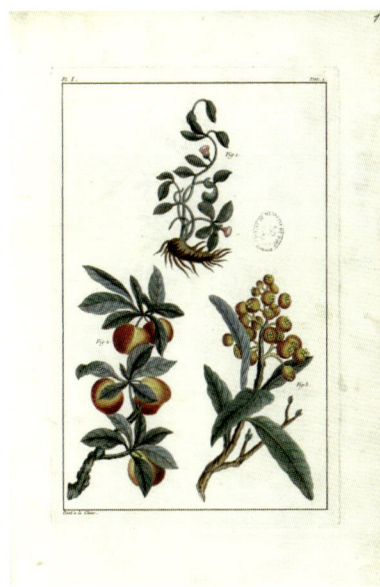

03 《本草品汇精要》（法文版）III 书影

1781 年自然史出版商约瑟夫·皮埃尔·巴克霍兹（Pierre-Joseph Buc'hoz）巴黎出版。书名为"中华药用植物图谱"（*Herbier ou collection des plantes médicinales de la Chine*）。1 册。对开本形式彩色印刷，计 1 页封面，2 页图名拉丁文注音，100 版正文。每版绘彩图 3 幅，其中有 3 页绘彩图 4 幅者，共计 303 幅彩绘植物画。部分图画下方标有"中国绘制"（Peint à la Chine）字样。另封面有副标题载："此书仿照一部独一无二的中国皇家图书馆珍藏的图画手稿整理"（D'après un manuscrit peint et unique qui se trouve dans la bibliothèque de l'Empereur de Chine），应为巴克霍兹拷贝传教士汤执中和韩国英等人摹写的《本草品汇精要》康熙重绘本手稿图谱之镜像出版物。

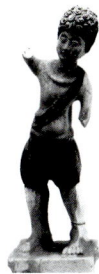

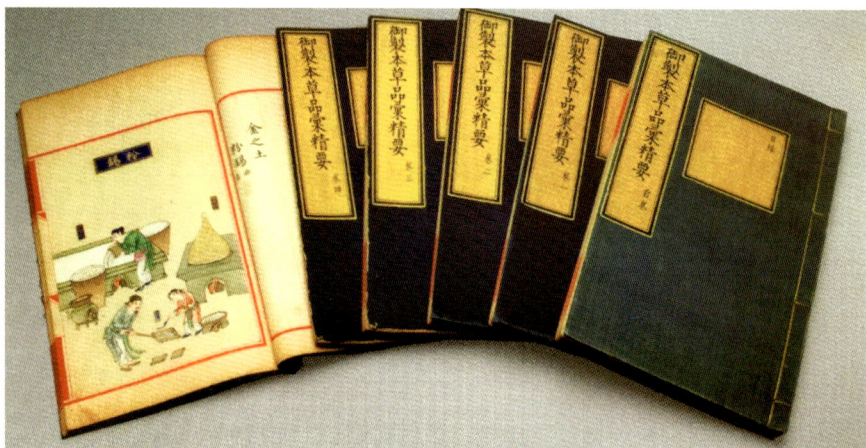

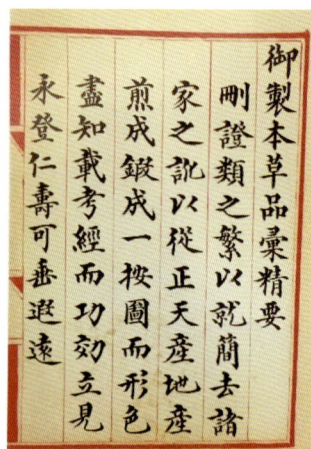

04　《本草品汇精要》（明弘治原本）书影

　　长 33.8 厘米，宽 21.2 厘米；内框长 26.9 厘米，宽 18.7 厘米。藏日本大阪武田科学振兴财团"杏雨书屋"（馆藏编号"贵研 818"）。《本草品汇精要》为明刘文泰等撰，成书于弘治十八年（1505）。收药 1815 种，全书有彩图 1358 幅。36 册线装，42 卷。朱丝栏，檀木匣装。1924 年流出故宫，经北洋时期代国务总理、内务部长兼交通总长朱启钤，民国时期北京大瓷商郭葆昌及 20 世纪 50 年代香港郭昭俊，60 年代日本京都旧书店汇文堂等递藏。有日本杏雨书屋影印本。

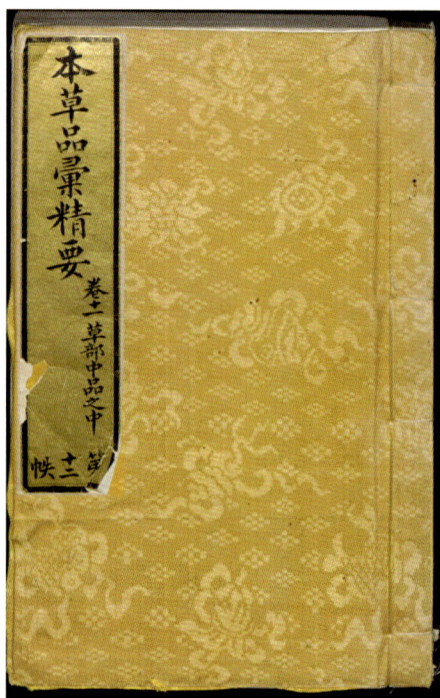

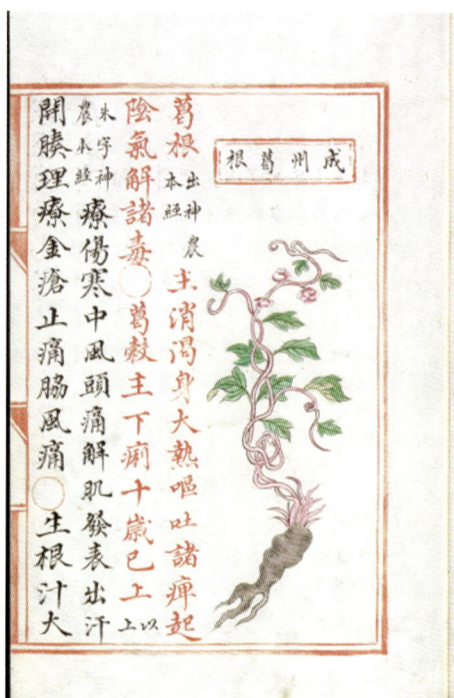

05　《本草品汇精要》（彩绘本 I）书影

　　长 25.5 厘米，宽 16.6 厘米；内框长 18.6 厘米，宽 12.3 厘米。藏德国柏林国家图书馆（Staatsbibliothek zu Berlin，馆藏编号 Libr. sin. Hirth Ms. 2，1–3. Tu）。线装。原 36 册 42 卷，仅存 23 册 26 卷（缺第 7~8 卷、第 18~21 卷及第 24~33 卷）。分装于 3 个木匣。黄色绢面封皮，书名题鉴为金底墨书；四周粉红绢面嵌边。于清同治九年至光绪二十三年（1870—1897）间被德国人夏德（F. Hirth）收藏并带回德国。书中一便签记有"Pen-ts'ao p'in-hui Ching-yao（1505）/Einleitungsheft/mit Inhaletsverzeichnis fur 42 ch/Heft 1"字样。

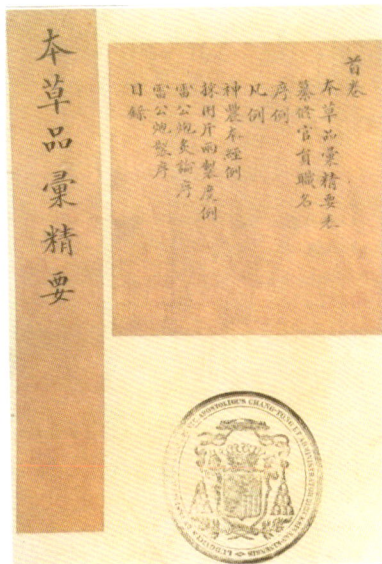

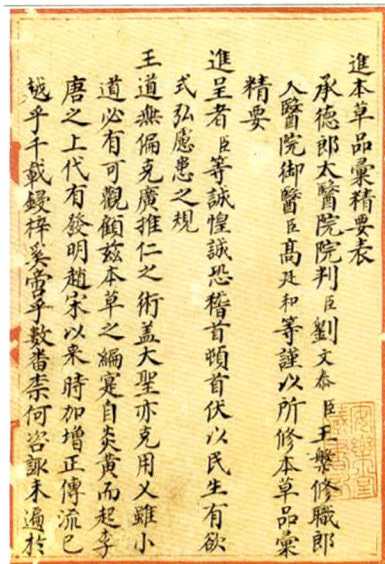

06 《本草品汇精要》（彩绘本Ⅱ）书影

长 31.0 厘米，宽 19.2 厘米；内框长 25.1 厘米，宽 18.2 厘米。藏意大利罗马国立中央图书馆（Biblioteca Nazionale Centrale di Roma，馆藏编号 OR~179/1-17）。线装。原 36 册 42 卷，改装成 17 册西式羊皮纸包背装。原为清朝怡亲王允祥"安乐堂"旧藏，清道光末年（1835）为卢多维克·德贝斯主教（Bishop Ludovico de Besi）所有。每册首页上都盖有其主教府拉丁文官印（LUDOVICUS DE BESI EPISCOPUS CANOPI VIC. APOSTOLICUS CHANG–TONG ET ADMINISTRATOR NANKINESIS 山东罗马教廷代表兼南京教区代理主教官卢多维克·德贝斯）。约于 1847 年由德贝斯主教携回罗马，1877 年曾藏于罗马维多里奥·纽曼卢勒二世图书馆（Biblioteca Vittorio Emanuele II di Roma）。目前中国、日本等有 4 种影印本，2 种校勘本。

07 《本草品汇精要》（彩绘本Ⅲ）书影

长 33.9 厘米，宽 20.9 厘米；无框。藏日本大塚恭男氏。装订西式 10 册，存正文 42 卷 35 册（缺卷首 1 册）。书脊误书"李时珍/本草纲目/手抄本/合订"（LI SHIH–CHEN / CHINESE / MATERIA / MEDICA / MS. / EPITOME），并有伦敦图书馆（LONDON LIBRAR）烫金圆印。封皮有朱底黑字"伦敦图书馆/圣詹姆斯广场"（London Library / St. James's Square / S.W.1）。内页有一椭圆无色印"Cancelled"和朱印"LONDON LIBRARY / CANCELLED / by the Committee"。各册首尾页均有一枚外圈"LONDON LIBRARY 1841"、内圈"ST. JAMES'S / SQUARE"朱印。大约于 19 世纪初流入英国，1841 年原藏伦敦图书馆。1972 年经英国 Quaritch 旧书店转手日本东京旧书商雄松堂，最后为日本医史学家和知名汉方医学家大塚恭男私藏。目前中国、日本有 2 种影印本。

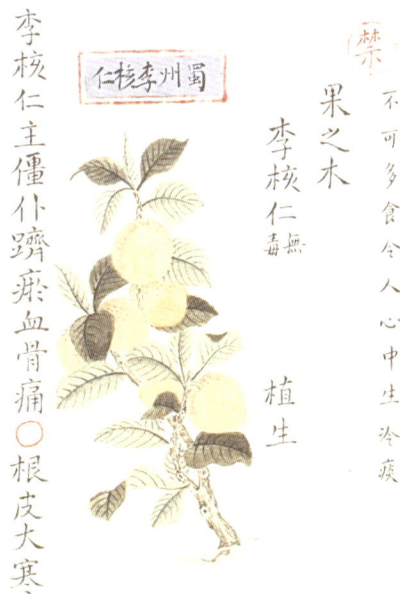

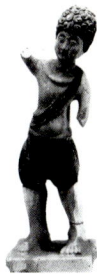

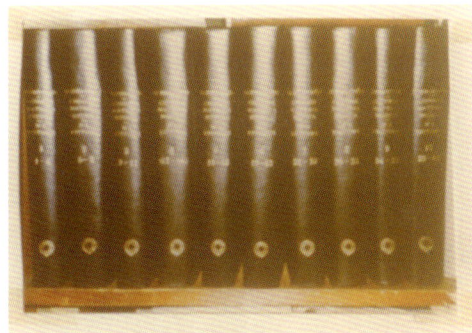

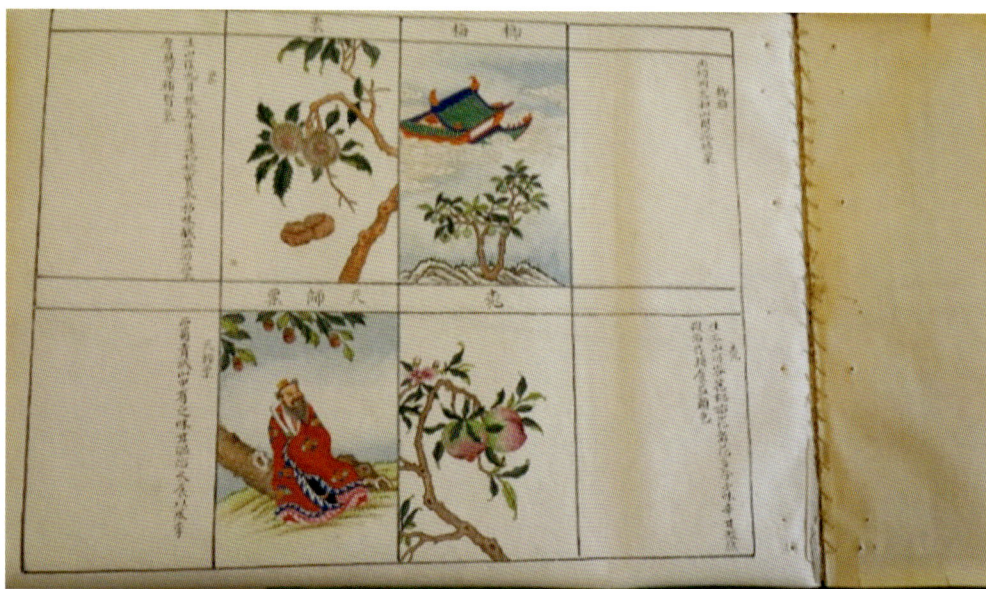

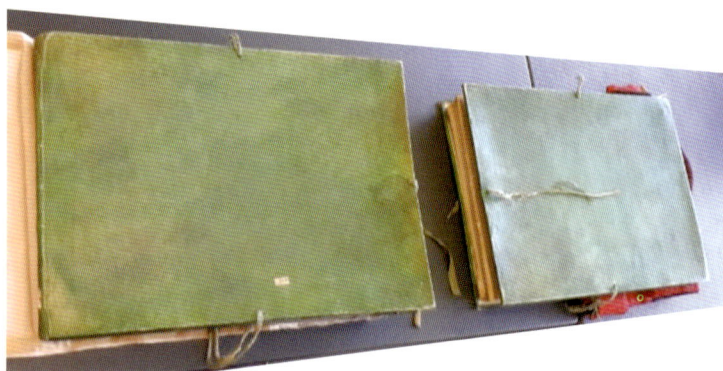

08 《本草纲目》（法文版）I 书影

长 32 厘米，宽 44 厘米；内框长 28.4 厘米，宽 37.4 厘米；小框长 9.1 厘米，宽 12.7 厘米。藏法国国家自然历史博物馆图书馆（Bibliothèque Muséum National d'Histoire Naturelle，馆藏编号 MS 5018-5019）。《本草纲目》为明李时珍撰，成书于万历六年（1578）。52 卷。收药 1 892 种，附图 1 109 种。为 1 套题为"中国动植物"（Animaux-et Plantes de Chine）的手稿，大对开本。2 册。意大利绿皮革装和蓝色绢布书皮（下），无书名题签。书页竹纸。全书无卷次、叶号。第 1 册书脊题"Animaux et Plantes de Chine，Manuscrit，I"（中国动植物稿本册 1），72 页；第 2 册 143 页，两册合计 215 页。每页 8 小框，每一品种占 2 框，一框为彩绘图，另一框为图题和 2~4 行对照简要说明文字。大部分图题下有法语注音，间注拉丁学名。共存图 850 余幅，为《本草纲目》金陵本 1 110 图的 76%。由法国传教士韩国英于 1780 年带至法国。

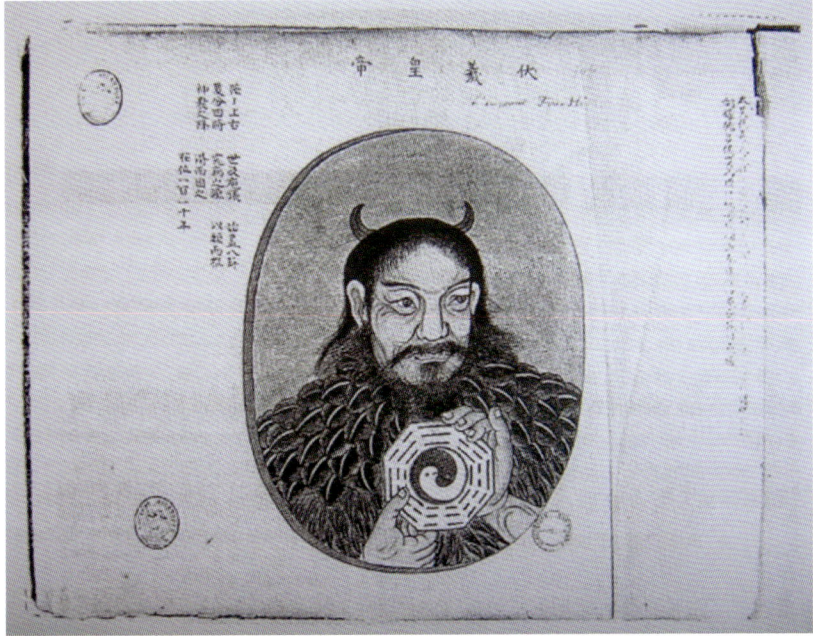

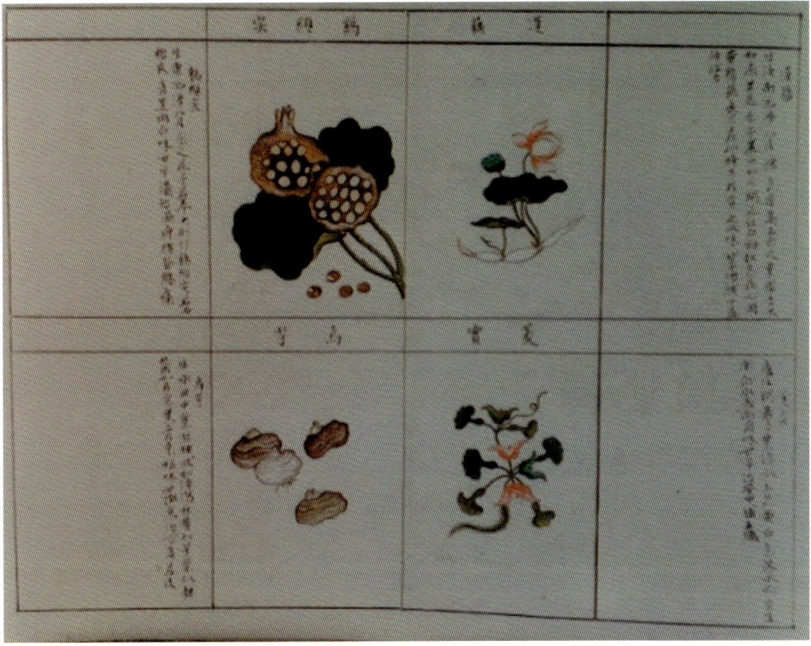

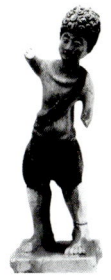

09 《本草綱目》（法文版）Ⅱ书影

　　长 33 厘米，宽 42.5 厘米；内框长 28.4 厘米，宽 37.4 厘米。藏法国巴黎法兰西学院亚洲学会图书馆（College de France, Bibliothèque Sociètè Asiatique，馆藏编号 MS B36）。系题为"中国植物"（Botanique Chinoise）的手稿。1 册。书页竹纸。褐红皮革装订。版式完全同法国国家自然历史博物馆图书馆藏《中国动植物》手稿。计 207 页，正文每页 4 幅植物插图，卷首绘有一幅神农氏像。共存图 820 余幅，为《本草綱目》金陵本 1 110 图的 74%。此本曾经被误为德国传教士邓玉函（S. Terence）《远东博物志》（Plinius Indicus）原稿，实系法国传教士汤执中于乾隆年间（1746—1751）在北京托人据《本草綱目》绘制。

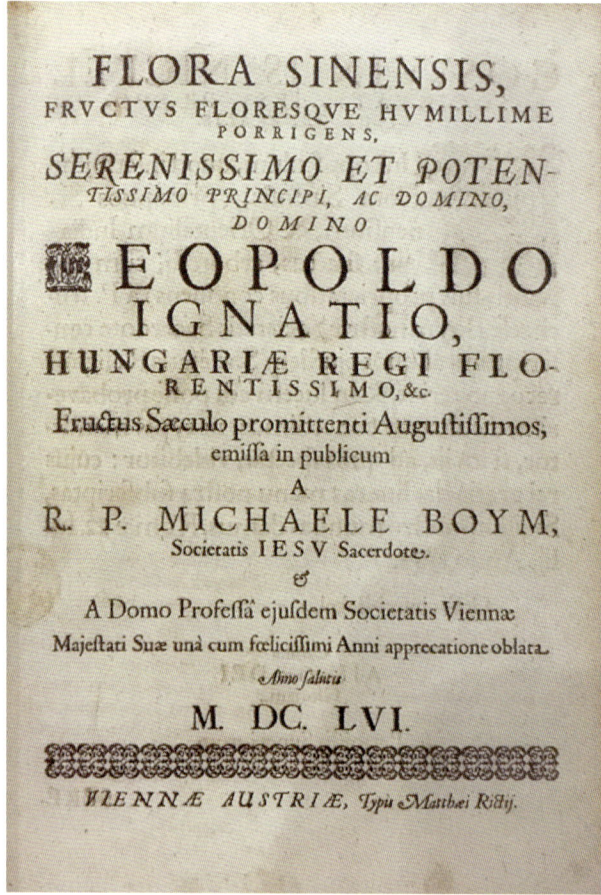

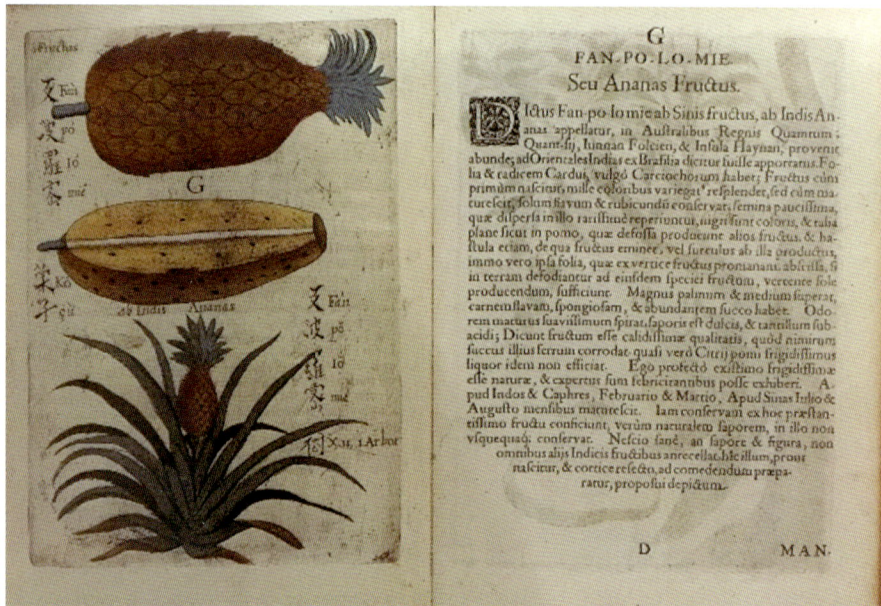

远志香　芍香　仙茅　白附子　甘松香

10　《中国植物志》（拉丁文版）书影

　　1656 年 12 月奥地利维也纳出版之彩绘印本。传教士卜弥格著。《中国植物志》一书收录 20 种中国植物和 8 种珍奇动物，其中有 23 版 28 幅插图，每图均标有中文名称及其拉丁注音。因所绘植物、动物多有其药效介绍，故此书可谓中国药用植物早期外传欧洲的珍贵资料。

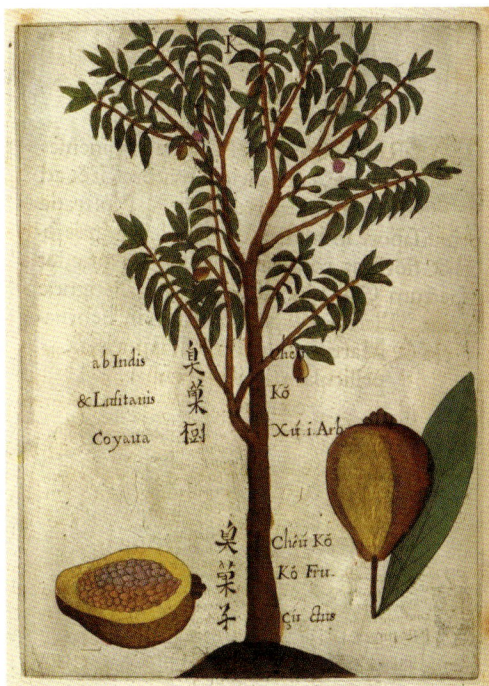

11 《中国植物志》（拉丁文版）"臭果"图书影

此为该书"臭果"图。书中介绍：印度人和葡萄牙人称这种果子为番石榴（Goyava），中国人称其为臭果。不习惯的人会觉得它散发出臭虫的臭味，事实上这是一种强烈的香味，后来对其趋之若鹜的正是原先那些觉得它臭的人。

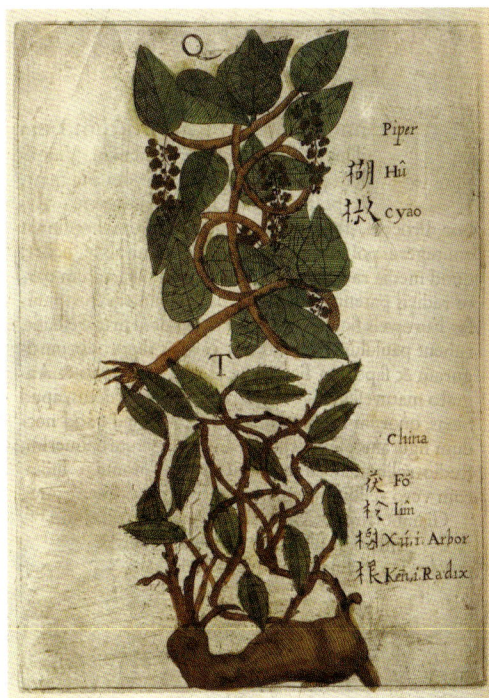

12 《中国植物志》（拉丁文版）"胡椒、茯苓"图书影

此为该书"胡椒、茯苓树根"图。书中介绍：香料树，中国人称之为胡椒，非常看重它，产于云南等地。茯苓树又叫中国根，葡萄牙人称它为 Pao，欧洲人称它为 China，在中国的云南、广西、广东、辽东等地都有出产。

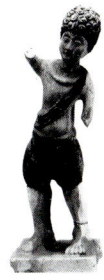

海药本草 草部
『一带一路』中医药文物图谱集

遠澄茄

乳香

白胶香

卷二 目录

110

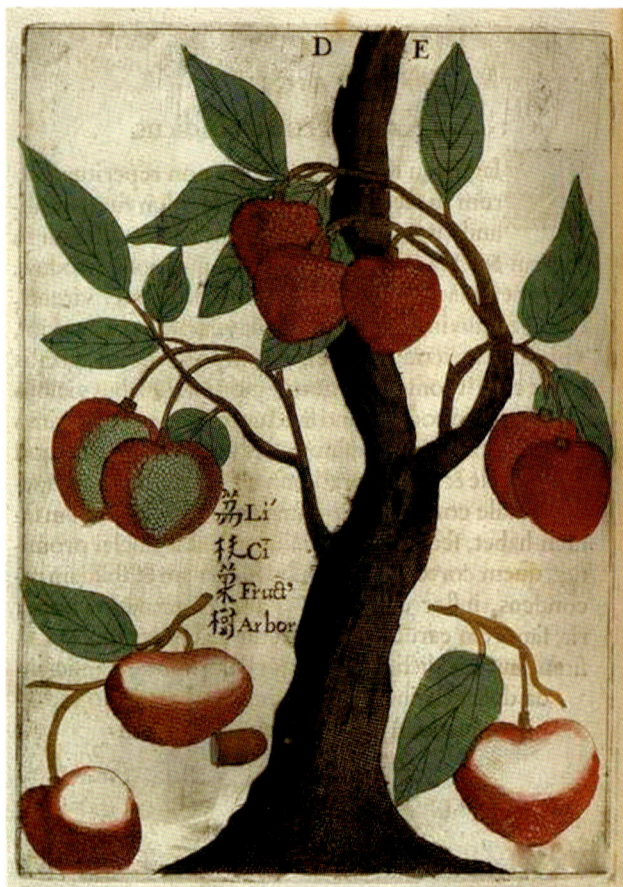

13 《中国植物志》（拉丁文版）"荔枝、龙眼"图书影

此为该书"荔枝、龙眼"图。书中介绍：荔枝和龙眼树及其果实只产于中国，或者说只中国南方的几个省才有。荔枝的果皮如图中所示就像松果，而龙眼则表皮光滑，两者味道都像草莓或葡萄。中国其他地方的人可以在冬天买到干果。这两种果子都可以酿出美味的酒。

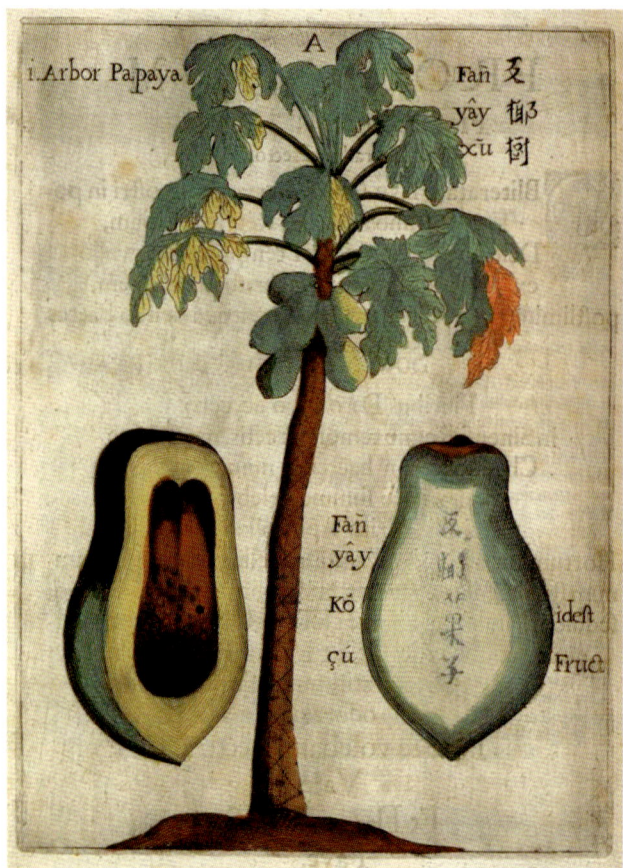

14 《中国植物志》（拉丁文版）"反（番）椰树"图书影

此为该书"反（番）椰树"图。书中介绍：印度人称这种树及其果实为番木瓜（Papaya），中国人称之为反（番）椰树，在中国的海南岛产量很高，在云南、广西、广东和福建等南方省份也有分布。

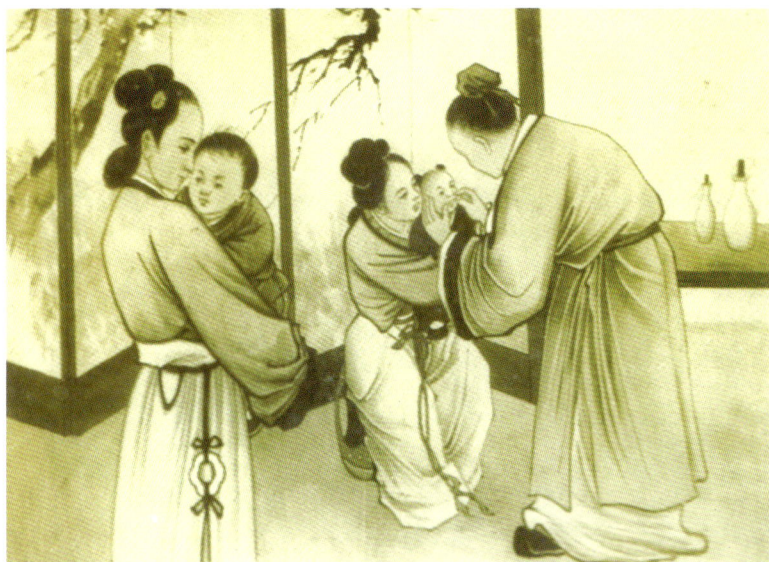

15　中国古代人痘接种图

清。宋大仁捐赠。藏广东中医药大学广东中医药博物馆。天花是一种烈性传染病，约于汉时传入中国，中医古籍又称痘疮、天行、豌豆疮等。中国古人取天花患者痘痂制浆，接种于健康儿童，使之产生免疫力，以预防天花，发明了人痘接种术。这种种痘法至迟在 16 世纪明代已经发明，清代医家朱纯嘏著《痘科金镜赋集解》载："闻种痘法起于明朝隆庆年间（1567—1572）宁国府太平县（今安徽省太平县）……由此蔓延天下。"据文献记载，1688 年，俄国首先派人到中国学人痘接种术，并传至土耳其。1721 年英国驻土耳其公使夫人蒙塔古在君士坦丁堡学到种人痘，为她的儿女施行了人痘接种术，并将这种方法带回英国，以后又传至欧洲大陆与美洲。18 世纪后半期，人痘接种法在上述地区已普遍施行。1796 年英国人琴纳发明了牛痘接种法，1805 年传入我国。因为牛痘接种法比人痘接种法更加安全，我国也逐渐用牛痘接种法代替了人痘接种法。1980 年 5 月 8 日，世界卫生组织在肯尼亚首都内罗毕正式宣布，危害人类几千年的天花已经被根除。

16　针灸铜人（复制品）

清。高 182.6 厘米。全身穴名 357 个，共 664 穴。原件藏中国国家博物馆。针灸学是中国传统医学的重要组成部分，如今已走向世界，受到广泛欢迎。针灸铜人是中国古代的针灸教学模型，最早由北宋医家王惟一于天圣年间（1023—1032）铸造，世称"天圣铜人"。明正统八年（1443），仿天圣铜人重铸，像成置太医院署药王庙内，是为"正统铜人"。清末庚子（1900）之乱，正统铜人流至俄国，现存于俄罗斯圣彼得堡艾米塔吉博物馆（State Hermitage Museum）。清甲辰（1904），太医院仿正统铜人重制，置太医院铜神殿，1958 年由南京博物院交中国历史博物馆（今中国国家博物馆）收藏，此件即其复制品。

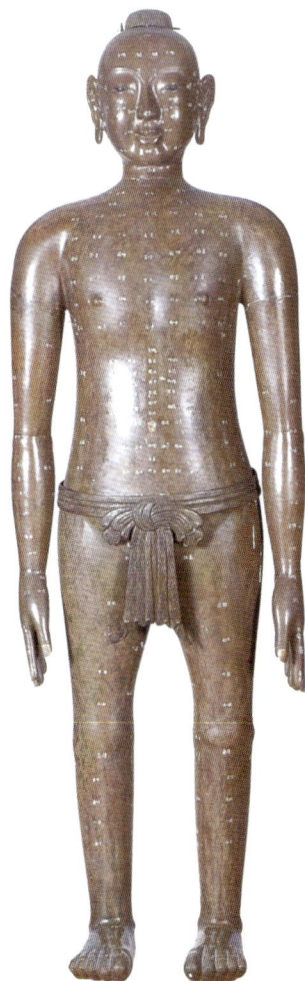

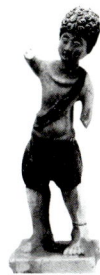

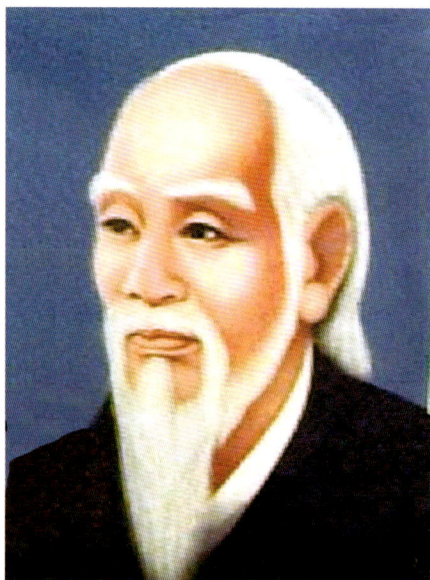

17 越南医家黎有卓像

肖永芝供稿。据陈存仁先生考证，中医传入越南约在公元前3世纪，两千多年来，中医药一直在越南保持着巨大的影响。越南名医黎有卓（1720—1791），号海上懒翁。黎氏被誉为越南的"李时珍"，他受中国清初浙江海盐冯兆张著作《冯氏锦囊秘录》的启发，历经30年完成《海上医宗心领全帙》一书。此书是越南人用中文写成的一部中医学巨著。

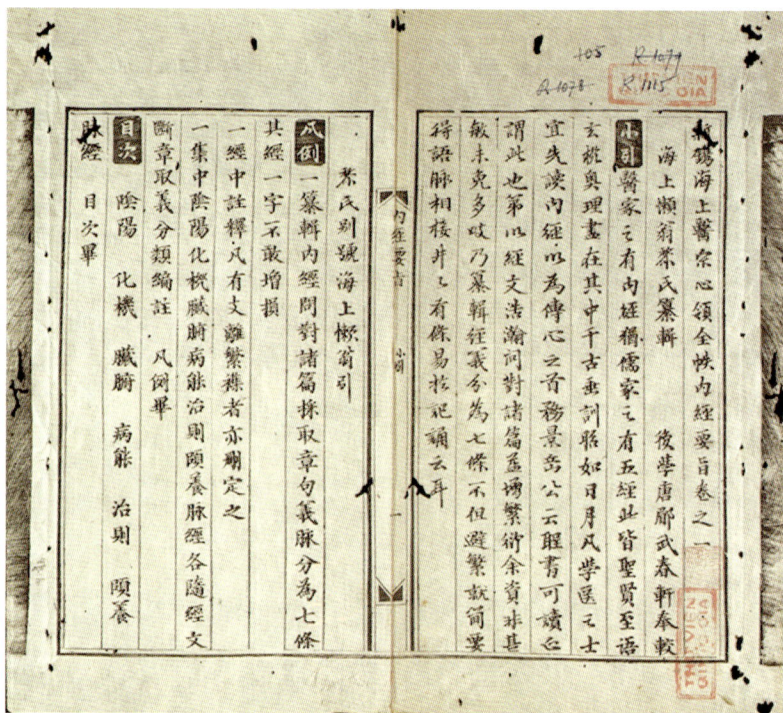

18 《海上医宗心领全帙·内经要旨》书影

越南阮朝咸宜元年（1885）北宁省慈山府武江县大壮社同人寺住持释清高校刻本。同人寺藏版。藏越南河内国家图书馆。越南黎有卓撰。全书28集，61卷。书中云："及得《锦囊》（按：指清冯兆张《冯氏锦囊秘录》）全部，阴阳妙用，水火真机，方能透悟。"书分医业神章、内经要旨、医家冠冕、医海求源、玄牝发微、坤化□真、导流余韵、运气秘典、药品汇要、岭南本草、外感通治、百病□要、医中关键、妇道灿然、坐草良模、幼幼须知、梦中觉痘、麻疹准绳、心得神方、效仿新方、百家珍藏、行简珍需、医方海汇、医阳案、医阴案、传心密旨、上京记事等集。其《药品汇要》2卷所收一半以上为中国药物；所开药方均为中医方剂。图为其《内经要旨》书影，将《黄帝内经》内容分为阴阳、化机、脏腑、病能、治则、颐养、脉经7项论述。1962年，北京图书馆（今国家图书馆）通过交换从越南获得《海上医宗心领全帙》一书37册。

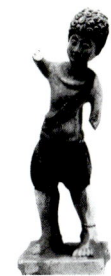

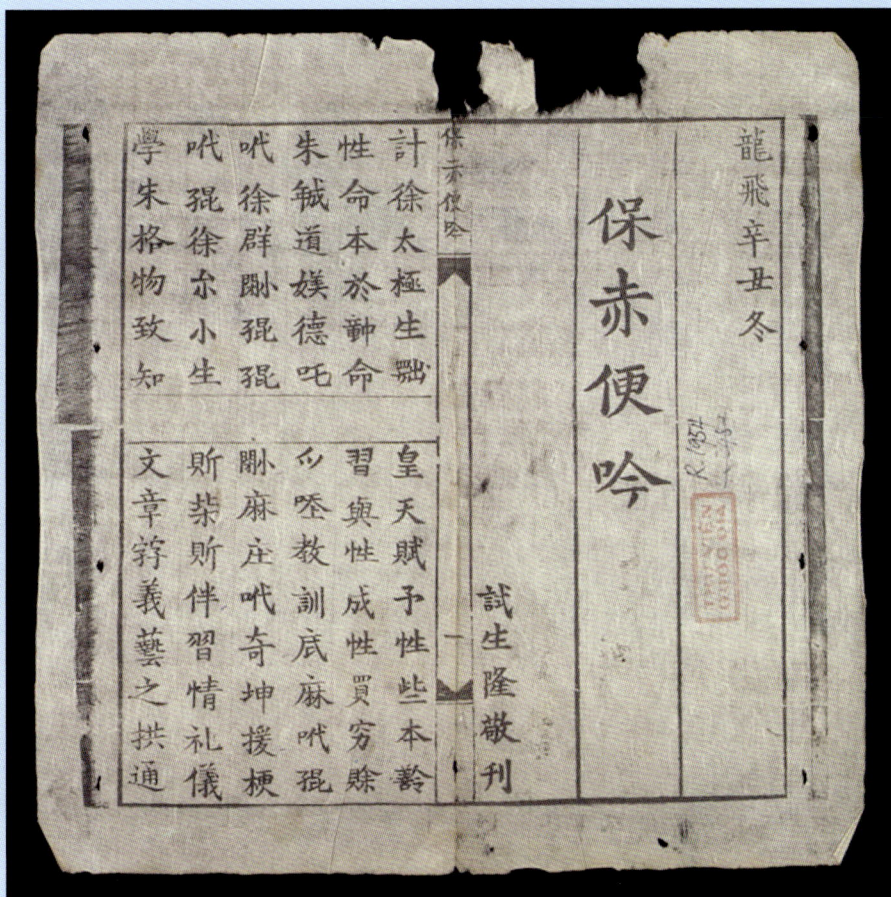

19 《保赤便吟》书影

越南阮朝龙飞辛丑（1901）试生隆刊本。藏越南河内国家图书馆。越南杜辉僚撰。系越南医家用中文写成的中医儿科著作。

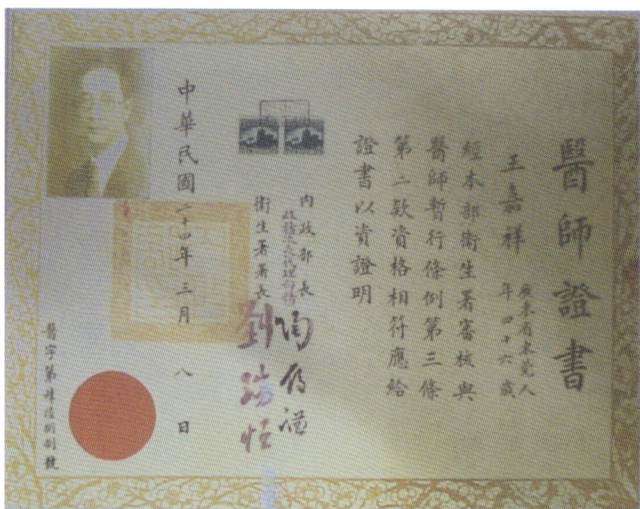

海药本草

『一带一路』中医药文物图谱集

卷二 目录

『草澄茄 草部』

李香

甘松香

白阿子

114

20　王吉民医师证书

　　1935 年。藏上海中医药大学医史博物馆。长 44.3 厘米，宽 36.5 厘米。为国民政府内政部、卫生署颁发给王吉民的医师证书。王吉民（1889—1972），又名嘉祥，号芸心。广东东莞人，医史学家。20世纪 30 年代开始撰文向国外介绍中医历史与成就，是最早较为系统地向世界传播中医的学者之一。

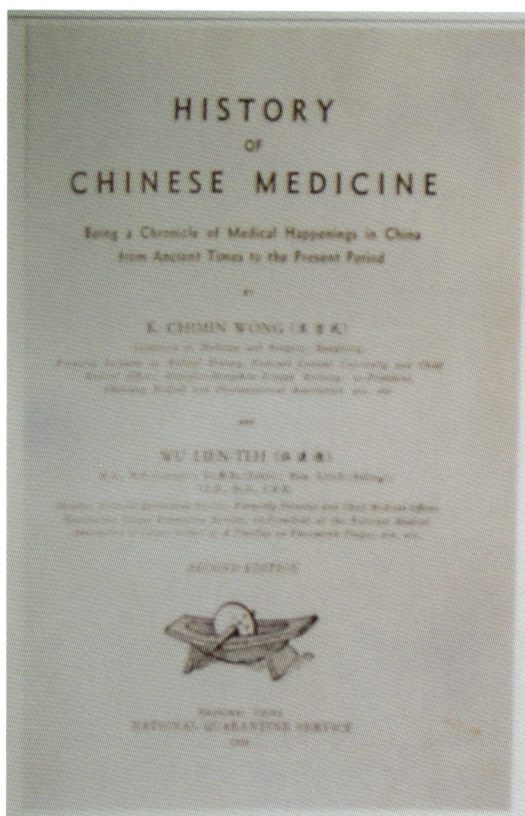

21　《中国医史》书影

　　1936 年。1936 年全国海港检疫管理处（上海）版（第二版）。藏上海中医药大学医史博物馆。《中国医史》由王吉民、伍连德合著，是第一部中国人自己用英文撰写的中国医学史学术专著。该书于 1932 年由天津印字馆印行初版，此为第二版扉页书影。

民族篇

中国自古以来就是一个统一的多民族国家，汉族在历史的演变中逐渐成为主体民族，汉族以外的其他民族习惯上称作少数民族。本篇"民族"的概念即指少数民族。

我国少数民族聚集区域往往与古丝绸之路有着最为直接的关系。如西藏是我国藏族的主要聚集地，在古丝绸之路中国与印度来往的路线图中，即有经西藏至印度的通道。647年唐朝派遣以王玄策为团长的使团出使印度，走的就是途经西藏（当时称为吐蕃）的路线。内蒙古是我国最大的蒙古族聚集地区，在古丝绸之路中有一条北向路线，即往北经蒙古高原，再西行天山北麓进入中亚，被称为"草原丝绸之路"。而新疆维吾尔自治区更是古丝绸之路的交通枢纽，如今成为"一带一路"的核心区域之一。我国西南地区也是多民族聚集的区域，与陆上丝绸之路和海上丝绸之路均有关联。

我国各民族都积累了程度不同的医药知识和实践经验。如藏医是在藏族传统医学理论的基础上，吸收和借鉴汉医、印度医学理论而形成的。蒙医虽然受藏医的影响较大，但很多方面也具有自己的特色。新疆独特的地理位置，使得维吾尔族医药学与汉医以及古代印度、阿拉伯、古希腊、古罗马医药学有着密切的联系，成为最具中外交流特性的民族医药之一。其他民族医药也都各具特色。

千百年来，我国民族医药在发展过程中遗存了不少相关文物，本篇根据医药发展成熟度与文物留存现状，选择部分民族医药文物，按藏医、蒙医、其他民族医（维吾尔医、西南地区与台湾各民族医、古民族医）等分类介绍。

藏　医

医药文献

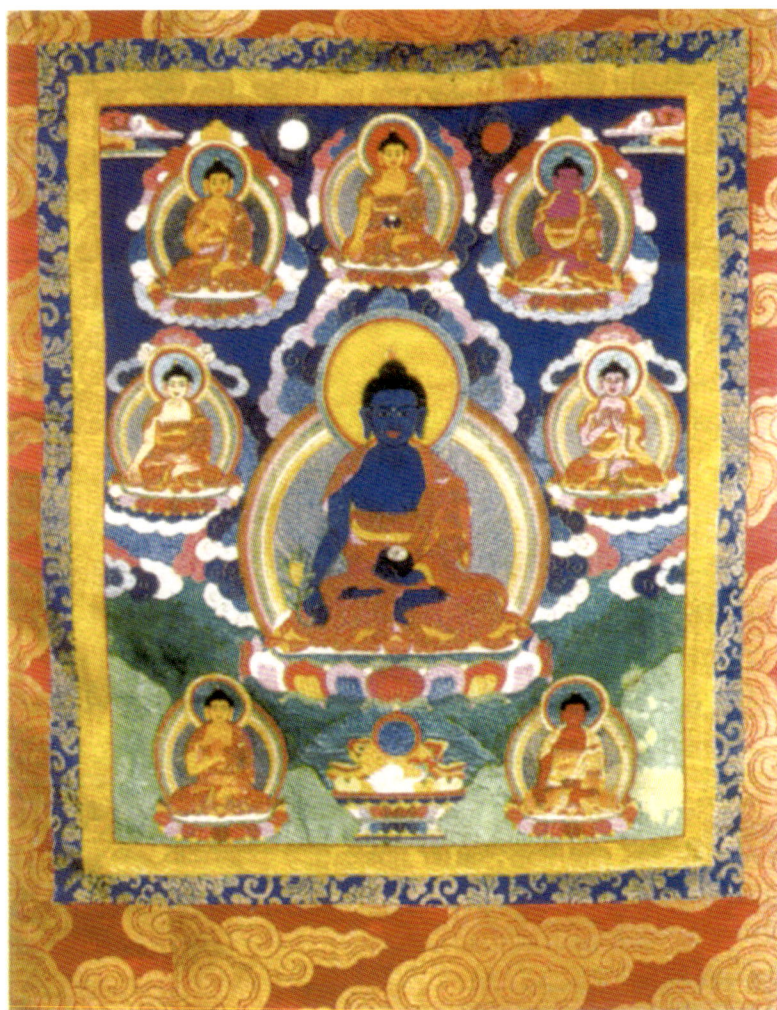

海藥本草　草部

民族篇

卷二　目録　一

蓽澄茄　茅香　甘松香

迷迭香　山柰　阳针艾

117

01　八大药师佛像唐卡

清。长 84.5 厘米，宽 68.3 厘米。藏西藏博物馆。堆绣。

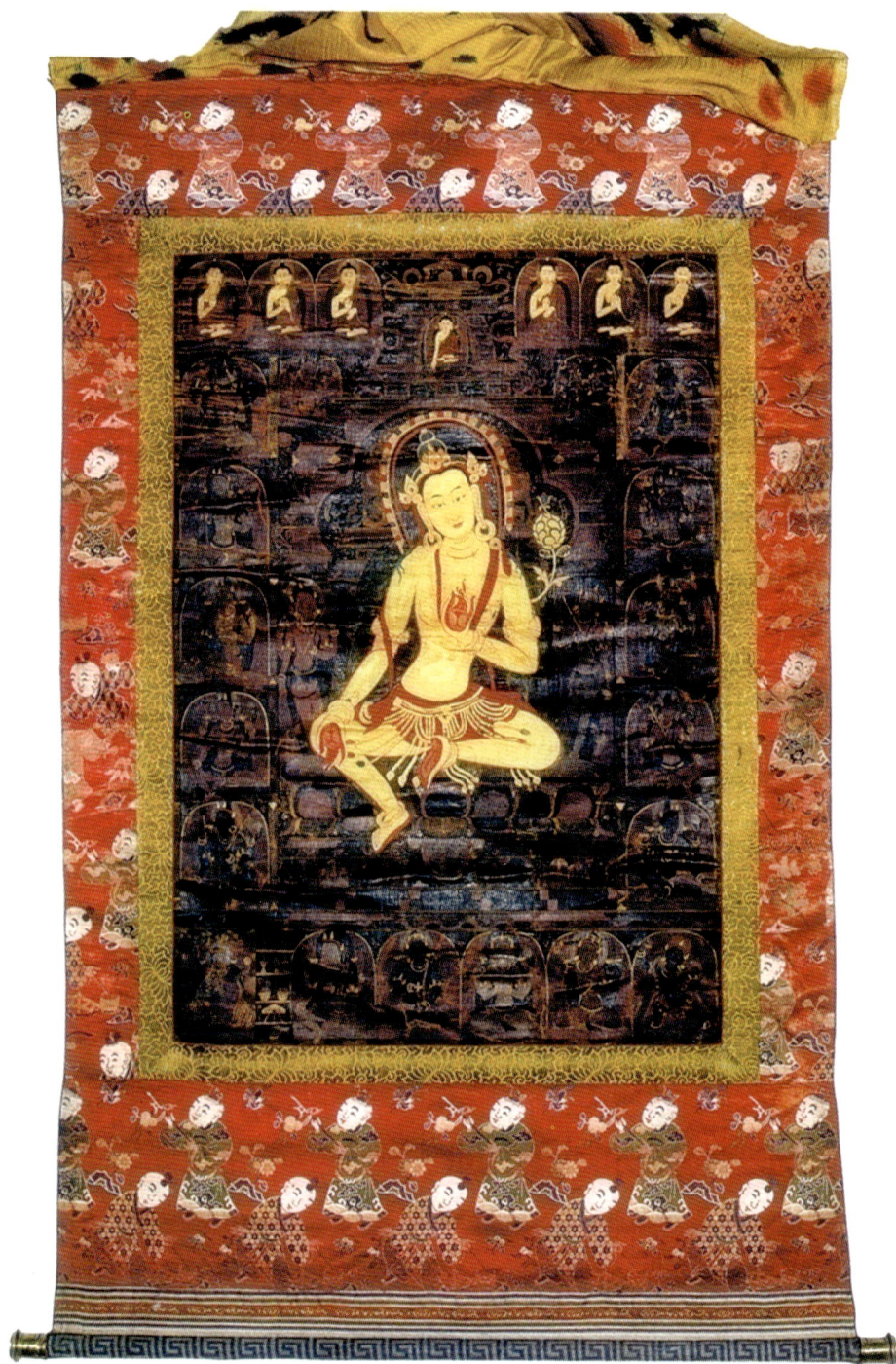

02　救八难度母像唐卡

明。长 60 厘米，宽 44 厘米。藏西藏博物馆。布画。彩绘，描金。

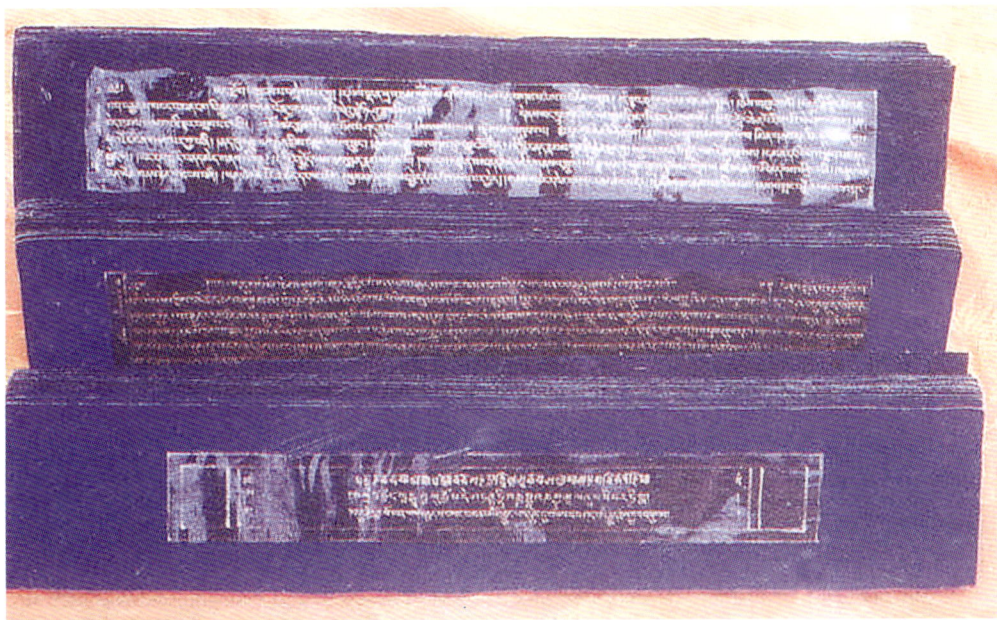

03 纯金粉写《四部医典》书影

清抄本。藏布达拉宫。《四部医典》系藏医学家宇妥·元丹贡布等撰，约成书于8世纪。本书为藏医学经典著作，集藏医学、中医学、印度医学于一体，对国内外均有广泛影响。现有汉文、蒙文及英文、俄文等多种文字的全译本流传。图为清代藏医学家、书法家用纯金粉所书的抄写本，字迹经久不变，十分珍贵。

海药本草 草部

蕾泻苏

茇香

甘松香

民族篇

卷二 目录 一

119

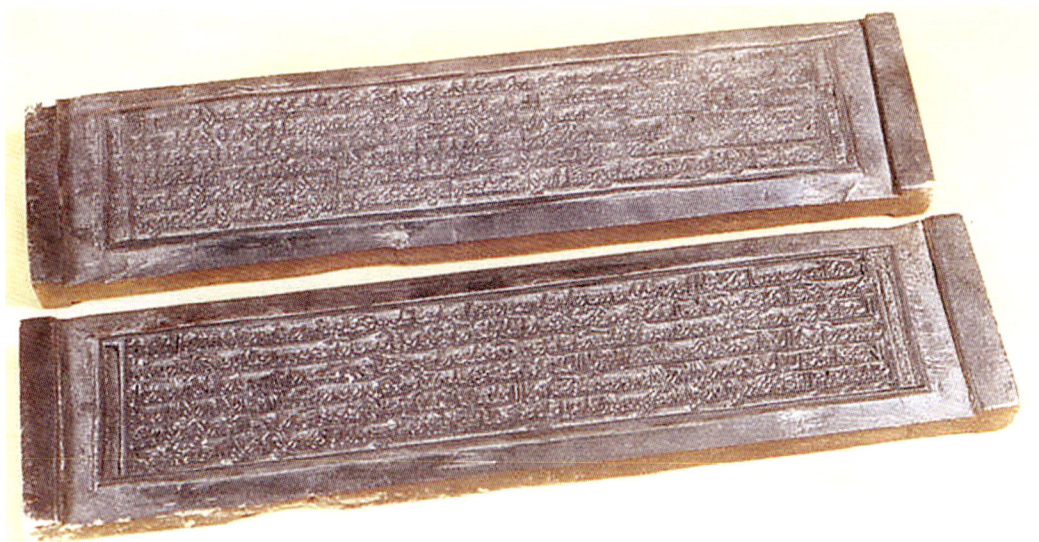

04 藏医书木刻版

清。长34.5厘米，宽7.5厘米。藏中国医史博物馆。为藏医著作《祖先口述》之木刻版。

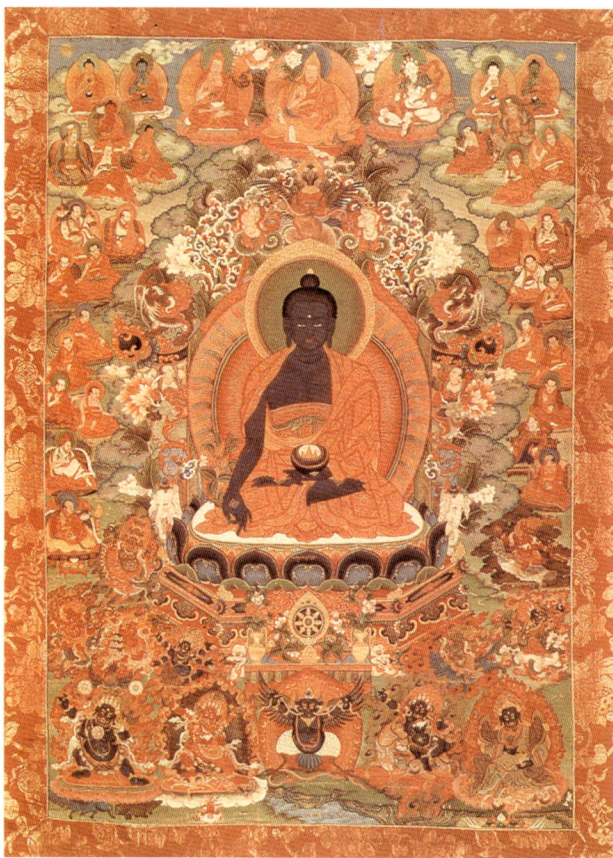

05 藏医药师承图

　　清。长 68 厘米，宽 47 厘米。藏布达拉宫。布画。本图系《四部医典》系列彩色挂图之一，图示为 5 世纪至 8 世纪的藏医学家，中间是药师佛像。

06 《四部医典》总结图

　　清末。长 104 厘米，宽 73 厘米。藏西藏博物馆。布画。着色。

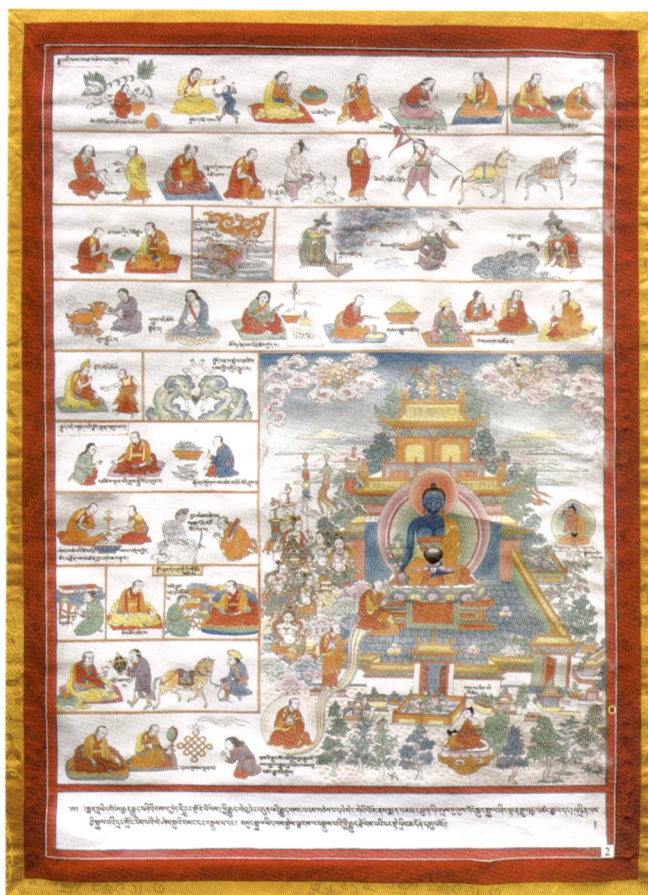

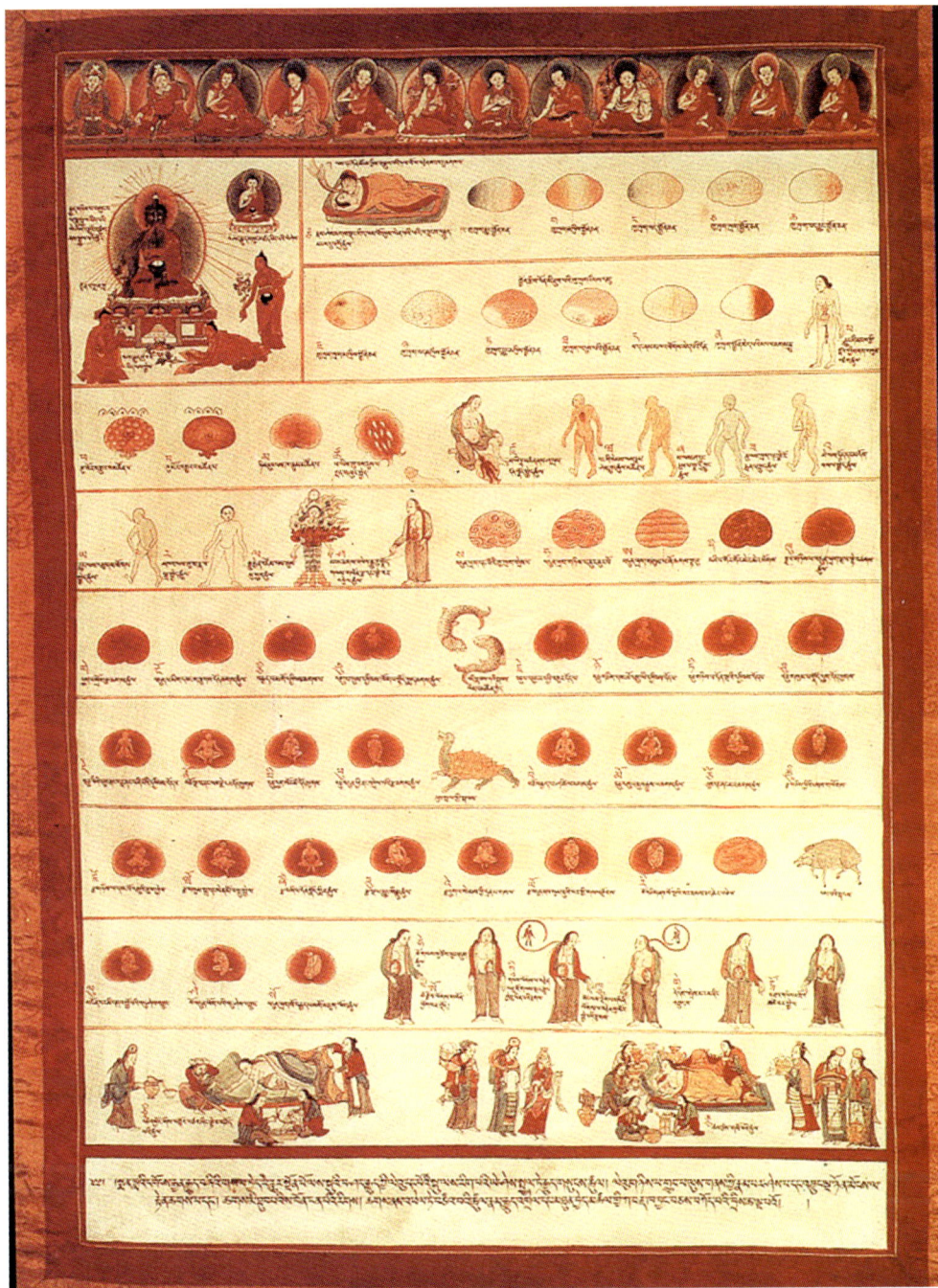

海藻本草
民族篇

草部
蕈渌苈
米灰香 茺香 甘松香
山茨 白叶参
卷二 目录 一
121

07 藏医胚胎发育图

　　清。长 103 厘米，宽 72 厘米。藏西藏自治区藏医研究所（今西藏自治区藏医药研究院，下同）。亚麻布画。据《四部医典》绘制。藏医认为，人类胚胎发育须经鱼期、龟期、猪期三个阶段。本图即按照上述认识，形象而生动地对人类胚胎发育的各个阶段加以描绘。

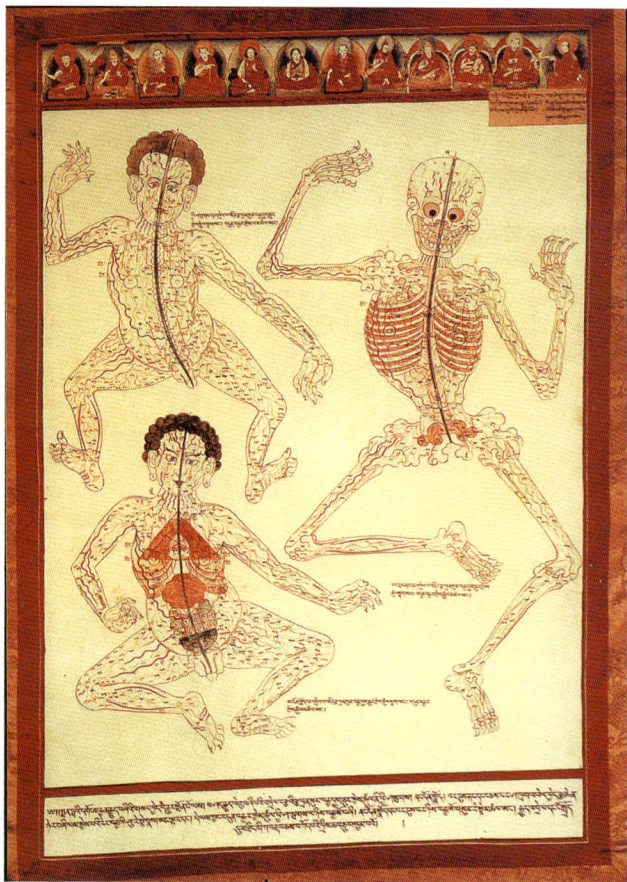

08　藏医脉络图

　　清。长 103 厘米，宽 72 厘米。藏西藏自治区藏医研究所。亚麻布画。藏医把人体内的脉络分为白脉和黑脉，以前者为神经、后者为血管。本图据《四部医典》绘制，用不同颜色的数字标明内脏脉、骨骼脉、皮肉间脉络的部位和区间。

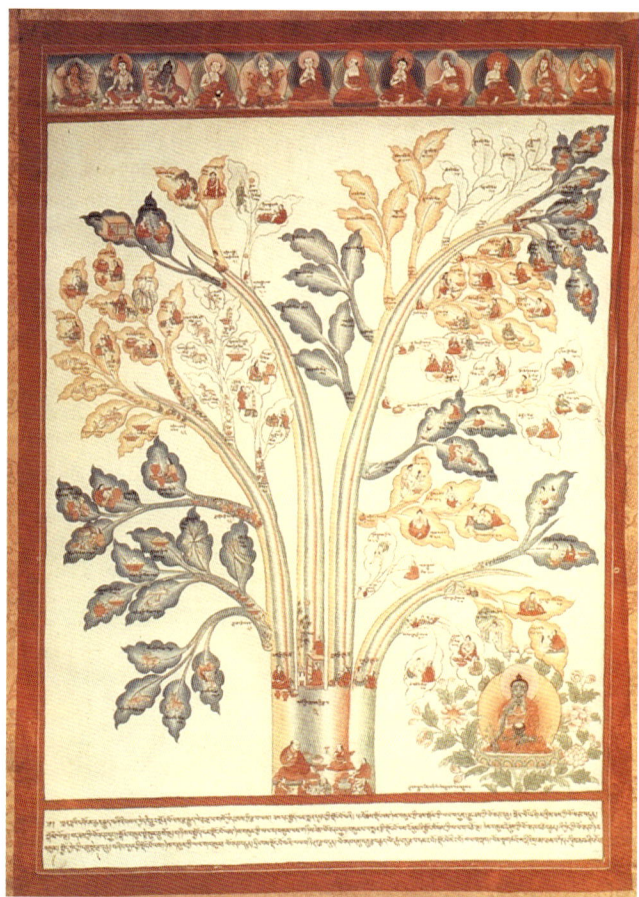

09　藏医食行药察图

　　清。长 103 厘米，宽 72 厘米。藏西藏自治区藏医研究所。亚麻布画。17 世纪，第斯桑结嘉措在前人注释基础上编成《四部医典大注蓝琉璃》。书中认为医生观察疾病，首先要从病人的食物、行为了解病因，辨证论治。本图即把上述主张形象地画成 4 棵大树，以树叶说明食行药察的情节，并附有文字说明。

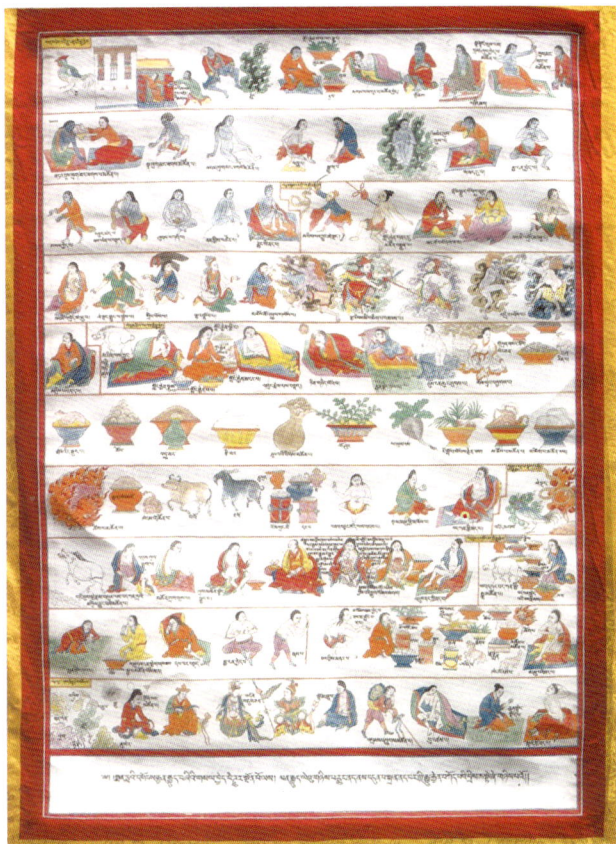

10　隆赤巴培根病因分析图

清末。长 104 厘米，宽 73 厘米。藏西藏博物馆。布画。着色。

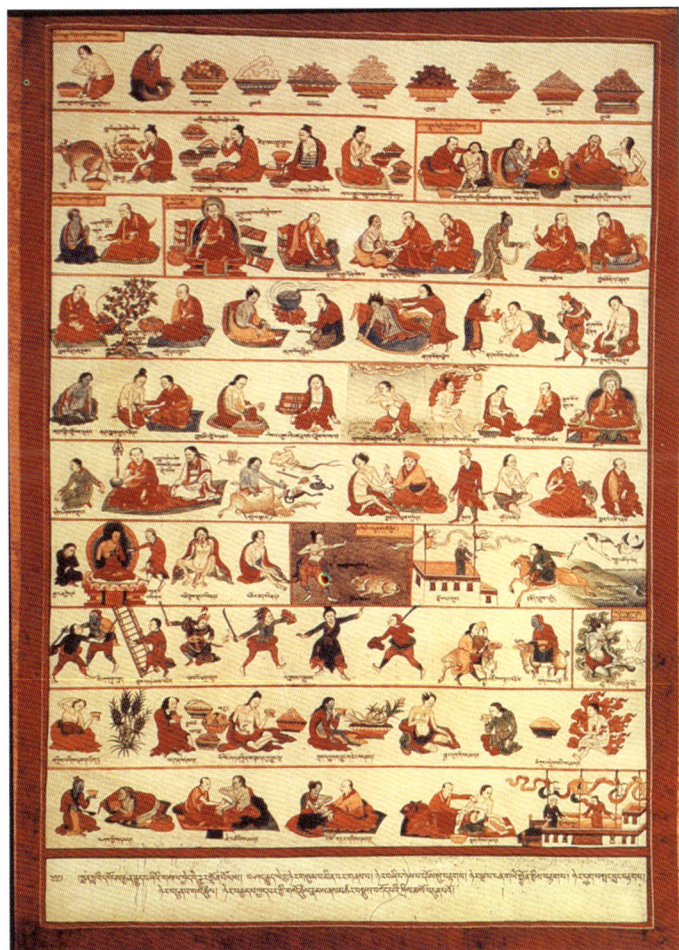

11　藏医诊治图

清。长 103 厘米，宽 72 厘米。藏西藏自治区藏医研究所。亚麻布画。据《四部医典》绘制。藏医诊病主要通过问诊、触诊（切脉）、望诊，诊察病人五官、躯体、排泄物、血、脉、体温、疼痛等的变化与情况，分析判断"隆"（气）、"赤巴"（火）、"培根"（水与土）的有余和不足，以确定疾病的部位、性质等，据此确定治疗原则和方法。本图形象地描绘了藏医诊疗疾病的理论和方法。

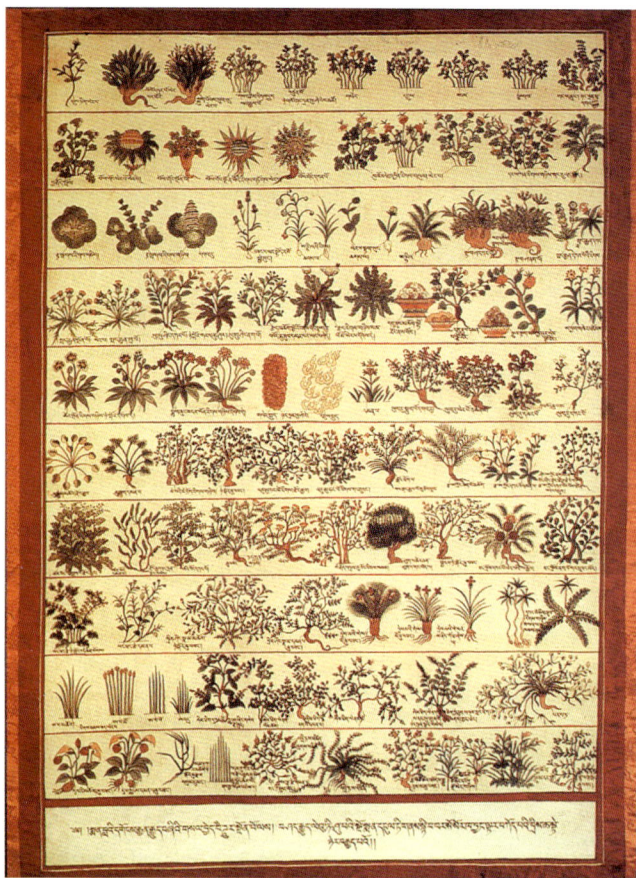

12 藏医植物药图

清。长103厘米，宽72厘米。藏西藏自治区藏医研究所。亚麻布画。据《四部医典》绘制。藏药品种繁多，包括植物药、矿物药和动物药，尤以植物药的应用最为广泛。图为藏医部分植物药的彩绘图。

13 藏医医疗器械图

清。长103厘米，宽72厘米。藏西藏自治区藏医研究所。亚麻布画。据《四部医典》绘制。收绘的藏医医疗器械约有90种，包括诊断器械、外科手术器械及治疗器具，如肛门镜、外科手术刀、钳、镊子、锯、钩、环钻及吸入器具、艾灸器具等，反映出藏医学医疗技术已达到较高水平。

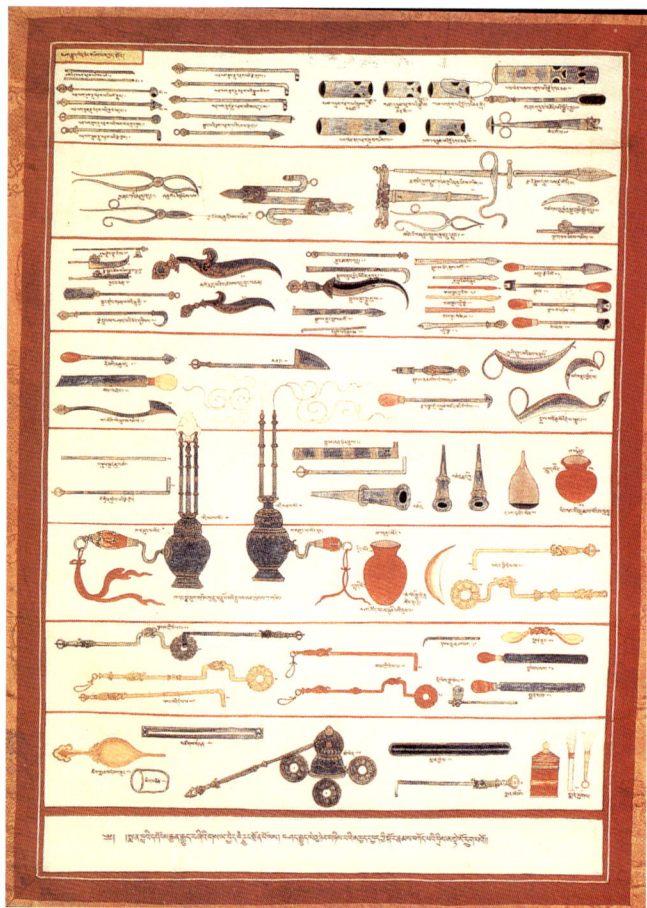

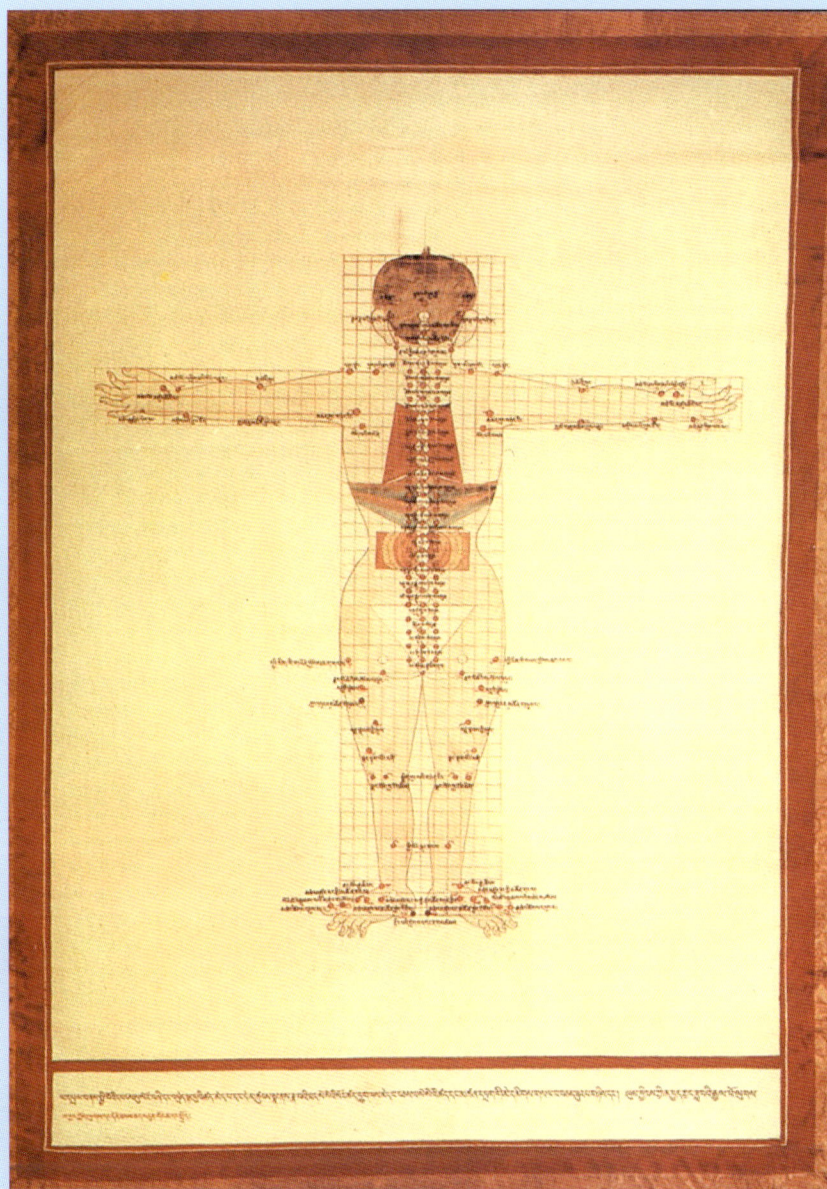

海藥本草 草部

革澄茄

坐灰香

民族篇

卷二 目錄 一

茅香

山柰

甘松香

日阿早

125

14 藏医穴位图

　　清。长103厘米，宽72厘米。藏西藏自治区藏医研究所。亚麻布画。据《四部医典》绘制。藏医很重视放血、拔火罐、火灸等疗法，而且要求严格按一定的穴位进行。藏医穴位理论独具特色，有可放血的穴位，有拔火罐、火灸的穴位，其中后二者与中医针灸穴位有相似之处。

医药器具

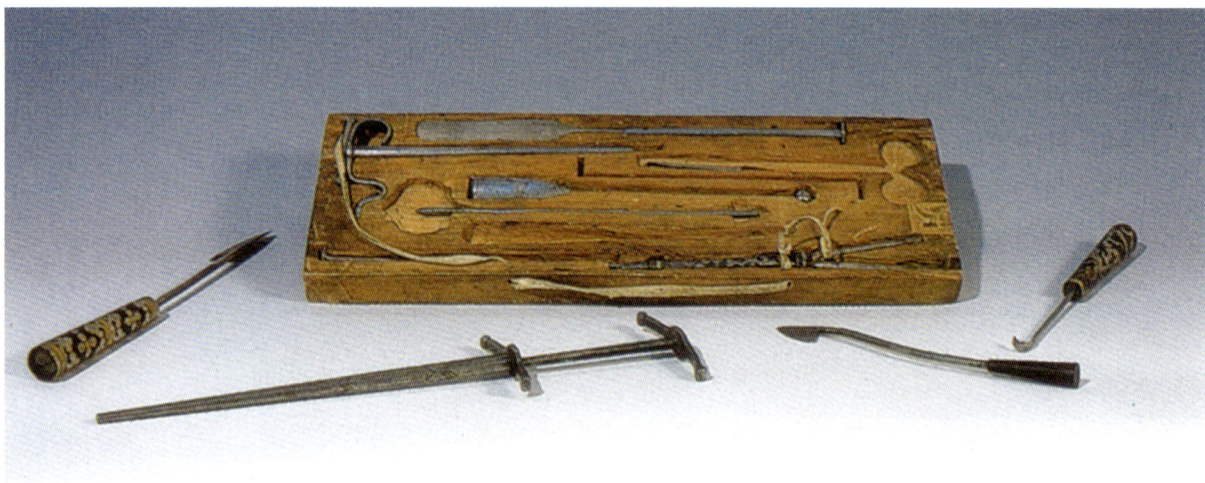

15　铁制藏医医疗器械

17世纪。藏西藏博物馆。11件套。8世纪时，藏医便可进行较为复杂的外科手术，藏医经典《四部医典》记载了当时各种外科手术器械的大小、规格以及操作方法等。

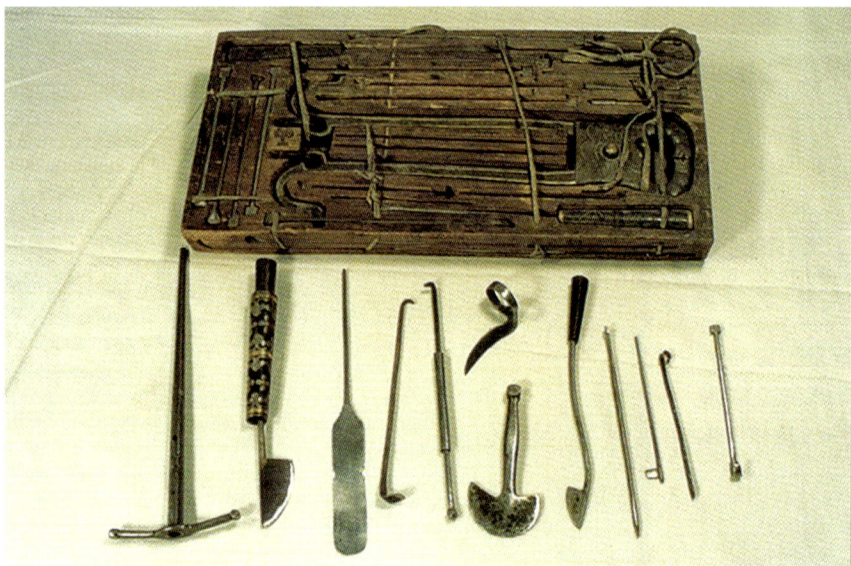

16　藏医医疗器械

清。载《中国边疆民族地区文物集萃》。全套90余件。根据器械的不同形状，在木板上刻成各种凹形，将其装入。

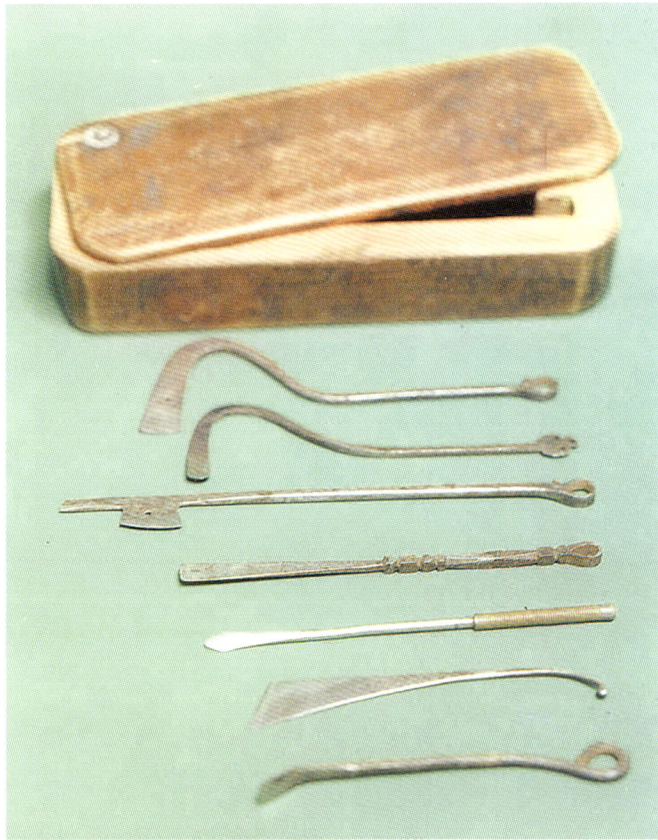

17 藏医手术器具一

近代。最长15.5厘米，最短9厘米。在甘肃省甘南藏族自治州征集。藏北京中医药大学医史博物馆。7件，从上至下为1~7号，其中5号为穿刺针，其余为各种手术刀。

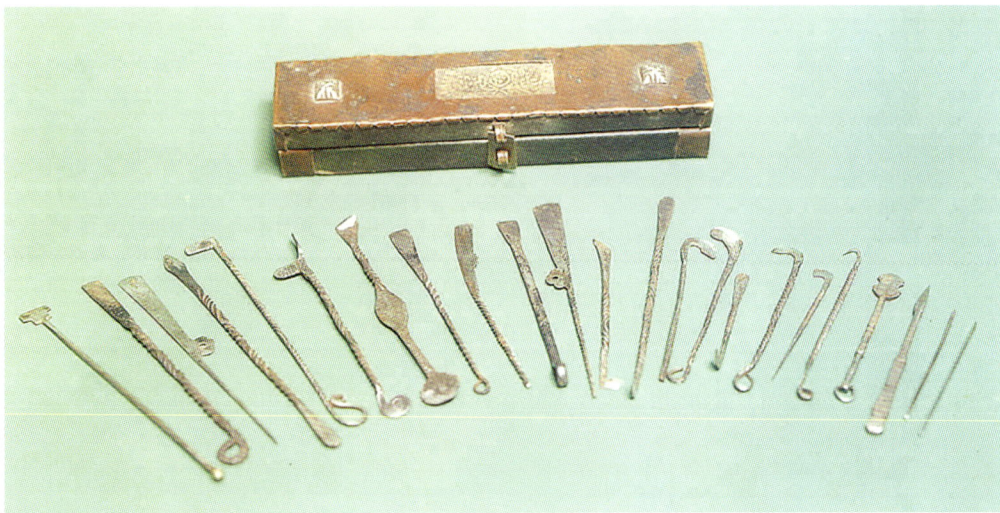

18 藏医铜制医疗器械

近代。最长15.5厘米，最短9厘米。在甘肃省甘南藏族自治州征集。藏北京中医药大学医史博物馆。23件，包括刀、钩、针、匙等。最上方的盒子为用具箱。

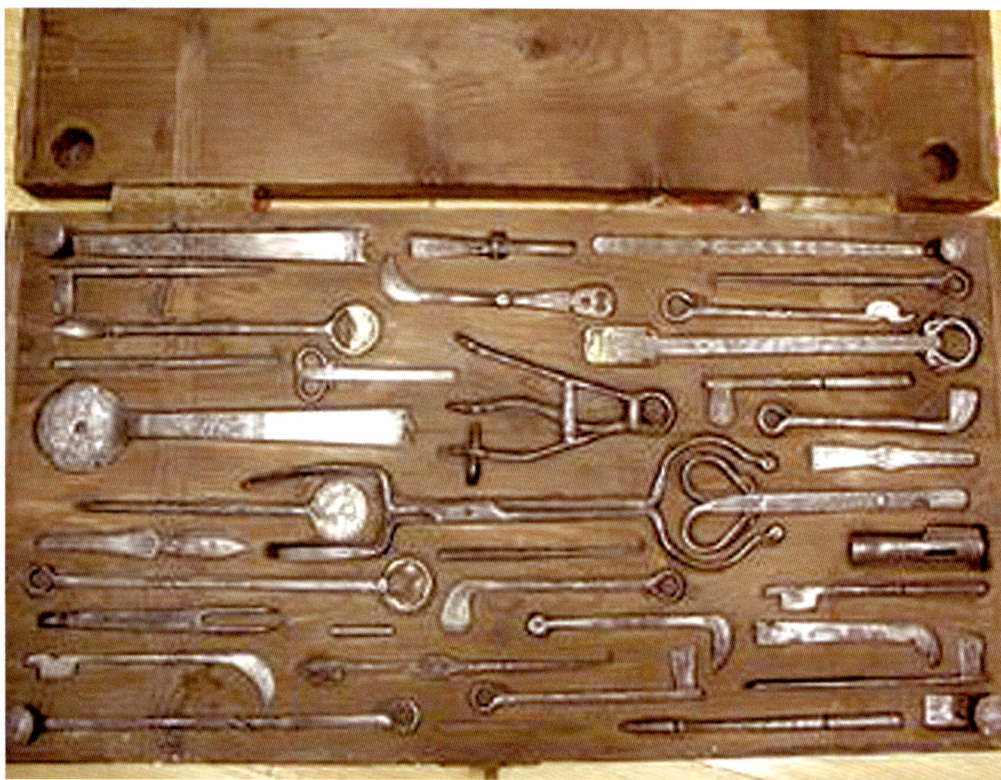

19　藏医手术器具二

清。藏香港浸会大学孔宪绍博士伉俪中医药博物馆。全套，有用于切割、缝合等手术操作的各式器具 30 余件。

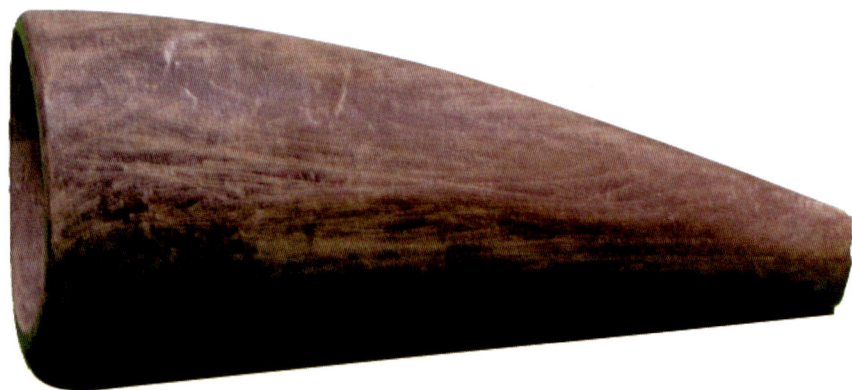

20　牛角

清。长 10 厘米。民间征集。藏成都中医药大学医史博物馆。是藏医用于拔火罐的器具。

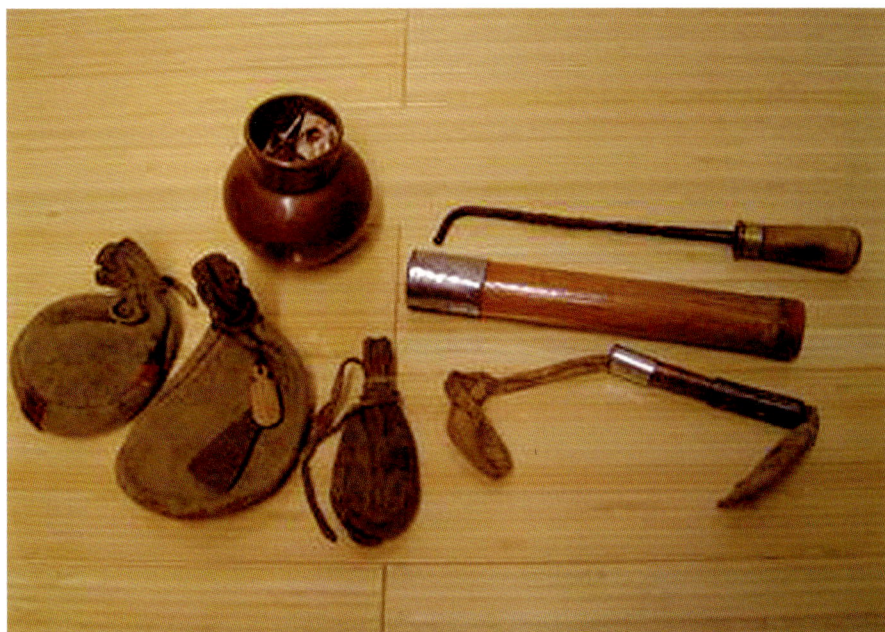

21 藏医的火罐与药袋

近代。罐直径 8 厘米，高 10 厘米。藏香港浸会大学孔宪绍博士伉俪中医药博物馆。中医拔罐通常采用"干杯吸法"，即不刺破皮肤，利用燃烧消耗罐内的部分氧气，形成负压吸杯，造成皮下瘀血；而藏医拔罐多采用"湿杯吸法"，又称"放血疗法"，此法需在划破皮肤后，用吸杯将部分血液抽离身体。

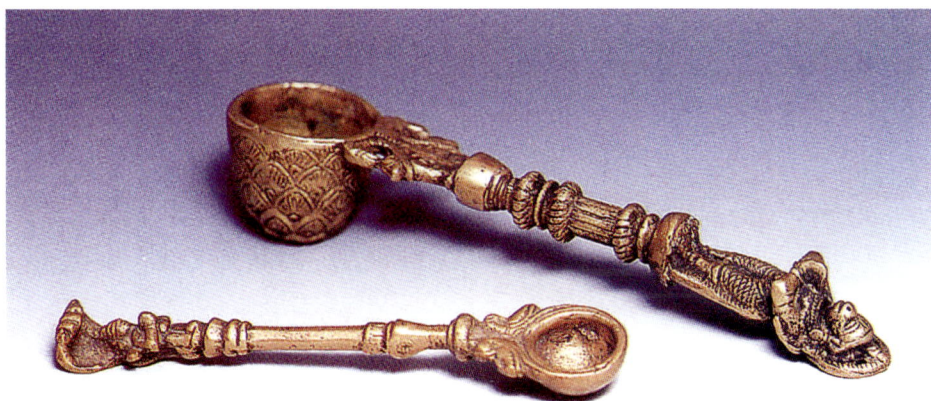

22 月王铜药勺

近代。大者长 20.5 厘米，勺口径 3.5 厘米，勺深 3.5 厘米；小者长 15 厘米，勺口径 2.2 厘米，勺深 1.5 厘米。在甘肃省甘南藏族自治州征集。藏北京中医药大学医史博物馆。传世品。藏医取药用具。大勺的外部刻有荷花瓣花纹，勺柄一端铸有藏族崇敬的古代月王像。小勺柄的另一端月王像头上铸有一弯曲的手掌形药勺，两端可分别取用不同剂量的药末。

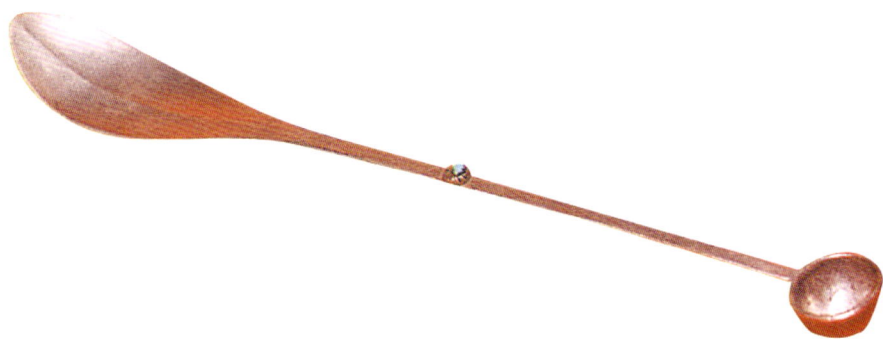

海药本草 草部

『一带一路』中医药文物图谱集

蔥澄茄

迷迭香

伽茇

萝蒻香

甘松香

白附子

卷二 目录

130

23 铜药勺

近代。长 21 厘米。在西藏自治区拉萨市征集。藏北京中医药大学医史博物馆。传世品。药勺既是取药工具，又是量具。药勺一端为圆勺，另一端为树叶状扁平勺，可称取不同剂量的药物。勺柄的中间还镶有一孔雀石。

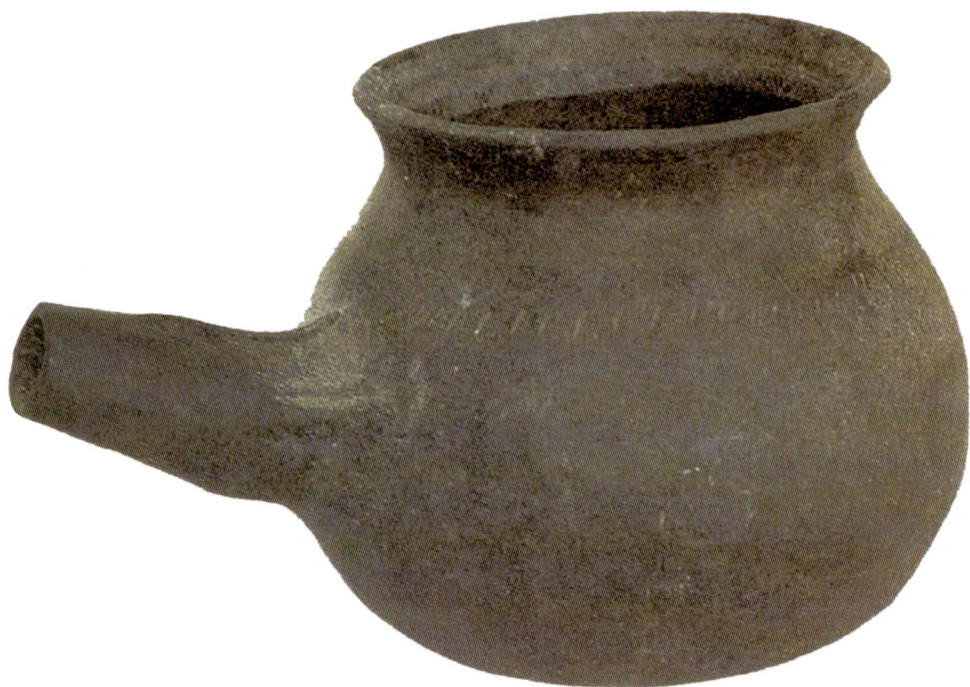

24 藏医灰陶煎药罐

近代。高 12.7 厘米，腹径 12.5 厘米。藏云南省迪庆藏族自治州香格里拉县民间。腹部设一圆柱状銎口把，为藏族地区煎药的器具。

饮食与运动

海藥本草 草部

民族篇

蓽澄茄

卷二 目録 一

茅香

甘松香

山柰

131

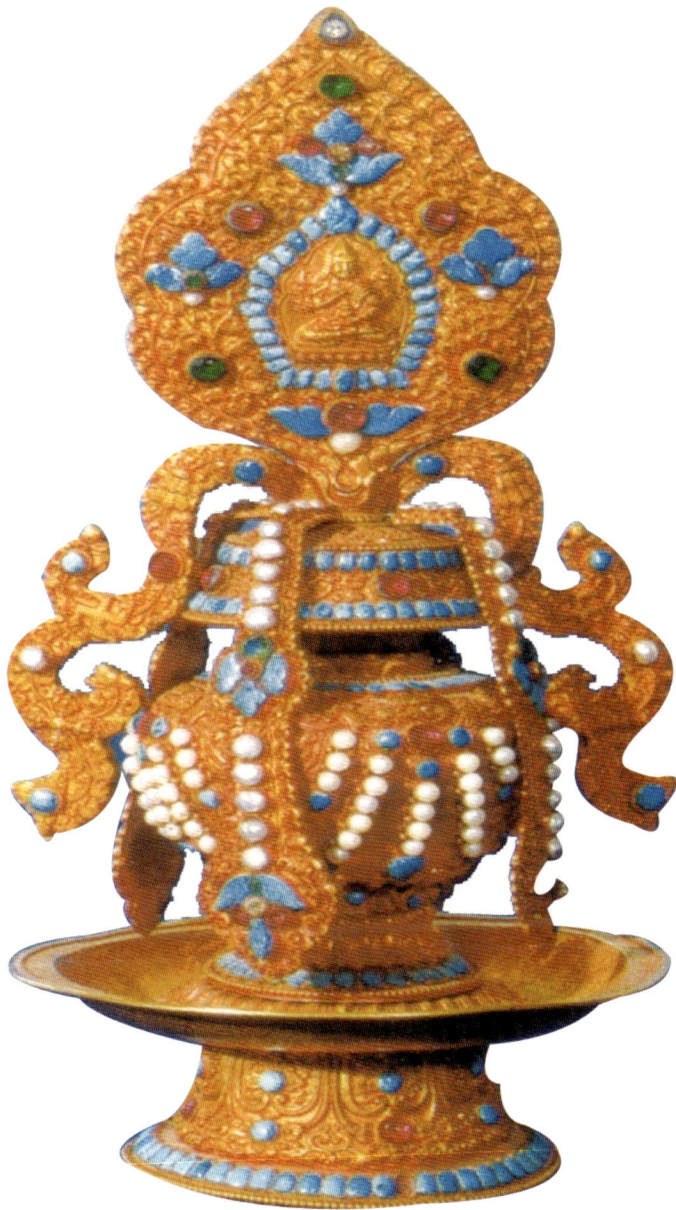

25 镶宝石金质长寿瓶

19 世纪。高 29.3 厘米，宽 14.8 厘米，底部直径 8.8 厘米。藏西藏博物馆。

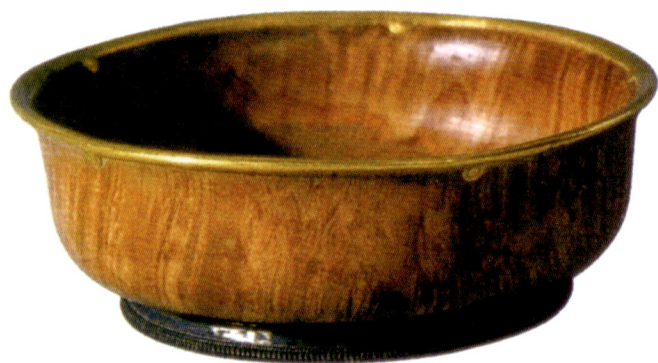

26 金扣木碗

19 世纪。高 9.5 厘米，口径 13.5 厘米，底部直径 9.5 厘米。藏西藏博物馆。

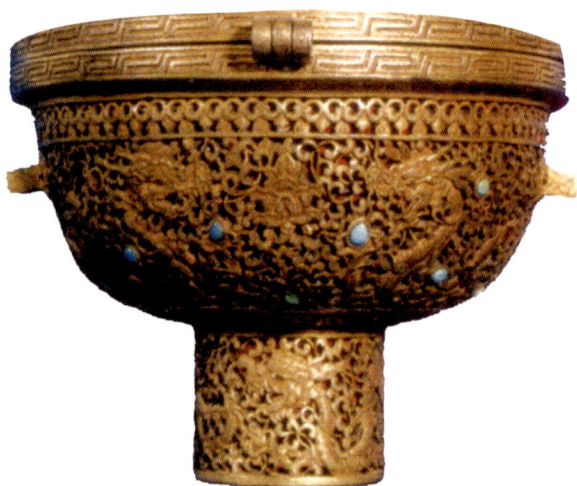

27 镶绿松石镀金铜质龙纹高足碗套

19 世纪。高 13 厘米，口径 18 厘米，底部直径 6.2 厘米。藏西藏博物馆。

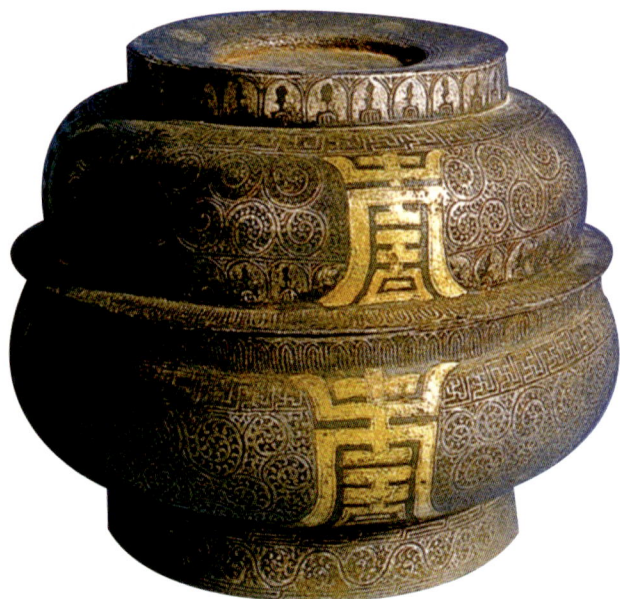

28 错金银质糌粑盒

20 世纪。高 16.4 厘米，口径 19.7 厘米，底部直径 14.4 厘米。藏西藏博物馆。

29 鎏金錾花银质盛食盖盒

20 世纪。高 33 厘米，口径 34 厘米，底部直径 21.5 厘米。藏西藏博物馆。

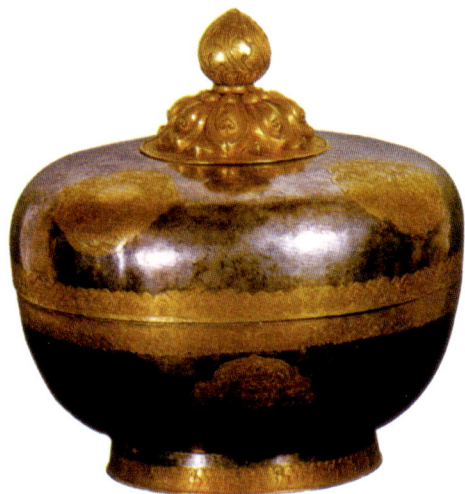

30 镶绿松石金质盛食桶

20 世纪初。高 35 厘米，口径 18 厘米，底部直径 25 厘米。藏西藏博物馆。

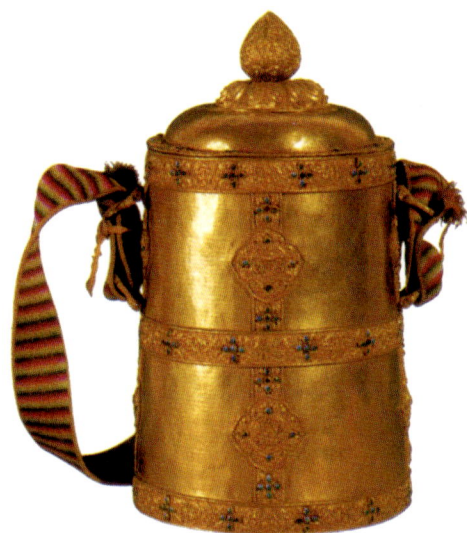

31 镶宝石金质净水瓶

19 世纪。高 22.5 厘米，宽 19.3 厘米，口径 8.8 厘米，底部直径 4.4 厘米。藏西藏博物馆。

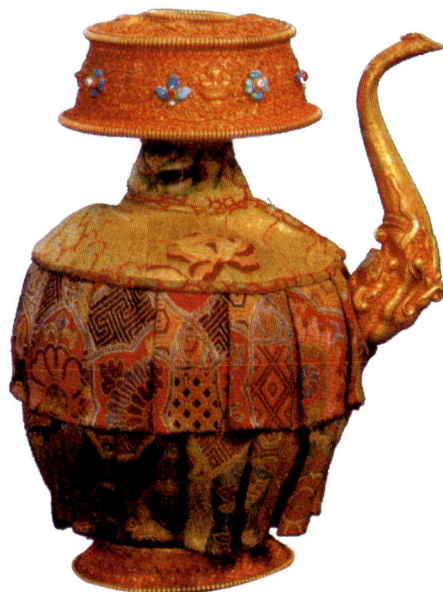

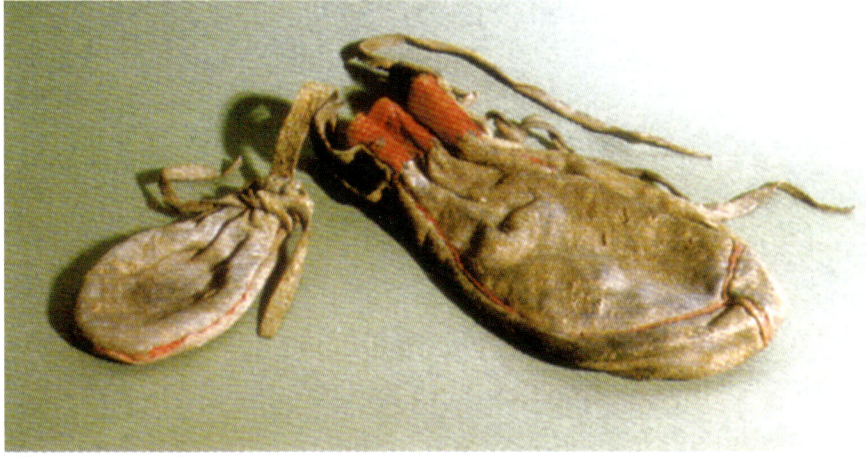

32　皮质茶盐袋

20 世纪。直径 20 厘米。藏西藏博物馆。

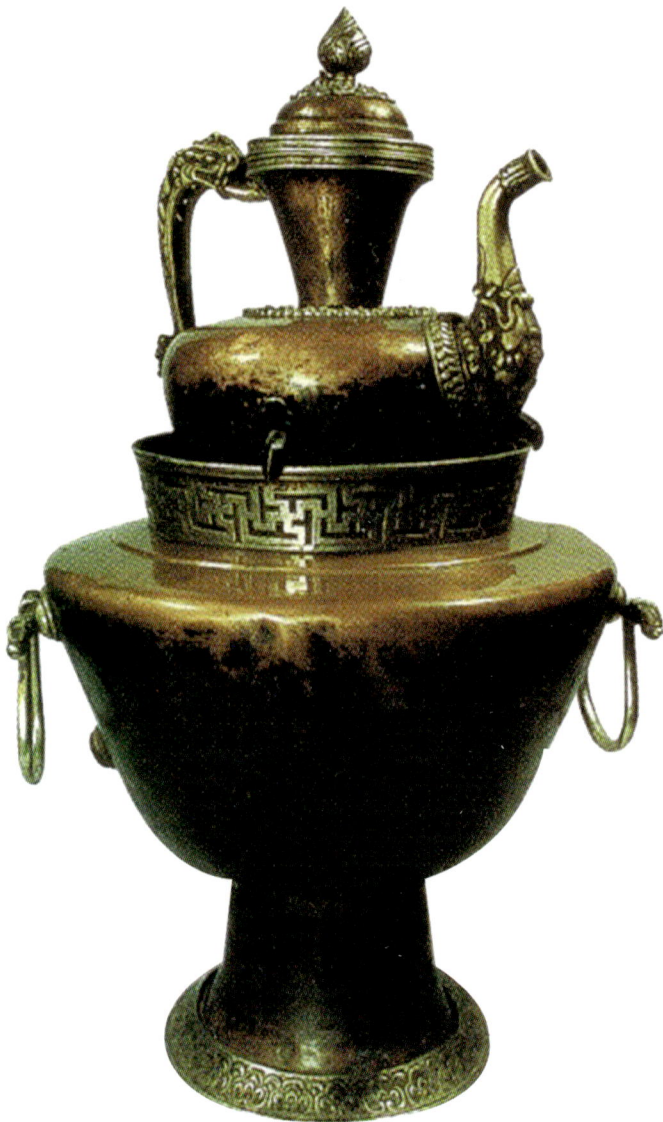

33　铜质火钵茶罐

通高 58 厘米，钵高 35 厘米。载《中国边疆民族地区文物集萃》。

海药本草 草部

「一带一路」中医药文物图谱集

「草澄茄」

茇澄香

苓香 偉

甘松香

卷二 目录

134

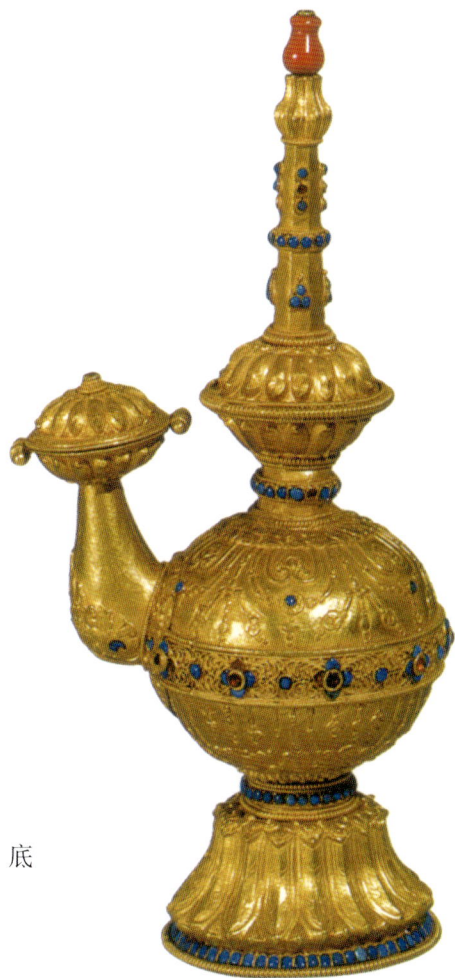

34　镶宝石金质沐浴壶

　　20 世纪初。高 20 厘米，宽 10 厘米，底部直径 6.8 厘米。藏西藏博物馆。

海药本草　草部

草澄茄　茅香　甘松香

坐米香　山柰　日时之

民族篇

卷二　目录　一

135

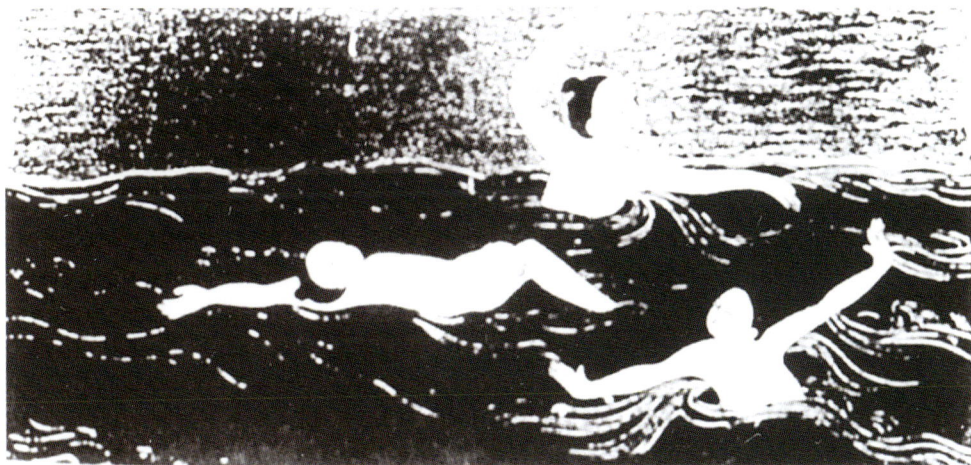

35　游泳图壁画一

　　明。西藏自治区日喀则市扎什伦布寺壁画。壁画中水波荡漾，三位头挽发髻的裸体习水者正在畅游。其姿态优美，栩栩如生。

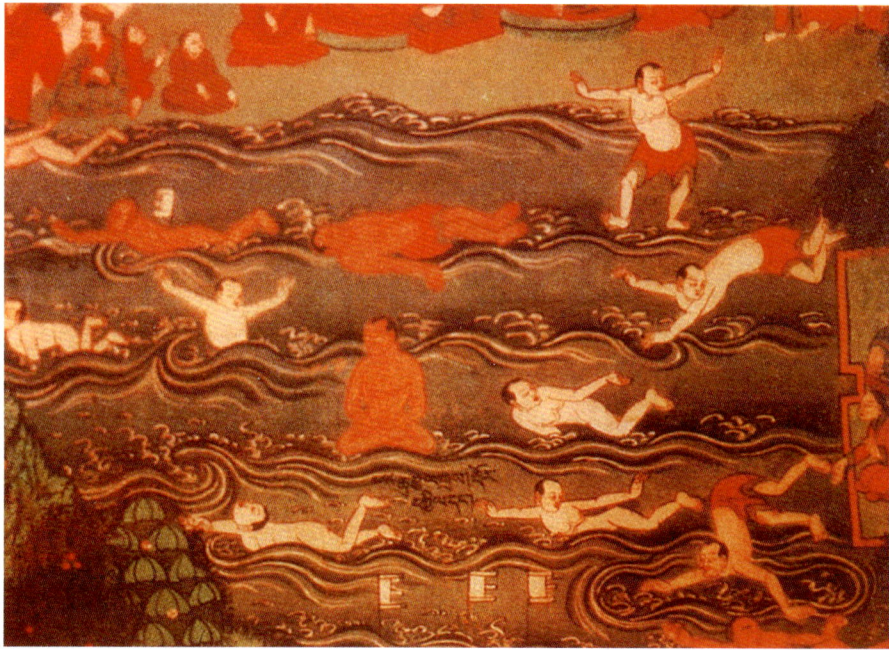

36　游泳图壁画二

　　清。布达拉宫壁画。波涛涌起的江水中，一群喜泳者正在击水竞游。壁画将游泳者击水、浮水和跳水的各种姿态描绘得形象、逼真。

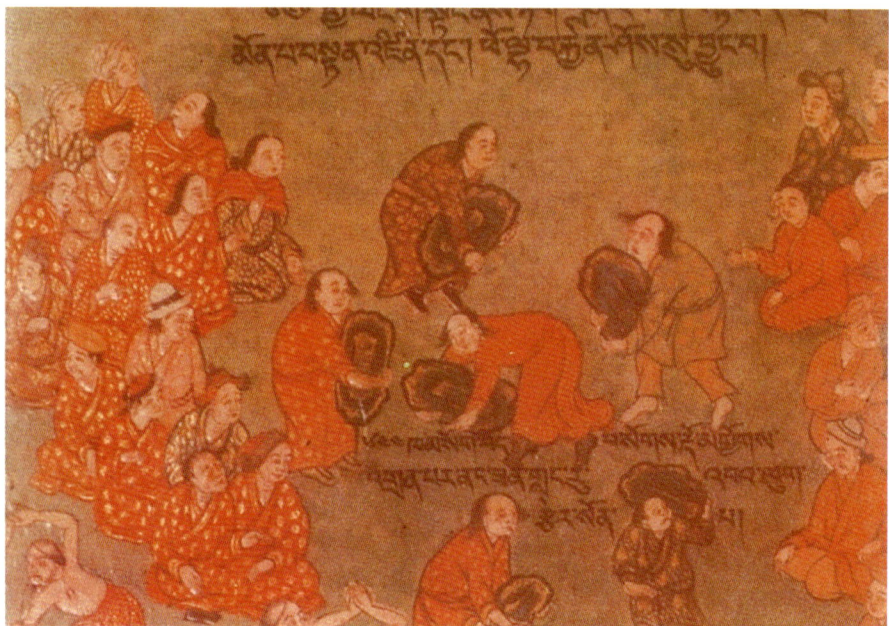

37　举石图

　　清。原图纵 40 厘米，横 31 厘米。布达拉宫西大殿（司西平措）二楼画廊壁画。此为布达拉宫落成仪式图局部，描绘在庆祝"红宫"落成典礼上的举石竞力比赛。图中，六位力士在观众围成的场地内进行抱石、举石和扛石的练力比赛，这是对当地体育活动的形象描绘。

海药本草 草部

"一带一路"中医药文物图谱集

卷二 目录

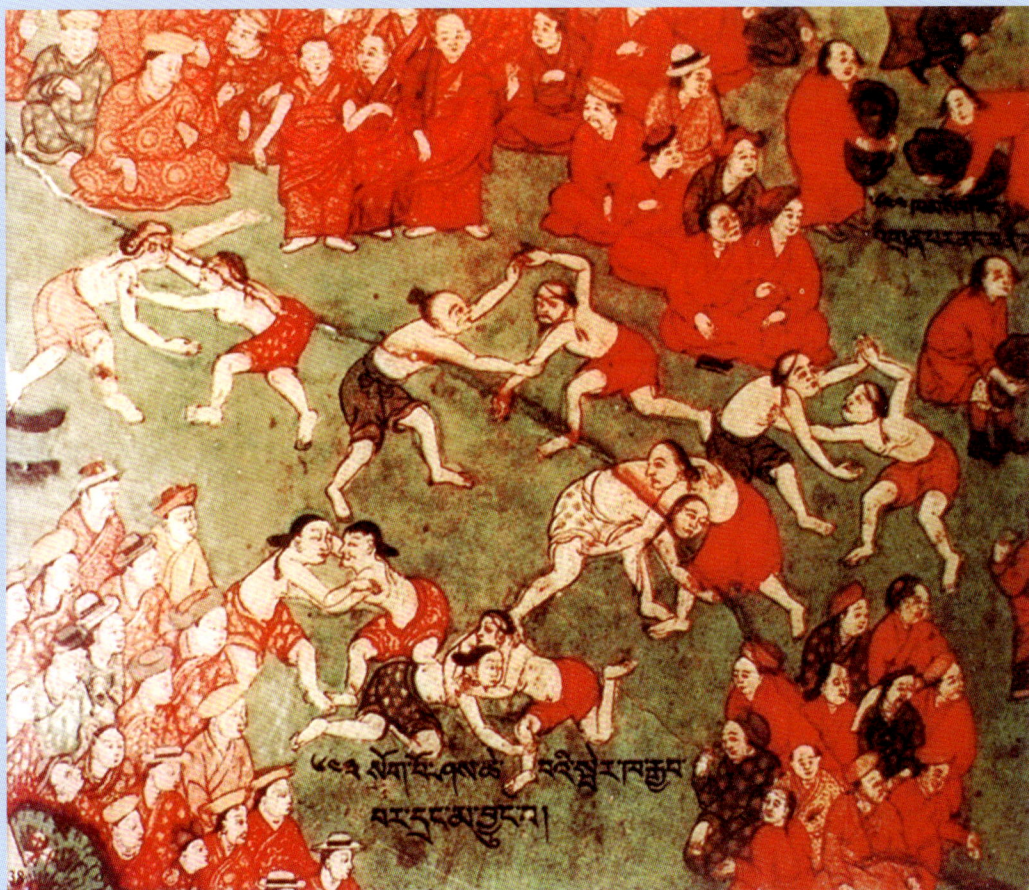

海藥本草
草部
葷澄茄
民族篇
茅香
卷二 目録 一
甘松香
137

38 摔跤图

清。原壁画纵 40 厘米，横 31 厘米。布达拉宫西大殿（司西平措）二楼画廊壁画。此为布达拉宫落成仪式图局部，描绘在庆祝"红宫"落成典礼上举行的摔跤比赛。图中，六对摔跤手上身赤裸，下着短裤，表现出奋力竞争的态势，周围坐有观看比赛的喇嘛。这是对当地体育活动的形象描绘。

蒙 医

医药文献与器具

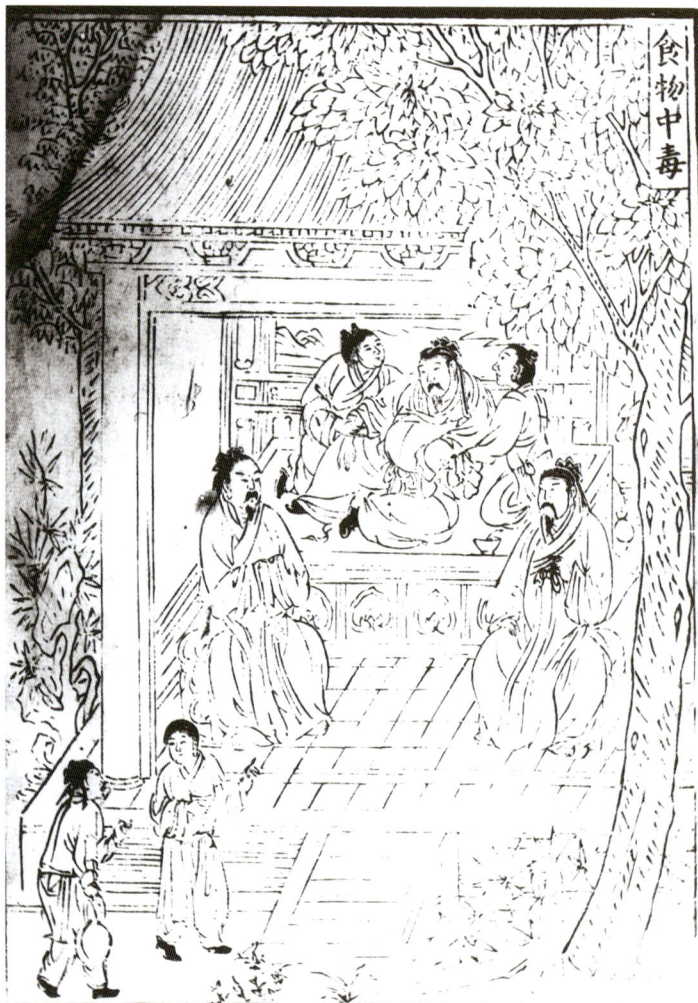

01 《饮膳正要》书影

　　明经厂刊本。原书刊于天历三年（1330）。藏中国中医科学院图书馆。本书由元代饮膳太医、蒙古族营养学家忽思慧著，共3卷，系作者任职期间对食物营养、饮食卫生及其他有关知识的总结，是现存最早的营养学专著。书中可见元代蒙古族医药资料，附图168幅。

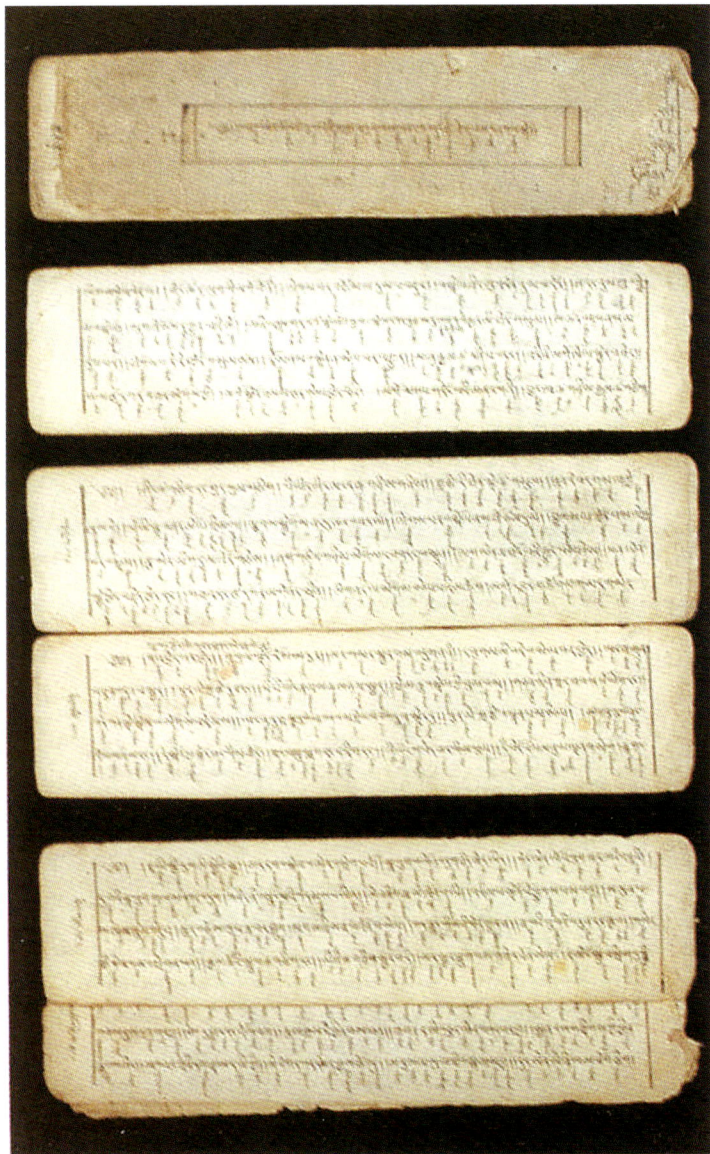

02 蒙藏文对照验方集

长 37 厘米，宽 9 厘米。1978
年内蒙古扎旦召准国利喇嘛所赠。
藏陕西中医药大学陕西医史博物馆。
黄土纸手抄本。

海药本草 草部
民族篇
卷二 目录 一
单澄苏
迷迭香 茅香 山萘
甘松香 艮竹芎
139

03 螺号

清。长 30 厘米。在
陕西省渭南市澄城县征集。
藏陕西中医药大学陕西医
史博物馆。是蒙医进入关
内行医用的"行头"。

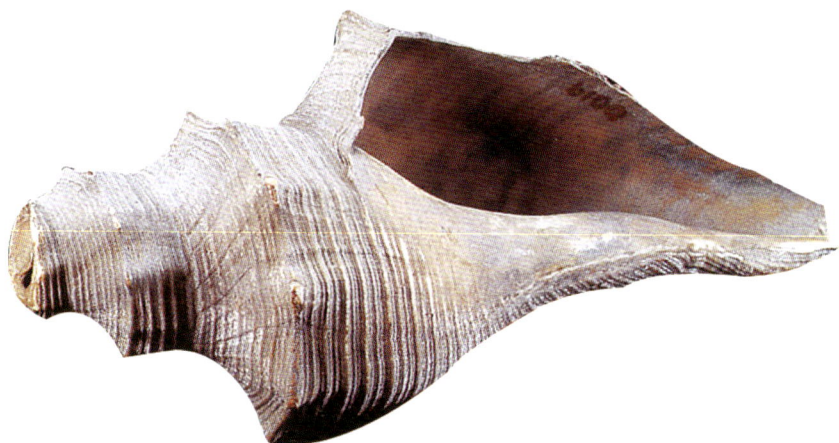

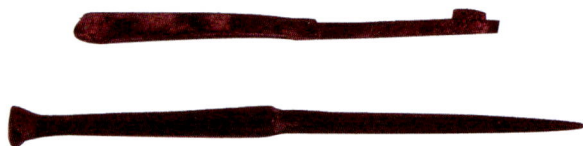

04　蒙医铜制放血刀一

清。长 8.3 厘米。1978 年在内蒙古自治区呼和浩特市征集。藏陕西中医药大学陕西医史博物馆。是蒙医施行放血疗法所用的刀具。

05　蒙医铜制放血刀二

传世品。长 11 厘米。在内蒙古自治区阿拉善左旗征集。藏北京中医药大学医史博物馆。藏医和蒙医施行放血疗法的主要用具。

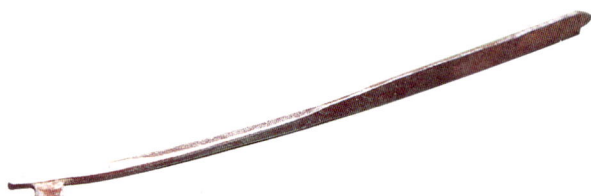

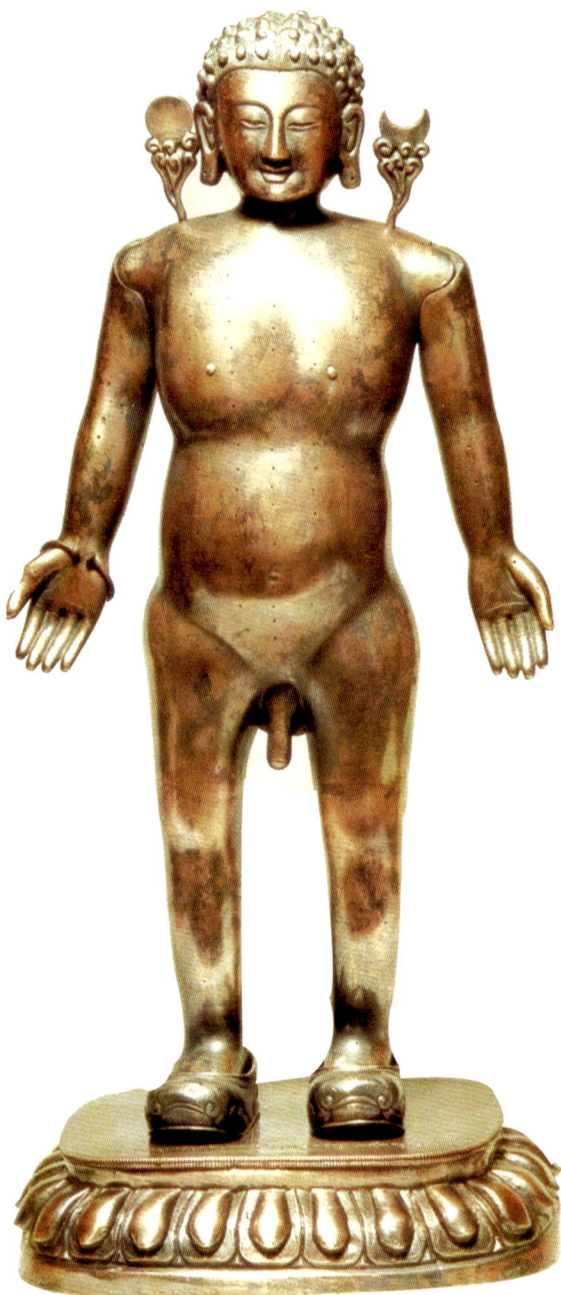

06　蒙医针灸铜人

1928 年。通高 68 厘米，身高 61 厘米；身重 21 千克，总重 28.9 千克。藏北京中医药大学医史博物馆。全身有穴位 538 处，两肩有"日""月"肩饰。

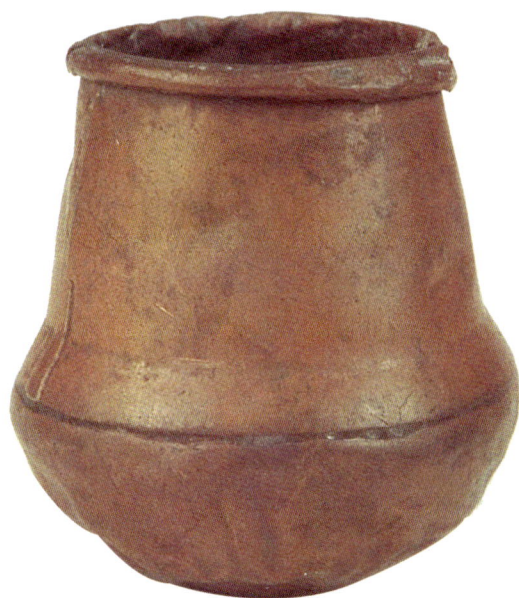

07　紫铜拔火罐

　　清。高 5 厘米，底径 3.4 厘米。1978 年在内蒙古自治区包头市征集。藏陕西中医药大学陕西医史博物馆。是藏医、蒙医传统使用的拔火罐。

海藥本草　草部
蓽澄茄

民族篇

蓽澄茄　茅香　甘松香

山柰

日时

卷二　目録　一

141

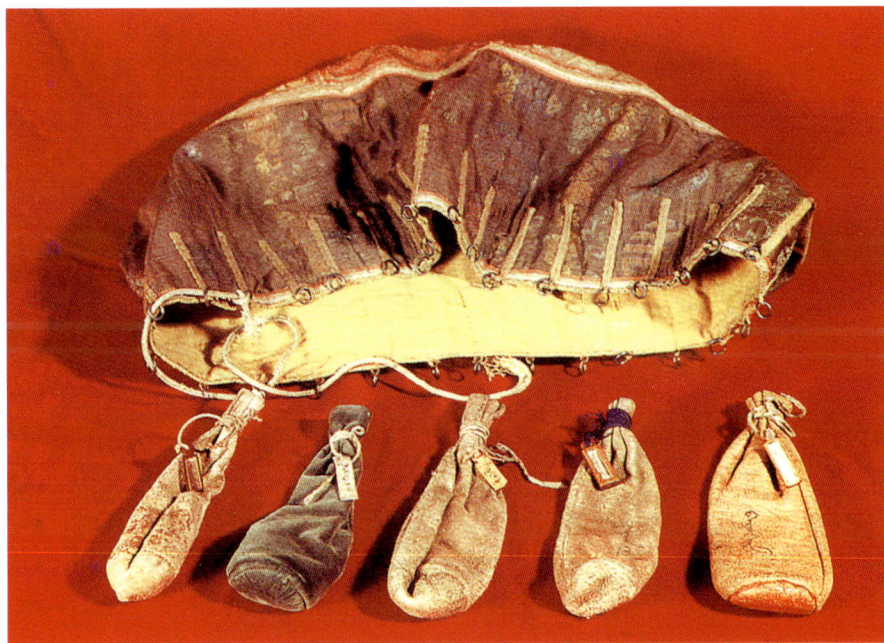

08　蒙医药包

　　清。藏中国医史博物馆。蒙医草原巡诊时用。内有一些羊皮革质的装药小袋，每一小袋上各书所装之药末名。

蘘澄茄 荜香 苘茇 荜拨香 白阿芬 迷迭香

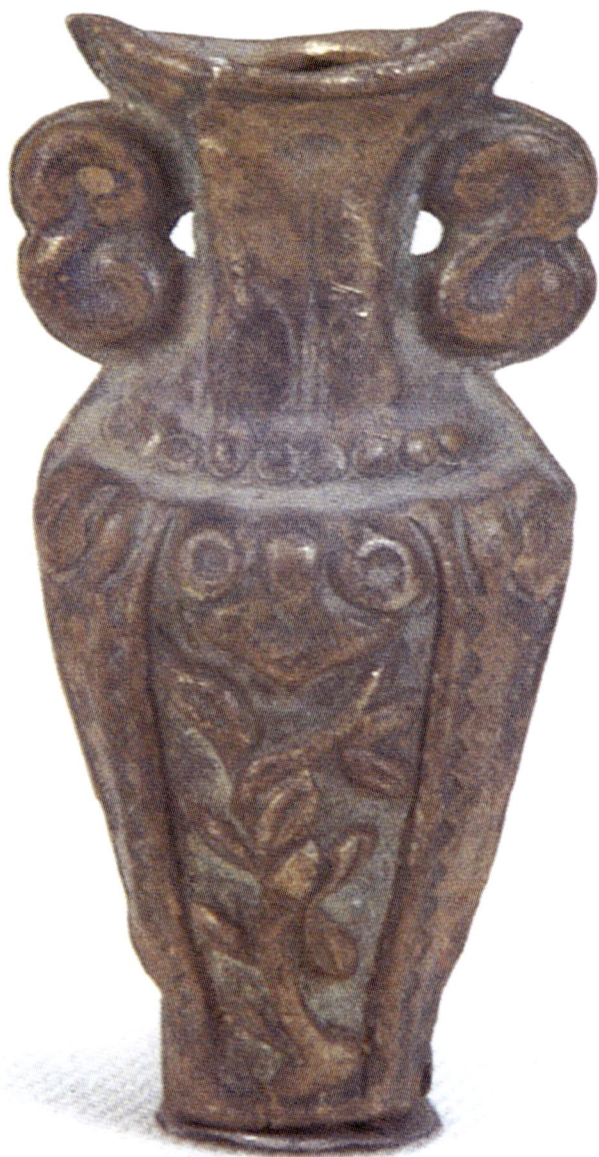

09 蒙医银药瓶

清。高 6 厘米。在内蒙古自治区包头市征集。藏陕西中医药大学陕西医史博物馆。

10 蒙医铜药勺一

清。长 8.9 厘米，勺径 2.8 厘米，重 19 克。藏陕西中医药大学陕西医史博物馆。勺头浅圆，勺把有浮雕。

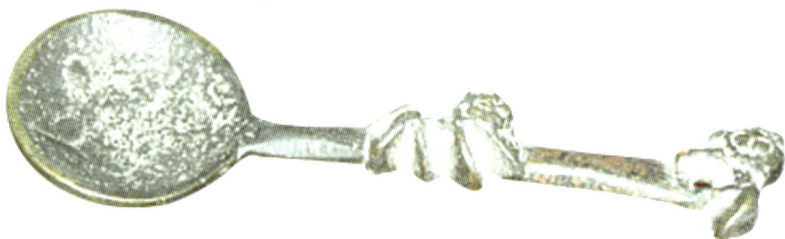

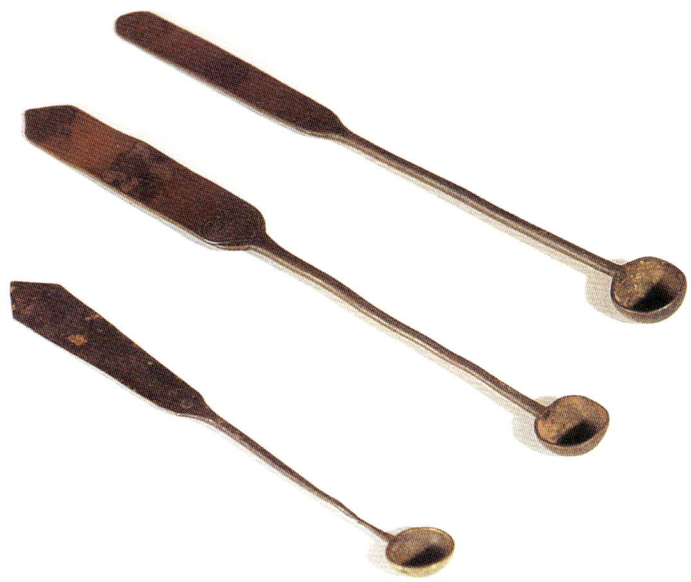

11 蒙医铜药勺二

清。柄长从小到大分别为 16.5 厘米、23 厘米、23.5 厘米，勺径分别为 1.8 厘米、2.2 厘米、2.4 厘米。藏中国医史博物馆。蒙医量药用具，作从蒙药袋内取量药粉之用。

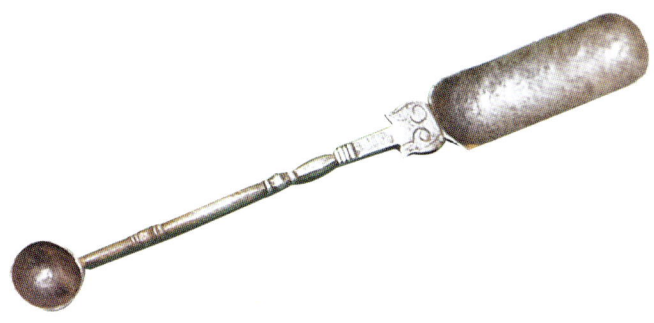

12 蒙医银药勺

传世品。长 20.5 厘米。在内蒙古自治区阿拉善左旗征集。藏北京中医药大学医史博物馆。此勺一端为圆勺，另一端为长勺，用以取用不同剂量的药物。

海藥本草 草部

民族篇

蓽澄茄

卷二 目録 一

米米香

茅香

甘松香

日甘艺

143

养 生

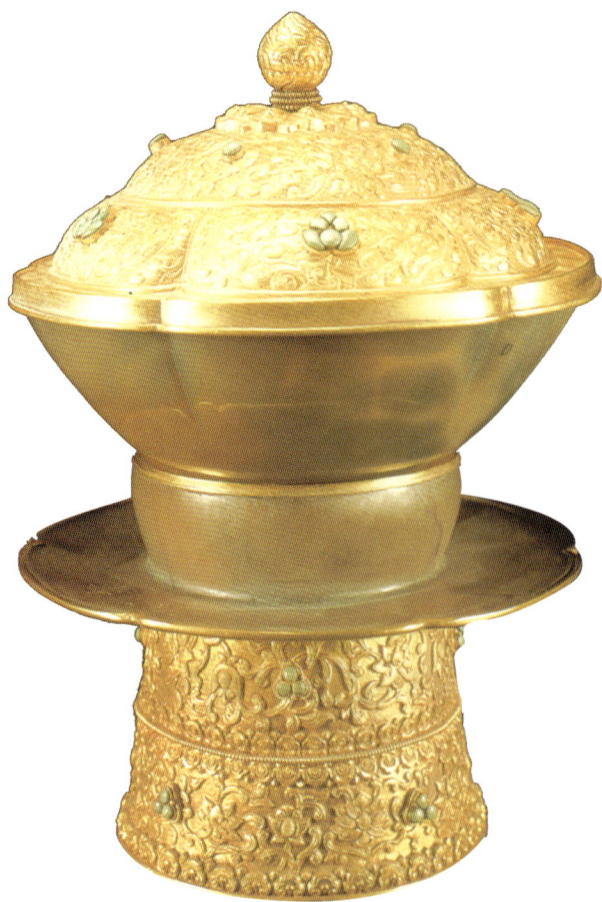

13 金嵌玛瑙碗

　　清。高 19.3 厘米。藏故宫博物院。全器采用錾刻、镶嵌技术，工艺精湛，兼具满、蒙、藏三种风格。碗刻"寿"字，足刻"乾隆"款。

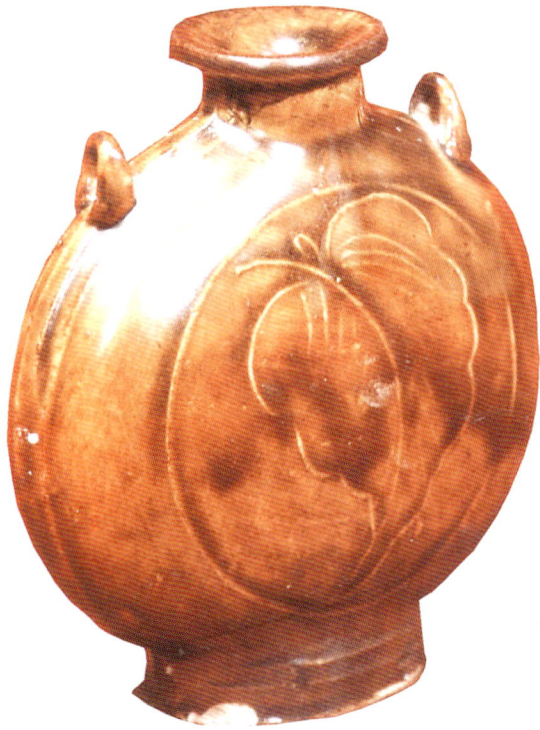

14 黄釉陶水壶

元。藏中国医史博物馆。壶体为扁鼓形，刻有叶片饰图；壶体上方两侧有穿孔壶耳，便于游牧携带。

海药本草·草部

民族篇

卷二 目录 一

菥溟芬

茅香

山奈

甘松香

白芷

145

15 链锤布鲁

清。通长 57.5 厘米。藏内蒙古自治区博物馆。柄部木制，前部稍弯曲，形似手杖，首端有一孔，一条皮条从孔中穿过并连接一心状铜锤。"布鲁"为蒙古语"投掷"之意，早在 1 300 多年前就已成为游牧民族打猎和对敌战争时用的武器，后来逐渐演化成远距离投掷项目用的运动器械。用布鲁投掷要求距离远和目标准确，这有利于增强臂力，锻炼力量、速度、灵敏度和目测能力。

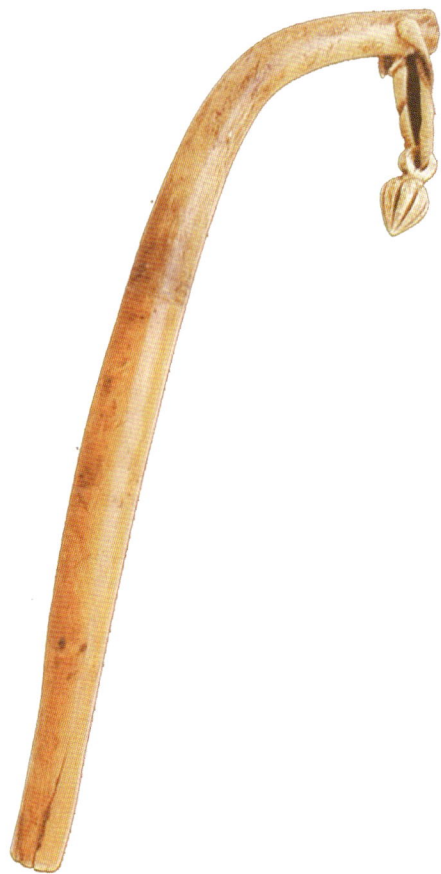

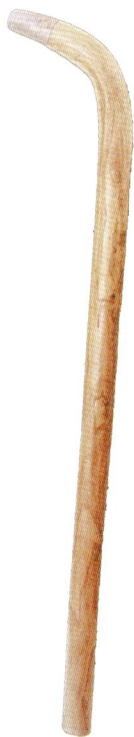

16　包铁木布鲁

　　清。通长59厘米。藏内蒙古自治区博物馆。末端稍弯曲，首部包铁皮。是护牧狩猎和远距离投掷运动项目用的主要器械。

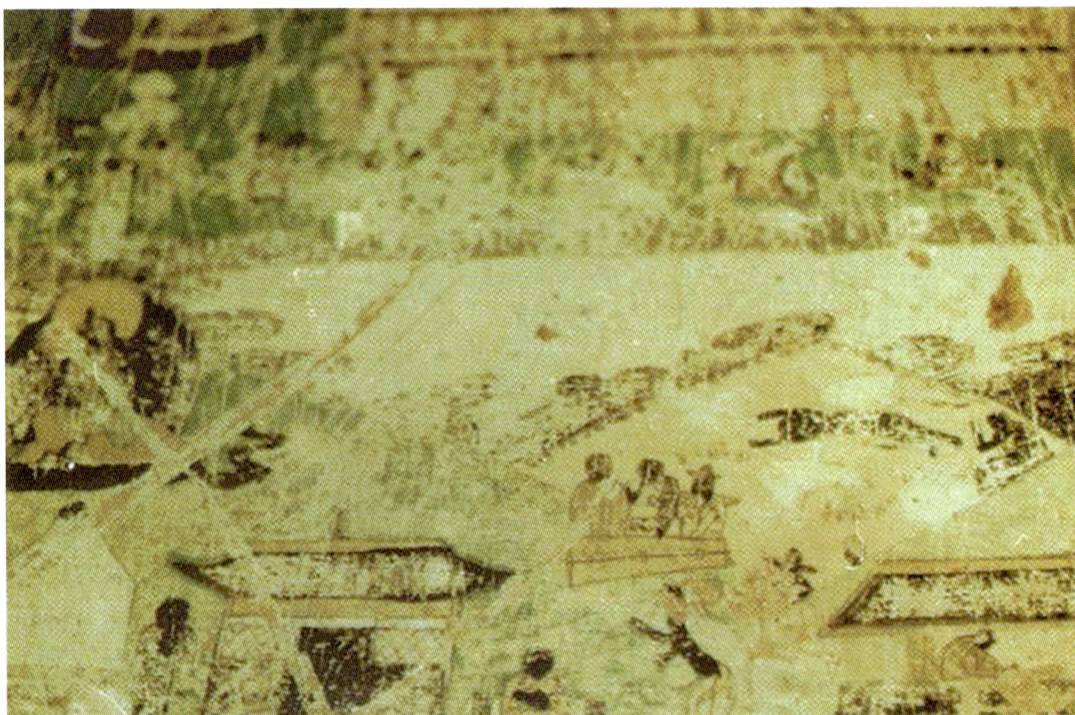

17　丧葬图

　　元。长60厘米，宽40厘米。内蒙古百眼窑石窟第21窟西壁壁画。画中绘有3人，其立于用圆木做成的棺前，后部为方形坑；前面的房屋内有僧人和贵妇。是蒙古族贵族丧葬仪式的写照，为罕见之作。

其他民族医

维吾尔医

海藥本草 草部

民族篇

卷二 目錄 一

迷迭香 蓽澄茄

茅香 甘松香

山柰 昆布学

147

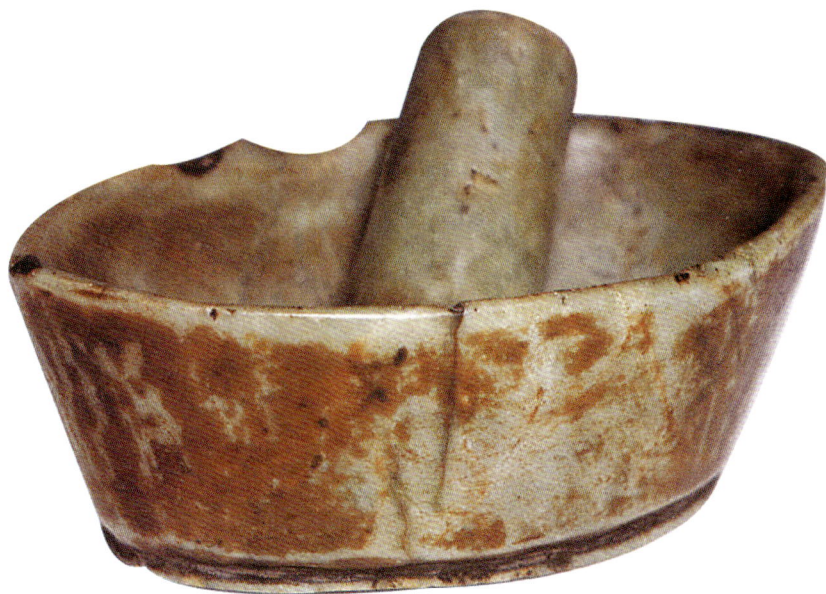

01　船形玉药臼杵

　　清。臼高 7.5 厘米，长 18.5 厘米，宽 11 厘米；杵长 10 厘米。在新疆维吾尔自治区莎车县征集。藏北京中医药大学医史博物馆。外形像小船，臼内呈枣核状、圆弧形。此玉药臼杵是新疆莎车维吾尔医院维吾尔医依明·阿吉木家传研药用具。

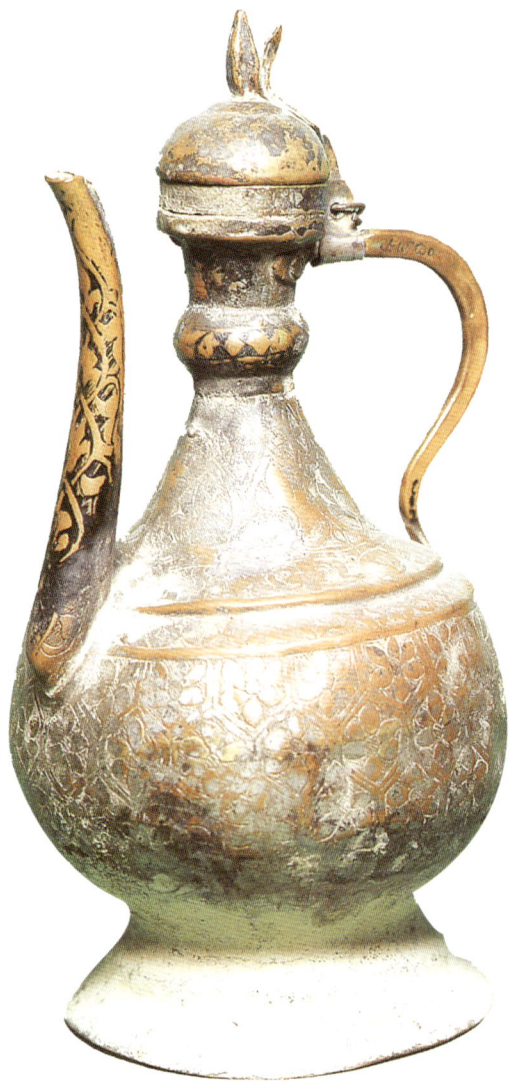

02 铜洗手壶

高 30.5 厘米，腹径 16 厘米，口径 5 厘米。在新疆维吾尔自治区喀什市征集。藏北京中医药大学医史博物馆。锥形长颈，扁鼓腹，高圈足。壶嘴细长高于壶口，壶盖上有一四棱尖锥形錾。壶身上刻有传统的阿拉伯花纹，壶手柄上端刻有阿拉伯文"1350"字样。是维吾尔族洗手用具。

03 彩绘泥塑打马球俑

唐。高 37 厘米。1972 年在新疆维吾尔自治区吐鲁番市出土。藏新疆维吾尔自治区博物馆。马昂首，四蹄腾空呈飞奔状。花马鞍上坐一俑，头戴幞头，面部神情喜庆活泼，身穿长袍，足着尖头靴，左手握拳，右手高举杖杆，双目下视紧盯马球，作欲击球状。黄泥制成，通体施白、紫、黑、红等彩。此俑造型生动，形象逼真，生动地反映出唐代少数民族贵族打马球的生活场景。系国家一级文物。

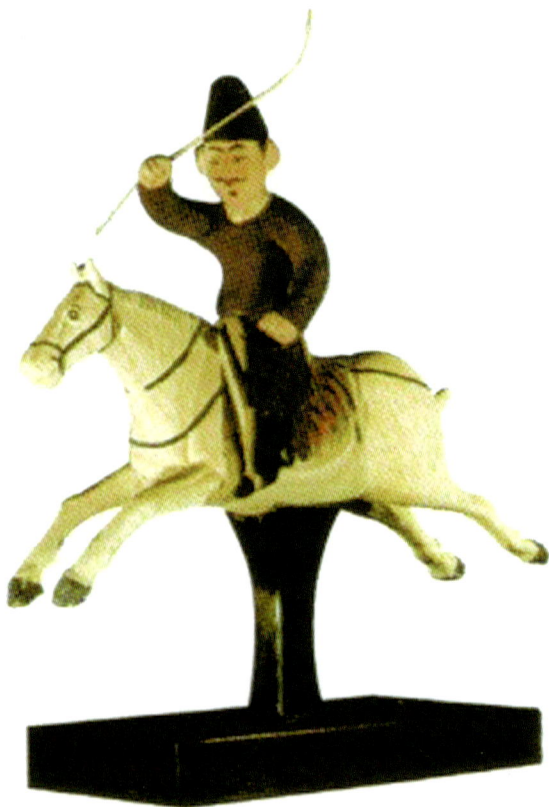

西南地区与台湾各民族医

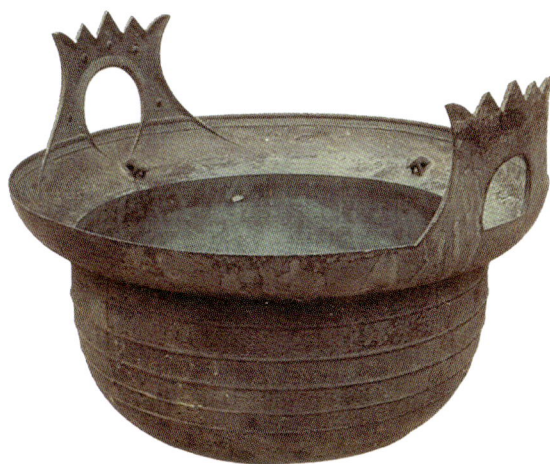

海藥本草·草部

蓽澄茄

民族篇

卷二 目録 一

茅香 甘松香

149

04　竖耳深腹烹牛锅

　　宋。通高 65 厘米，口径 82.5 厘米。1953 年由贵州省文教厅拨交。藏贵州省博物馆。炊具。流行于古代贵州少数民族，是与铜鼓身价并重的珍品。

05　傈僳族酒器

　　近代。藏云南省博物馆。傈僳族是分布在云南省西部的山居民族，狩猎经济占一定比重。图中为酒器，系用天然的竹筒雕成，为实用品。

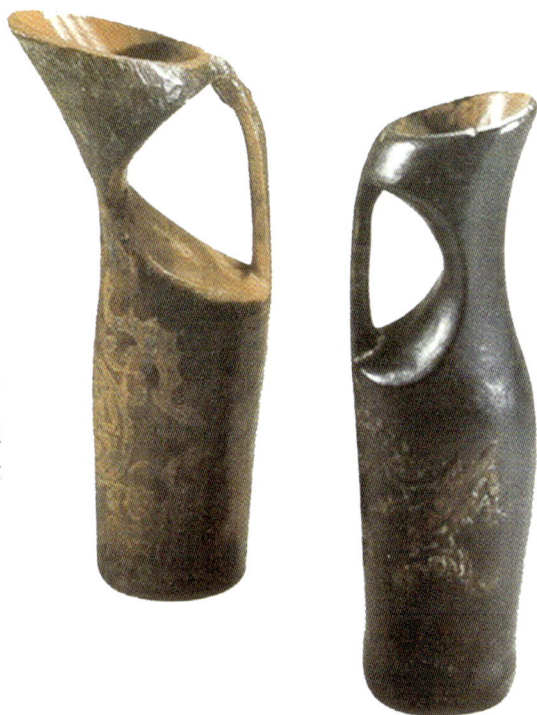

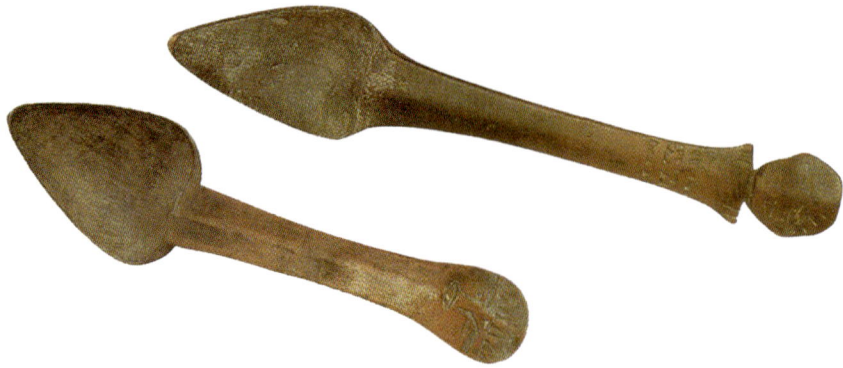

"一带一路"中医药文物图谱集

06 竹匙

清。较长者全长 21 厘米，较短者全长 20.3 厘米。藏中国国家博物馆。匙头呈三角形，直柄扁平；柄端后弯，雕圆形人首，神态端肃。系中国台湾排湾族贵族餐具。

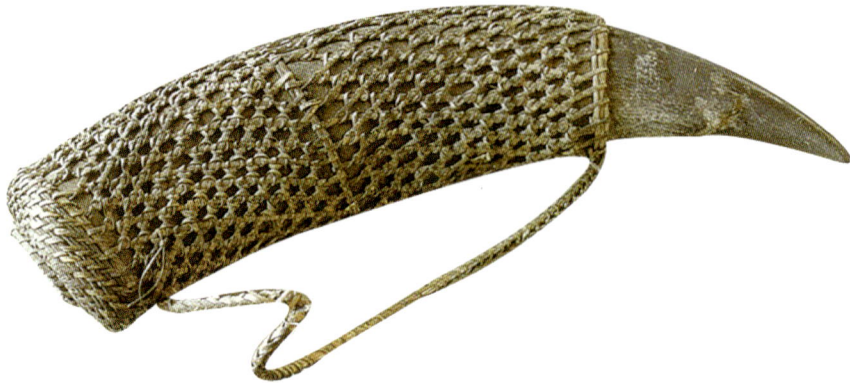

07 布农人牛角杯

长 45 厘米，最宽处 12 厘米。藏中华民族博物院。系中国台湾布农族人饮具。

古民族医

08　匈奴铜刀

　　战国。通长 13.6 厘米，柄长 5 厘米。1978 年在内蒙古自治区伊金霍洛旗征集。藏陕西中医药大学陕西医史博物馆。匈奴人生活用刀，亦用于医疗。

海藥本草 草部

民族篇

荜澄茄

张思香

卷二 目録

一

茅香

山柰

甘松香

日村艺

151

09　鎏金铜鍪

　　西汉。1978 年在贵州赫章可乐遗址墓葬出土。载《中国边疆民族地区文物集萃》。造型特殊，国内罕见，可能是夜郎人的特殊炊具。

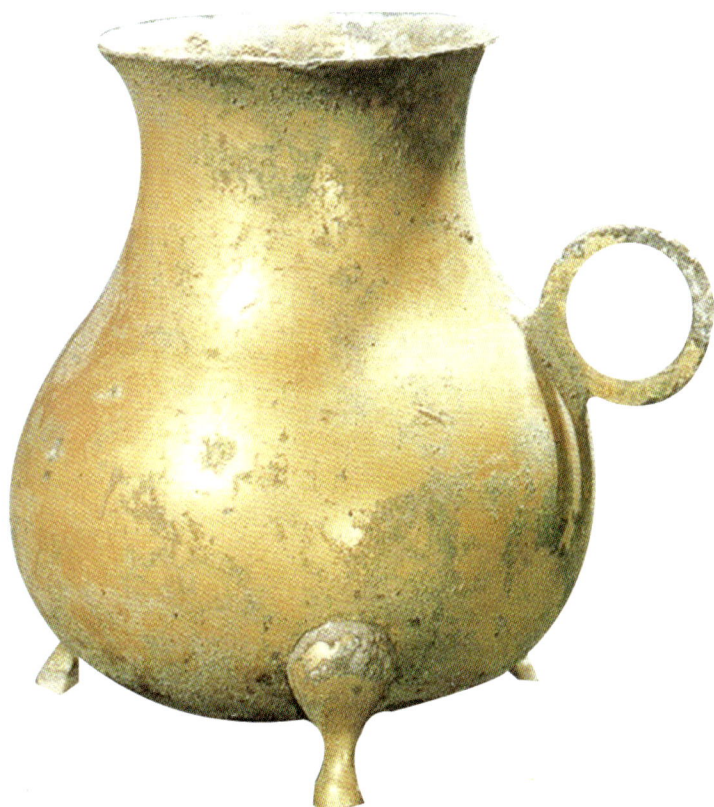

10 西夏文医方抄本

西夏。纵 19.5 厘米，横 11.8 厘米。1972 年在甘肃武威西夏修行洞遗址出土。藏甘肃省博物馆。墨书西夏治疗伤寒症汤药方厚罗辛麻汤、丸药方牛蒡丸、单味药花椒皮，每方附有煎制服用方法。这是国内迄今为止发现的关于我国古代党项族的唯一医药史料，间接证明《辽史·西夏传》所载"病者不用医药"之句略显片面。

敦
煌
篇

敦煌既是古丝绸之路的交通要冲，也是丝绸之路上的一颗璀璨明珠，以敦煌莫高窟闻名天下。莫高窟位于今甘肃省敦煌市东南 25 千米处，始建于前秦苻坚建元二年（366），唐代达到最盛。每朝都有新洞窟开凿，一直延续到元代，如今有洞穴 7 000 余处，洞窟 735 个。石窟区有南北朝至元代的 10 个朝代的壁画 45 000 多平方米，彩塑 2 415 尊。

敦煌壁画按题材可分为佛像、经变、民族传统神话、供养人像、装饰图案、故事、山水等。其中，佛像大都画在说法图中；经变画是用绘画的手法通俗易懂地表现深奥的佛教经典（即变相，用文字、讲唱手法表现者叫"变文"）；出资人等的肖像称为供养人像；故事画又分佛传故事画（主要宣扬释迦牟尼的生平事迹）、本生故事画（描绘释迦牟尼生前的各种善行，宣传"因果报应""苦修行善"）、因缘故事画（佛门弟子、善男信女和释迦牟尼度化众生的故事）、佛教史迹故事画（佛教圣迹、感应故事、高僧事迹、瑞像图、戒律画等）和比喻故事画等。

一般有情节的壁画，特别是经变画和故事画，大都反映社会各阶层的现实生活，其中也不乏与医药卫生有关的题材。本篇选其部分内容，大略分为医史文献、诊病施药、气功导引养生、个人与环境卫生、运动健身等类加以介绍。

医史文献

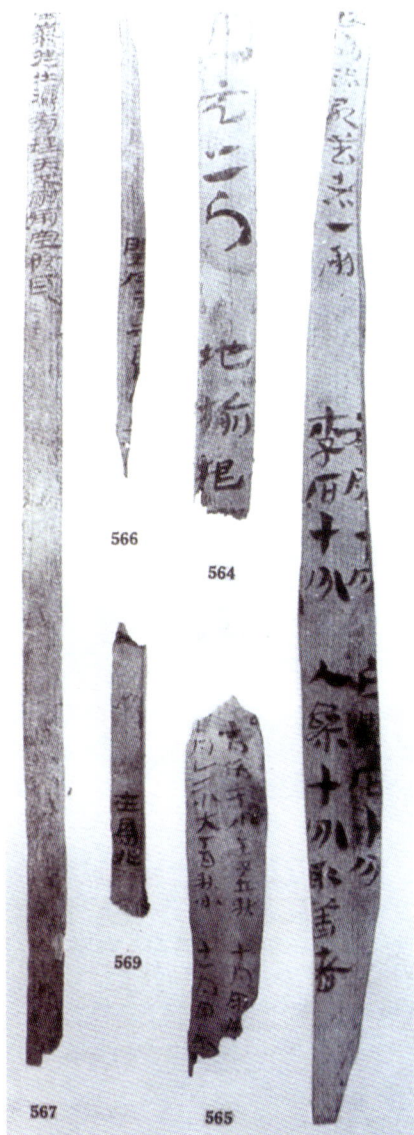

566
564
569
567
565

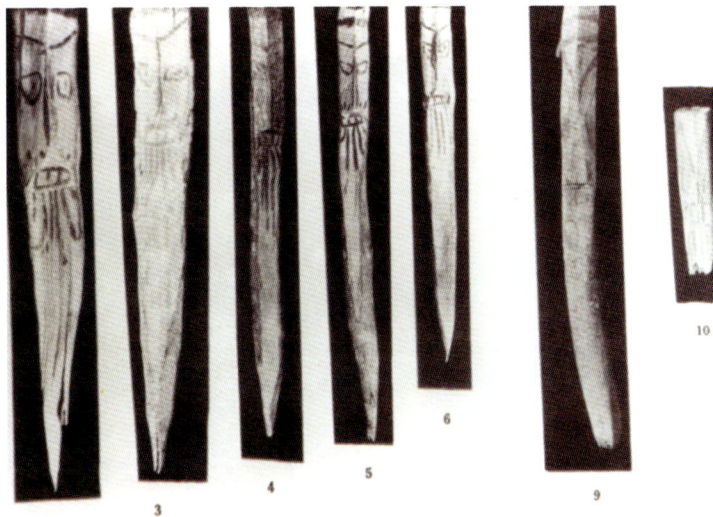

3
4
5
6
9
10

海药本草 草部

蓬莪术

甘松香 茅香

山柰 纸葵香

敦煌篇

卷二 目录 一

155

01 敦煌竹简

东汉。在甘肃敦煌马圈湾遗址出土。载《中国医学通史·文物图谱卷》。左图为医药简，右图为辟邪简。

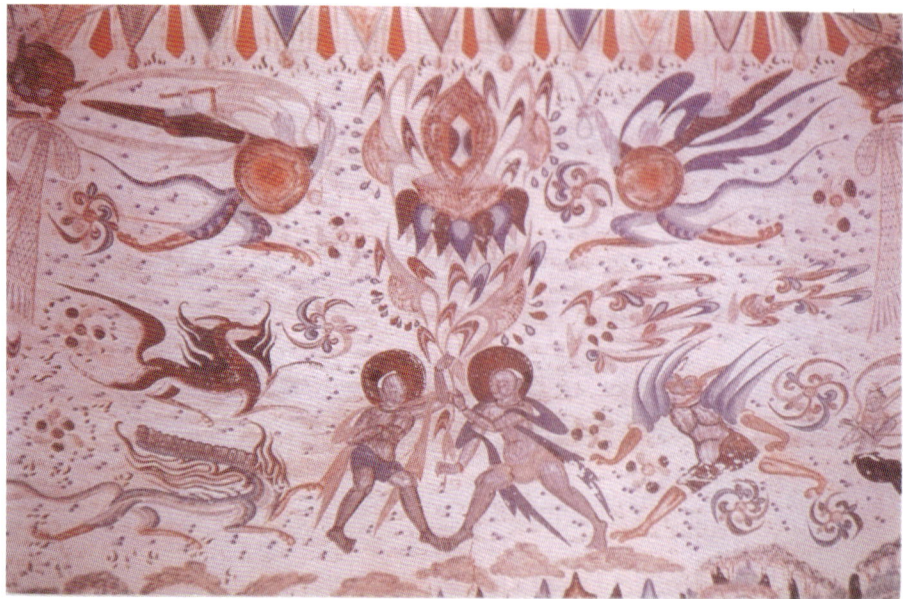

02 伏羲与女娲

西魏。敦煌莫高窟第285窟壁画。上部为伏羲（左）和女娲（右），中国神话传说中的人类创始之神，亦称日月之神。下部正中裸体的两位力士手捧摩尼宝珠。此图表现了天宫诸仙与人间僧侣修道的情景。一动一静，营造出深幽的意境。

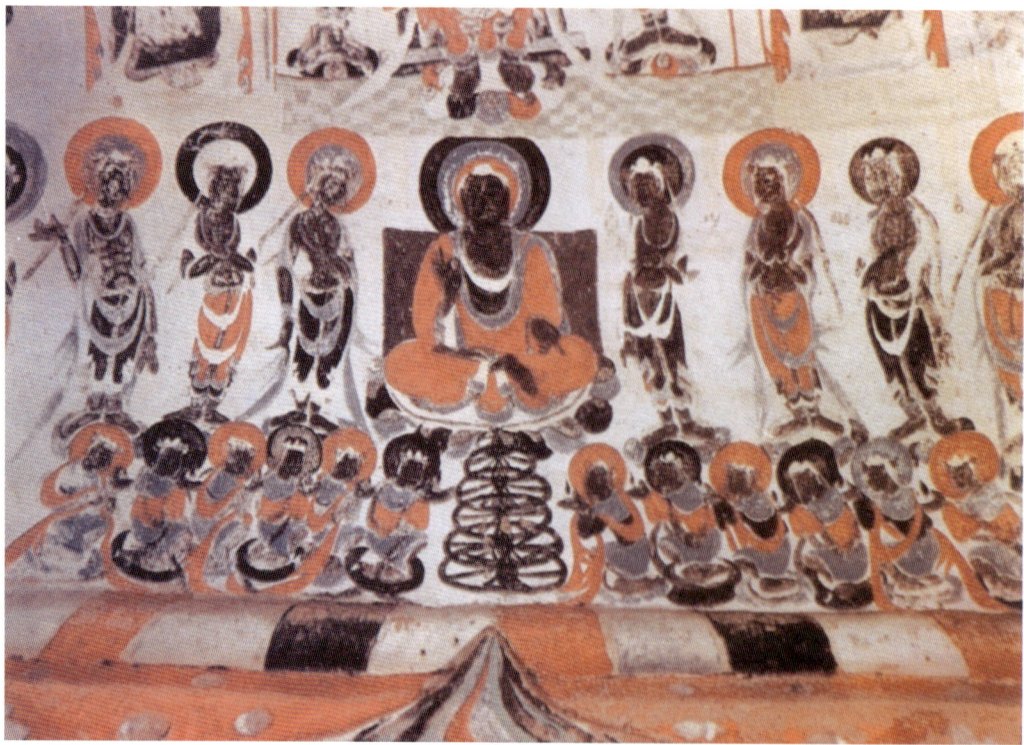

03 药师经变

隋。敦煌莫高窟第417窟壁画。居中莲台上结跏趺坐者为药师琉璃光佛，又称大医王佛，居东方净琉璃世界。其发十二大愿，救众生之病源，治无名之痼疾。两侧各侍立菩萨四尊，为药师八大菩萨。

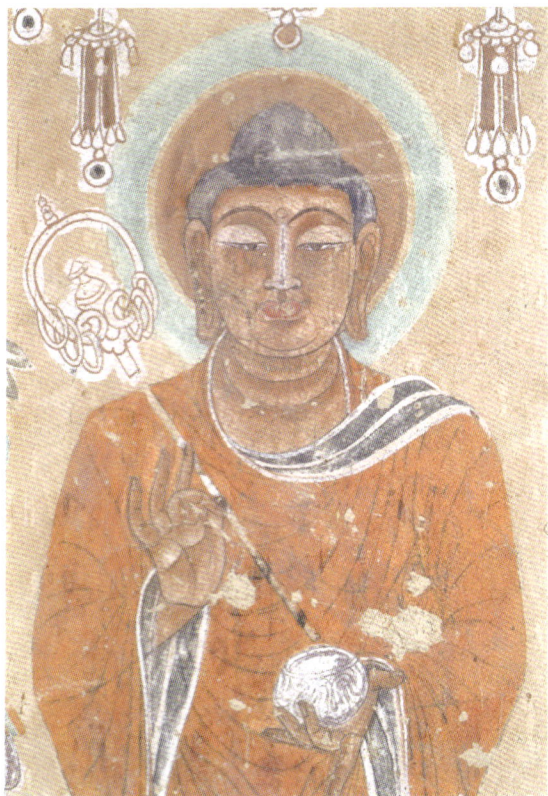

04　药师佛图一

初唐。敦煌莫高窟第322窟东壁南侧壁画。药师佛着通肩袈裟，一手持锡杖，一手托药钵，站在莲花台上。唐代以来药师佛深受信徒尊敬，"东方药师变"在唐代很流行。

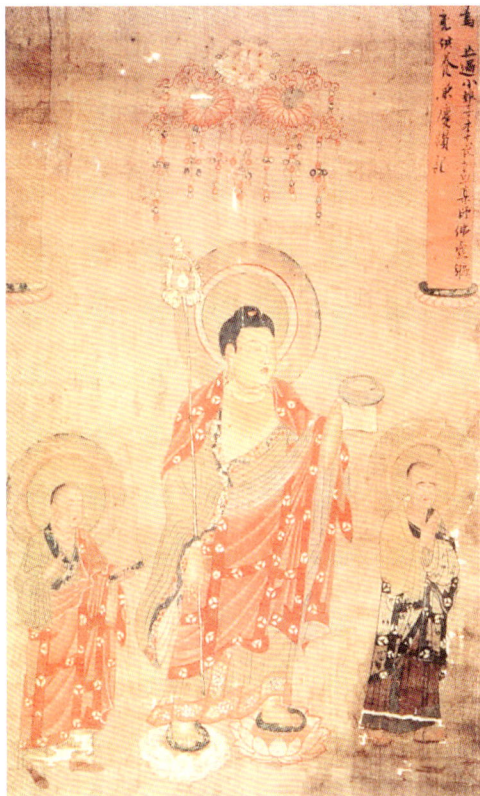

05　药师佛画像（摹本）

唐。据敦煌千佛洞复制。绢绸画。为药师佛半侧面行走像。上方有花饰，右上方书有"为止过小娘子李氏画药师佛一躯，充供养，兼庆赞记"。其旁有两位僧人陪伴，可能为阿难陀和迦叶佛。

06　药师佛图二

宋。敦煌莫高窟第310窟西壁南侧壁画。药师佛托药缸举于胸前，右手自然下垂，持禅杖。佛像面形长圆，腮部突出，柳叶形眼，修鼻，小唇，身材颀长。造型具有西夏党项族的特点。药师佛题材在西夏中期比较流行，出现这类单幅画像是西夏石窟的一大特点。

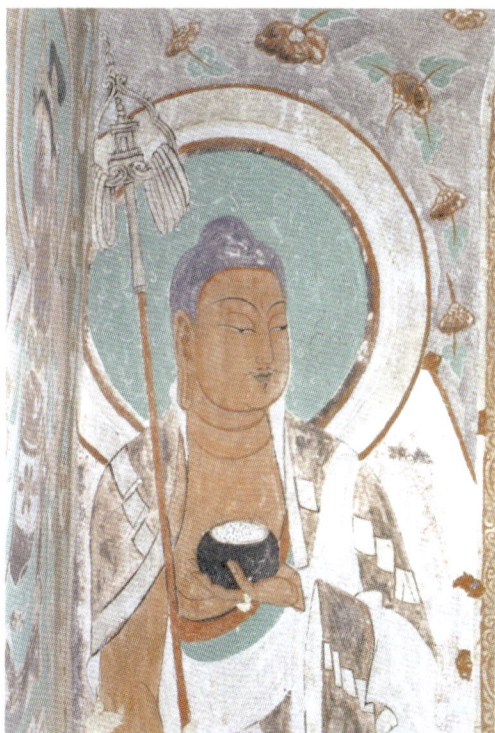

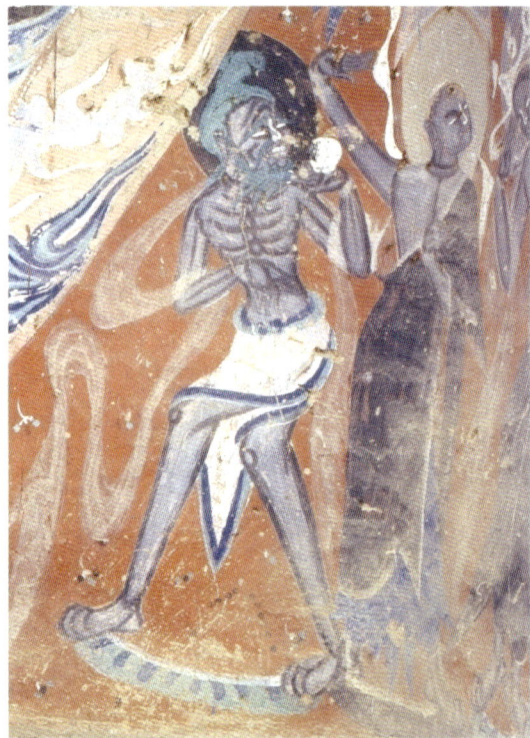

07 鹿头梵志图

初唐。敦煌莫高窟第 329 窟西壁龛内顶壁画。梵志指非佛教的出家和不出家的"外道"。鹿头梵志原为婆罗门，后从佛。他精于医学，能治疗众病。图中椎髻浓髯，半裸着裙，手持一个白色骷髅者为鹿头梵志。从北魏到初唐石窟都有这个题材的壁画。

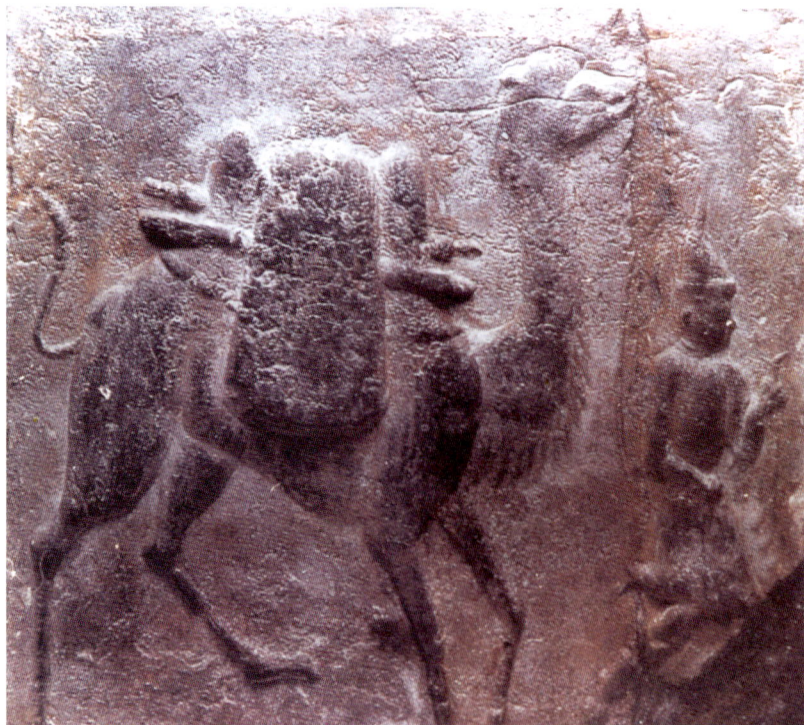

08 胡人引驼砖刻

唐。敦煌佛爷庙唐墓出土。藏甘肃省敦煌文化馆。胡人着波斯装，一手执缰引驼，一手拄手杖跋涉。骆驼长脖高扬，驮着货物跟随，反映出当年丝绸之路上贸易情景之一斑。唐朝是古丝绸之路贸易活动达到鼎盛的时期，中亚、西亚、北非乃至地中海沿岸各国均同唐朝往来频繁，促进了医药学的交流。

诊病施药

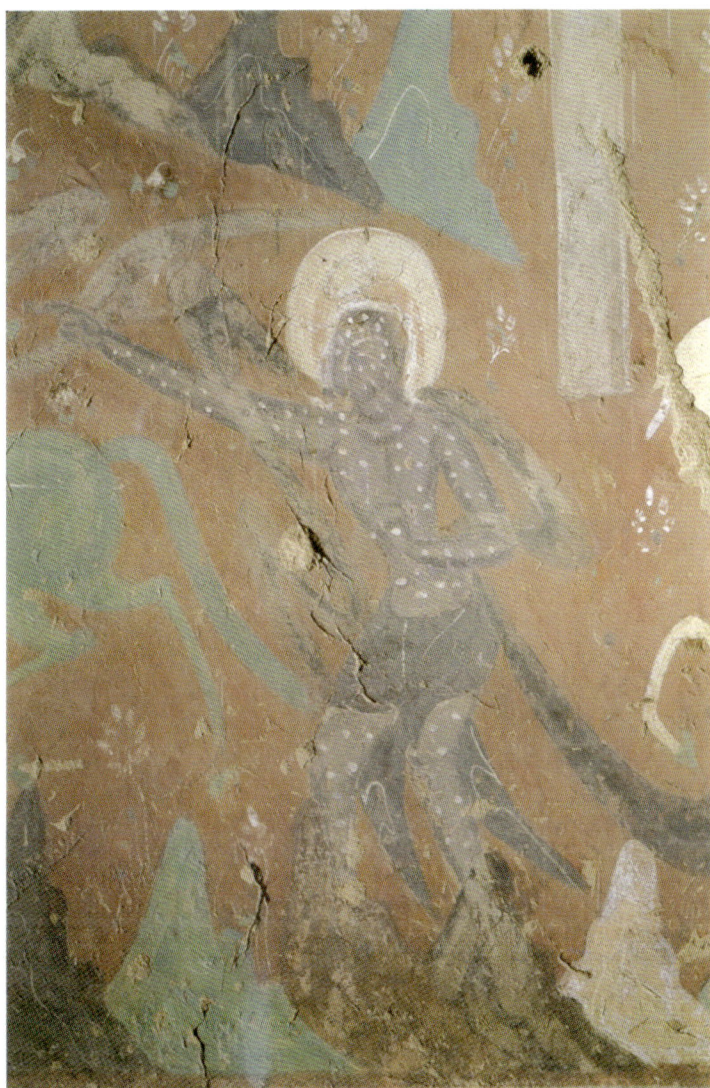

01　生毒疮者图

北魏。敦煌莫高窟第 257 窟西壁下部壁画。《鹿王本生》故事载：调达忘恩负义，出卖救他性命的九色鹿，遭到报应，周身生毒疮。

02　得医图

　　唐。敦煌莫高窟第 217 窟壁画。系根据《妙法莲华经·第 22 卷》中的"如病得医"四字而描绘的医疗场景。

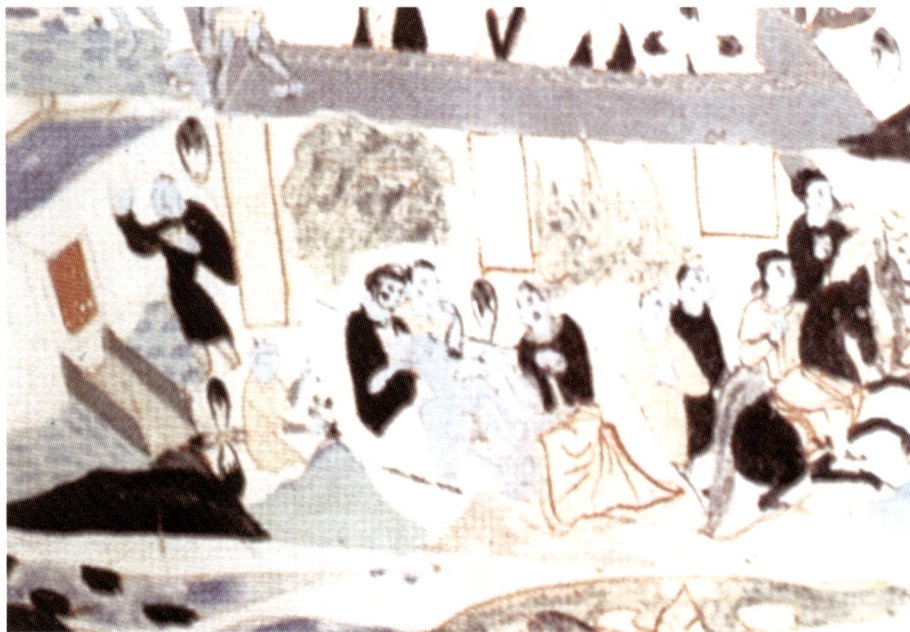

03　诊病施药图

　　北周。敦煌莫高窟第 296 窟壁画。这是《福田经变》的一个场面：两位家属扶着半躺的瘦弱的患者，而医生在右侧为病人认真地检查、诊断；左侧有一人在用药臼捣制药物。

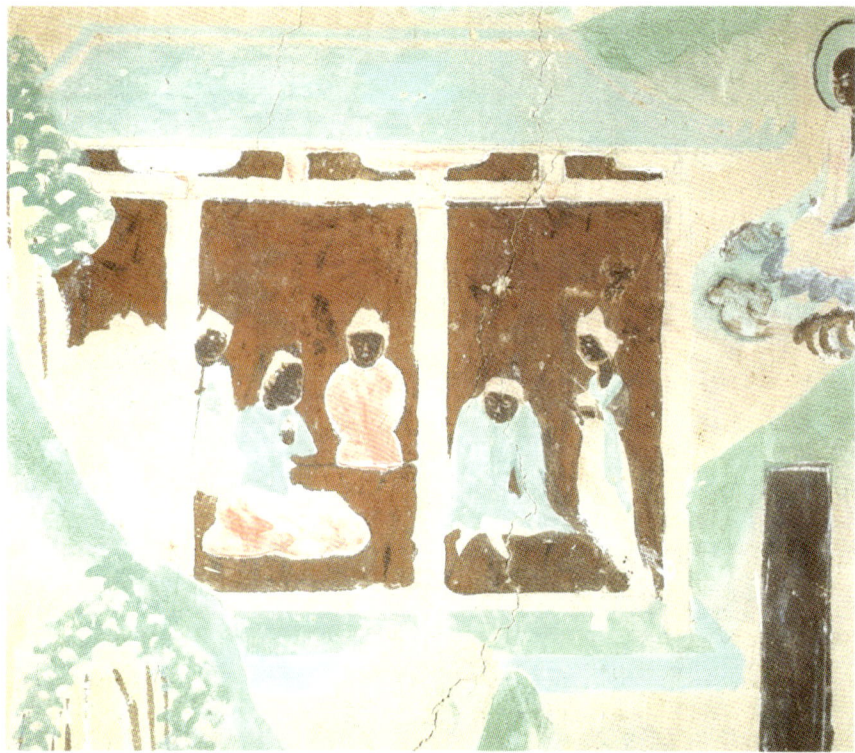

04 施药图

初唐。敦煌莫高窟第 321 窟南壁壁画。四柱起脊的房屋内，床上坐男女共 4 人，一男子作呕吐状；床旁立一侍女，手执药钵。屋外，云端飘来一结跏趺坐佛。此即《宝雨经》中"菩萨成就十种法"的"于诸有情病患之者能施医药"。

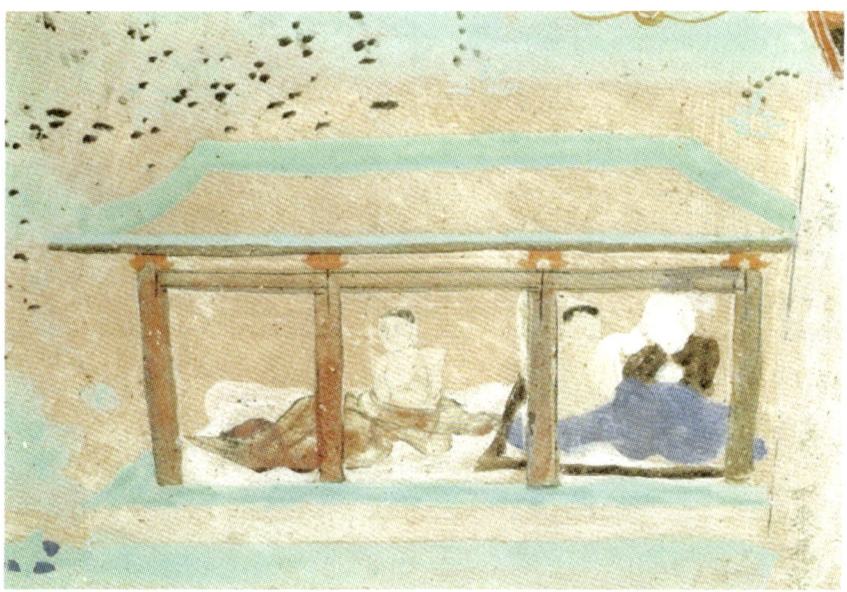

05 服药图一

晚唐。敦煌莫高窟第 85 窟东坡壁画。一病人睡在床上，旁边一人扶其服药；另一人坐在床上。

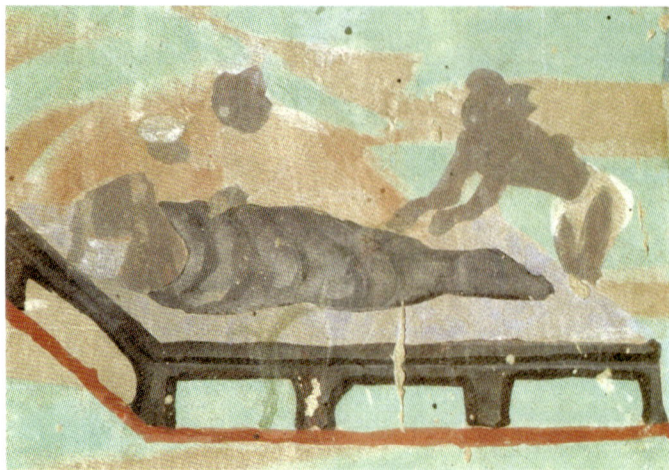

06 服药图二

五代。敦煌莫高窟第 454 窟南壁壁画。一病人睡在床上，旁边一人扶其服药；另一人站在床尾，双手扶病人。

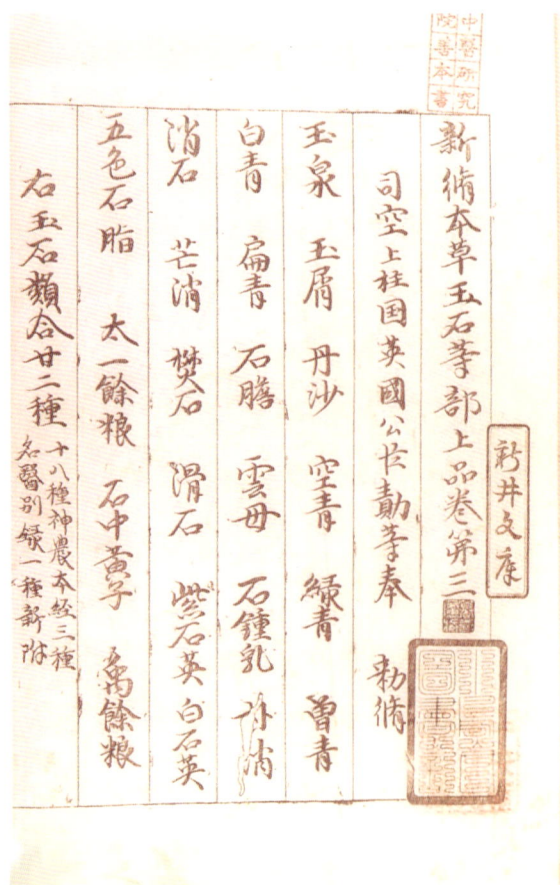

07 《新修本草》书影

光绪十五年（1889）夏德清傅氏影刻唐卷子本。藏中国中医科学院图书馆。本书系唐代苏敬等20余人奉旨于显庆二年至显庆四年（657—659）编成。共54卷。成书后由政府颁行全国，并流传至日本、朝鲜等国。现存唐人手写之敦煌卷子本及日本古卷子抄本。

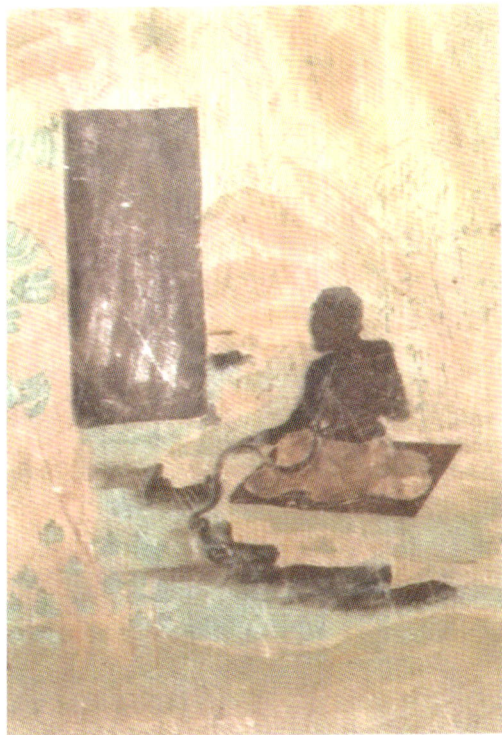

08　佛图澄洗肠图

　　初唐。敦煌莫高窟第 323 窟壁画。绘于北壁东侧中部故事画下层左侧。《高僧传》载：佛图澄时现神异，有时至水边引肠胃洗之；且以洗肠涤胃为喻，教众生忏悔罪恶，清静心性，人称"洗肠罗汉"。后世有谓信佛曰"洗肠"，密宗修行者也有瑜伽洗肠法。这实际是当时对人体解剖结构认识和内部治疗需求的一个间接反映。

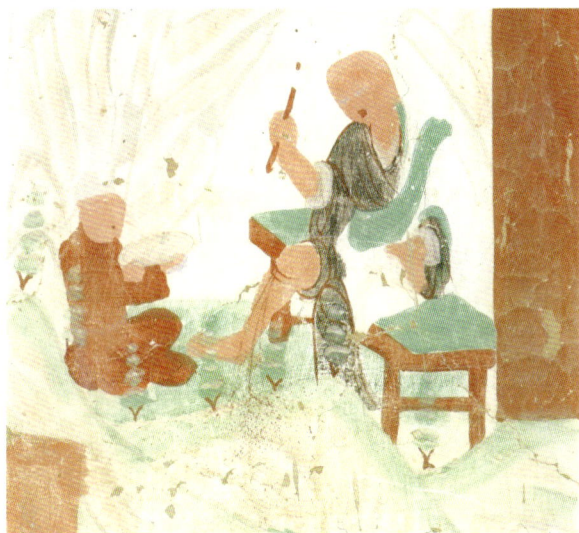

09　包扎救急图

　　五代。甘肃榆林窟第 32 窟西壁壁画。一人用斧头砍腿，旁边一人双手端盛物品的盆，准备给其包扎伤口。佛经的意思虽与伤腿有关，但在画面中所表现的却是治病救人的场面。榆林窟壁画内容和风格与敦煌莫高窟有着不可分割的联系，被视为敦煌莫高窟的姊妹窟，是敦煌石窟艺术体系的重要组成部分。

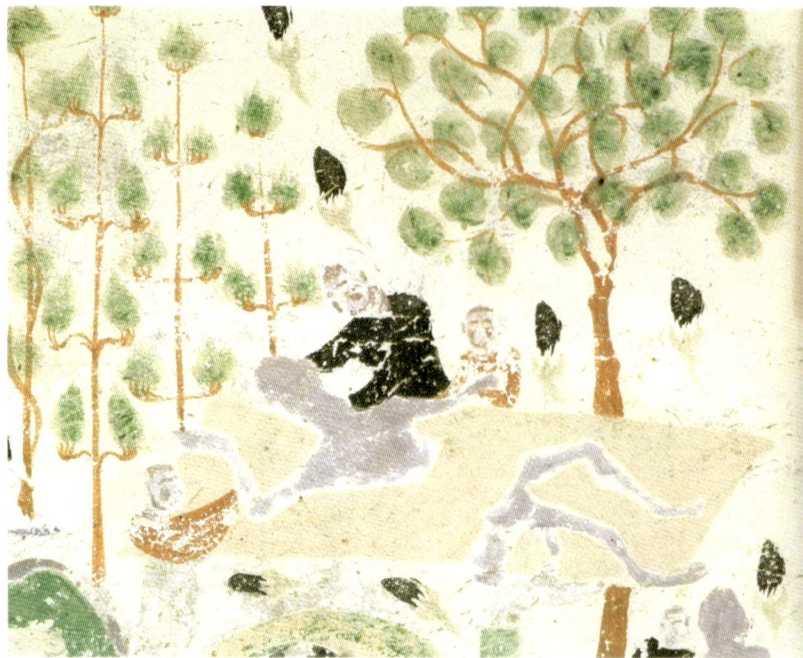

10 正骨图

隋。敦煌莫高窟第302窟窟顶人字披西披下端壁画。为《福田经变》中的治疗场面：病人裸体卧于席上，家属二人各执其手，医生正对患者进行正骨治疗。

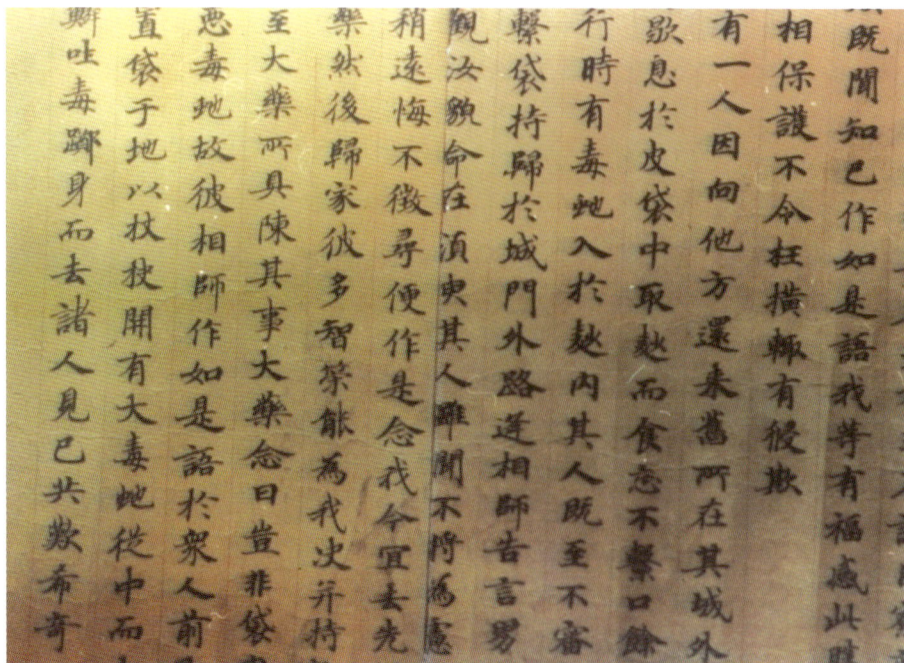

11 大药善巧说蛇毒帖（部分）

唐。敦煌莫高窟藏经洞出土。载《中国医学通史·文物图谱卷》。纸本。记述毒蛇入裟，险伤人命之事。

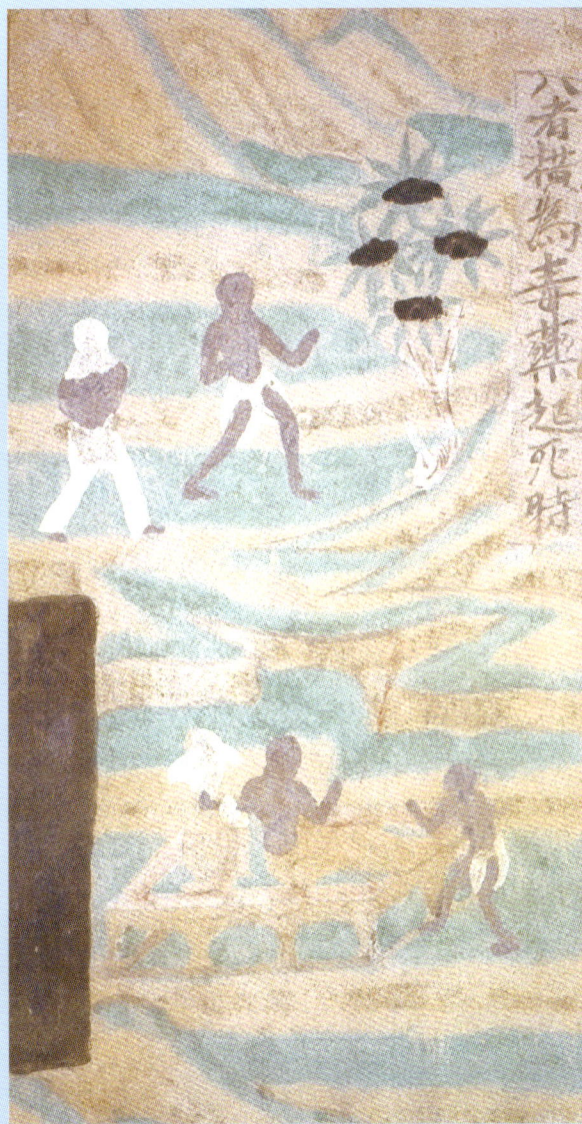

海藥本草 草部

敦煌篇

篳澄茄

卷二 目錄 一

迷迭香

山薑

茅香

甘松香

日村蘭

165

12 中毒橫死圖

北宋。敦煌莫高窟第 55 窟南壁壁畫。下部為一床，一病人躺在床上，站在床邊的人扶着他；床的另一頭有一人。有榜題"八者橫為毒藥起死時"。《藥師經》有"九橫死"之說，謂人精神、行為不端而遭不測橫死的九種情形，此為其八。

气功导引养生

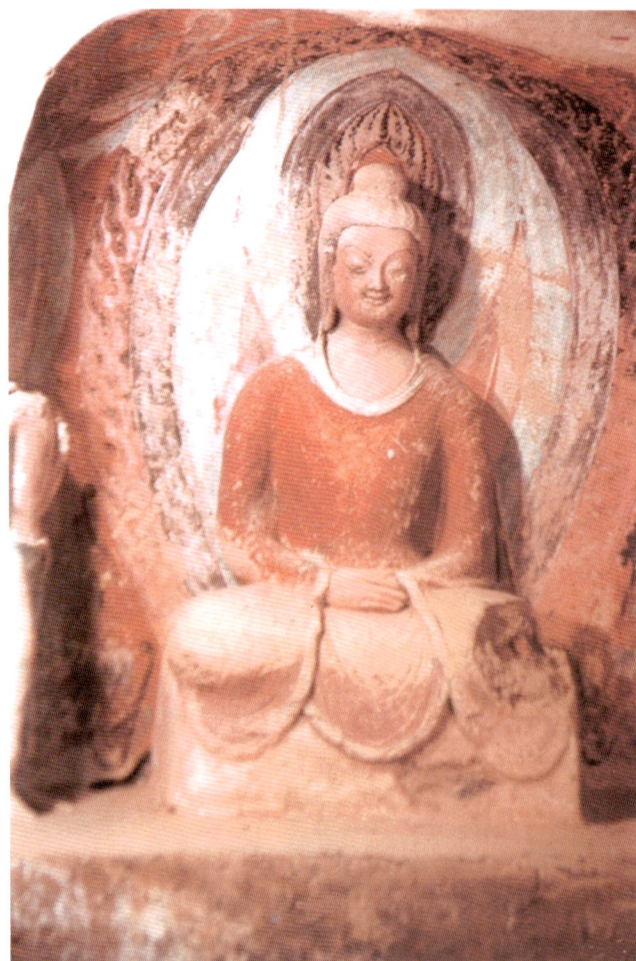

海药本草 草部

『一带一路』中医药文物图谱集 166

『草澄茄』

迷迭香

甘松香

白附子

卷二 目录

01 静功（坐禅）图

北魏。敦煌莫高窟第259窟北壁下层彩塑。佛家坐禅悟性即可视为做静功。它要求：坐禅者盘腿而坐，双手虚合，双目轻闭，心静无波，无欲无求。以吐纳、意守、内视为方法，培养真气通周天，以壮其内。

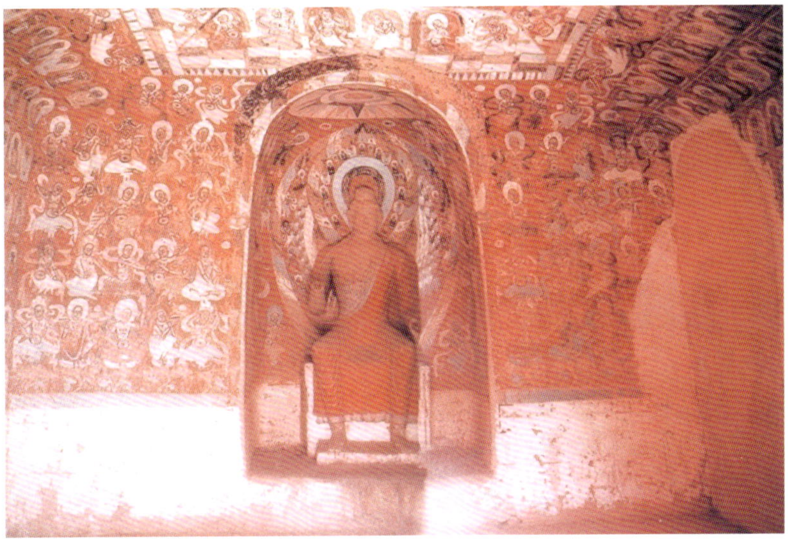

海药本草 草部

蓽澄茄

兜纳香

零陵香

敦煌篇

茅香

山姜

甘松香

卷二 目録 一

167

02 动功图

北凉。敦煌莫高窟第 272 窟壁画。共有各种动功形态的人物图像 40 幅，分绘在洞窟正面的两侧。每侧有 20 幅画，各分上下，共 4 层，每层中的每一个人的动作都不一样，连续起来，为一完整的动功图。

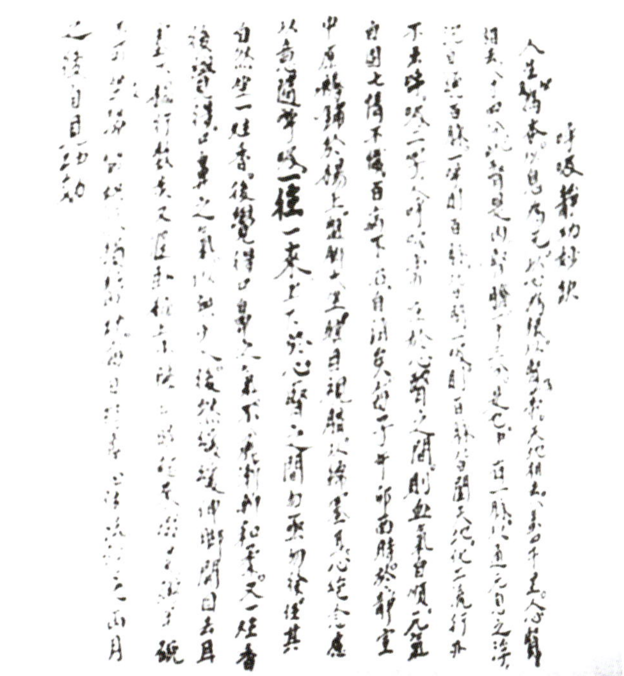

03 《呼吸静功妙诀》书影

唐。1900 年在敦煌莫高窟藏经洞内发现。藏巴黎法国国家图书馆，编号为 P.3810。手抄本。其正文凡 13 行，273 字。从字迹和抄写的水平上看，应为唐代道人的手抄本。它从行气养生的角度，以道家的观点，对通过"呼吸"的锻炼，进而达到提高生命境界和质量、延伸生命长度之目的作了细致的阐述，在养生学上具有重要意义。此件被法国人伯希和劫去法国。

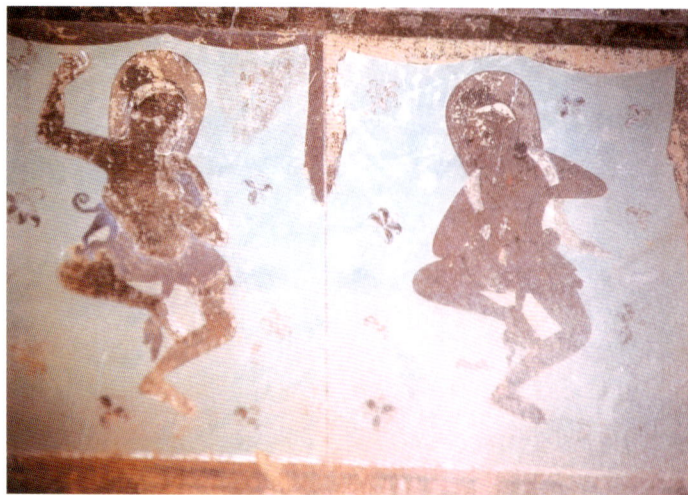

04 欢喜金刚图

元。敦煌莫高窟第 465 窟壁画。藏传佛教密宗有一种以两性的性接触为途径的特殊修禅法，称为"欲乐定"或"双身法"，与今之气功和性事养生均有联系。符合修此禅法的异性称为"欢喜金刚"或"手印"等。图示即双方在性接触前之嬉戏舞姿。

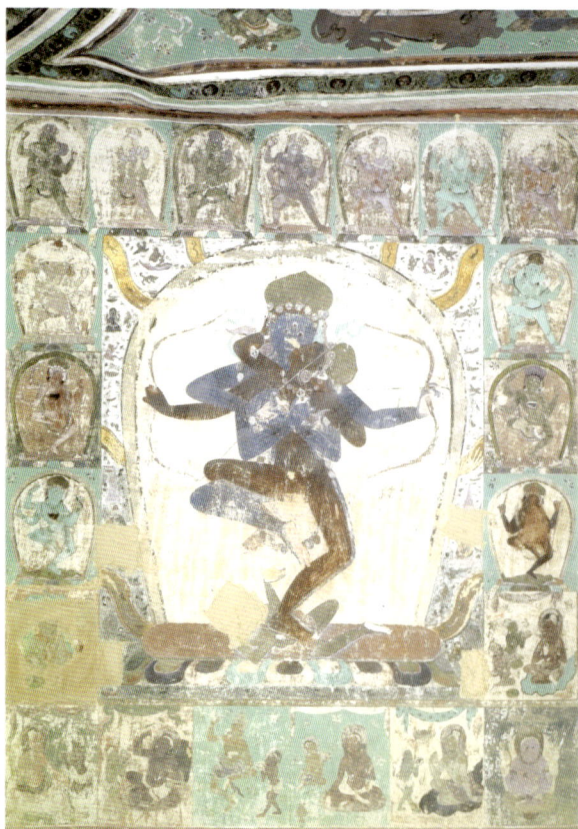

05 欢喜佛图

元。敦煌莫高窟第 465 窟南壁东侧壁画。由裸体男女组合而成。画家采用散点式画法和浅色绘制背景，利用展示法和深浓色绘制人物躯体，使之形成既有彩缎般的背景，又十分清晰的影像，突出了主题人物，色彩鲜艳富丽，装饰性强。人物形象优美，凹凸有变，阴阳向背明晰。

海药本草

"一带一路"中医药文物图谱集

168

草部

"蓬澄茄"

龙香

竹松香

卷二 目录

白阿子

佛芽

迷迭香

个人与环境卫生

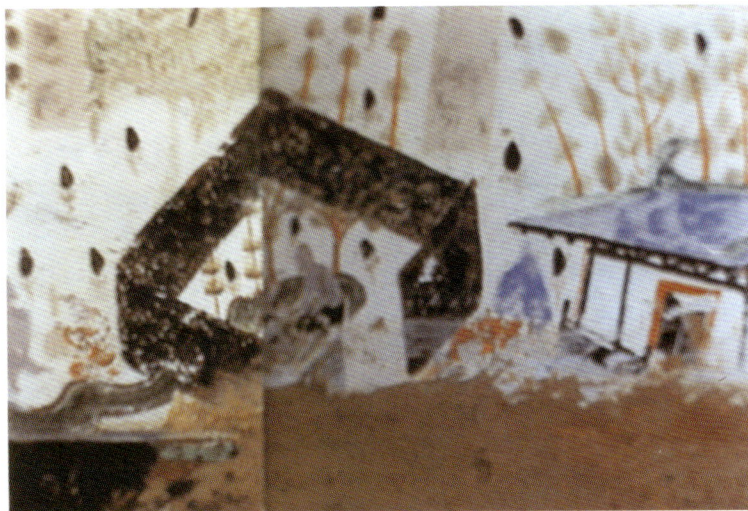

海藥本草
草部

敦煌篇

卷二 目録 一

藁澄茄

茅香

甘松香

169

01 洗浴图

隋。敦煌莫高窟第302窟壁画。采自该窟之《福田经变》。两个裸体的人在四周有树木的浴池内洗澡。

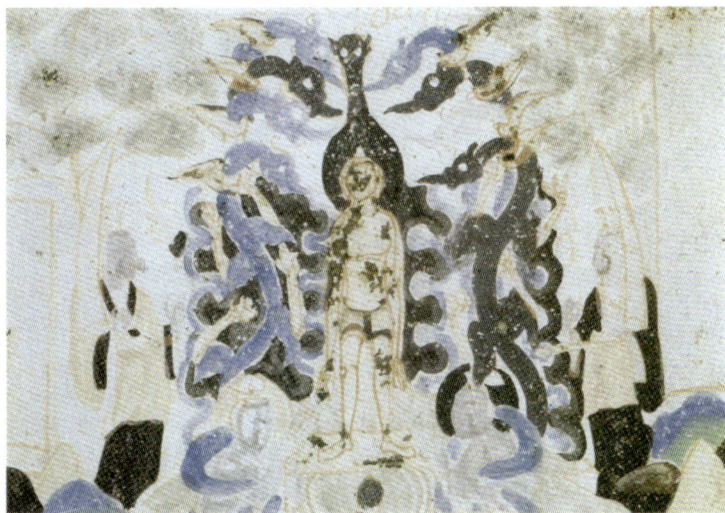

02 悉达太子沐浴图

北周。敦煌莫高窟第290窟东坡壁画。《佛传故事》中有九龙口吐泉水为悉达太子沐浴之事。此图中，太子立台上，顶上有华盖，台左右各立一人。太子顶上乌云中有九条龙口吐泉水，为其沐浴；诸天护法俱来守卫太子。这宛如一幅有龙头装饰之儿童淋浴的写实画。

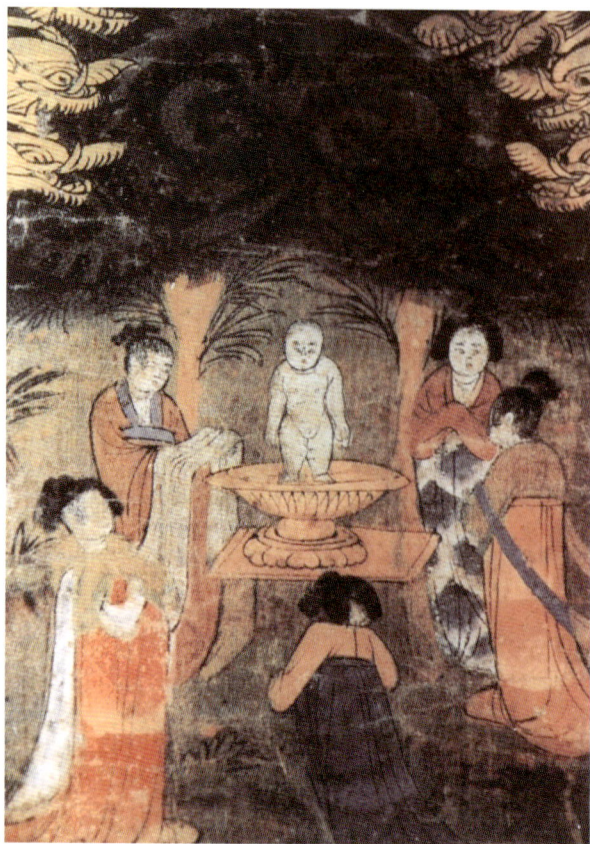

03 九龙灌顶淋浴图

唐。敦煌莫高窟藏经洞出土。绢本，设色。悉达太子淋浴主题。太子站在俯莲座之仰莲盆内。九龙喷水淋浴太子，四周有宫女围立侍奉。

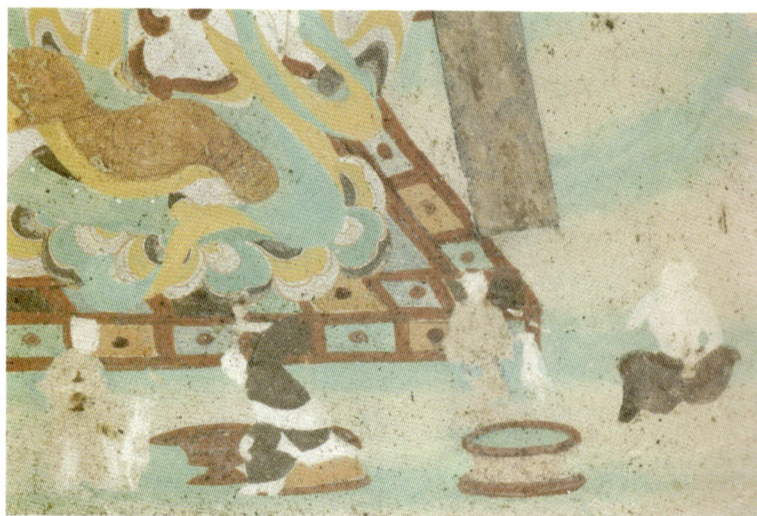

04 洗头揩齿图

中唐。敦煌莫高窟第186窟西坡壁画。图中左侧一人坐于圆形矮凳上，在面前的高圈足大盆内洗头，其左侧立一人。中间一人立于大盆前。右侧有一受戒者蹲在地上，左手拿着漱口的水瓶，用右手指揩他的前齿。

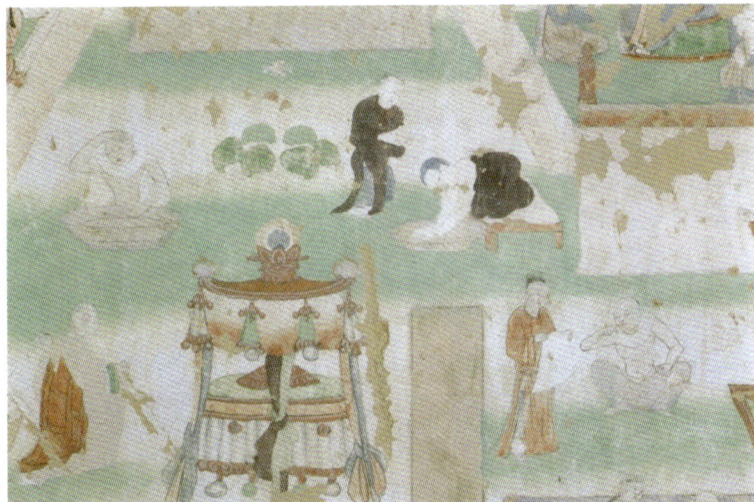

05 洗头刷牙图

中唐。敦煌莫高窟第 159 窟南壁壁画。左侧一人脖子上的长浴巾披于身后，一手伸在大浴盆中，一手洗头。中上方一人坐在矮凳上，低头在大盆内洗头，旁立一人捧衣服。右侧一和尚脖子上围着围巾，蹲在地上，右手二指伸在口内，左手持净瓶；净瓶内放着一物，外露部分类似现代牙刷柄。旁边一人展开毛巾，准备递给他。画面所表现的是先用手指点药，再用牙刷刷牙的过程。

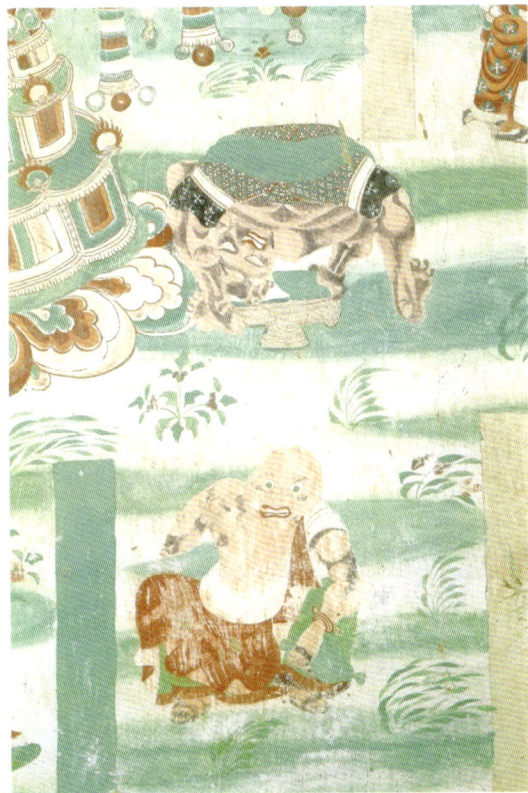

06 揩齿图

唐。敦煌莫高窟第 196 窟壁画。采自该窟之《劳度叉斗圣变》图。一个受戒者剃光了头蹲在地上，左手拿着漱口的水瓶，用右手中指揩其前齿。

海药本草 草部

翡澄茄 苏

敦煌篇

茅香 山柰

卷二 目录 一

甘松香 白附子

171

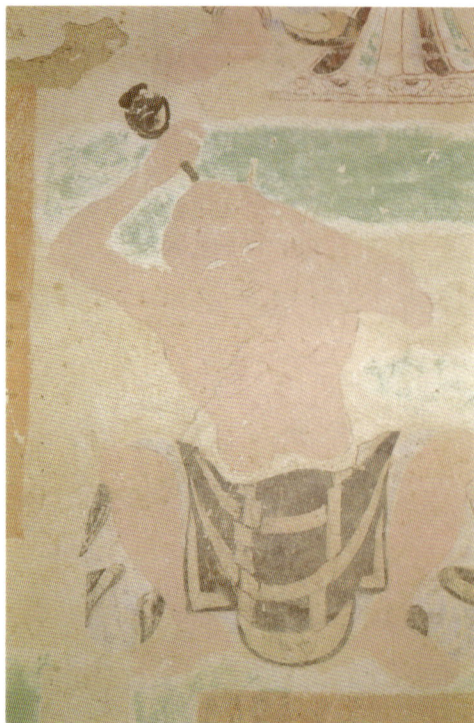

07 洗头图

五代。敦煌莫高窟第 98 窟西壁壁画局部。一受戒者上身赤裸，右手持净瓶在头上浇水，左手在头上搓洗。该图的四周还有洗澡、洗头、剃头等画面。

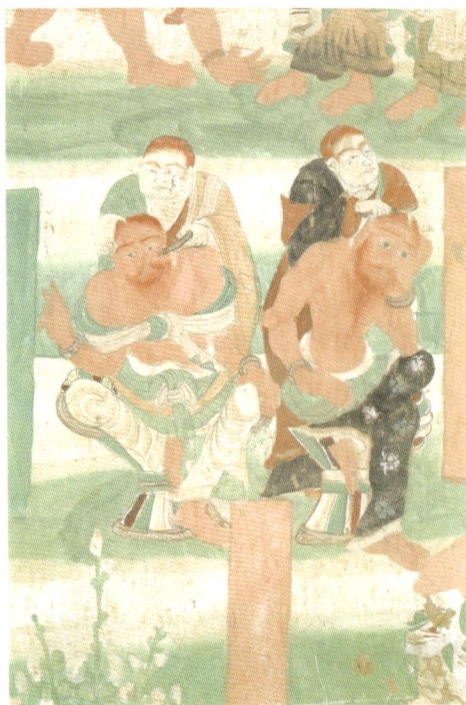

08 剃头图

五代。甘肃榆林窟第 16 窟东壁壁画。两人坐于腰鼓形圆凳上，裸上身，其身后各有一人为其剃度。

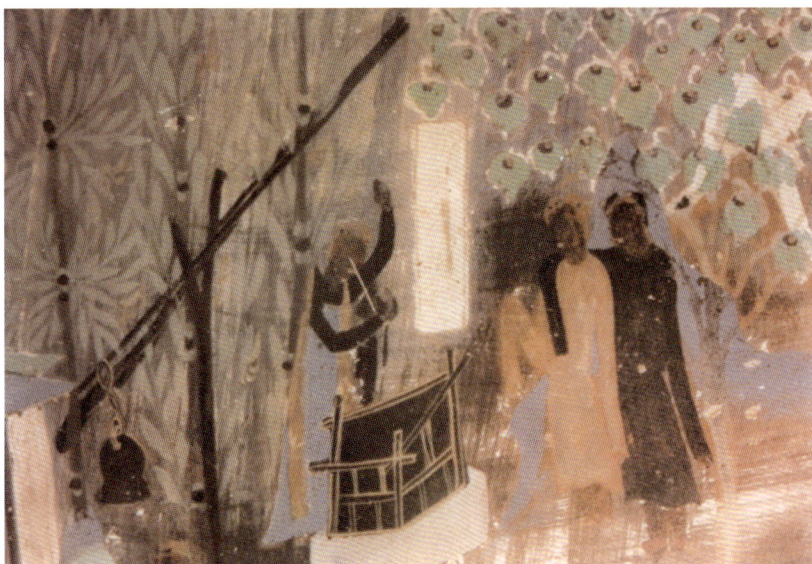

09 拦护水井图

隋。敦煌莫高窟第 419 窟壁画。该窟《须达那太子本生》故事画及第 296 窟、第 302 窟的两幅《福田经变》图所绘水井上都有围栏，起保护饮水清洁及增强安全的作用。

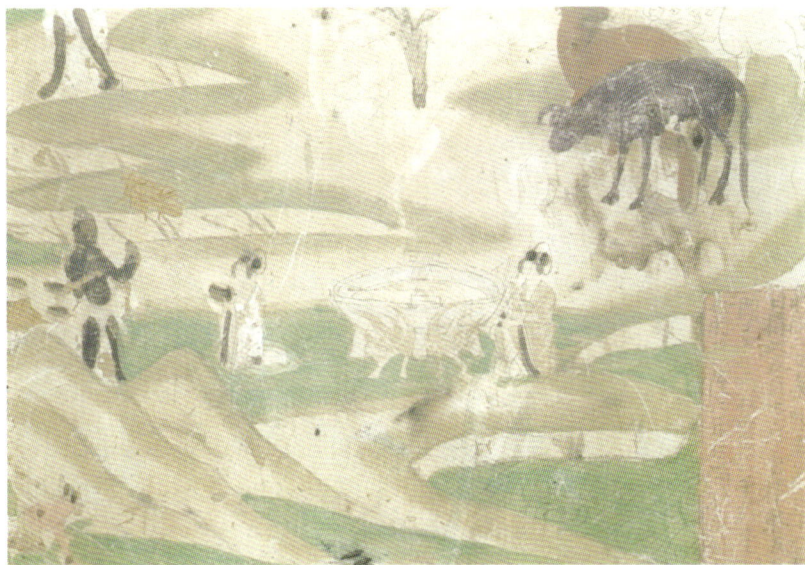

10 挤乳煮乳图（摹本）

五代。敦煌莫高窟第 61 窟壁画。采自该窟《佛传故事》屏风画。两个妇女正在乳牛旁挤奶，另有一妇女用锅煮牛奶。可知当时人们已有了饮用熟奶的习惯。

海药本草 草部
荜澄茄
敦煌篇
迷迭香
荜茇香
山柰
茅香
日村芝
甘松香
卷二 目录 一
173

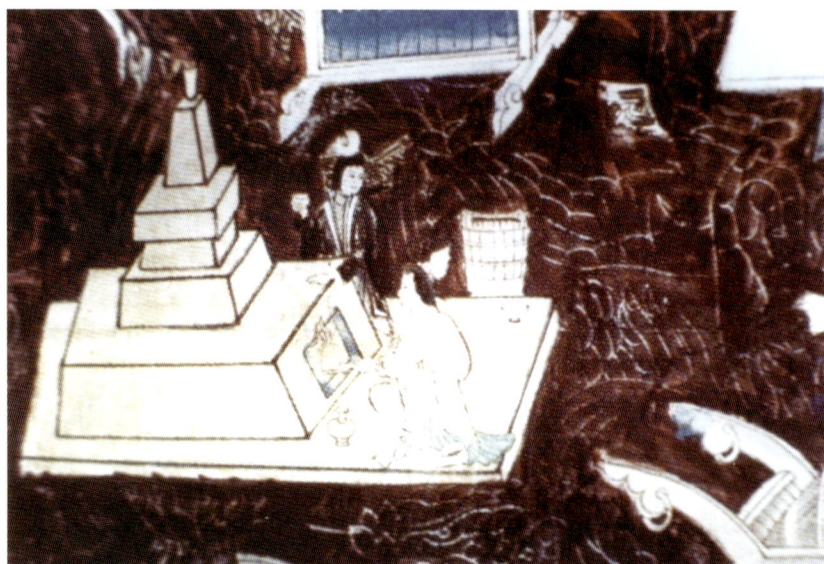

11 酿酒图

西夏。甘肃榆林窟第3窟壁画。该窟东壁南侧《千手千眼观音》壁画中对称地绘有两幅酿酒图。画面中央有一灶台，上安一套层叠覆压的方形器皿。一妇女于灶前执柴烧火，炉膛内火苗炽烈。左侧置一陶质酒壶。另一妇女立于灶右，右手持钵。另置酒壶、木桶各一。有研究者认为这是我国最早的蒸酒图像资料。

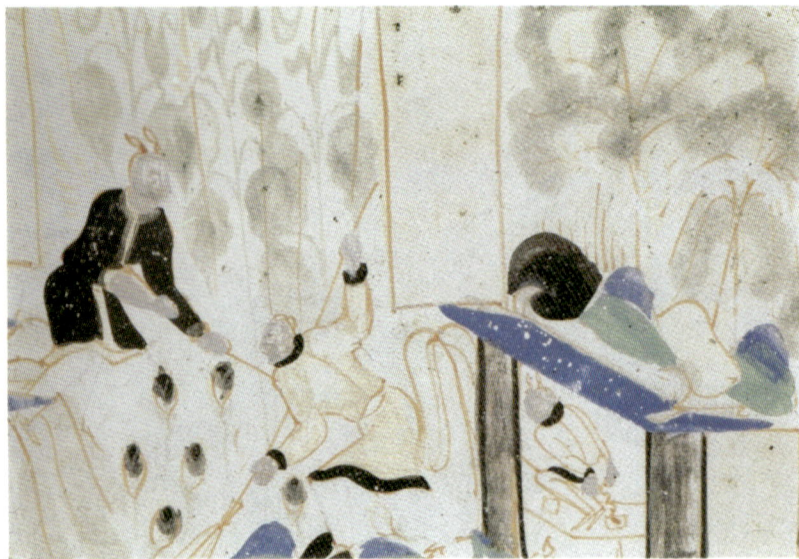

12 清扫院落与厕所图

北周。敦煌莫高窟第290窟东坡壁画。两人清扫院落，另一人在有屋顶的厕所内大便。院落内栽满花木，环境幽雅清静。

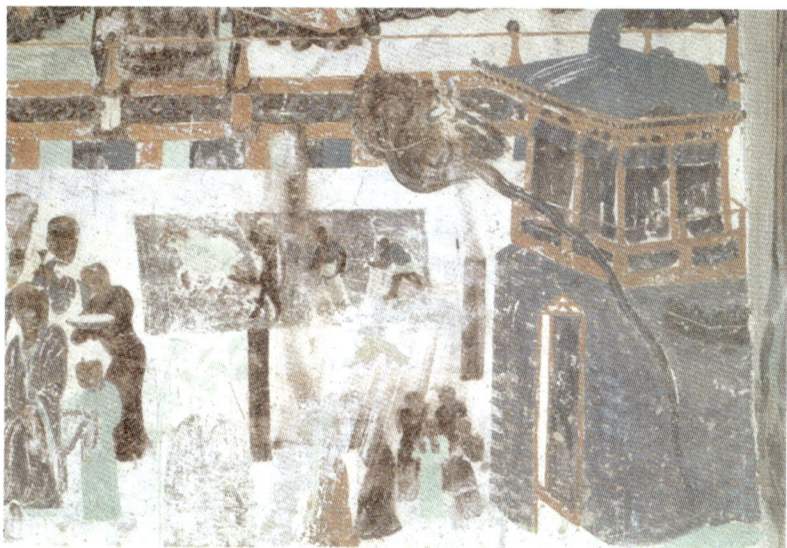

13　降雨清扫图一

盛唐。敦煌莫高窟第 215 窟南壁壁画。城上乌云翻滚，龙在云头布雨；罗刹鬼手握茇茇草扫帚将城中大街小巷打扫得干干净净。佛经上说，龙王每天晚上降微微细雨，使大地湿润，空气清新。

海药本草　草部
敦煌篇
荜澄茄
茇茇香
甘松香
卷二　目录
一
175

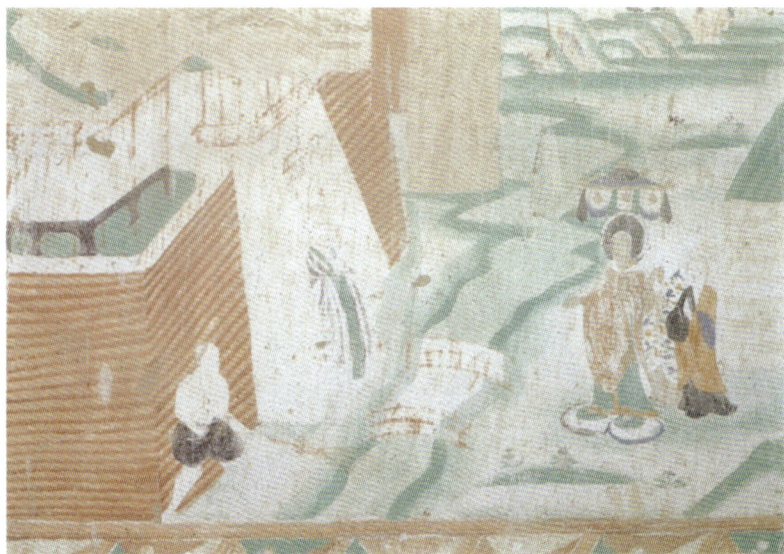

14　降雨清扫图二

中唐。敦煌莫高窟第 202 窟南壁壁画。城上云端有龙布雨，罗刹鬼手握茇茇草扫帚将城中大街小巷打扫得干干净净。

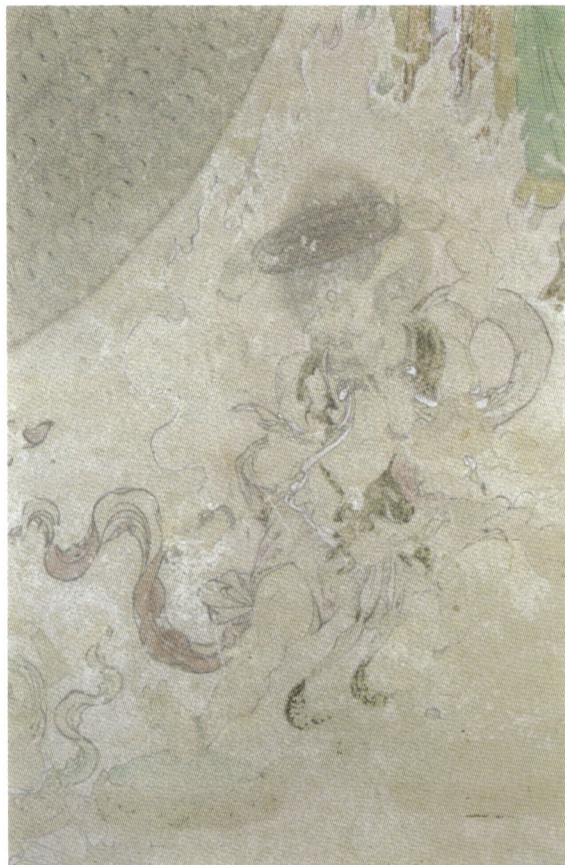

15 除秽火头金刚图

元。敦煌莫高窟第3窟北壁壁画。火头金刚是净化环境的神，又称"除秽"。其神情愤怒，毛孔出水，常被敬放在厕所。此像狐面圆眼，咬下唇，露犬齿，怒发上冲，手握金刚杵，正用全力对付足下的障碍之神毗那夜迦。画家采用夸张的手法，绘出火头金刚凸出的块状肌肉和狰狞的面目。

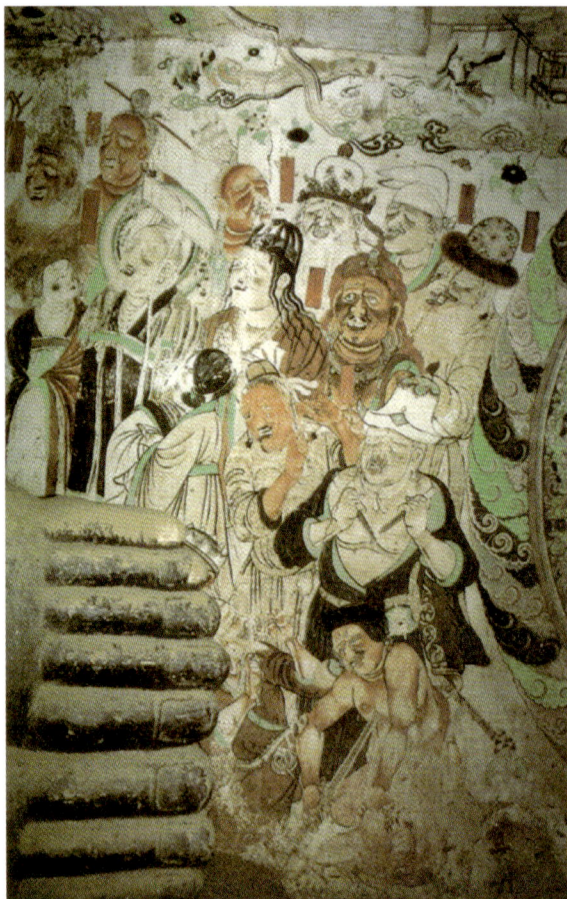

16 各国君长王子举哀图

中唐。敦煌莫高窟第158窟北壁西侧壁画。为释迦牟尼涅槃像局部。据《大般涅槃经》载：释迦牟尼涅槃时，众弟子及各国帝王、王子等前往拘尸那迦城哀悼。画中人物着装各异，对释迦牟尼的涅槃均表现出深切的悲哀之情，其中左侧的汉族帝王哀不自胜，由两个宫女扶持站立。此图通过悲情衬托出菩萨的大觉大悟和佛的宁静安详，反映出画家巧妙的构思和高超的技艺。

运动健身

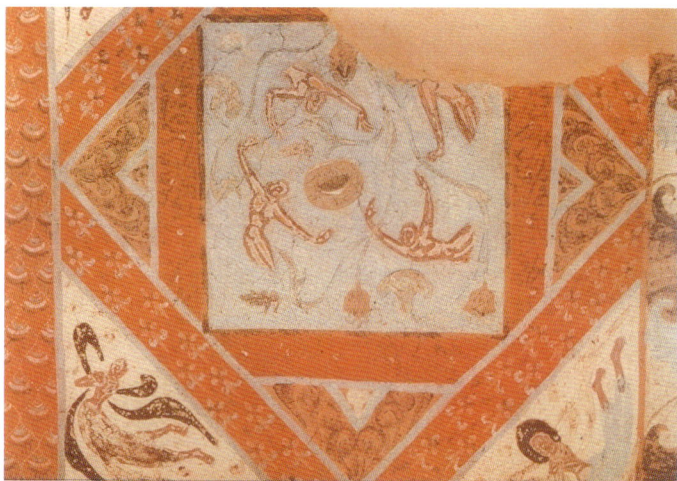

01　游泳图一

北魏。敦煌莫高窟第 257 窟壁画。绘于窟内顶部平棋图案的中心。在一碧绿的池水中，四位击水者于莲花之间起伏，他们的击水、浮水动作舒展有力，展示了一群喜泳者的优美姿态。

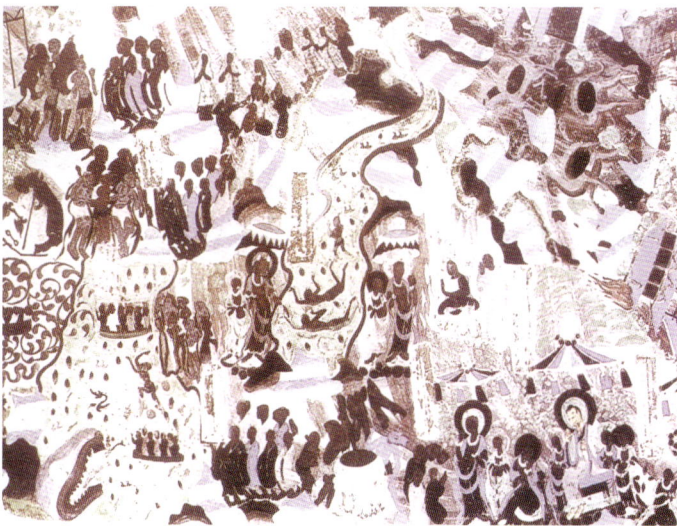

02　游泳图二

隋。敦煌莫高窟第 420 窟壁画。绘于窟内覆斗形藻井东披，表现的是观世音菩萨拯救诸般苦难——包括溺水者的情景。画面中部的河水中，溺水者未呈惊慌失措之态，反被刻画成活泼健美、生气勃勃的善泳者的形象。

海药本草 草部

敦煌篇

荜澄茄

迷迭香　山柰　茅香　甘松香　艾纳香

卷二　目录　一

177

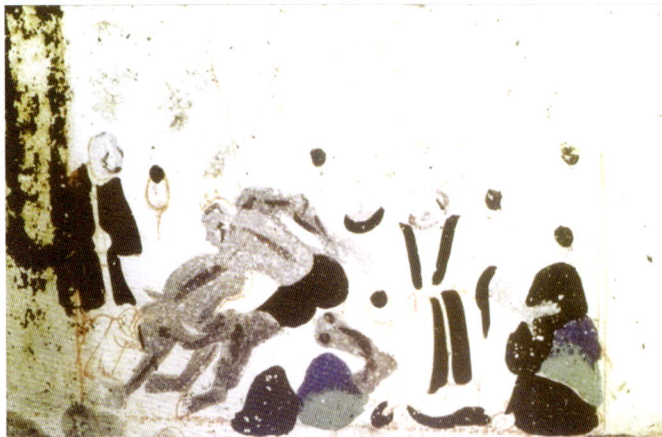

03 相扑图

北周。敦煌莫高窟第 290 窟壁画。相扑图在窟内西披上层，为佛传故事画内容之一。图中，须达那太子左手拿住大力魔王脖颈，右手抓住其右脚踝，正要将其翻倒在地。相扑双方均赤裸上身，下着短裤，体态强壮，人物造型显得拙朴生动。

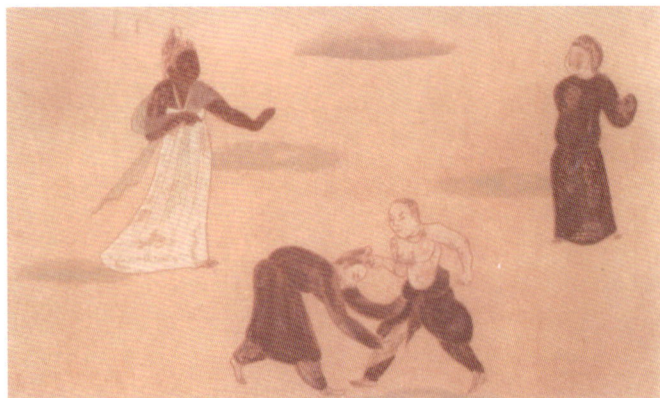

04 相扑场面图（摹本）

唐。敦煌莫高窟第 321 窟壁画。采自该窟之《宝雨经变》。在北周第 290 窟的《佛传故事》、五代第 61 窟的《佛传》屏风画中，也有此类运动场面。

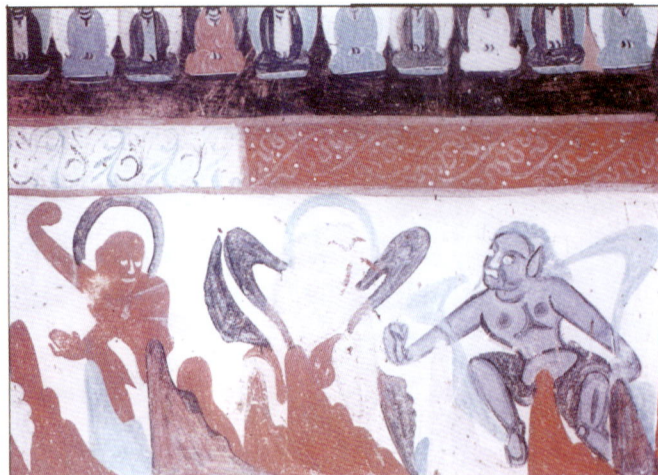

05 力士相搏图

北魏。敦煌莫高窟第 251 窟壁画。绘于该窟西壁下部。图中两位力士造型体壮，仅着犊鼻裤，正在舞臂、踢腿作徒手相搏状。由其相搏的动作看，已显具拳术技击中的功架、程式特征。

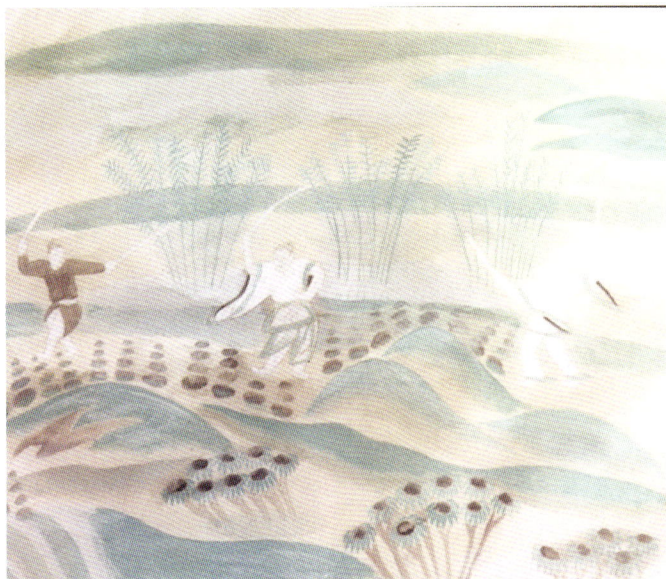

06　刀术对练图

五代。敦煌莫高窟第 61 窟壁画。表现的是在一片旷野中，三位武士执刀练武的情景。

海藻本草　草部

敦煌篇

華澄茄　茅香　甘松香

卷二　目録　一

張孟香　山萘　田村之

179

07　对练图

唐。敦煌莫高窟第 217 窟壁画。背景为一城堡。城堡外的空地上，十位武士分为两列：一列武士执枪对刺，另一列武士执刀、盾相迎。图中所展示的当是一武器对练的场景。

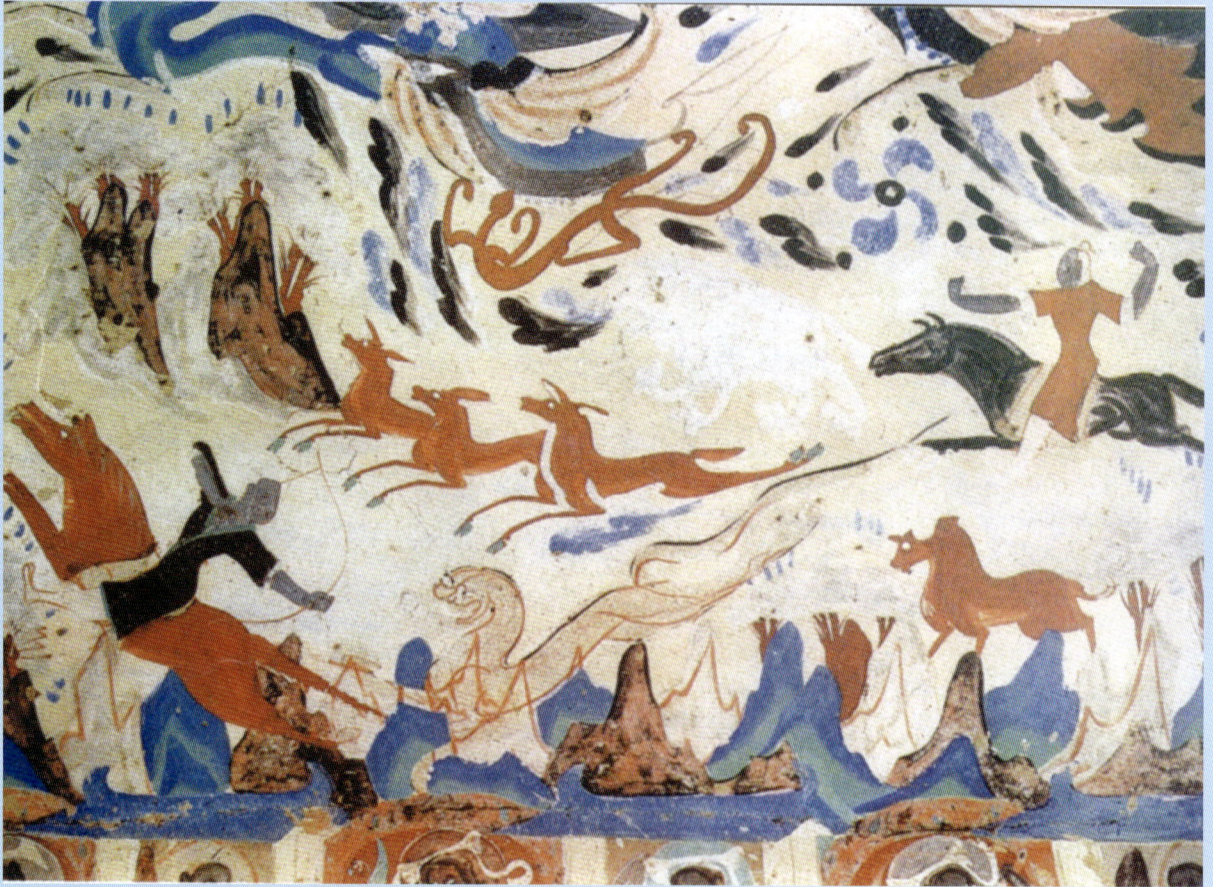

08 射猎图

　　西魏。敦煌莫高窟第 249 窟壁画。绘于窟内主室北披。图中山峦叠嶂，树木丛生，右上角一骑士身骑奔马，双臂呈拉弓状对准前方的猎物；左下角的骑士正返身执弓射向迎面扑来的猛虎。骑士、动物、背景融为一体，具有较强的运动感。

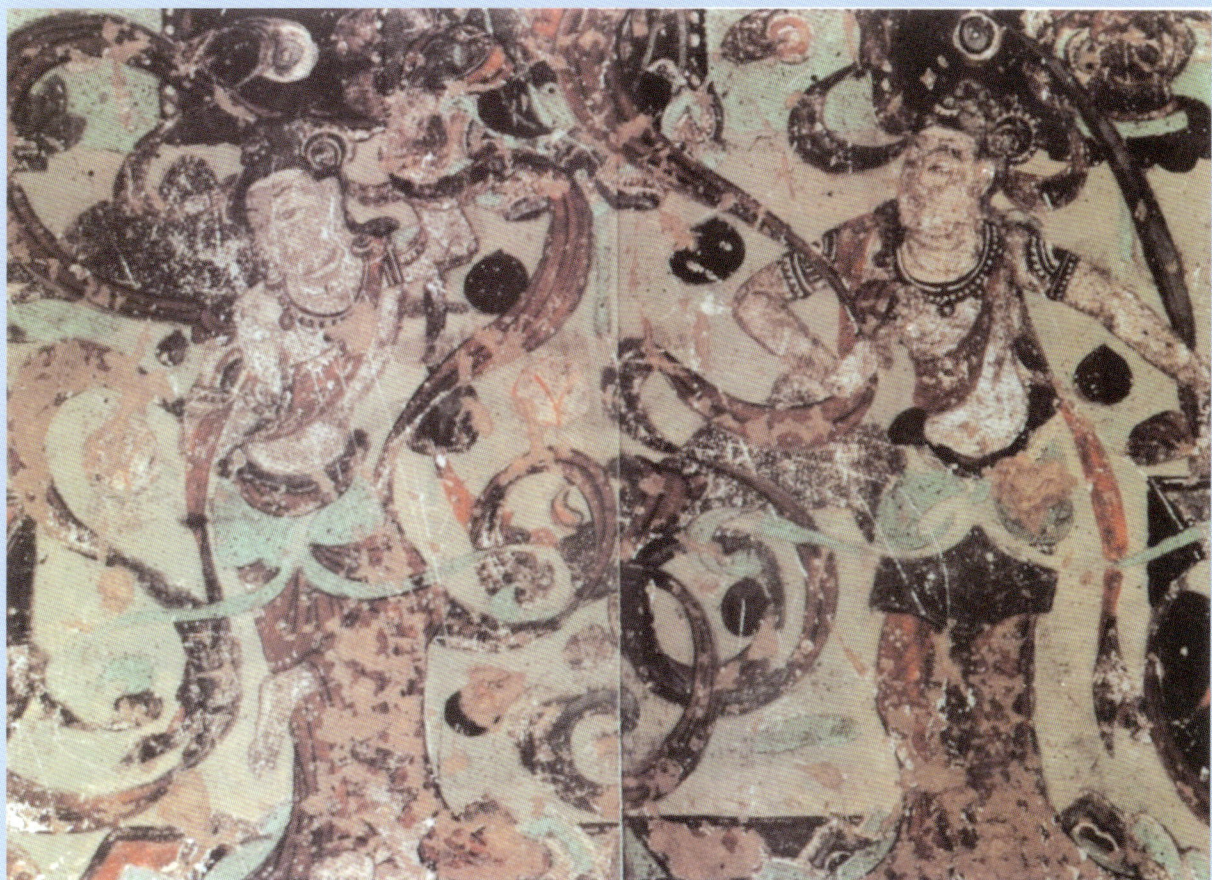

09 舞蹈图

　　唐。敦煌莫高窟第 217 窟北壁壁画。是壁画中少见的拓枝舞，舞者手执长带，在莲花上急速旋转。

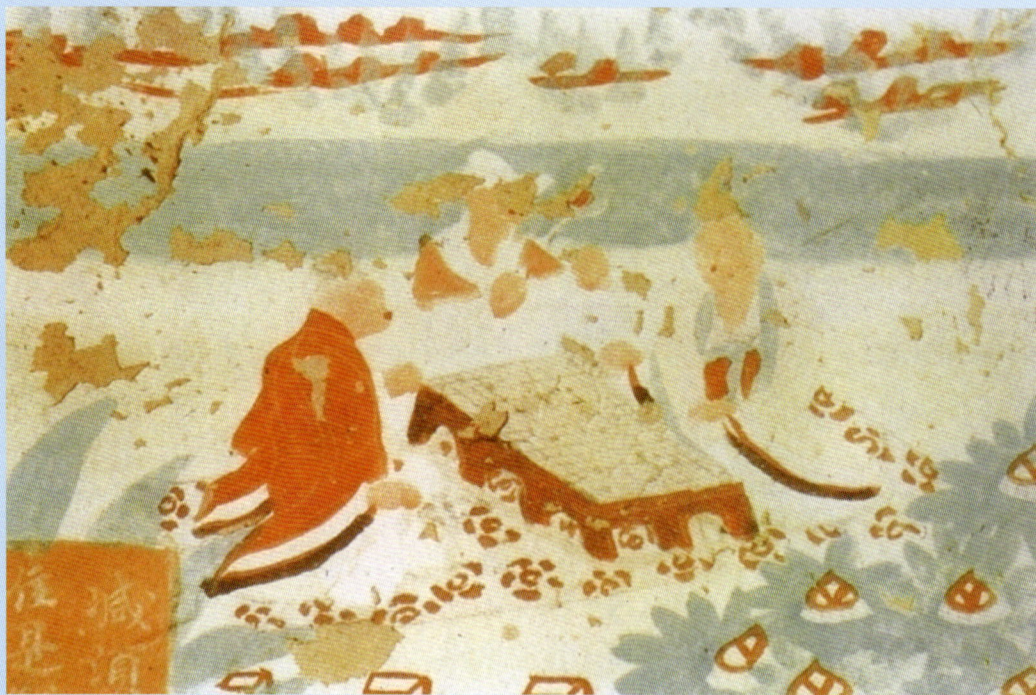

10 弈棋图

五代。甘肃榆林窟第 30 窟壁画。为窟中《维摩变》壁画的一部分。图中有一长方形的围棋盘，盘面棋局纹道较为清晰。棋盘两侧，穿红色长袍的人和穿绿色长袍的人在静坐对弈。

佛教篇

佛教产生于古代印度，印度次大陆与陆上丝绸之路和海上丝绸之路均有着密切关系。中国古代经过中亚或西藏通往南亚的陆上贸易交往通道，是古代陆上丝绸之路的主要线路之一；而在海上丝绸之路中，印度次大陆也是重要的沿岸地。

佛教于西汉时传入中国内地。一般而言，传入中国大部分地区的以大乘佛教为主，称为北传佛教；其中传入西藏、内蒙古等地区的，为北传佛教中的藏传佛教，俗称喇嘛教。而在中国傣族等民族地区传布的则以小乘佛教为主，属于在东南亚传布的南传佛教。佛教传入中国后，经魏晋南北朝的发展，至隋唐时达到鼎盛，对中国古代历史、文化的发展有着深刻的作用及广泛的影响，并在期间渐渐融合为中国传统文化的有机组成部分。

佛教与医药的渊源其来有自，它与印度古文化、中国传统文化中的医药内容均有充分交集。佛教传入中国后，约在汉魏时期与中国传统医学产生交集，于魏晋南北朝时期形成高峰，隋唐时或有集成，此后绵嗣不绝。可以说，中国传统医学成为佛教在中国传播主要倚重与借用的媒介之一。

两千多年来，佛教遗存下了不少与医药卫生相关的文物。本篇选择介绍的文物图谱资料分为四个部分："佛典医贤"是佛典所载的医王药佛类题材；"佛门医僧"是佛寺行医僧人类题材；"佛僧修行"是有关禅修、食修、武修等佛僧修行类题材；"佛众卫生"则是与佛教信众卫生有关的题材。

佛典医贤

海药本草　草部

佛教篇

草澄茄

迷迭香　　茅香

山柰

卷二　目录
一

甘松香

185

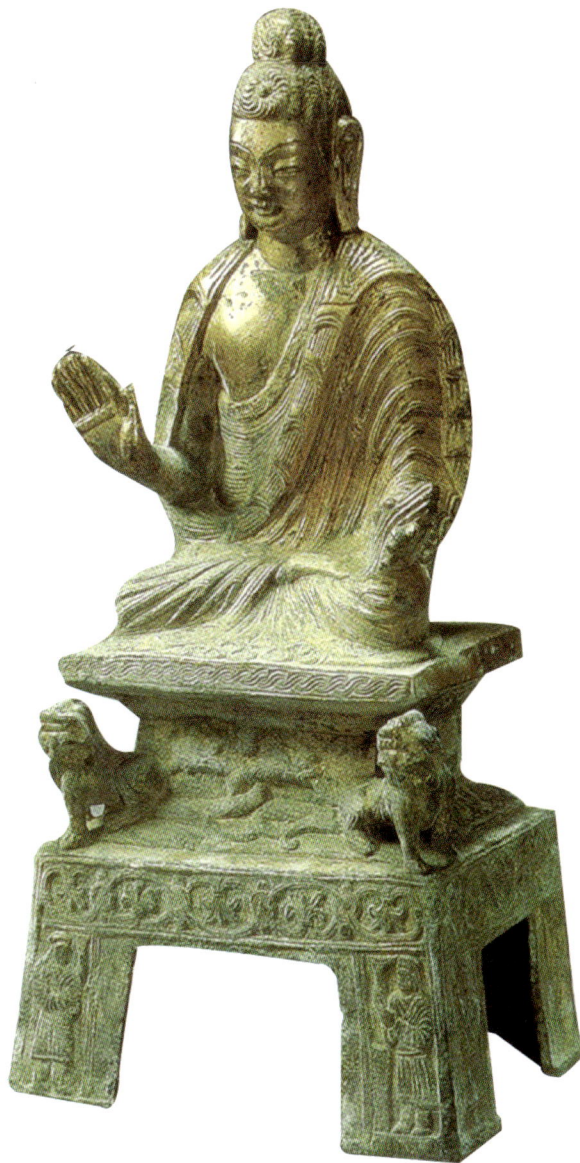

01　鎏金铜佛像

　　北魏。通高 28.5 厘米。内蒙古自治区呼和浩特市托克托县古城村出土，藏内蒙古博物馆。铸于北魏太和八年（484）。释迦牟尼坐于须弥座上，作施无畏印，造型典雅沉厚。四足台座正面为两个持帚供养人，须弥座束腰部位是两只狮子，佛像通体鎏金，为北魏时期鎏金铜佛中的精品。佛教认为，佛祖释迦牟尼法力无边，能分别病相，晓了药性，能治众生一切疾苦，故有"大医王"之美称。

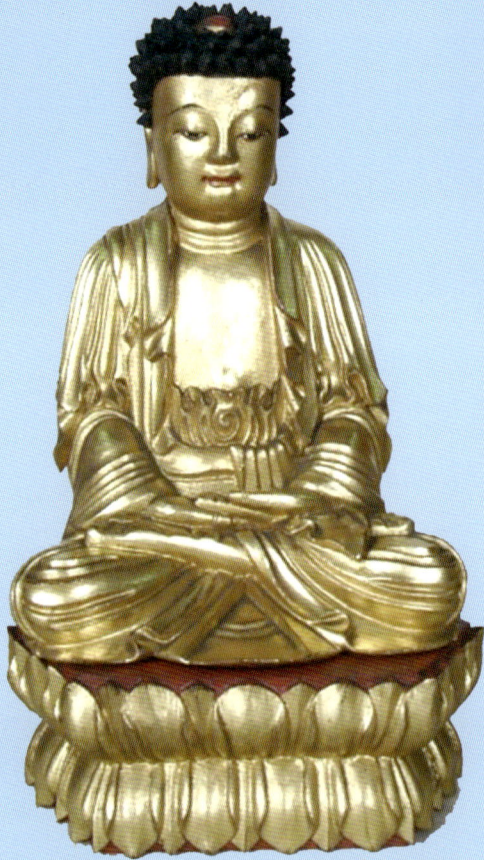

02 药师佛木雕像

清。通高 257 厘米，宽 168 厘米。藏上海中医药大学医史博物馆。外表涂金黄色，结跏趺坐于莲花台。药师佛又名药师如来、药师琉璃光如来、十二愿王等，为佛国东方净琉璃世界教主，曾发十二大愿，愿为众生解除疾苦。

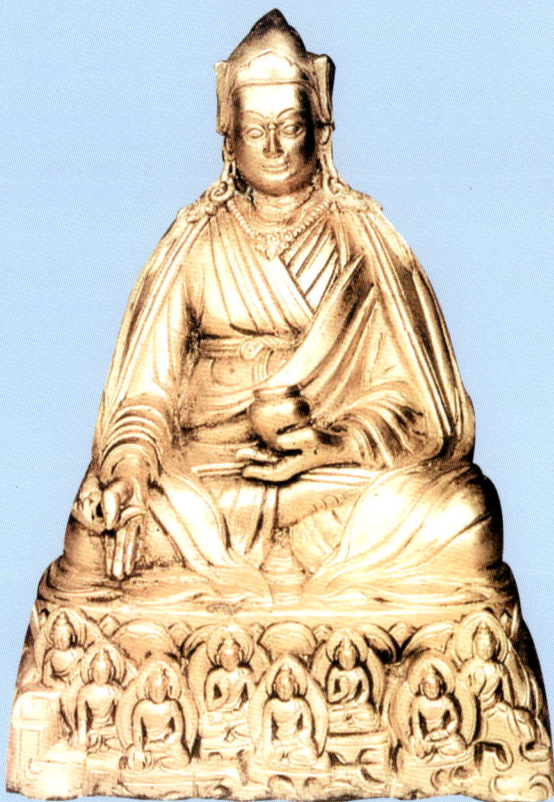

03 曼吉拉化身喇嘛镏铜塑像

清。载《中国医学通史·文物图谱卷》。曼吉拉即琉璃光佛，具有与其原型药师佛同样的象征。塑像背部有铭文"曼吉拉解除了诸如癫痫及其他疾病等魔鬼的压迫"等，其基座前面浮塑有八个药王像。

04 乃木其像

清。通高 16.5 厘米，座宽 9 厘米。藏陕西中医药大学陕西医史博物馆。佛像（乃木其）庄重端秀，一手持草状物（诃子），一手捧仙桃，于莲花台上结跏趺坐。乃木其即汉语所称的净眼如来，是佛经中的药王菩萨星宿光。

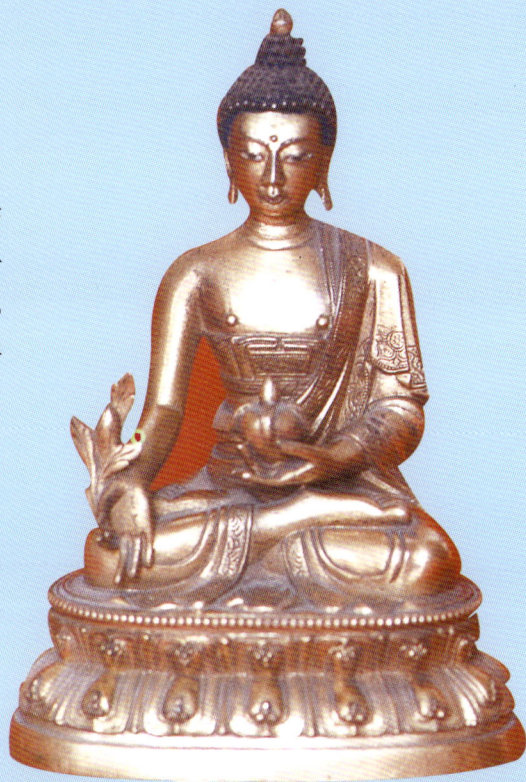

05 德化窑观音像

明。高 24.5 厘米。藏河南省新乡市博物馆。观音跪坐于圆形蒲团上，高髻，面部丰腴慈祥，弯眉细眼，作俯视状。底座内壁有"天启年"款。观音又称观世音、观自在等，本大慈大悲，体察众生苦痛，救人疾苦，保人安康如意，民间信众甚夥。此器胎白质细，施牙白色釉，造型端庄，神态典雅，超凡脱俗。为国家一级文物。

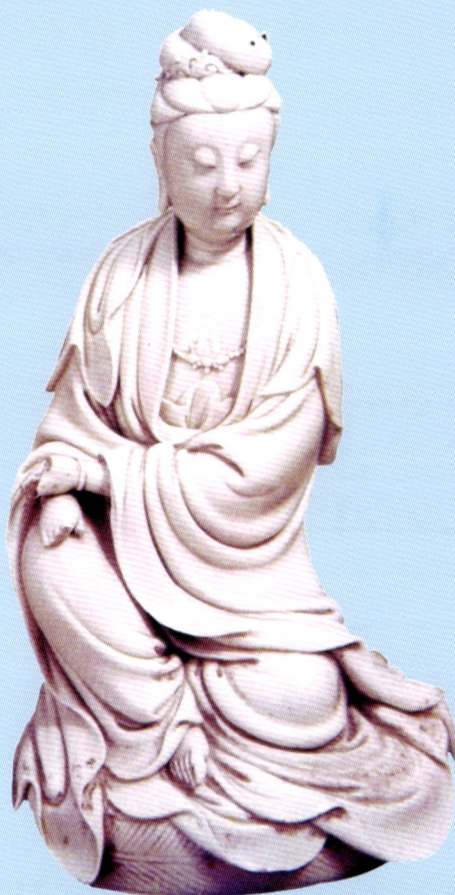

佛门医僧

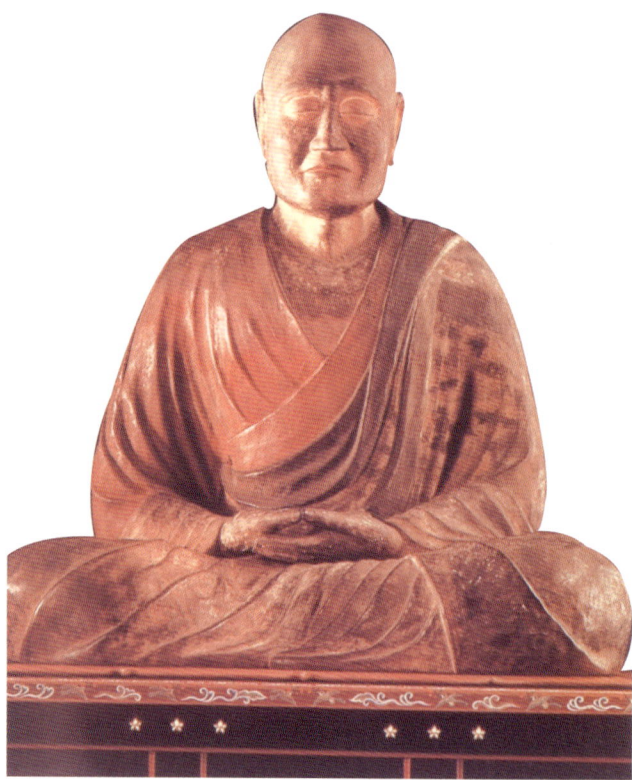

01 僧鉴真塑像

日本天平宝字七年（763）造。藏日本奈良唐招提寺。鉴真（688—763），俗姓淳于。广陵江阳（今江苏省扬州市）人。唐代高僧。14岁入扬州大云寺出家，景龙初（708）抵长安，深研佛学，兼究医学。后返故里，在兴龙寺、大明寺讲经传律。天宝二年（743）应日本遣唐僧荣睿、普照之邀，东渡传经，11年间历经六渡，始抵日。而后讲经解律，传播盛唐医药、建筑、绘画、刺绣、书法、音律等技艺，被尊奉为"日本的神农"和"过海大师"。

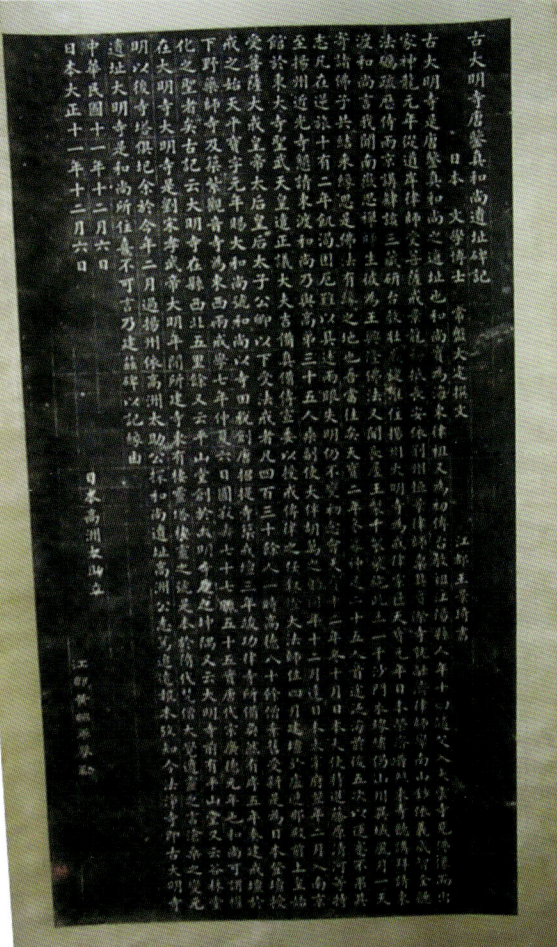

02 古大明寺唐鉴真和尚遗址碑记拓片

近现代。画芯长 129.1 厘米，宽 60.8 厘米；卷轴长 211.4 厘米，宽 72.6 厘米。藏上海中医药大学医史博物馆。原碑于 1922 年 12 月 6 日由日本高洲太助立，日本文学博士常盘大定撰文、江都王景琦书、江都黄绍华摹勒。碑文记述古大明寺唐鉴真和尚遗址状况、鉴真生平事迹和建碑缘由。

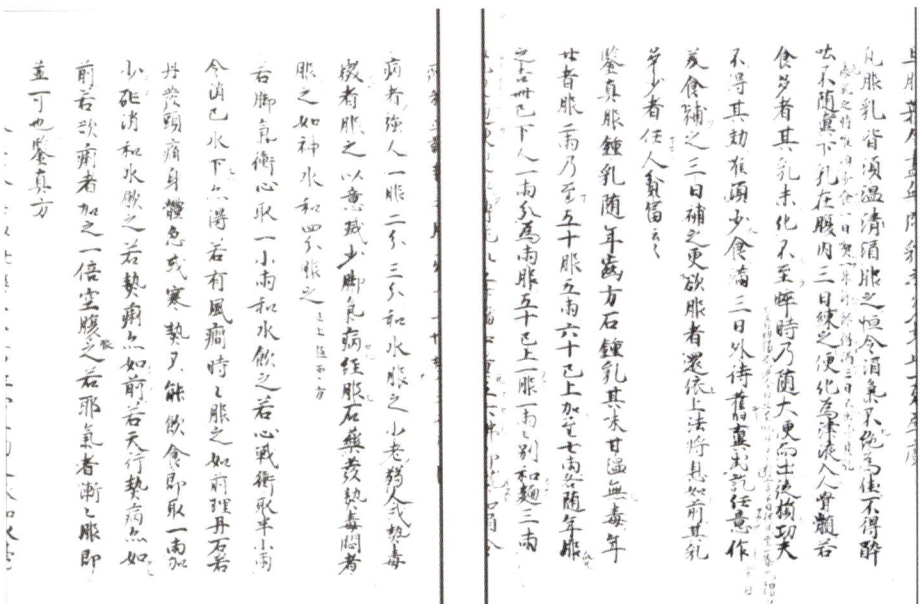

03 《医心方》中"鉴上人方"书影

日本东洋出版社据半井家藏古卷子本影印。鉴真通晓医药，他所积累的验方曾由其弟子整理为《鉴上人秘方》，惜书已佚。但日本古汉医典籍《医心方》中尚收载有数方，图示为其中的书影。

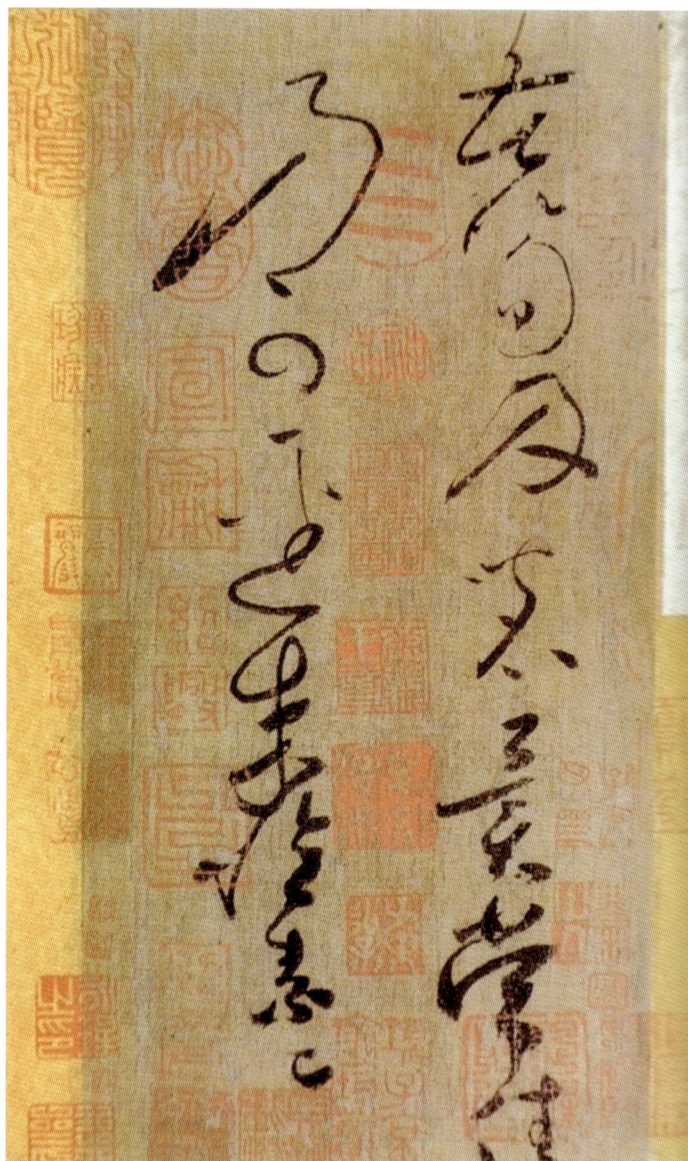

04　怀素《苦笋帖》卷

　　唐。纵 25.1 厘米，横 12 厘米。藏上海博物馆。怀素（725—785，一说 737—799），字藏真，本姓钱。永州零陵（今属湖南省）人。唐代僧人、著名书法家。绢本，草书。《苦笋帖》为两行草书信牍，饮食养生题材，释文："苦笋及茗异常佳，乃可径来。怀素上。"为国家一级文物。

05　无际禅师药方碑拓片

近现代。长 76.5 厘米，宽 31 厘米。藏上海中医药大学医史博物馆。原碑立于宋代洛阳兴国寺，内容为该寺无际禅师所传治疗骨科疾病之换骨丹等药方。

06 宋"安养院"碑拓片

　　宋。原碑藏江苏省苏州市碑刻博物馆。佛教历来与社会救济关系密切，致力于养老慈幼、济贫赈饥、医疾赠药等。医药救济方面，唐代就设有悲田养病坊，宋代有安养院等，均用于收治贫病残疾者，皆以僧人掌管其事。

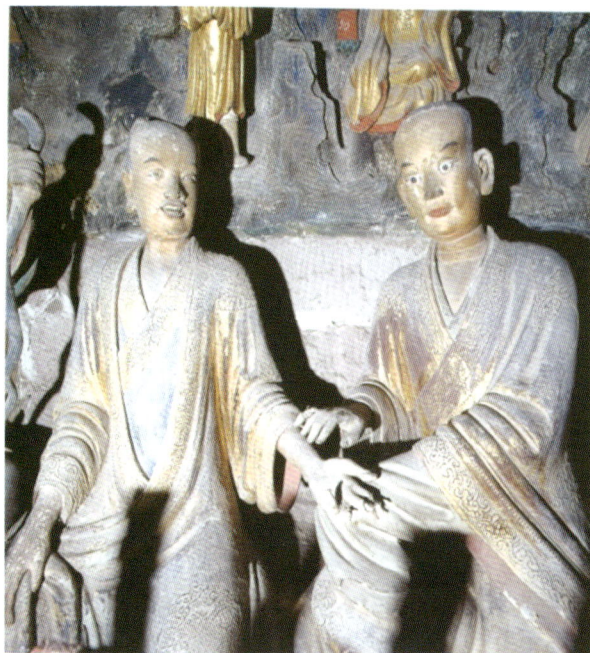

07 切脉罗汉塑像

明。四川新津观音寺明代咸化年间重建大雄宝殿塑像。在46尊罗汉塑像中，有一对切脉诊病罗汉十分生动传神。病僧平伸左手微笑待诊；医僧凝神定气，圆睁双眼，全神贯注地沉浸在诊脉之中。表现中医诊脉人物的文物不多，遗存至今者更是罕见，此像弥足珍贵。

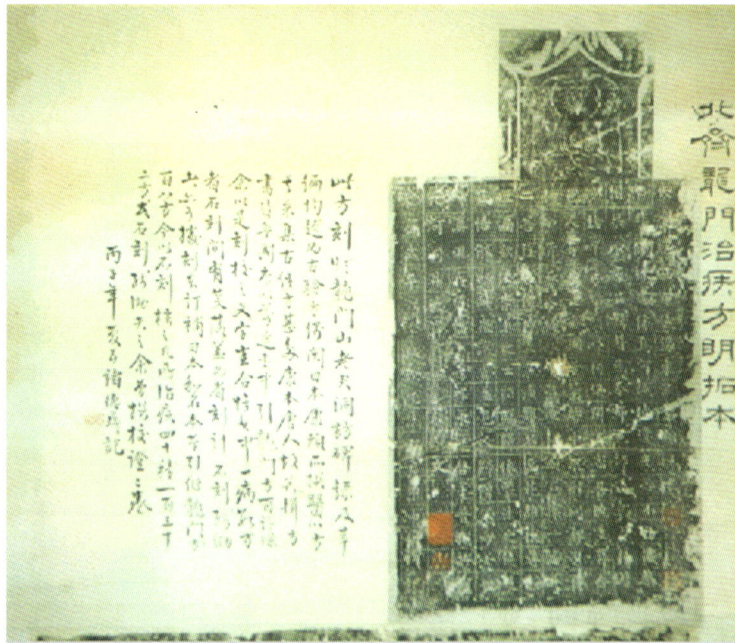

08 北齐龙门治疾方明拓本（部分）

明。藏广州中医药大学广东中医药博物馆。原刻为洛阳龙门石窟药方洞局部。药方洞位于河南古城洛阳的佛教圣地龙门西山奉先寺和古阳洞之间，最早开凿于北魏晚期，后经过东魏和北齐，直至唐初仍有雕刻。造像为一佛、二弟子、二菩萨。药方洞口的石壁上，共刻有古药方140多个，所涉及的药物有120多种，制剂方法有丸、散、膏、汤等，用于治疗40多种疾病。龙门石窟药方洞为我国现存最早的石刻药方洞，是我国传统医学的珍贵遗产，也是佛教与医学不可多得的直观形象展示。

09 《医门法律》书影

清顺治葵锦堂刻本。藏中国中医科学院图书馆。喻昌撰。喻昌（约1585—1664），字嘉言，晚号西昌老人。江西新建人。明末清初著名医家。明亡时，喻氏曾披剃而隐于禅学，并兼业医。后以善医名，著有《尚论篇》8卷、《医门法律》12卷等。喻昌通禅理，其论医常涉及禅理和印度佛教理论，如《医门法律》，以论、法、律为序，即从佛教之经、律、论化来论述医理和禅理。

佛僧修行

海药本草 草部
佛教篇
蓐溶苊
坐禅香
茅香
山苹
甘松香
田村之
卷二 目录 一
195

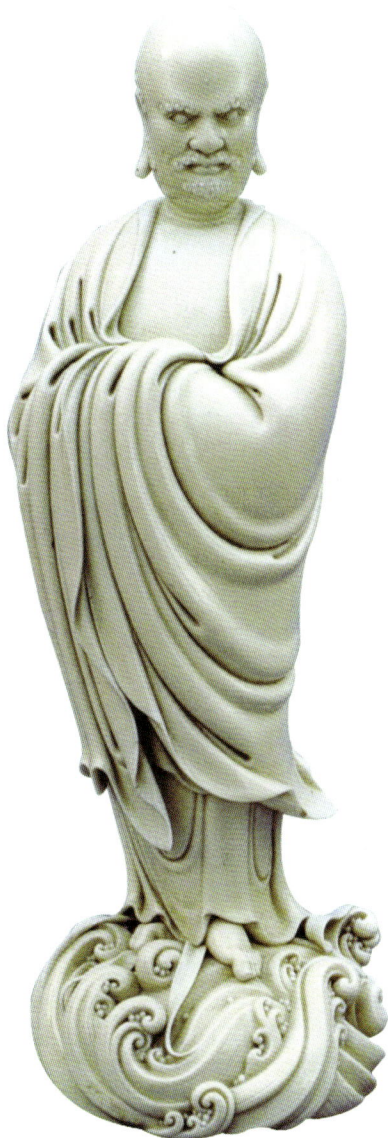

01　德化窑白釉达摩像

明。高43厘米。藏故宫博物院。达摩，南北朝禅僧。原印度人，之后来中国，曾在少林寺面壁9年修行传教，被尊为中国禅宗初祖。主要宣扬"二入四行"禅法，其思想对中国传统文化有较大影响。此像赤足立于波涛汹涌的海水之上。光头大脸，双目圆睁，大耳长垂，五官端正。背部印有"何朝宗"款。此像胎体厚重，釉色呈牙白色。工艺精湛，造型优美，人物传神，充分表现出这位禅宗少林初祖坚忍不拔的精神。为国家一级文物。

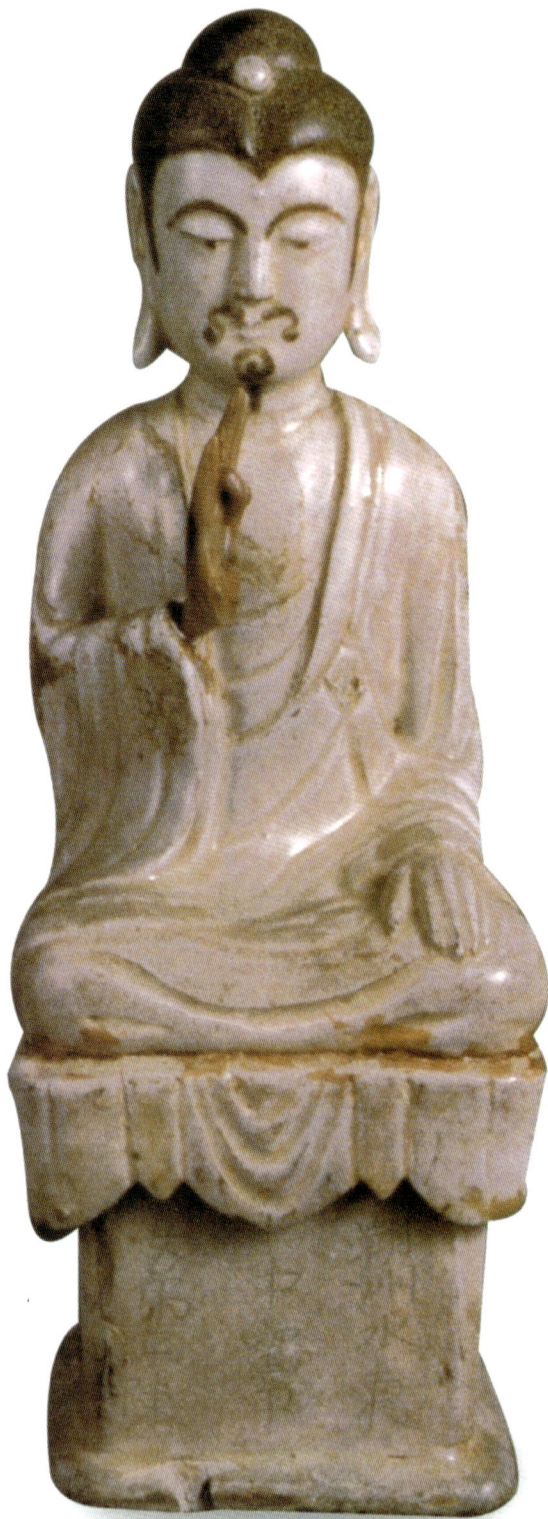

02 潮州窑佛像

　　北宋。高 31.5 厘米，座宽 10.3 厘米。藏广东省博物馆。佛像为全迦坐式修禅，坐于方形台座上。佛像制作精致，神态自如，有极高的艺术价值，显示了宋代潮州窑的制瓷水平。为国家一级文物。

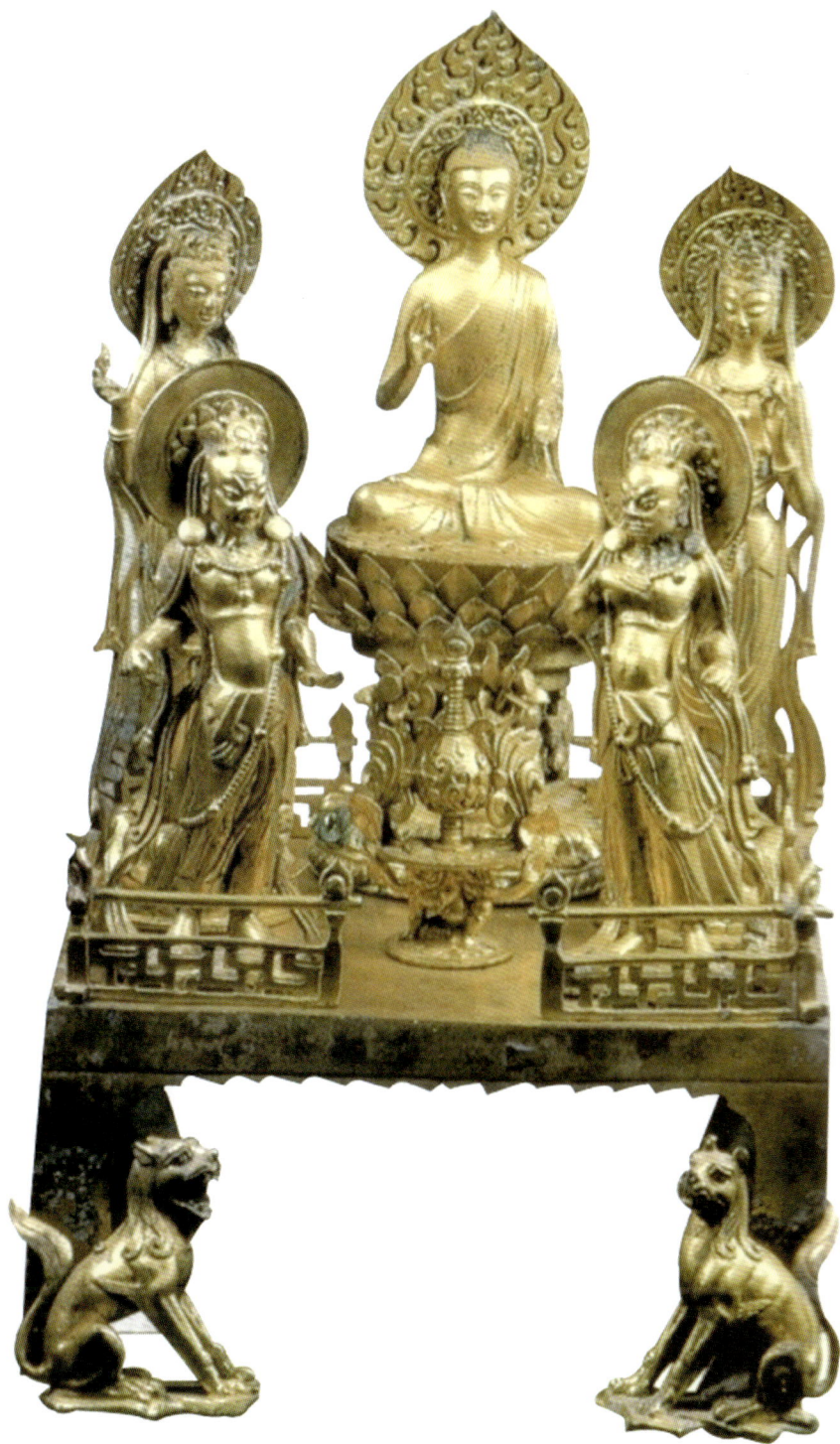

海藥本草 草部

蓽澄茄

佛教篇

卷二 目錄 一

茅香 甘松香

197

03　董钦造阿弥陀佛

　　隋。通高 41 厘米，座长 24.5 厘米，厚 24 厘米。陕西西安南郊东八里村出土。藏西安市文物管理委员会。此像由高足床上一佛、两菩萨、两力士、一香薰及两蹲狮组成。阿弥陀佛结跏趺坐于束腰莲花高座上，有莲瓣形顶光。阿弥陀佛莲座下前方，一裸身力士用肩臂托撑一香薰，反映出佛僧修行中的香具之用。为国家一级文物。

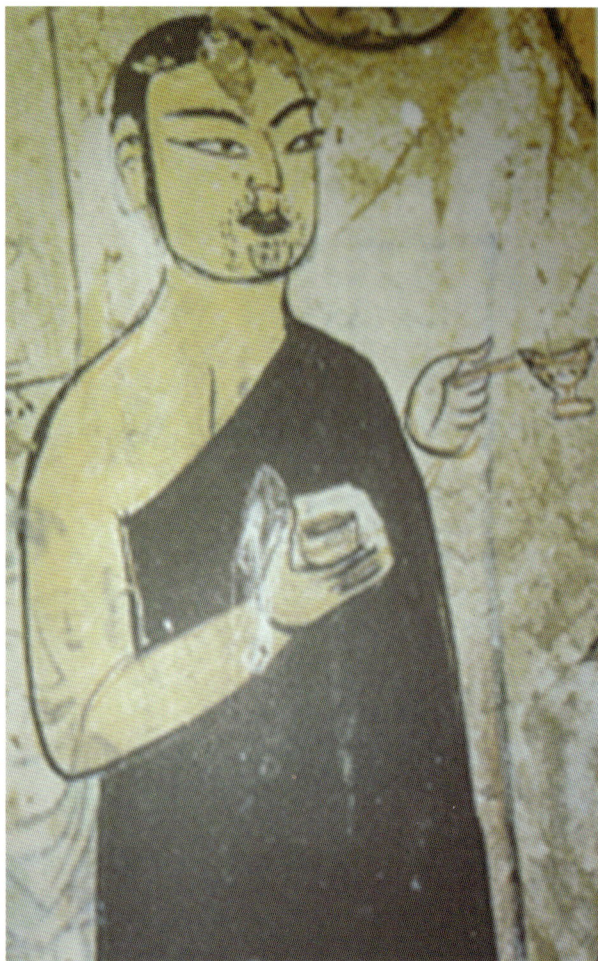

04　僧持柄炉壁画

十六国西秦。甘肃永靖炳灵寺石窟第 169 窟壁画。柄炉在佛僧修行中使用较多。柄炉又叫香斗或长柄香炉、鹊（雀）尾香炉，其一端带有较长的握柄，用来持握；另一端有一个小香炉。柄炉可在站立或出行时使用，使用方法有两种：一种为手持炉柄，香炉在前；另一种为一手持炉柄，一手托住香炉。柄炉在魏晋南北朝时期多见于中原地区的石窟寺及北朝造像碑，图示为目前所知最早的一例。

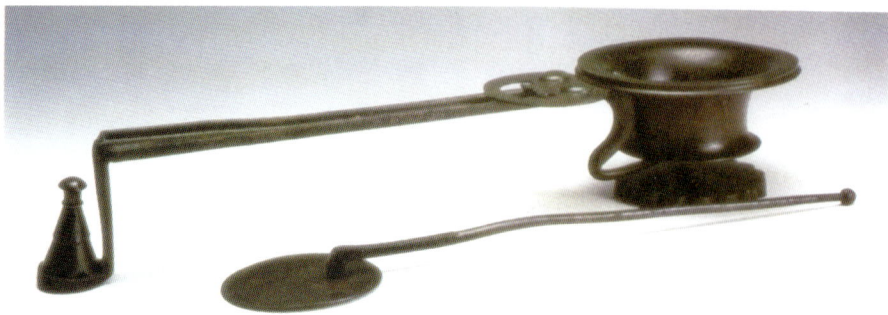

05　单柄雀炉

唐。长 39.8 厘米，腹径 11.6 厘米，高 6.9 厘米。藏西安市文物保护考古研究院。佛僧手持之香炉。

06 八棱净瓶

　　唐。高 21.4 厘米，底径 10.2 厘米。1987 年在陕西扶风法门寺地宫出土。藏法门寺博物馆。秘色瓷。净瓶为佛僧修行供器，亦作浇水洗手用具。

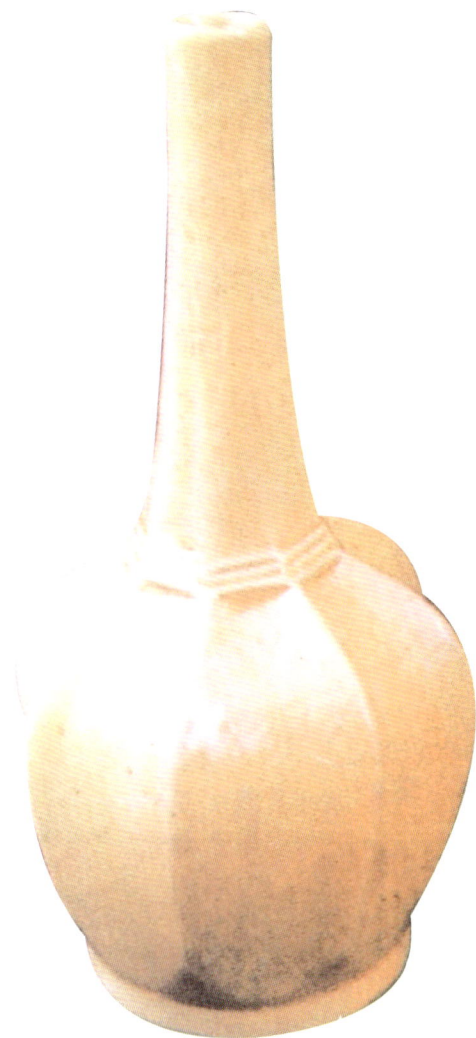

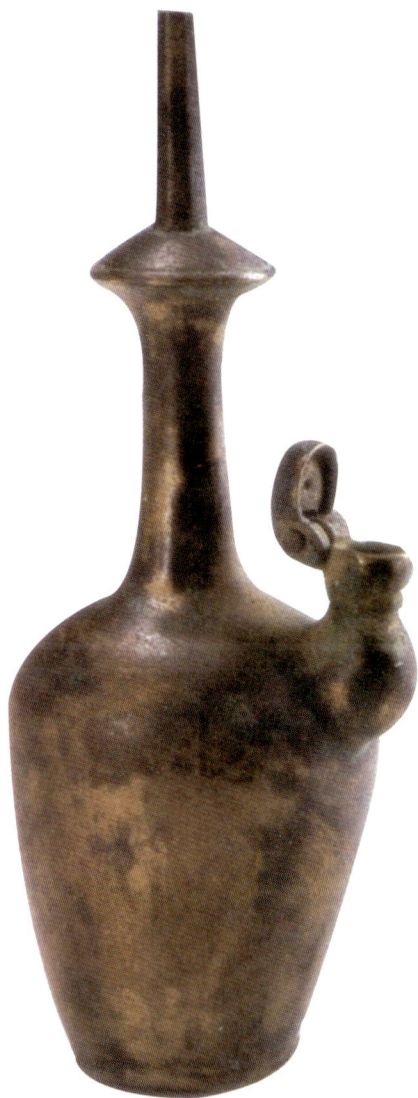

海药本草　草部

薰陆香

沉香

佛教篇

茅香

甘松香

卷二　目录　一

199

07 铜净瓶

　　唐。高 9.75 厘米，直径 3.1 厘米。藏西安市文物保护考古研究院。

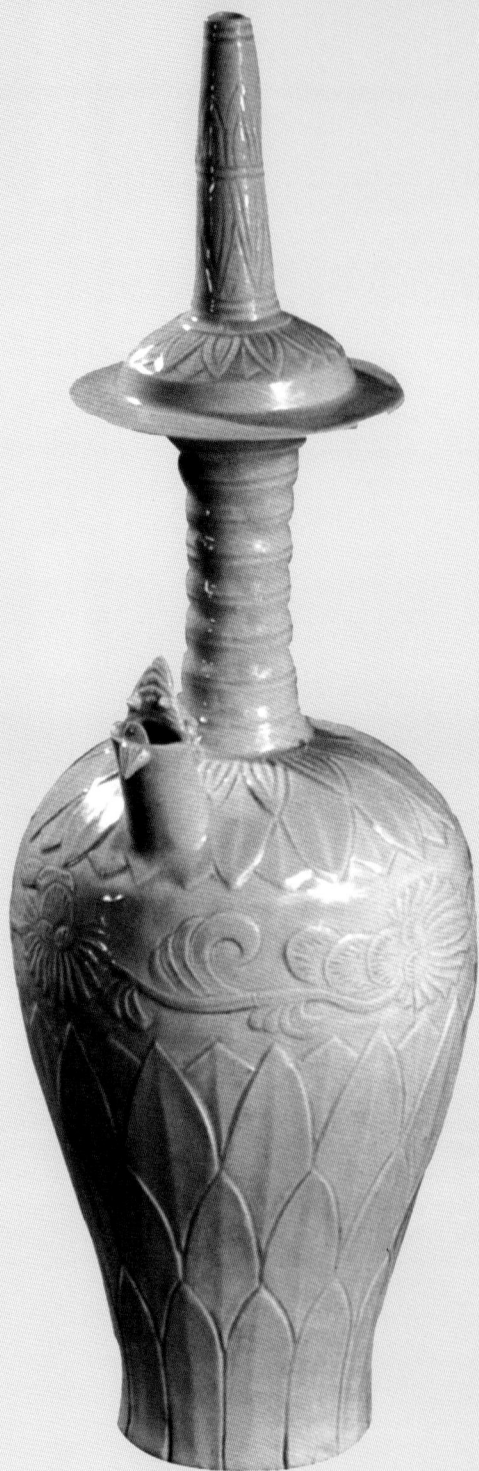

08 定窑白釉刻莲瓣纹龙首净瓶

　　北宋。高 60.5 厘米，口径 2 厘米，足径 10.1 厘米。1969 年在河北定州净众院塔基地宫出土。藏定州市博物馆。此器采用堆贴、刻花和划花的技法，饰有龙首、莲瓣纹和卷草纹等。胎体洁白细腻，形体高大，器形规整，刻、划装饰刀法犀利，纹饰线条流畅，釉色洁白如雪，为定窑白瓷中的绝品。为国家一级文物。

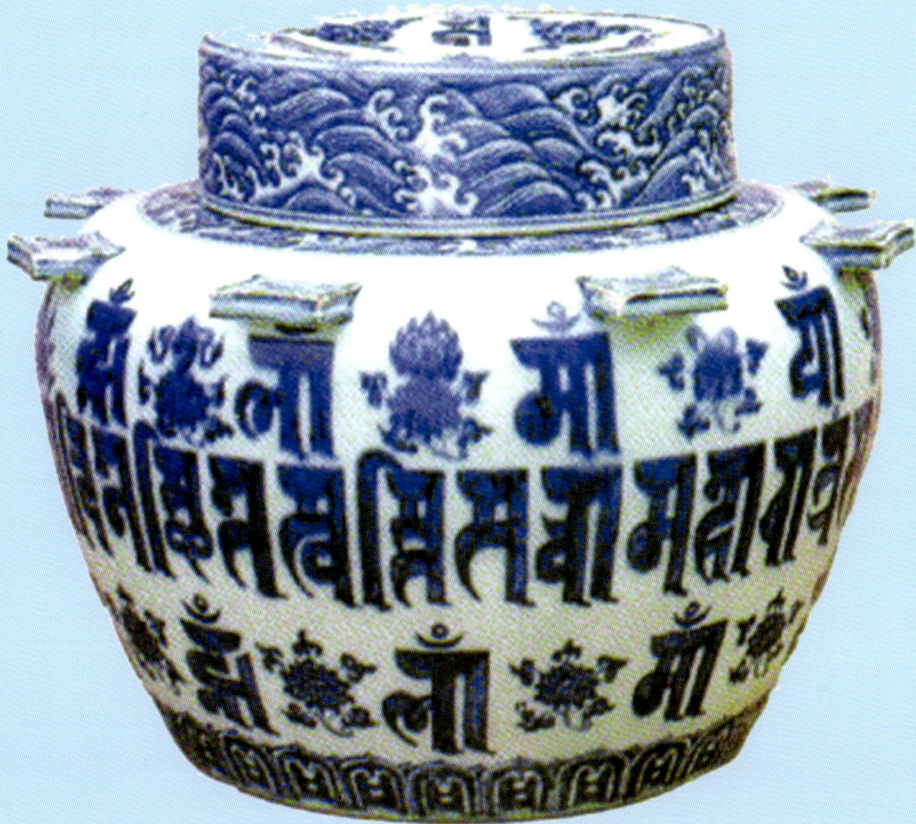

09 青花梵文出戟盖罐

明。高 28.7 厘米，口径 19.7 厘米，足径 24.7 厘米。藏故宫博物院。直口，丰肩，腹部下敛，平底，平面盖。肩部突出 8 个长方形平面戟。罐腹部绘 3 层蓝查体梵文，盖面中间及周围书梵文。盖底与罐底部从左至右书篆字 "大德吉祥场"。此器是宣德五年（1430），为来京的西藏大宝法王乌斯藏尚师哈里麻举行法会而烧制，是研究藏传佛教文化的实物资料。系国家一级文物。

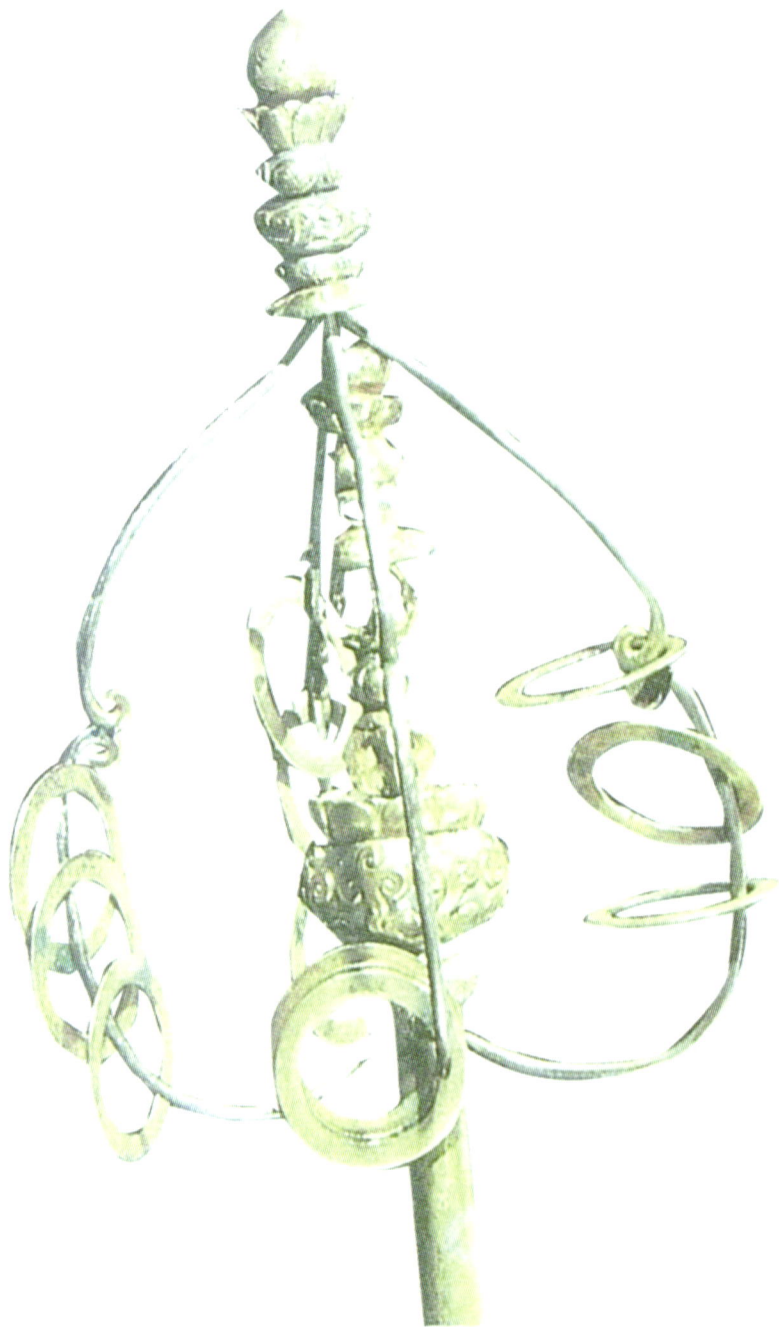

10 迎真身银金花双轮十二环锡杖（部分）

　　唐。通高 196 厘米。1987 年在陕西扶风法门寺地宫出土。藏法门寺博物馆。锡杖是佛教僧人修行、云游时随身携带的十二种物品之一。显宗以之为乞食、驱虫的用器；密宗则以之为主尊大日如来的内证本誓的标识物。此杖由 58 两白银、2 两黄金雕铸而成。杖身布满了各种佛教纹饰。整体造型装饰华贵，制作精绝，比现藏于日本正仓院的白铜头锡杖等级高，形制也宏伟得多，是佛教中最高等级的锡杖。为国家一级文物。

海藥本草 草部

蓽澄茄

佛教篇

卷二　目録　一

茅香

甘松香

203

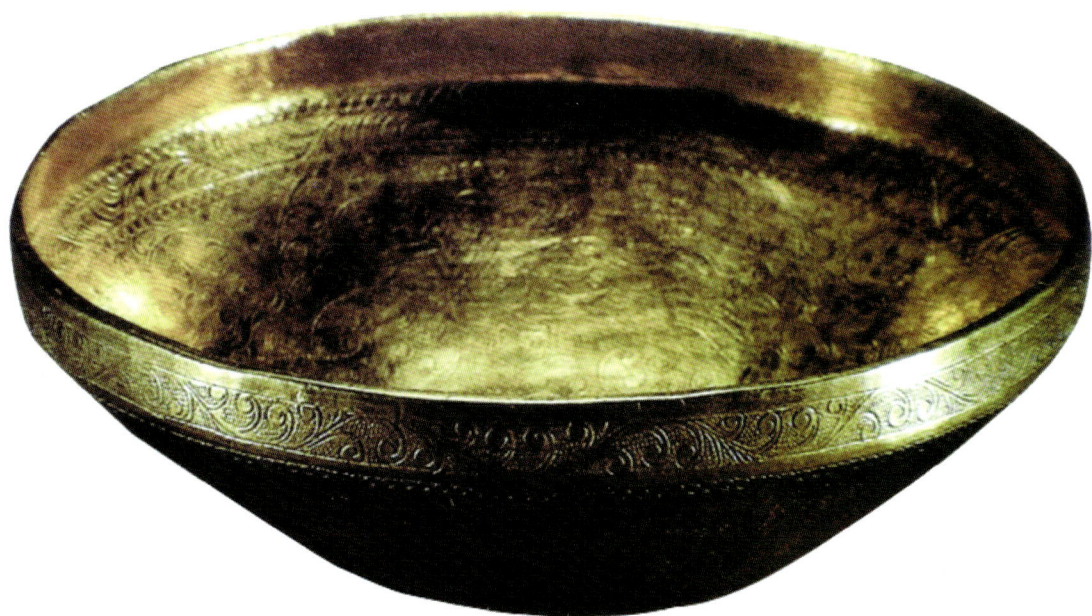

11　迦陵频伽纹金钵盂

　　唐。通高 3.3 厘米，口径 9.4 厘米。1987 年在陕西扶风法门寺地宫出土。藏法门寺博物馆。此器模铸成形，直口微敛，腹壁斜收，平底。通体錾花，腹壁錾刻四只捧莲迦陵频伽鸟。迦陵频伽鸟是佛教中的一种神鸟，佛经中又称其为妙音鸟。此器造型精美，制作规格高，纹饰錾刻细致，反映了唐代宗教器物制作的较高水平。系国家一级文物。

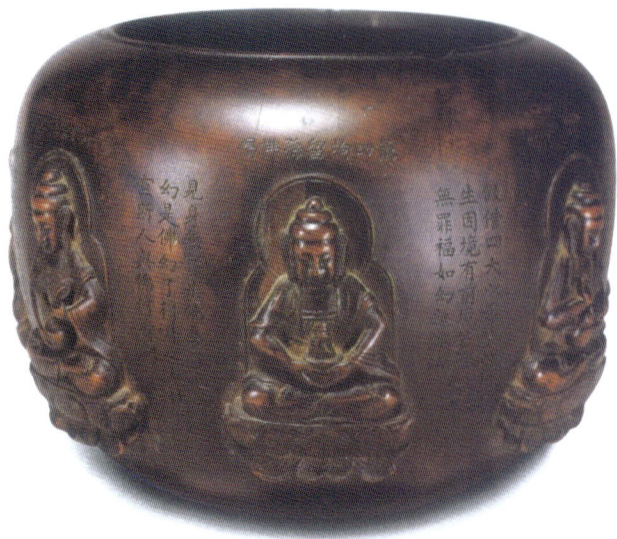

12 红木雕七佛钵

　　清。高 14.5 厘米，口径 13.5 厘米。藏故宫博物院。圆钵形。内壁光素，外壁以高浮雕技法刻有莲花坐佛七尊。每尊佛旁各有名称及七言律诗一首。

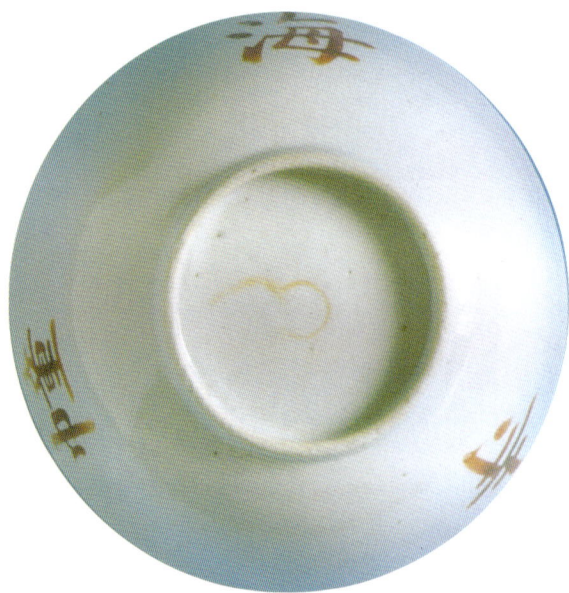

13 白釉矾红"海幢寺"款碗

　　清。高 6.5 厘米，口径 14 厘米，足径 6.5 厘米。藏赵汉光。敞口，深腹，圈足。外壁用矾红书写"海幢寺"楷书品字形三字，这是广州海幢寺僧人当时所用之物。该碗也称"澹归碗"，因系当时澹归和尚自资烧造之物而得名。

14 青花军持

明。高 19.7 厘米，口径 2.8 厘米，底径 8.8 厘米。藏新加坡针灸学会李澄坚。军持由印度语译音得名，为佛僧饮水或净手之器。

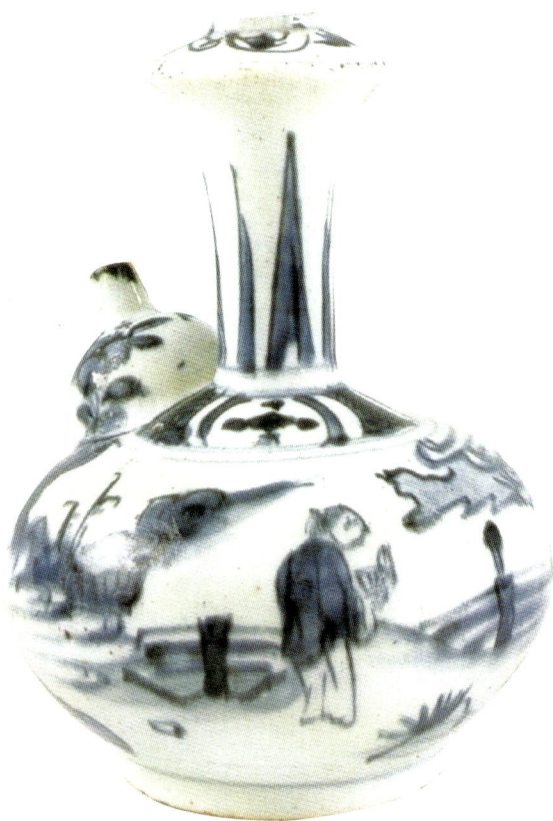

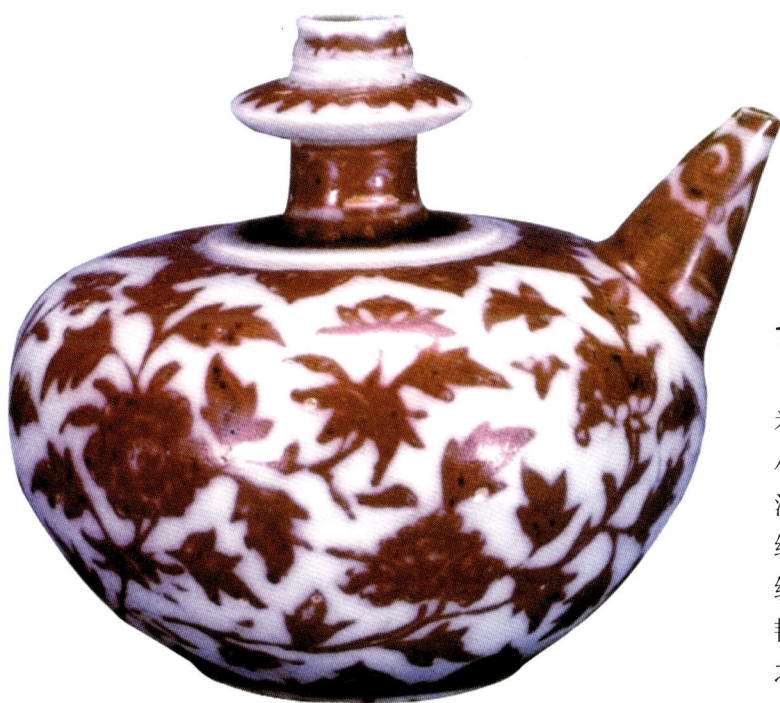

海药本草·草部

佛教篇

卷二 目录 一

蓽澄茄 茅香 甘松香

迷迭香 山柰 艾叶

205

15 釉里红牡丹纹军持

明。高 14 厘米，口径 2.3 厘米，足径 7.1 厘米。藏故宫博物院。小口，短颈，扁圆腹，肩部置一短流，无柄。腹部饰釉里红缠枝牡丹纹。此器造型别致，胎质细腻洁白，纹饰清晰，线条流畅，釉里红色泽艳丽，反映出洪武时期釉里红烧造之水平。系国家一级文物。

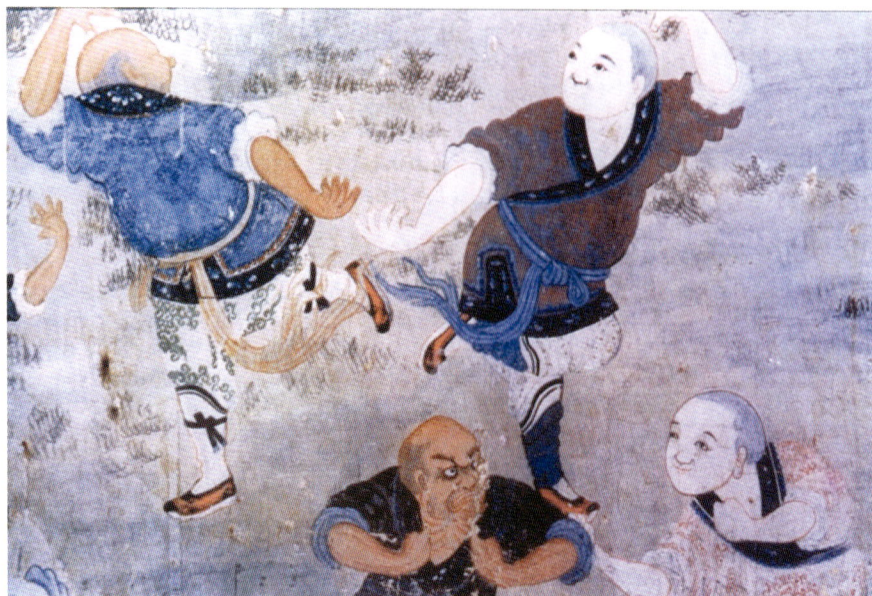

16　拳术演练图壁画

　　清。河南省少林寺白衣殿壁画。白衣殿壁画描绘的是少林寺武僧演武和初唐少林寺十三棍僧救唐王的故事。此图为其局部，表现了少林寺僧演练拳术的情景。

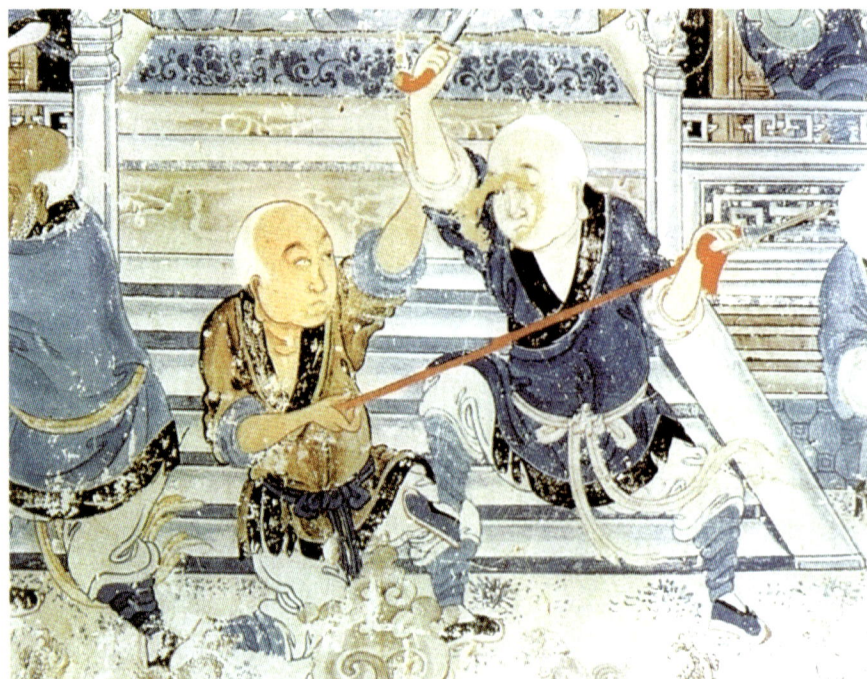

17　器械演练图壁画

　　清。河南省少林寺白衣殿壁画。此图为其局部，表现了少林寺僧持械演练的场面。

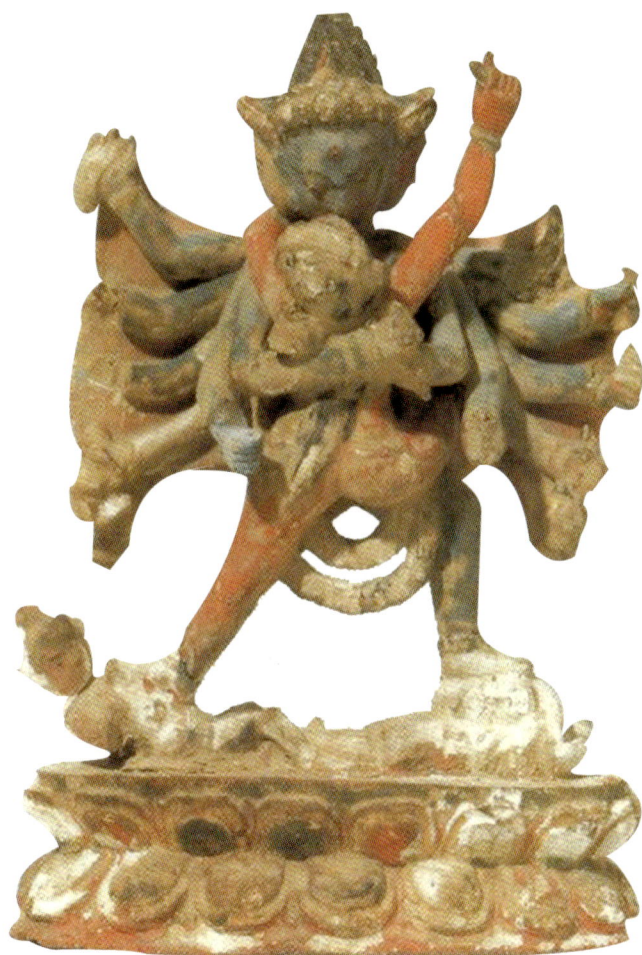

18　喜吉金刚木雕像

西夏。高 14.5 厘米，宽 10.2 厘米。1986 年在宁夏回族自治区银川市贺兰县拜寺口双塔西塔刹座出土。藏宁夏回族自治区博物馆。圆雕主尊像，四面十二臂，身着蓝色，双臂拥抱明妃，其余各臂手中握一法器；双脚下踩降伏魔。明妃身着红色，仰首垂发，面对主尊。藏传密宗有一种以两性性接触为途径的特殊修禅法，与今之气功和性事养生均有联系。符合修此禅法的异性称为"欢喜金刚"或"手印"等。

佛众卫生

海藥本草
『一帯一路』中医药文物图谱集
208

『草澄疏』草部

迷迭香

伽茇

甘松香

白阿子

卷二 目録

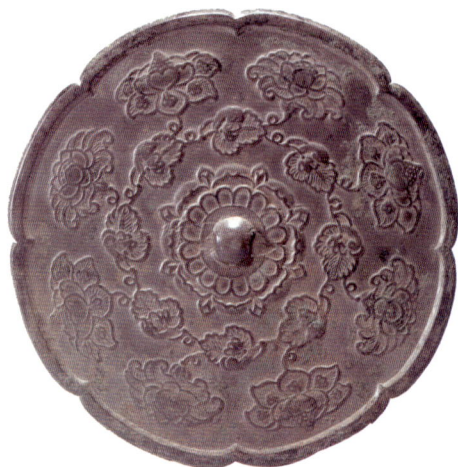

01 宝相花葵花镜

唐。直径 20.5 厘米。陕西西安东郊出土。藏陕西历史博物馆。八瓣葵花形，圆钮，莲花瓣钮座。钮外枝叶连接环绕成圈，并由枝蔓引出八朵宝相花环绕其外。宝相是佛教徒对佛像的尊称；宝相花集中了莲花、菊花、牡丹的特征，是圣洁、端庄、美观的理想花形，魏晋南北朝以来它伴随佛教盛行而流行。

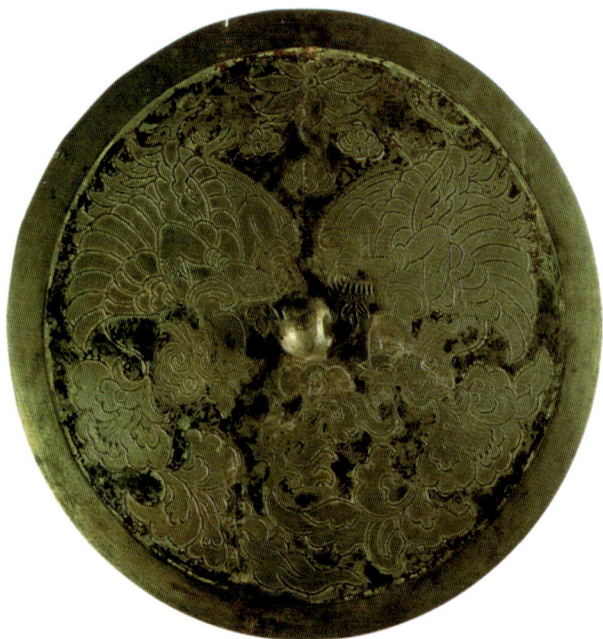

02 填漆迦陵频伽纹镜

辽。直径 23.8 厘米。1956 年在辽宁省建平县张家营子出土。藏辽宁省博物馆。圆形，边缘较宽。背有圆形钮。图案有左右相对的迦陵频伽鸟，反映了佛教在辽国的影响。此镜铸作精细，花纹纤细，表现了金属细工的特种工艺。系国家一级文物。

03 梵文金发簪

明。通长 12 厘米，宽 5.8 厘米，重 31 克。藏常州市博物馆。簪首用薄金片制成，上端为日月、火焰图案，中间为一镂空梵文，下端以联珠纹和莲花瓣作边饰，具有浓郁的佛教色彩。

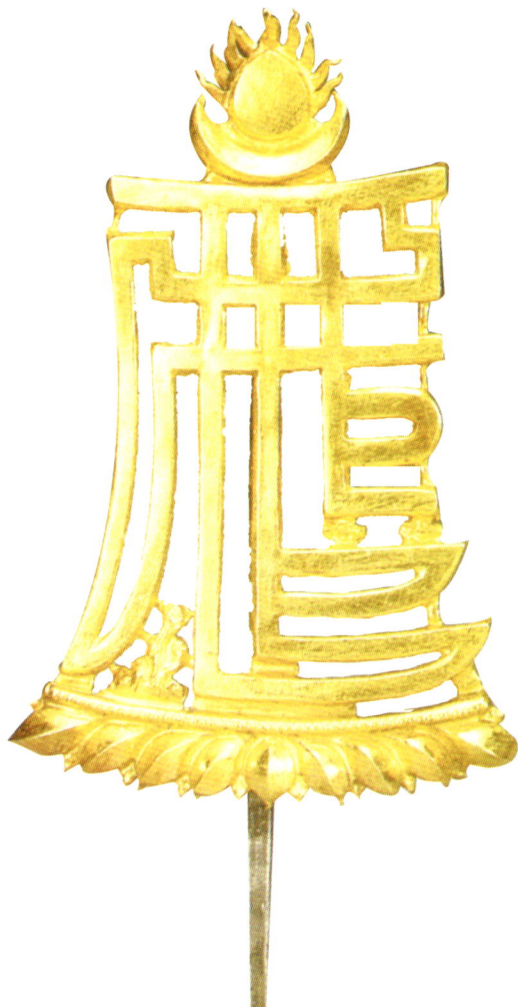

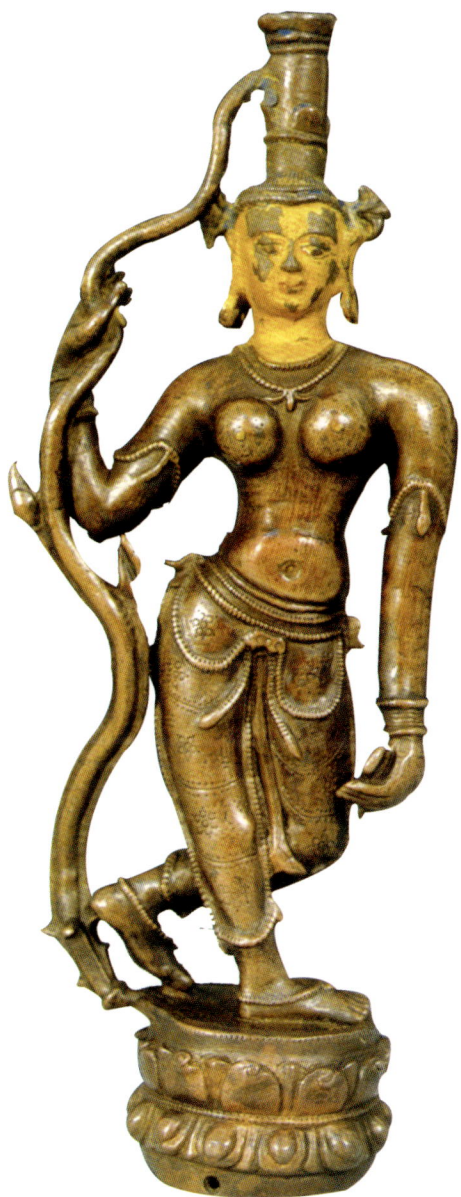

04 合金铜供养女烛台

12—13 世纪。高 21.8 厘米，宽 9 厘米。藏西藏博物馆。佛众的照明用具。

海药本草
草部

菫澄茄

米头香

佛教篇

茅香

山萘

卷二目录一

甘松香

日时芋

209

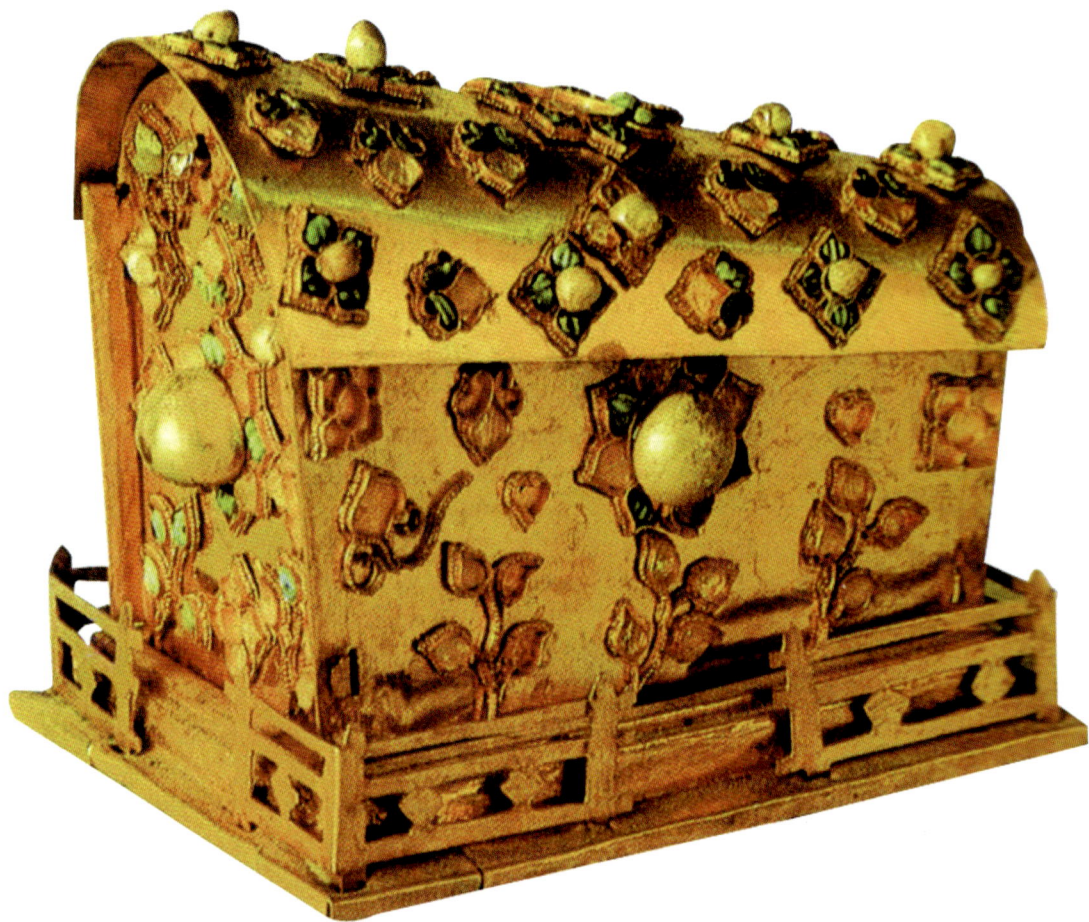

海藥本草 草部

「一帶一路」中醫藥文物圖譜集 210

「一帶一路」中醫藥文物圖譜集

蓬澄蘇 苓香

過過省

伽茅香

甘松香

白附子

卷二 目錄

05　金棺

　　唐。高 4.6 厘米，寬 4.6 厘米，長 7.5 厘米。1964 年在甘肅涇川大云寺出土。藏甘肅省博物館。佛教葬具。棺蓋略寬，飾有菱形四瓣花及葉。花瓣以綠松石嵌之；花心嵌珍珠；花葉略小，為金質嵌石。棺四壁外飾花瓣、花葉，嵌綠松石，每面中部八瓣蓮花花心各嵌珍珠一顆。出土時棺內置有舍利子的玻璃瓶。金棺採用了鈑金、鏨花、鑲嵌工藝，製造精致。為國家一級文物。

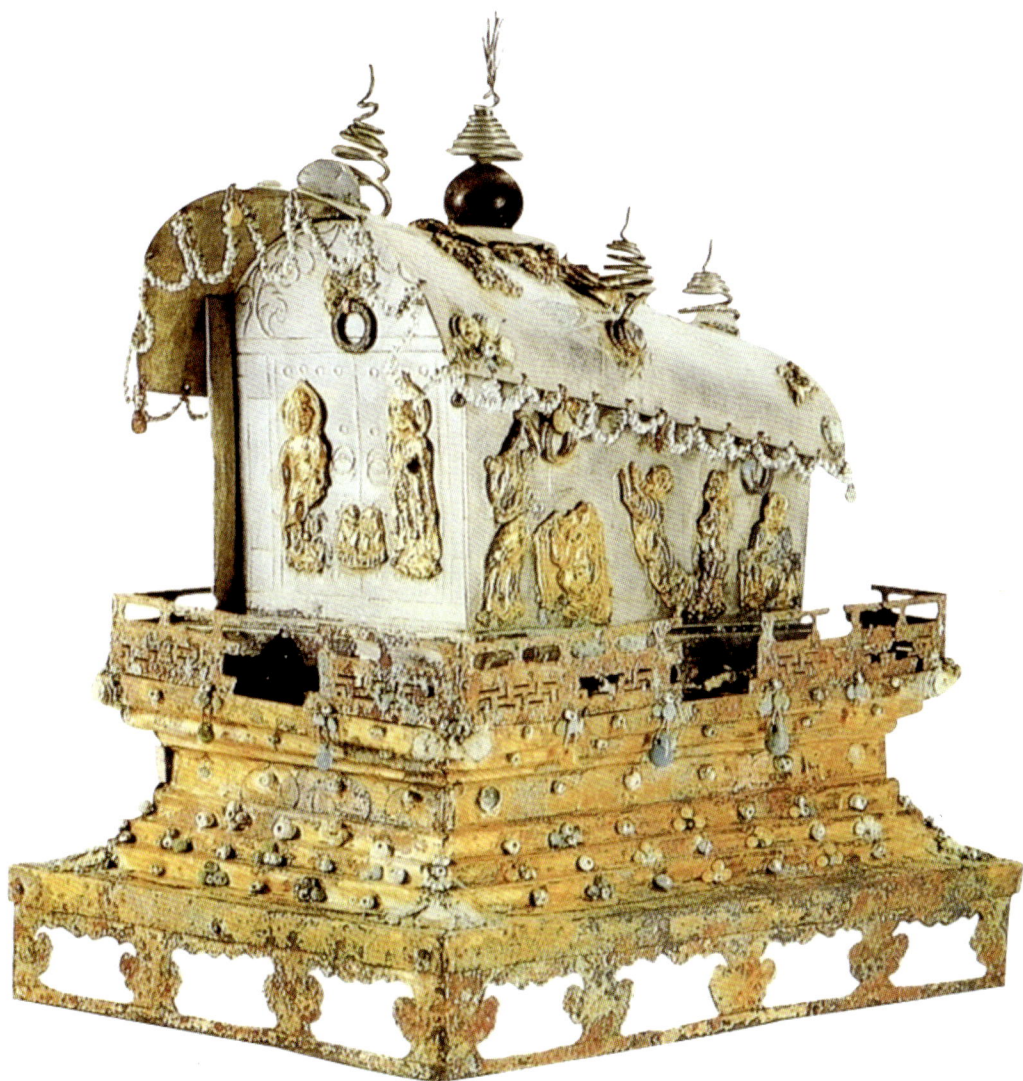

海藥本草 草部

佛教篇

蓽澄茄

米奈香

卷二 目錄 一

茅香

山茶

甘松香

白茅之

211

06 银椁

唐。通高 10~14.5 厘米，宽 7~12 厘米，长 21 厘米。1985 年在陕西临潼庆山寺塔室出土。藏西安临潼博物馆。佛教葬具。椁盖呈弧形，椁座为长方形镂空座。盖顶中央饰有鎏金宝石莲花，花蕊以白玉做成，玛瑙珠为蕊心。椁的前挡门上装饰有鎏金的菩萨二尊，其间有佛脚一对。椁的两侧各黏有五尊或坐或动的罗汉像。此件集建筑、宝钿、金银工艺、佛教文化等多方面内涵于一身。系国家一级文物。

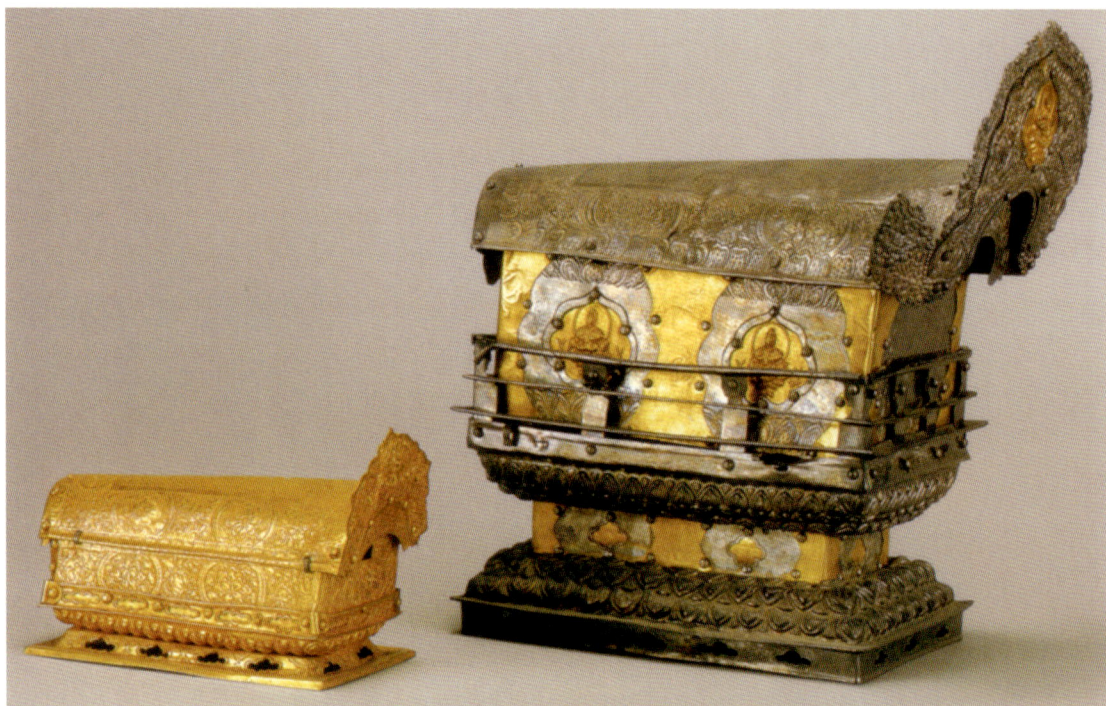

07　金棺銀椁

北宋。金棺长 17.8 厘米，高 7.5~10.6 厘米，重 331.5 克；银椁长 27.2 厘米，高 20.3~28.3 厘米，重 1 005 克。藏陕西省咸阳市武功县文管会。佛教葬具。

海药书影篇

海药，顾名思义，指由海外输入中国之药物。此书的"海外"并非习称的"中国以外地区"，既包括南洋、西域，也包括东方国家和岭南地区，与古代所称"中原以外地区"的意思相近。自汉代张骞出使西域打通陆上丝绸之路以来，大量的外来药物流入中国。与其相对应的是海上丝绸之路，起源于秦汉，繁盛于唐宋，在把丝绸和瓷器源源不断运往东南亚、阿拉伯等地的同时，也将数量庞大的外来药物引入中国，极大地丰富了中医药品种。其中的香料药传入中国后，得到了传统中医对其性味功效的阐释，慢慢跻身于中药的行列，并在之后的岁月里，融合为中药大家庭的一分子，填补了芳香开窍类中药的空白。

海药涉及的品种繁多，主要有安息香、无食子、乳香、没药、血竭、诃梨勒等。五代时李珣著的《海药本草》所载的 120 余种药材中近 90% 注明产地为域外。

本篇根据《海药本草》选载代表性海药 43 种，书影、图谱主要出自明弘治官修的《本草品汇精要》及其传摹本和波兰传教士卜弥格的《中国植物志》。文字说明主要按品名、最早出处、性质、原产地、性味、功能等简略记载。

01 毗梨勒

首载于《新修本草》。是使君子科植物毗梨勒的果实。原出西域。味苦、微涩，性寒。具有解毒利咽、止咳止痢、养血止血的功能。

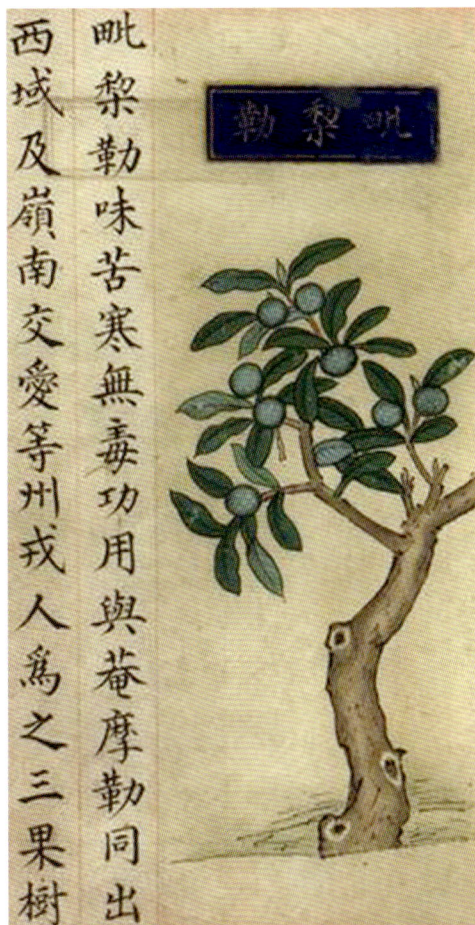

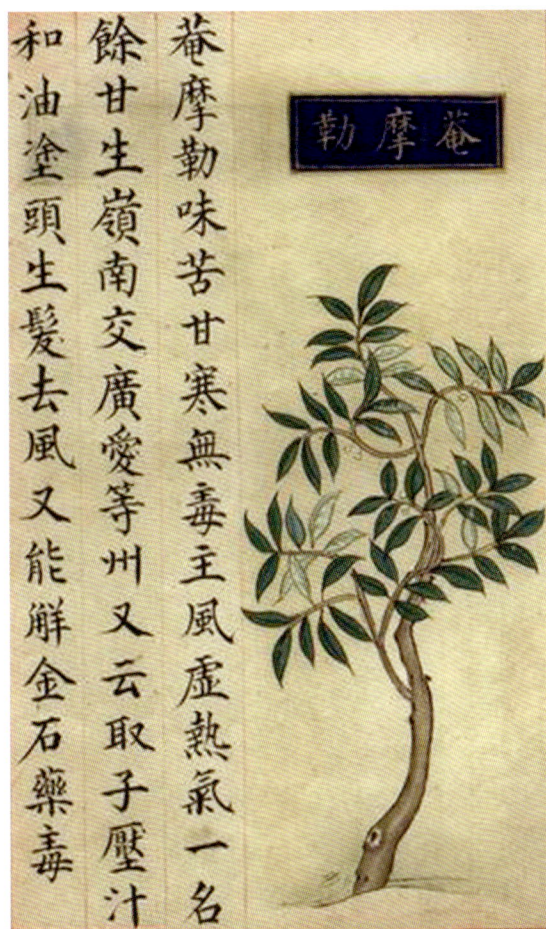

毗梨勒味苦寒無毒功用與菴摩勒同出西域及嶺南交愛等州戎人爲之三果樹

菴摩勒味苦甘寒無毒主風虛熱氣一名餘甘生嶺南交廣愛等州又云取子壓汁和油塗頭生髮去風又能解金石藥毒

02 庵摩勒

又名余甘子。首载于《南方草木状》。为大戟科植物余甘子的果实。原出岭南交、广、爱等州。味苦、甘、酸，性寒，无毒。具有清热利咽、润肺化痰、生津止渴的功能。

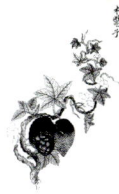

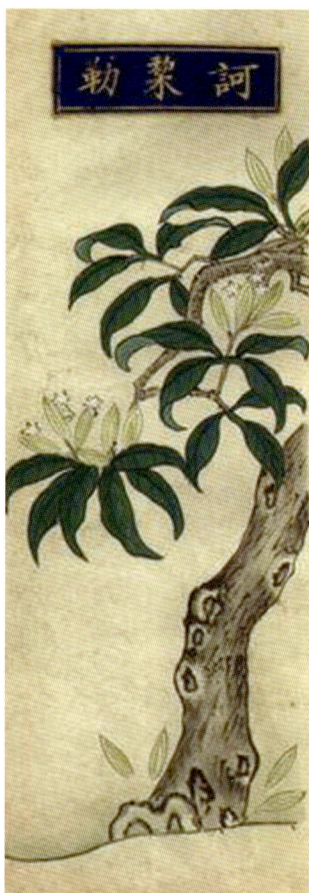

03 诃梨勒

又名诃子。首载于《金匮要略》。是使君子科植物诃子的果实。原出岭南交、爱州。味苦、酸、涩，性平。具有涩肠、敛肺、下气、利咽的功能。

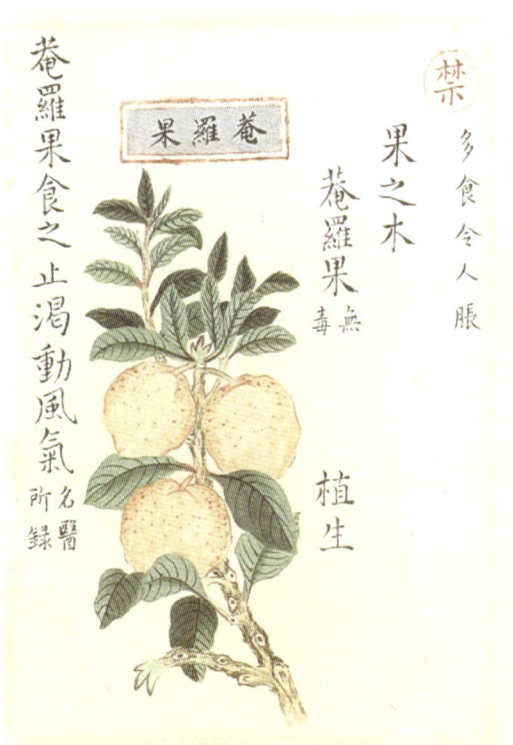

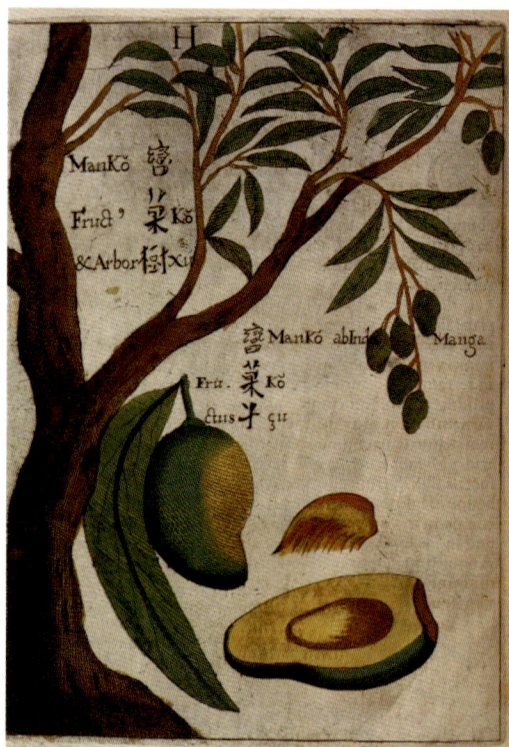

04 庵罗果

又名杧果（芒果）。首载于《食性本草》。为漆树科植物杧果的果实。原出西域、安南（越南）。味甘、酸，性微寒。具有益胃、生津、止呕、止咳的功能。

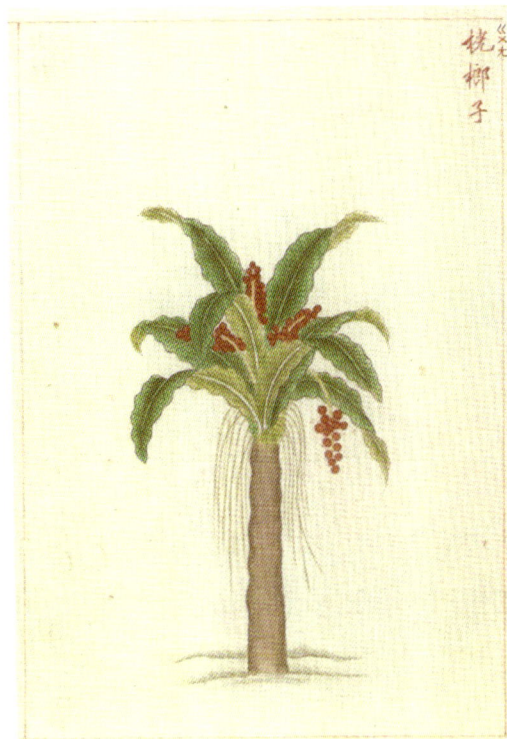

05 桄榔子

　　首载于《开宝本草》。为棕榈科植物桄榔的果实。原出岭南。味苦，性平，无毒。具有祛瘀破积、止痛的功能。

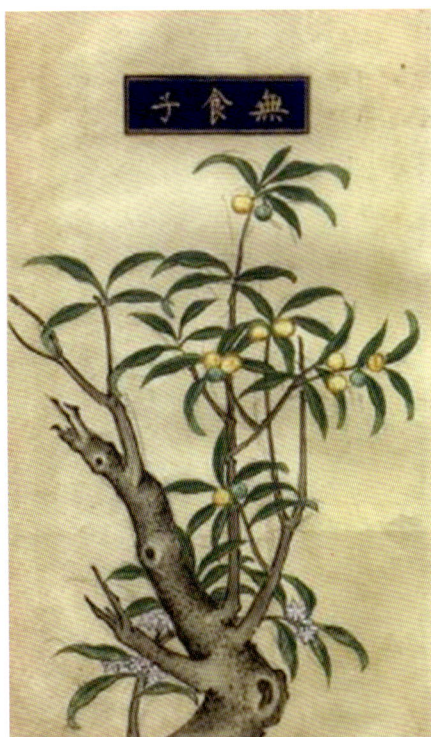

06 无食子

　　又名没食子。首载于《药性论》。为没食子蜂科昆虫没食子蜂的幼虫寄生于壳斗科植物没食子树幼枝上所产生的虫瘿。原出波斯国。味苦，性温。具有涩肠、固精、止咳、止血、敛疮的功能。

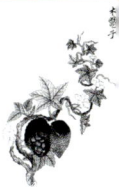

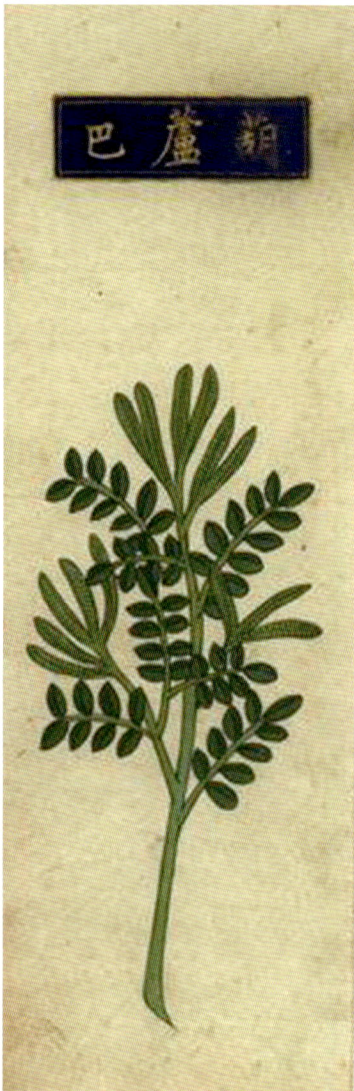

07　葫芦巴

　　首载于《南海药谱》。为豆科植物葫芦巴的种子。原出海南诸番。味苦，性温。具有温肾阳、逐寒湿的功能。

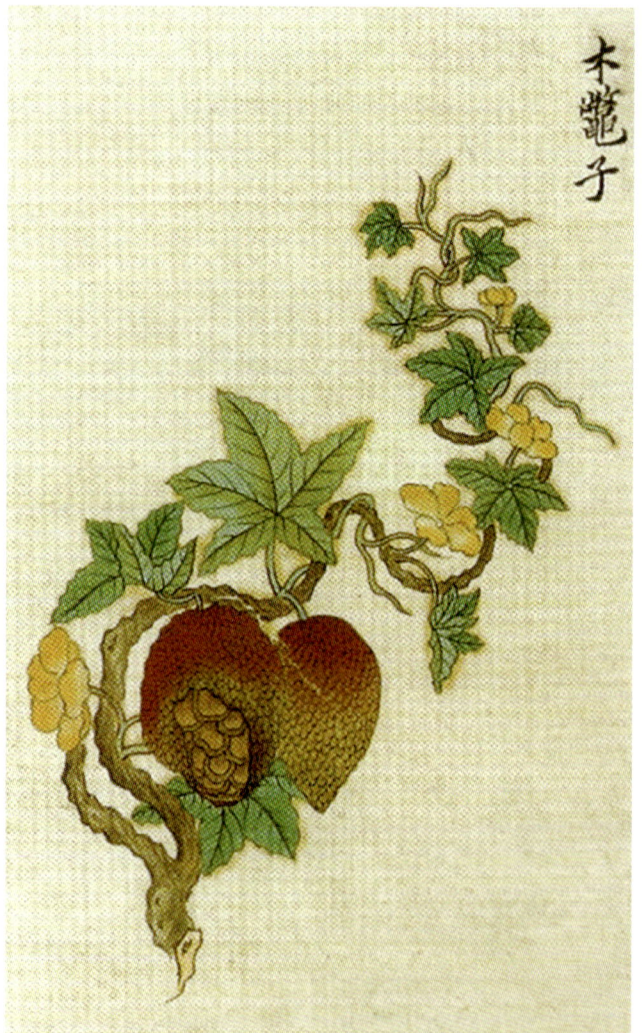

08　木鳖子

　　首载于《开宝本草》。为葫芦科植物木鳖子的种子。原出西域。味苦、微甘，性温，有毒。具有消肿散结、解毒、追风止痛的功能。

09　胡黄连

　　首载于《新修本草》。为玄参科植物胡黄连的根茎。原出波斯国。味苦，性寒。具有退虚热、消疳热、清热燥湿、泻火解毒的功能。

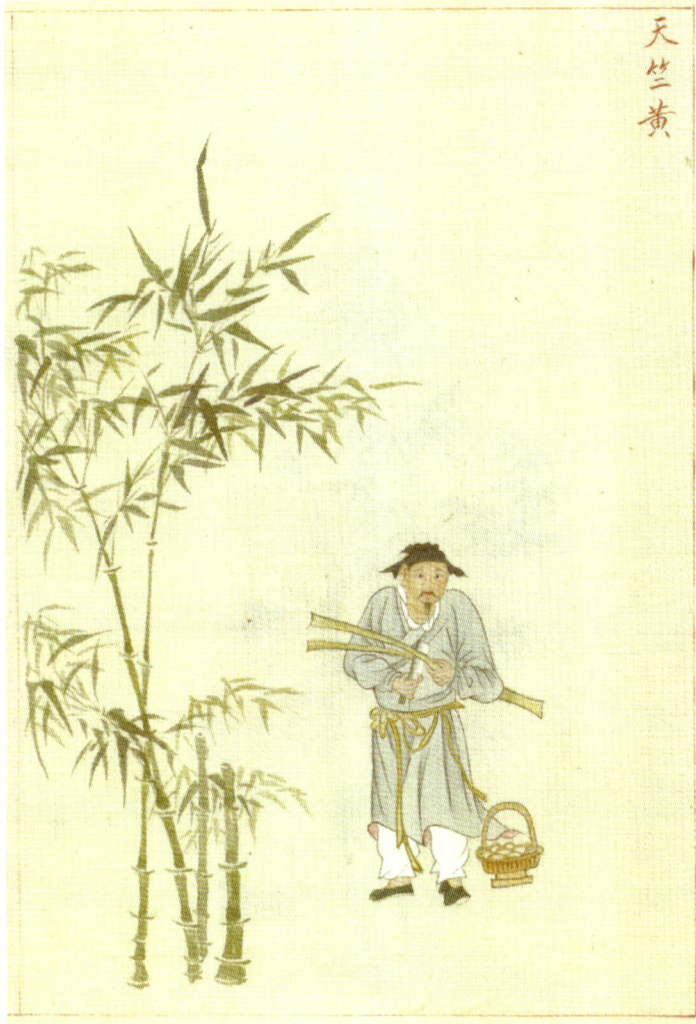

10　天竺黄

　　首载于《开宝本草》。为禾本科植物青皮竹液干涸凝结而成的块状物质。原出天竺国。味辛，性温。具有化湿行气、温中止呕、开胃消食的功能。

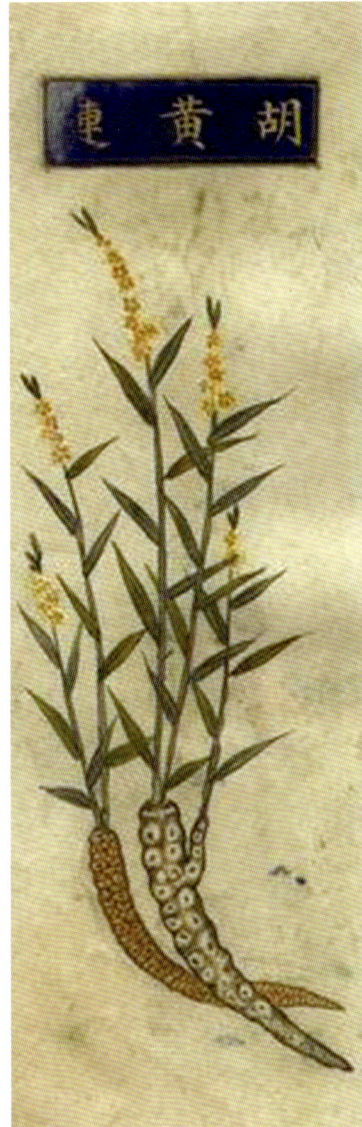

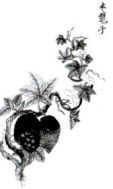

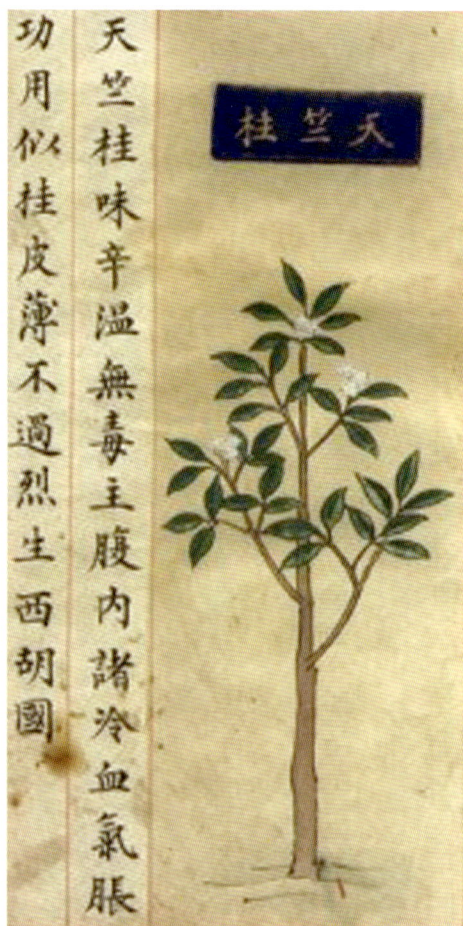

功用似桂皮薄不過烈生西胡國

天竺桂味辛溫無毒主腹內諸冷血氣脹

蓽澄茄

返送香

艾納香

甘松香

白附子

11 天竺桂

首载于《海药本草》。为樟科植物天竺桂的树皮。原出西胡国。味辛、甘，性温，无毒。具有温脾胃、暖肝肾、祛寒止痛、散瘀消肿的功能。

12 鸡舌香

又名母丁香。首载于《抱朴子》。为桃金娘科植物丁香的果实。原出南洋、昆仑。味辛，性温。具有温中散寒、理气止痛的功能。

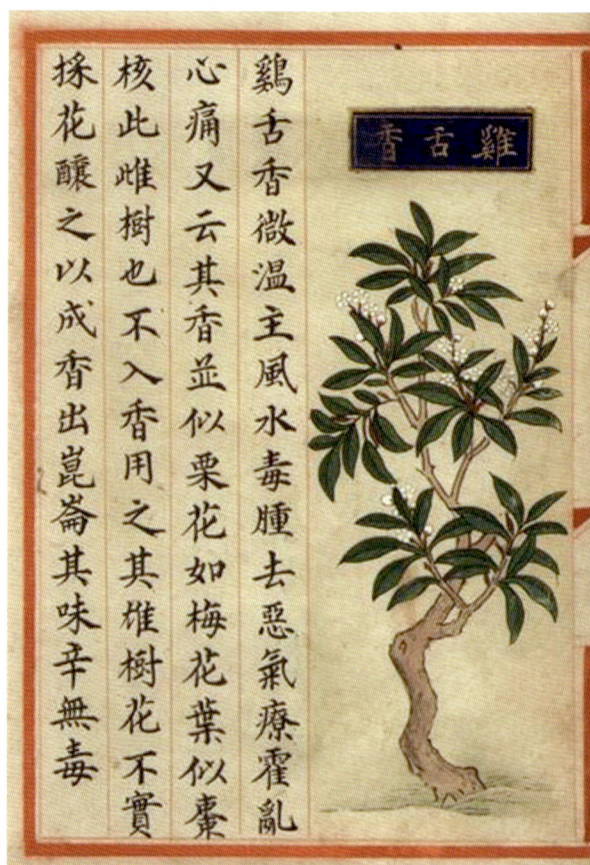

揉花釀之以成香出崑崙其味辛無毒

核此雌樹也不入香用之其雄樹花不實

心痛又云其香並似栗花如梅花葉似棗

雞舌香微溫主風水毒腫去惡氣療霍亂

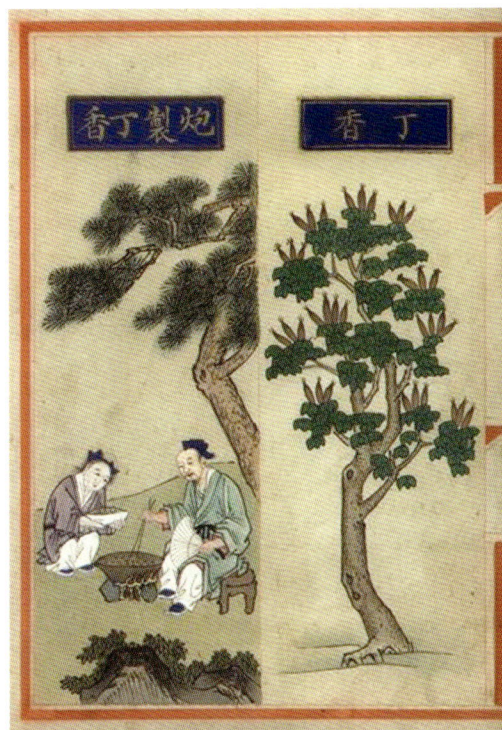

13 丁香

首载于《药性论》。为桃金娘科植物丁香的花蕾。原出南洋、昆仑。味辛，性温。具有温中降逆、温肾助阳的功能。

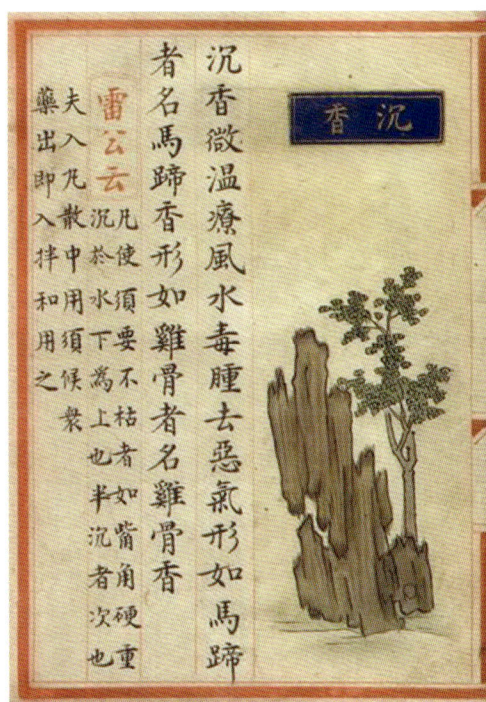

14 沉香

又名鸡骨香。首载于《名医别录》。为瑞香科植物沉香含树脂的木材。原出南洋、西域。味辛、苦，性微温。具有行气止痛、温中降逆、纳气平喘的功能。

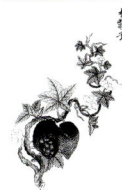

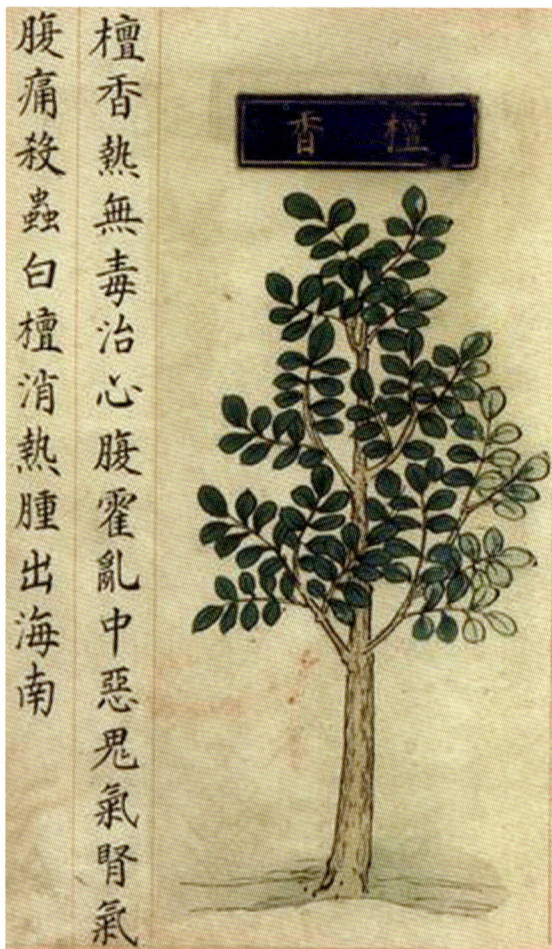

海藥本草 草部

『一带一路』中医药文物图谱集

『蓽澄茄

沉香

苏香

伽羝

白膠香

甘松香

卷二 目録

222

腹痛殺蟲白檀消熱腫出海南

檀香熱無毒治心腹霍亂中惡鬼氣腎氣

香檀

15 檀香

首载于《名医别录》。为檀香科植物檀香树干的心材。原出占城、真腊、爪哇、渤泥、暹罗、三佛齐、回回等国和海南。味辛，性热，无毒。具有行气、散寒、止痛的功能。

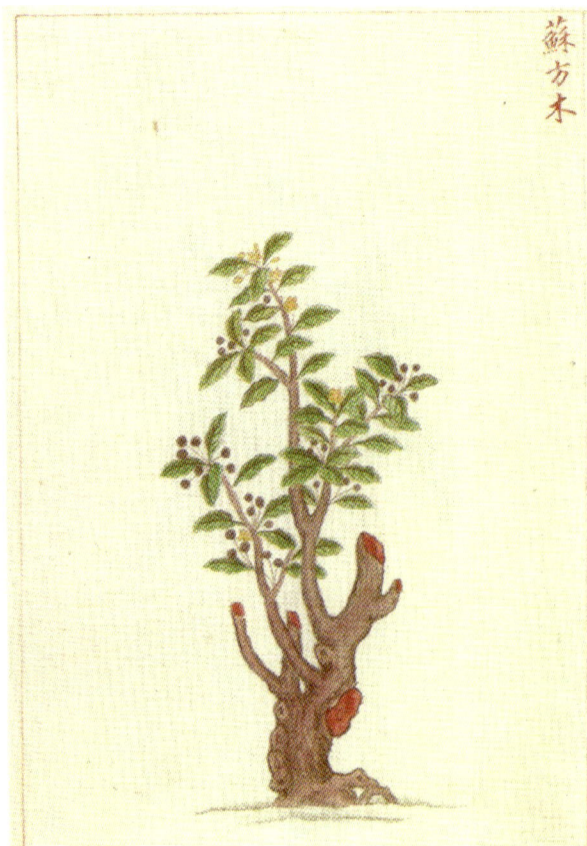

蘇方木

16 苏方木

又名苏木。首载于《新修本草》。为豆科植物苏木的心材。原出南海、昆仑和岭南交、爱州。味甘、咸、微辛，性平。具有活血祛瘀、消肿止痛的功能。

17 紫真檀

又名紫檀。首载于《名医别录》。为豆科植物紫檀树干的心材。原出昆仑盘盘国。味咸，性微寒。具有祛瘀和营、止血定痛、解毒消肿的功能。

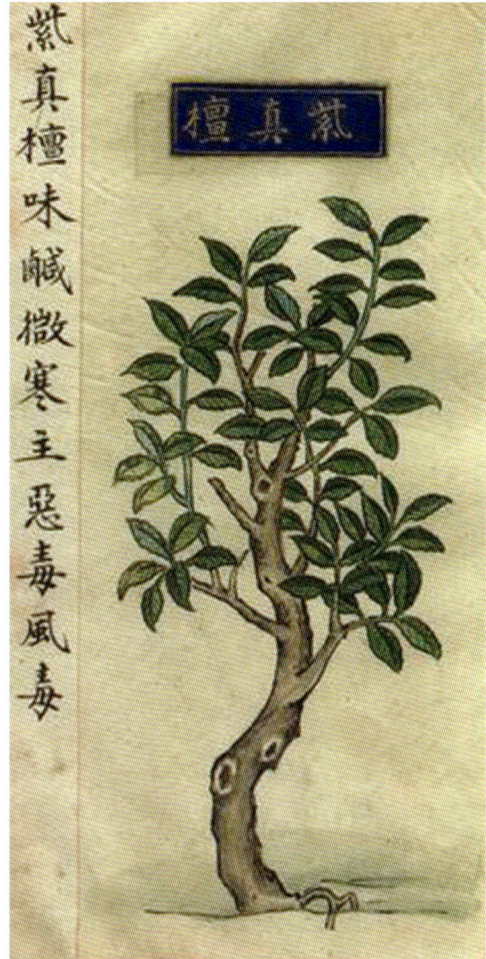

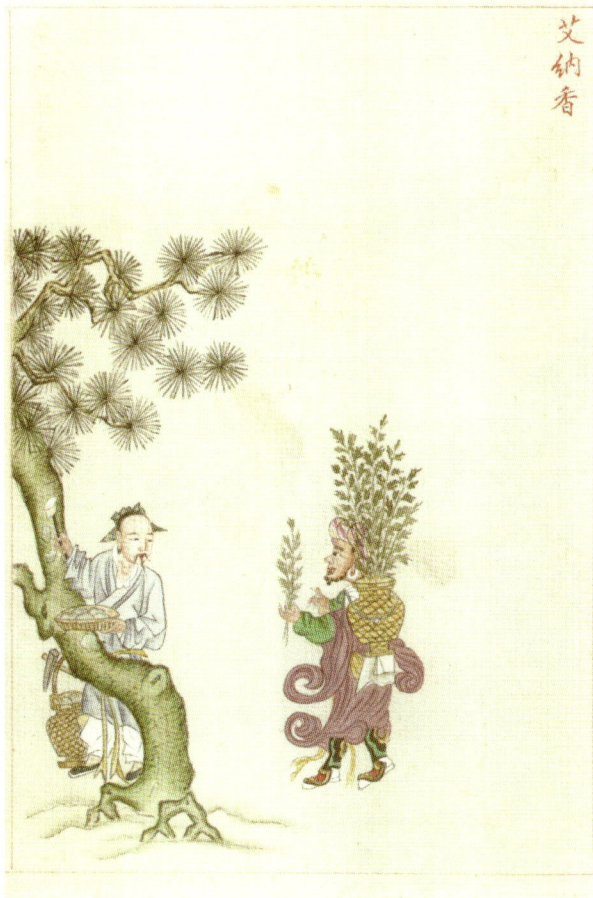

18 艾纳香

首载于《开宝本草》。为菊科植物艾纳香的全草。原出西国。味辛、微苦，性温。具有祛风除湿、温中止泻、活血解毒的功能。

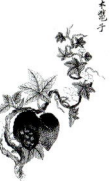

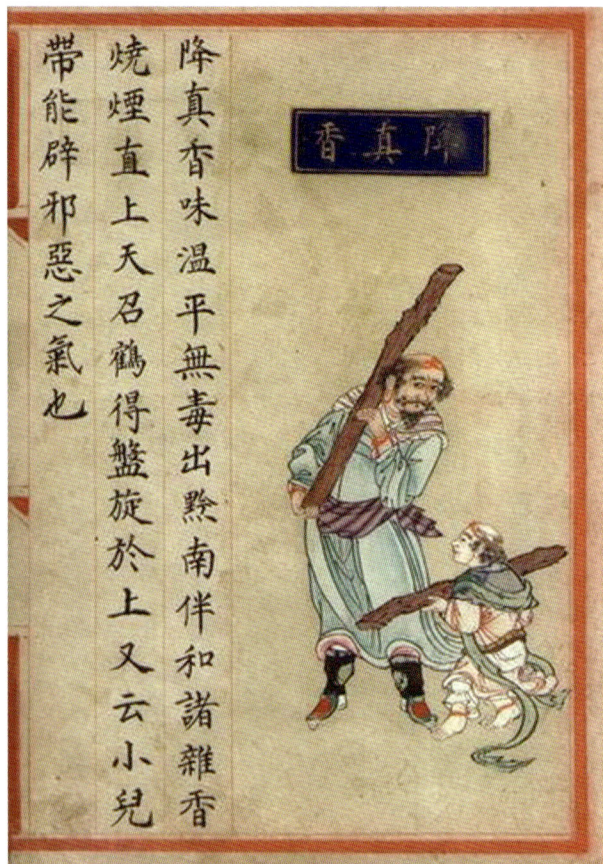

降真香味溫平無毒出黔南伴和諸雜香
燒煙直上天召鶴得盤旋於上又云小兒
帶能辟邪惡之氣也

19　降真香

又名降香。首载于《证类本草》。为豆科植物印度黄檀的树干或根部心材。原出大秦国。味辛，性温平，无毒。具有活血散瘀、止血定痛、降气、辟秽的功能。

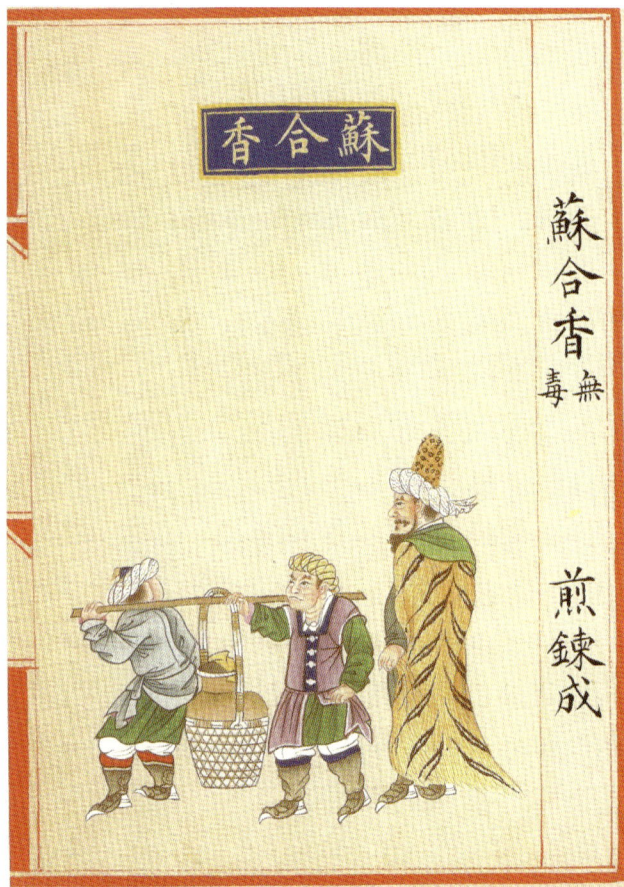

蘇合香 無毒 煎鍊成

20　苏合香

首载于《名医别录》。为金缕梅科植物苏合香树所分泌的树脂。原出西域及昆仑。味辛、微甘、苦，性温，无毒。具有开窍辟秽、开郁豁痰、行气止痛的功能。

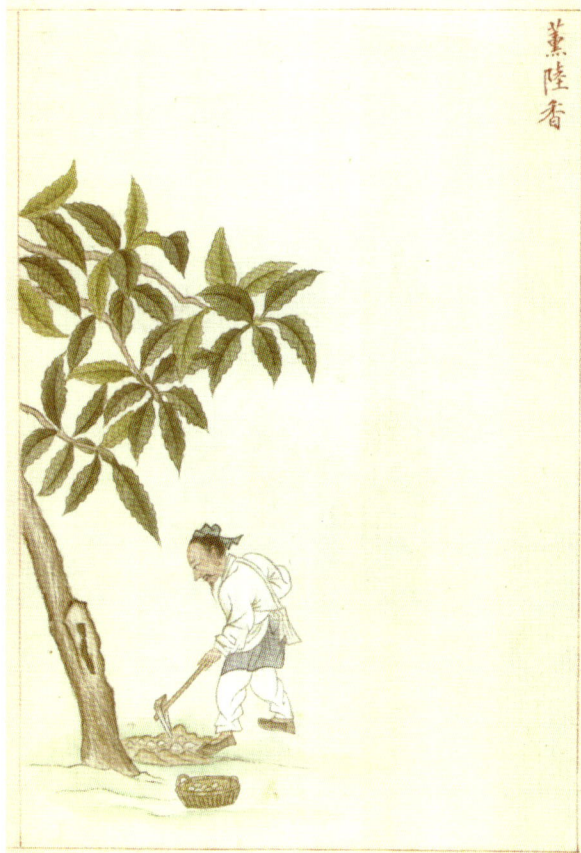

21　薰陆香

又名熏陆香。首载于《南番香录》。为漆树科植物粘胶乳香树的树干经切伤后流出的树脂。原出天竺、单于国。味辛，性微温，散。具有去风水毒肿、去恶气伏尸的功能。

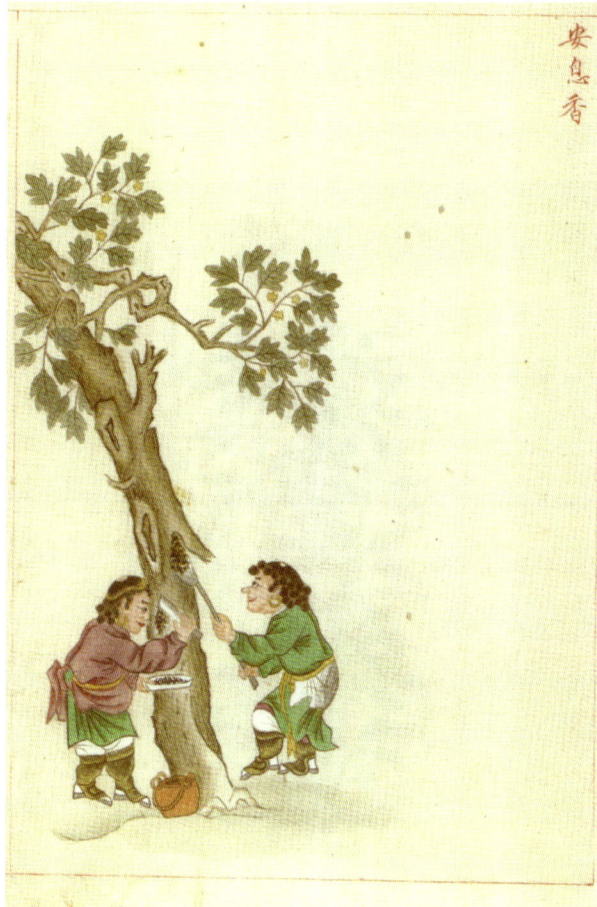

22　安息香

首载于《新修本草》。为安息香科植物安息香的树脂。原出西戎、南海、波斯国、安南、三佛齐诸番。味辛、苦，性平。具有开窍醒神、豁痰辟秽、行气活血、止痛的功能。

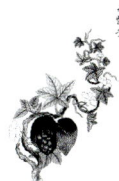

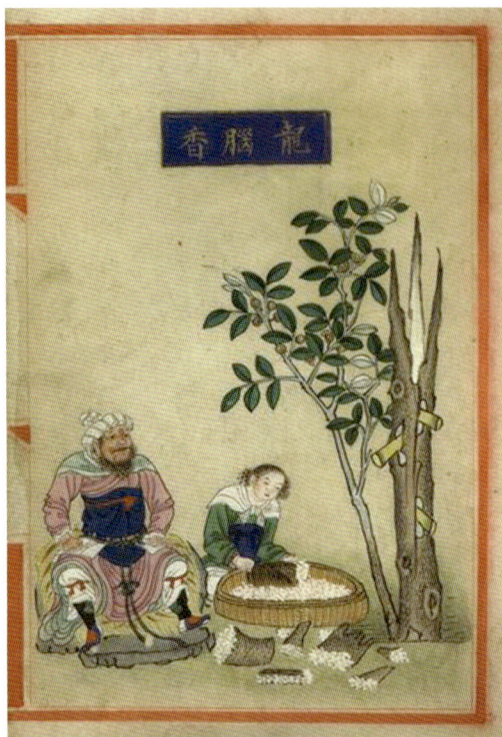

23　龙脑香

又名梅花冰片。首载于《新修本草》。为龙脑香科植物龙脑香树的树脂中析出的天然结晶性化合物。原出婆律国及南番诸国。味辛、苦，性凉。具有开窍醒神、散热止痛、明目去翳的功能。

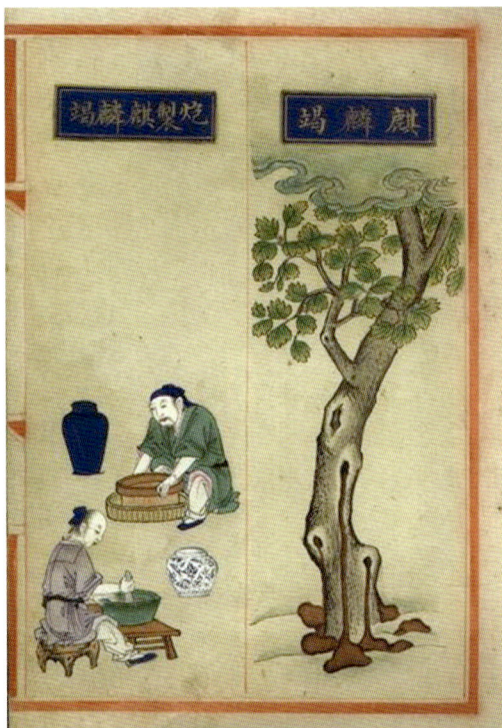

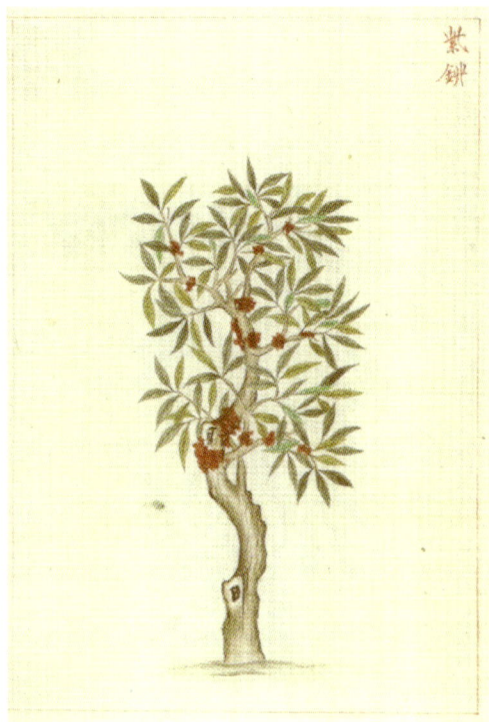

24　麒麟竭

又名血竭、紫铆。首载于《雷公炮炙论》。为棕榈科植物麒麟竭的树脂。原出南番诸国。味甘、咸，性平，小毒。具有散瘀定痛、止血、生肌敛疮的功能。

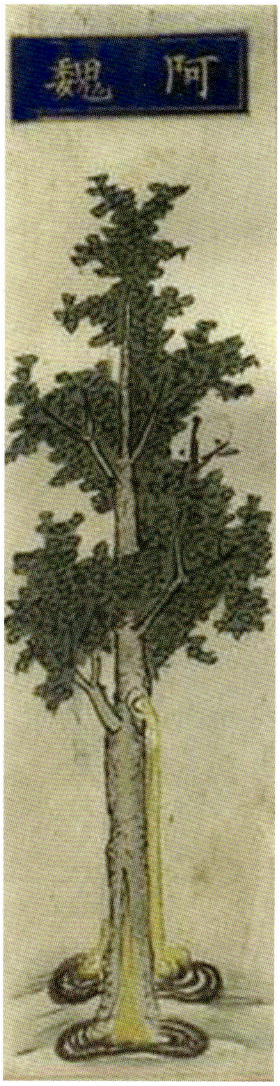

25 阿魏

首载于《新修本草》。为伞形科植物阿魏的树脂。原出西番及昆仑。味辛、苦，性平。具有化癥除疝、杀虫、截疟的功能。

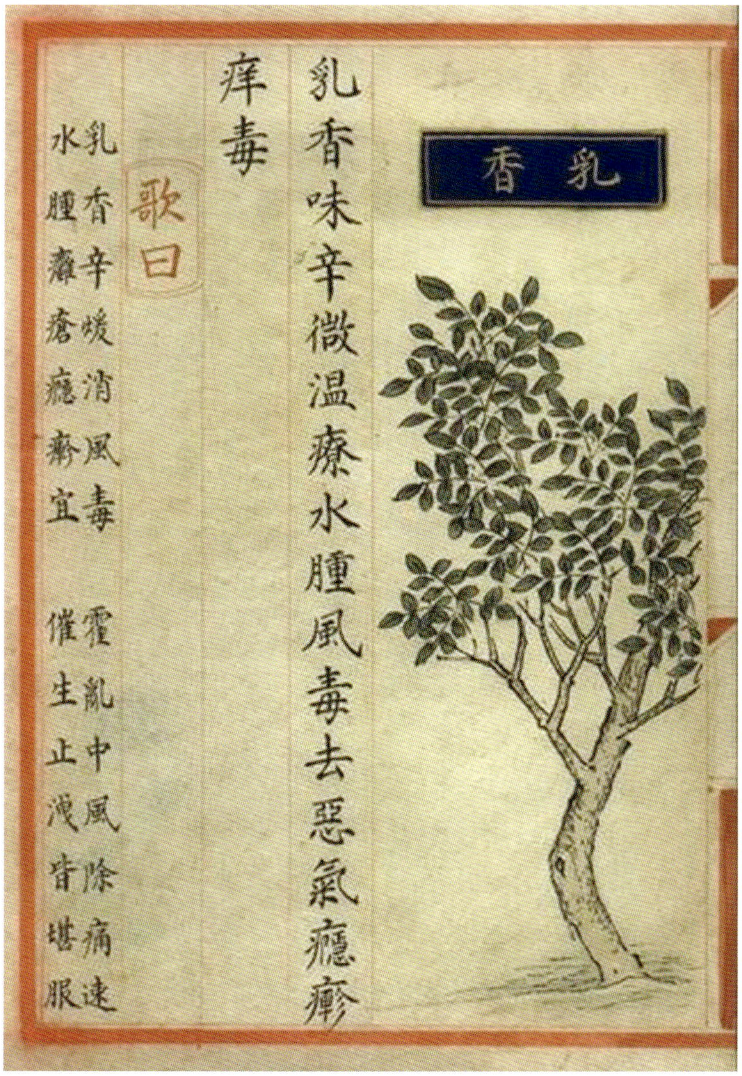

海薬本草 草部
海药书影篇
卷二 目録 一

蓽澄茄 茇香
迷迭香 甘松香
山柰 日村学

227

阿魏

乳香

痒毒

歌曰

乳香味辛微温疗水腫風毒去惡氣癥癖

乳香辛煖消風毒
水腫癰瘡癥癖宜
霍亂中風除背痛速
催生止瀉服

26 乳香

首载于《名医别录》。为橄榄科植物乳香的树脂。原出南海、波斯国。味辛、苦，性微温。具有活血行气、通经止痛、消肿生肌的功能。

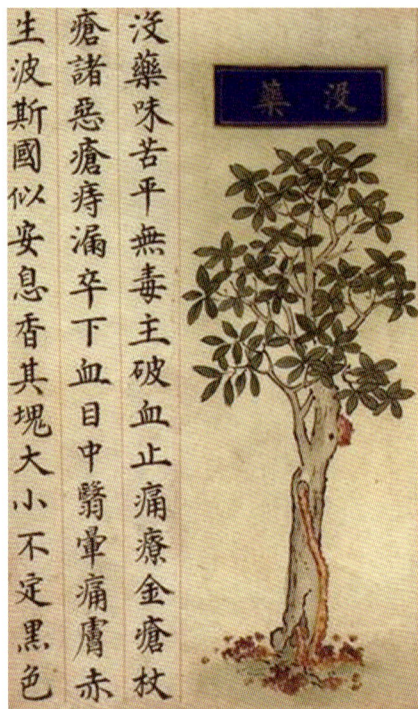

没藥味苦平無毒主破血止痛療金瘡杖
瘡諸惡瘡痔漏卒下血目中醫暈痛膚赤
生波斯國似安息香其塊大小不定黑色

27　没药

　　首载于《药性论》。为橄榄科植物没药的树脂。原出波斯国。味苦，性平，无毒。具有活血止痛、消肿生肌的功能。

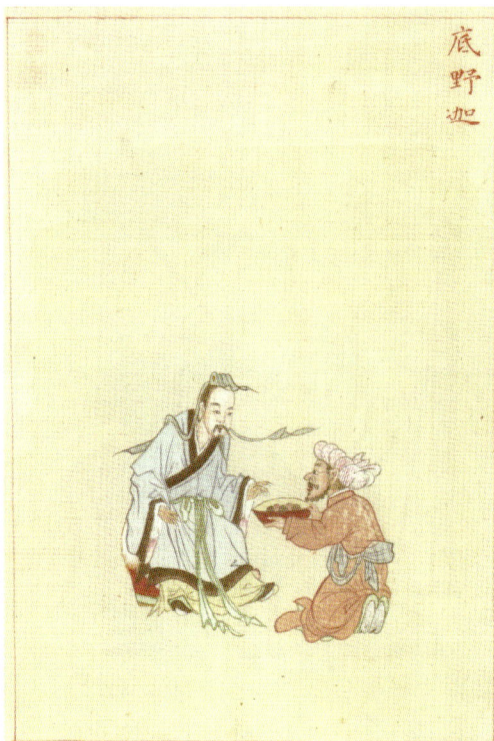

底野迦

28　底野迦

　　又名阿芙蓉、鸦片。首载于《新修本草》。为罂粟科植物罂粟的果实加工品。原出西戎。味辛、苦，性平。主百病、中恶、客忤、邪气、心腹积聚。

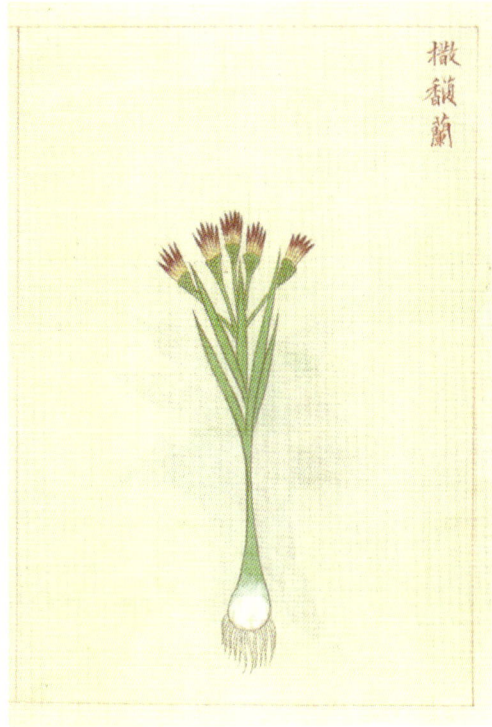

撒馥蘭

29 藏红花

又名撒馥兰、番红花。首载于《本草纲目拾遗》。为鸢尾科植物番红花的柱头。原出西班牙、伊朗等国，经印度转至我国西藏。味甘、性平。具有活血祛瘀、散郁开结、凉血解毒的功能。

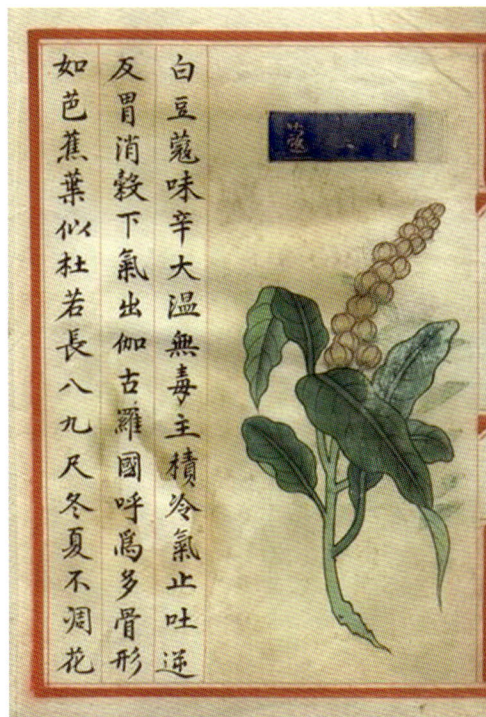

白豆蔻味辛大溫無毒主積冷氣止吐逆反胃消穀下氣出伽古羅國呼爲多骨形如芭蕉葉似杜若長八九尺冬夏不凋花

蔻

30 白豆蔻

首载于《开宝本草》。为姜科植物白豆蔻的成熟果实。原出伽古罗国。味辛，性大温，无毒。具有化湿行气、温中止吐、开胃消食的功能。

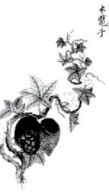

海藥本草 草部

海药书影篇 卷二 目录 一

蓽澄茄 茅香

迷迭香 山柰

甘松香 日

229

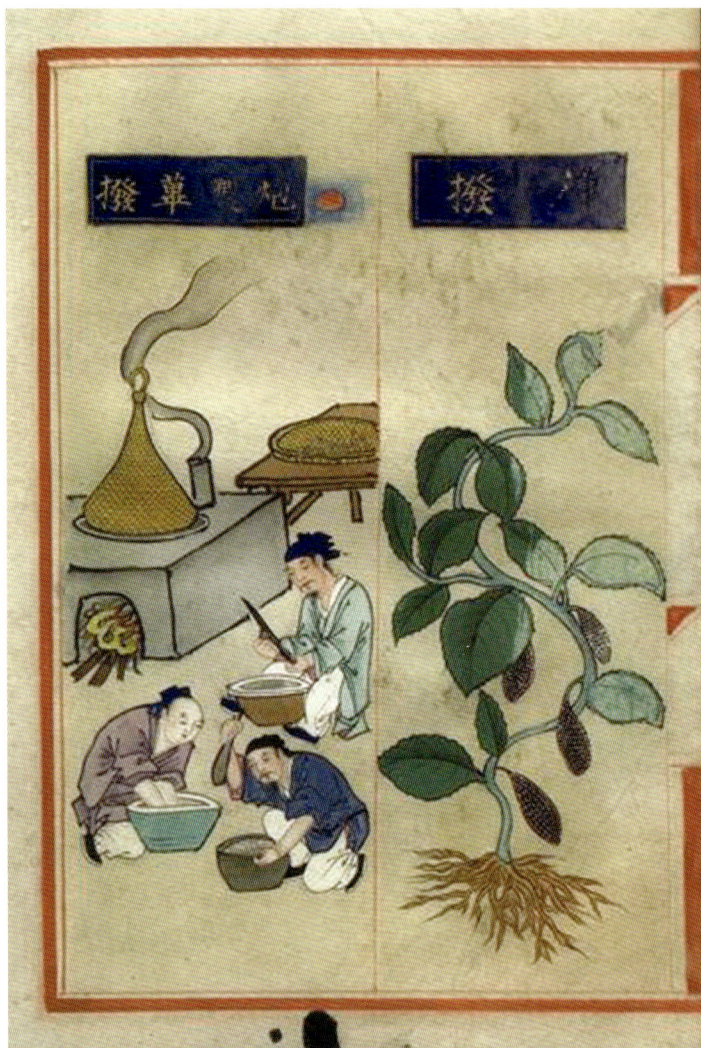

31 荜拨

又名荜拨。首载于《南方草木状》。为胡椒科植物荜拨的果穗。原出印度尼西亚的苏门答腊以及菲律宾、越南。味辛，性热。具有温中散寒、下气止痛的功能。

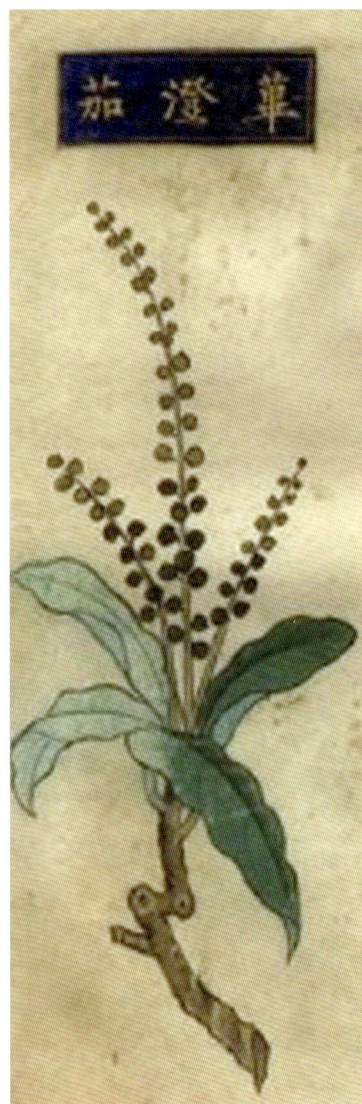

32 荜澄茄

首载于《雷公炮炙论》。为胡椒科植物荜澄茄的果实。原出印度尼西亚、马来西亚等国。味辛，性温。具有温中散寒、行气止痛、暖腰的功能。

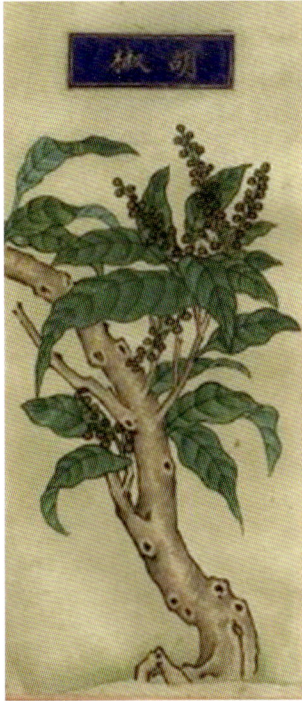

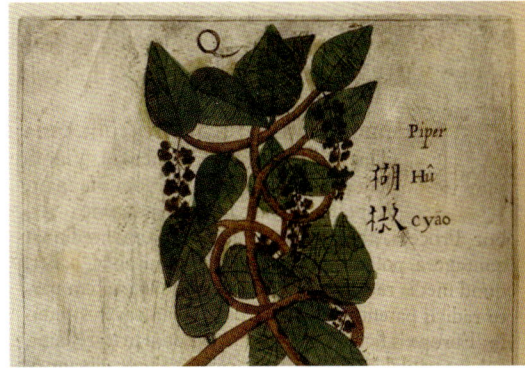

33 胡椒

　　首载于《新修本草》。为胡椒科植物胡椒的果实。原出东南亚。味辛，性热。具有温中散寒、下气止痛、止泻、开胃、解毒的功能。

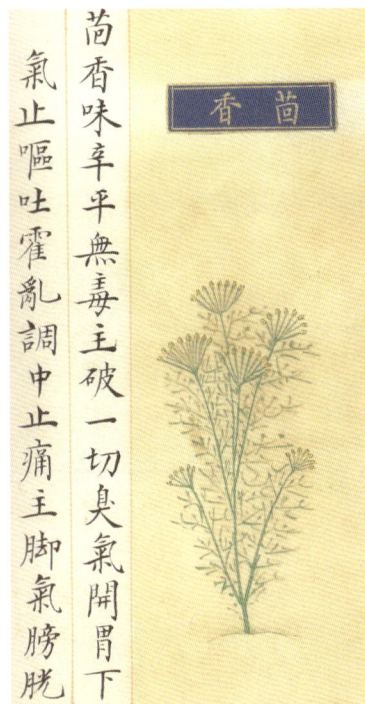

34 茴香

　　首载于《千金食治》。为伞形科植物茴香的果实。原出地中海地区。味辛，性平，无毒。具有温肾暖肝、行气止痛、和胃的功能。

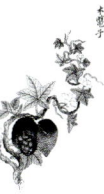

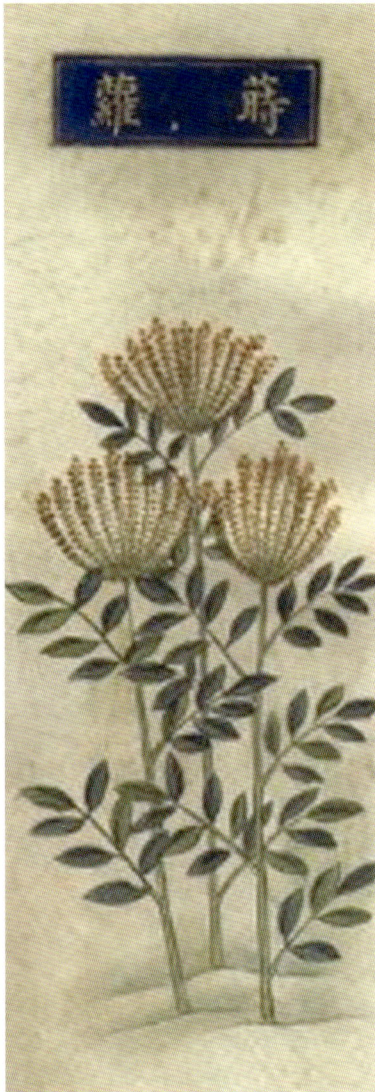

海藥本草 草部

『一带一路』中医药文物图谱集

『蒐澄茄』

『二』目録

卷二

逼逼香

仁芪

芸香

甘松香

白陋子

232

35 莳萝

　　首载于《开宝本草》。为伞形科植物莳萝的果实。原出欧洲。味辛，性温。具有行气利膈、降逆止呕、化痰止咳的功能。

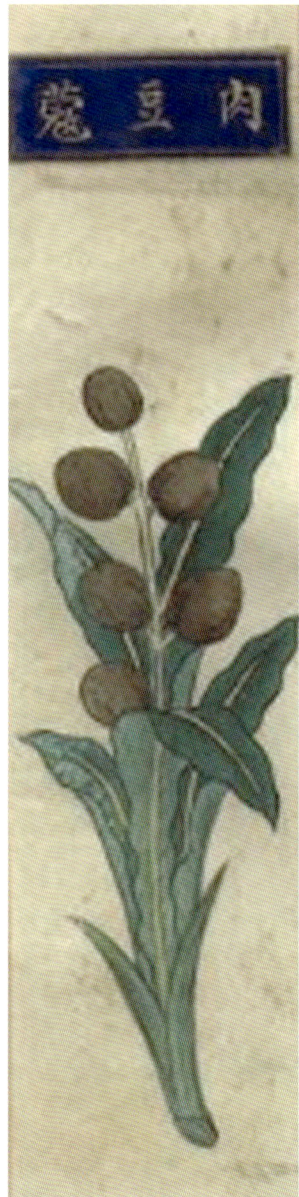

36 肉豆蔻

　　首载于《药性论》。为肉豆蔻科植物肉豆蔻的种仁。原出大秦国及昆仑。味辛、微苦，性温。具有温中涩肠、行气消食的功能。

37 必思答

又名阿月浑子、开心果。首载于《饮膳正要》。为漆树科植物阿月浑子的果实。原出西国。味辛，性温。具有温肾、暖脾的功能。

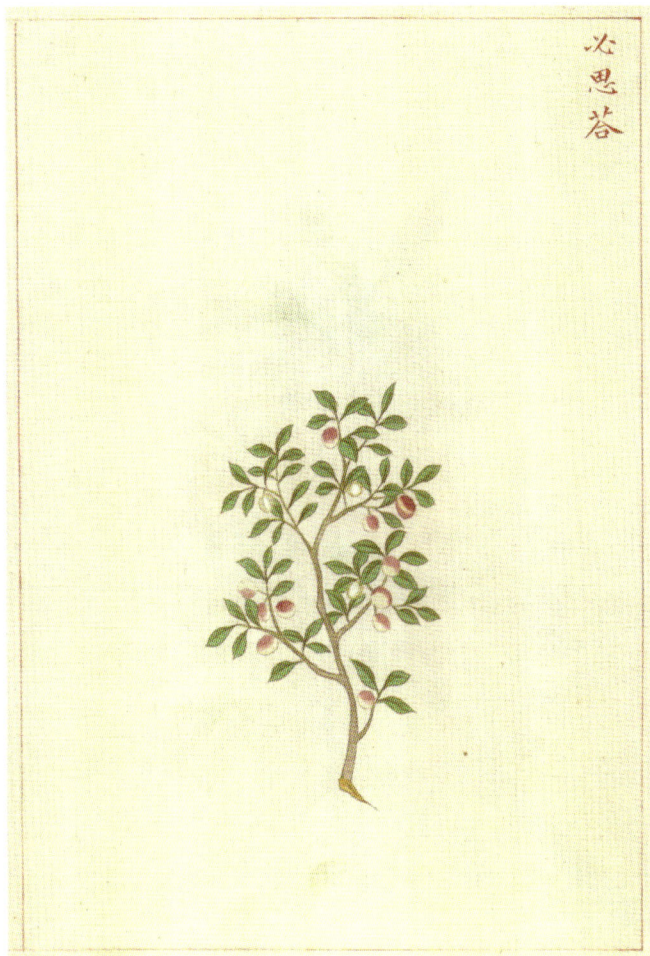

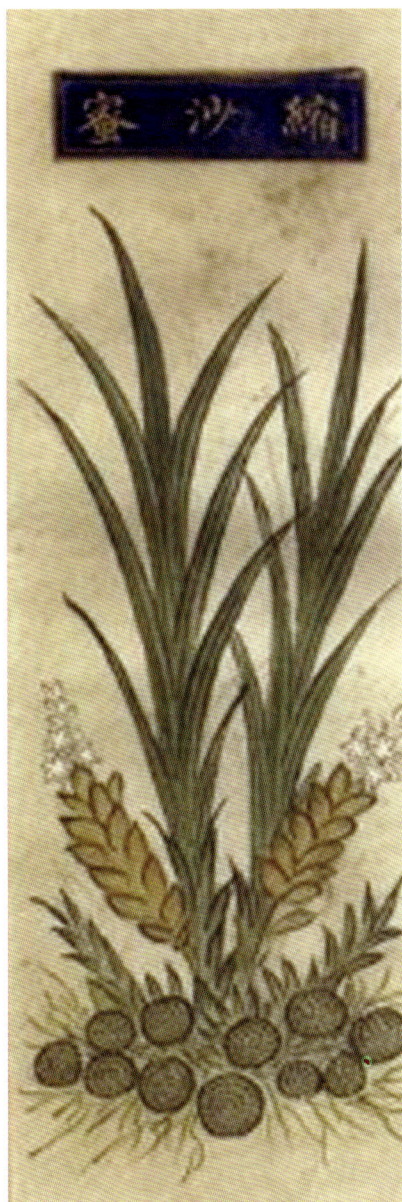

38 缩沙蜜

首载于《药性论》。为姜科植物阳春砂仁成熟果实。原出波斯国。味甘，性温。具有化湿开胃、行气宽中、温脾止泻、安胎的功能。

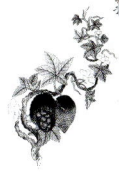

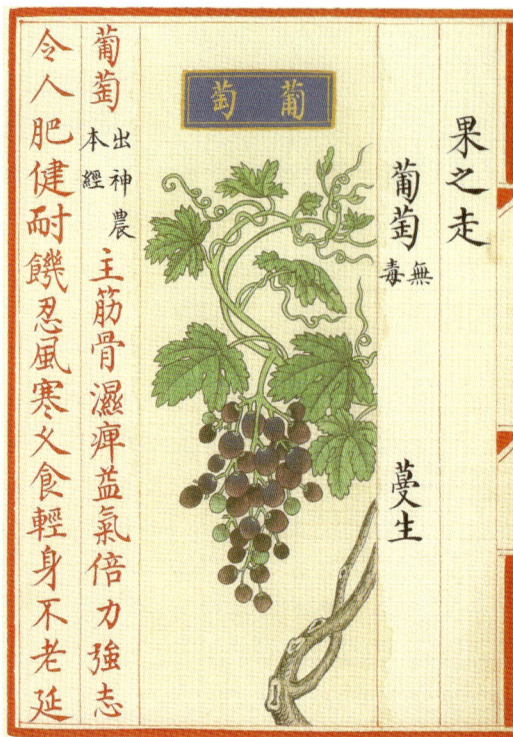

葡萄
出神農本經

主筋骨濕痺益氣倍力強志

令人肥健耐饑忍風寒久食輕身不老延

葡萄 毒無

果之走

蔓生

39 葡萄

首载于《神农本草经》。为葡萄科植物葡萄的果实。原出西域，汉代传入我国。味甘、酸，性平。具有补气血、强筋骨、利小便的功能。

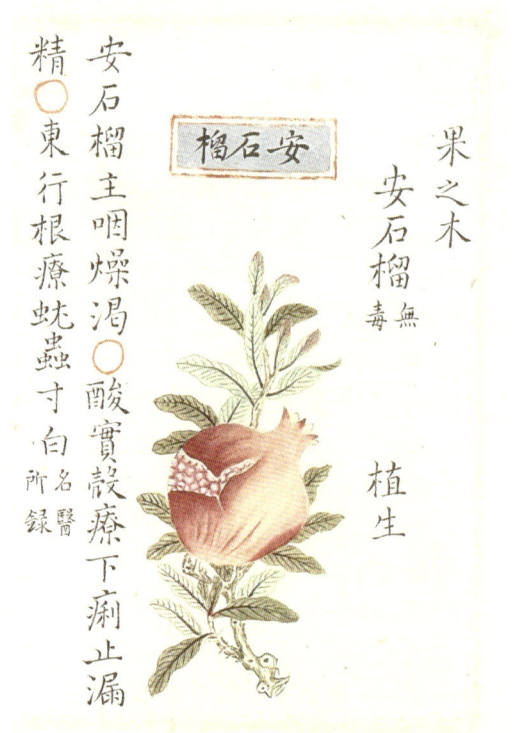

安石榴主咽燥渴○酸實殼療下痢止漏

精○東行根療蚘蟲寸白名醫所錄

安石榴 毒無

果之木

植生

40 安石榴

又名石榴。首载于《雷公炮炙论》。为石榴科植物石榴的果实。原出西域，汉代传入我国。味酸、涩，性温，无毒。具有涩肠止泻、止血、驱虫的功能。

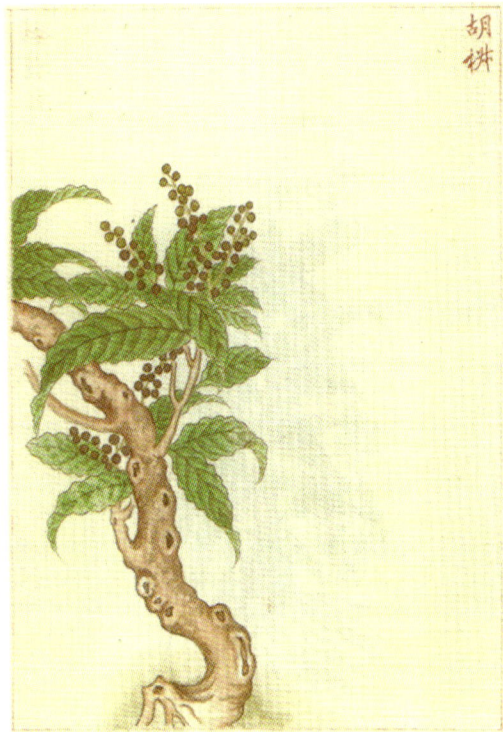

41 胡桃

又名胡桃仁。首载于《食疗本草》。为胡桃科植物胡桃的种仁。原出西域，汉代传入我国。味甘、涩，性温。具有补肾益精、温肺定喘、润肠通便的功能。

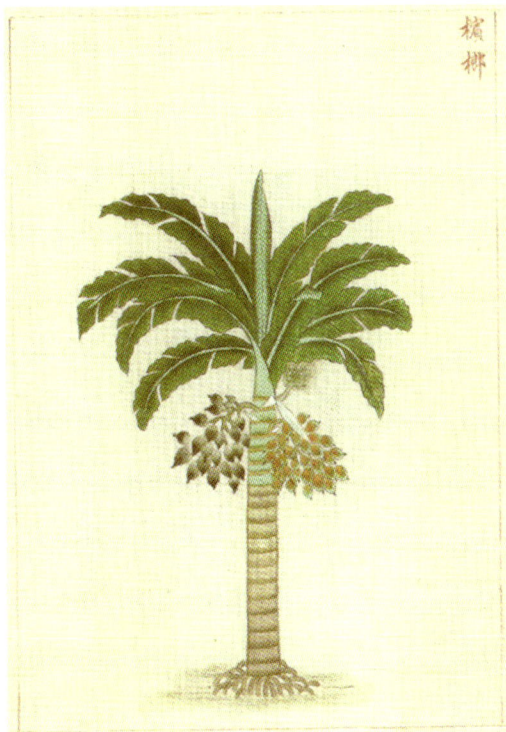

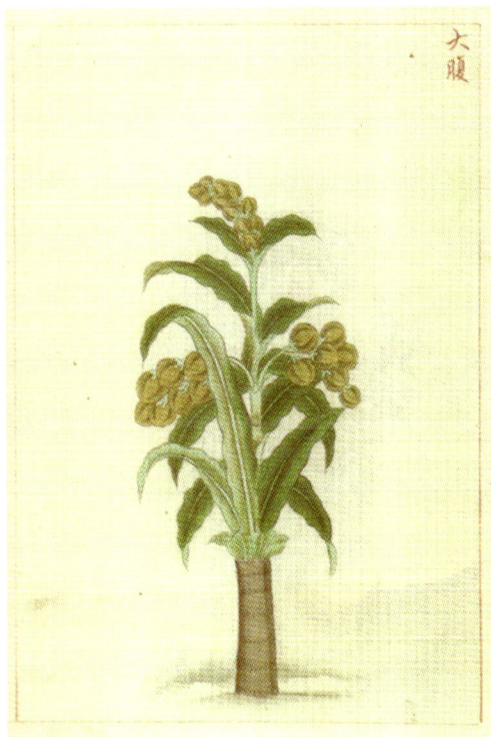

42 槟榔

又名大腹。首载于《李当之药录》。为棕榈科植物槟榔的种子。原出马来西亚。味辛、温，无毒。具有驱虫、消积、下气、行水、截疟的功能。

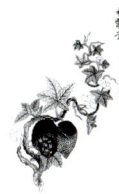

膃肭臍主鬼氣尸疰夢與鬼交鬼魅狐魅
心腹痛中惡邪氣宿血結塊痃癖羸瘦等

名醫所錄

膉肭膃

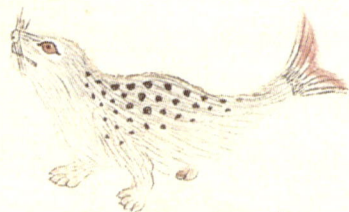

43 海狗肾

又名腽肭脐。首载于《本草图经》。为海豹科动物斑海豹的阴茎和睾丸。原出南洋海域。味咸，性热。具有温肾壮阳、填精补髓的功能。

附 录

元代中外医药交流初探

廖 果

（中国中医科学院）

引 言

元代[1]是我国历史上的一个重要朝代，其政治、经济、文化、对外关系的发展具有独特之处，对世界历史的进程也有较大影响。元代的中外医药交流[2]是中外医药交流史上重要的一环，并具有自己的特点。较为全面地了解元代中外医药交流的状况，并针对其特点分析其发生、发展的原因及其带来的影响等问题，对全面把握元代医学发展状况，系统研究中外医药交流史，具有重要意义；对进一步总结中国医学发展史上的某些规律以资借鉴，也不无裨益。

但是，元代历史情况的错综复杂，给元代医学史尤其是元代中外医药交流情况的研究带来不少特殊的困难。迄今为止，这一课题尚无专文研究，这一状况已引起目前医史学界的注意[3]。本文旨在对元代中外医药交流活动作初步探索，力求能较为集中地反映元代中外医药交流活动的概貌，并据此对有关元代中外医药交流的几个问题作一些初步的分析。疏漏之处，敬希指正。

1 与西域[4]的医药交流活动

1.1 西亚、西南亚伊斯兰国家和地区

1.1.1 回回医药[5]在中国的传播

蒙古国时期的西征，揭开了元代中外医药交流活动的序幕，开始了中国医药与回回医药的交往。蒙古统治者在所征服的地区征召回回医生，让他们与汉族医生及西方基督教医生一起为自己服务。为蒙古太祖成吉思汗（1206—1227 年在位）服务的就有信奉景教[6]的回回医生。1220 年 3 月，成吉思汗攻占当时中亚伊斯兰教大帝国花剌子模的新都撒麻耳干（今苏联撒马尔罕[7]），其第四子拖雷患病，撒麻耳干名医撒必为之祈祷医治，方告痊愈，于是撒必获蒙古初期最为尊贵的封号"答剌罕"，并被任为太医。成吉思汗第二子察合台病重时，给他诊治的是一个叫麦术督丁的波斯医生。麦术督丁虽尽了全力抢救，但察合台终因病重不治而死，麦术督丁及其子女被察合台的长妻也速伦下令处死。据《史集》记载，成吉思汗第三子、蒙古太宗窝阔台（1229—1241 年在位）身边有一位精通阿拉伯诗歌的回回医生。窝阔台长子、蒙古定宗贵由（1246—1248 年在位），因其王傅合答、大臣镇海均为景教徒，故深受他们影响。"他因此极力礼遇基督徒及其教士；当这事到处盛传时，传教士就从大马士革、鲁木、八吉打、阿速和斡罗斯奔赴他的宫廷；为他服务的也大部分是基督教医师。"[8]这些基督教医师显然都是景教徒，以回回医药侍奉贵由。

同时，在这些蒙古最高统治者身边，也有不少汉族医生。成吉思汗身边有侍医刘温（字仲禄），察合台身边也有汉族医生。《长春真人西游记》中有"三太子之医官郑公"的记载[9]，此郑公即郑景

贤（号龙冈，景贤为其字，名无考），以医侍窝阔台，太宗待之甚厚。又如名医许国祯和其母均曾侍奉拖雷之妻唆鲁禾帖尼，一次唆鲁禾帖尼患病，延国祯治之，唆鲁禾帖尼时年五十三，"遂以白金铤如年数赐之"[10]。虽然对上述回回医生和汉族医生的具体医药活动尚乏记载，但照常理，他们之间应该有直接接触，相互间也可能进行过某些医药方面的交流活动。而围绕在蒙古最高统治者身边的回回医生，对后来回回医药专门机构的设立，也起到了直接的促进作用。

在当时来往的一些使节中，也颇有本身即为医生或留意于医药者。如1254年，为鲁木国（今属土耳其）王所遣，东往觐见蒙古宪宗蒙哥（1251—1259年在位）的使节叔扎乌丁，就是一名医师。当时有人进谗，说他携有毒药，恐不利于大汗，至中途为蒙古诸王拔都搜检，命他遍尝所携药物，幸好拔都侍医知其所带泻剂为医生常用药料，方才放他至蒙哥处朝见。其后不久，有中国使节常德自和林（即哈剌和林，窝阔台于1235年在此建蒙古国国都，即今蒙古国杭爱省厄尔得尼召北）西行觐见旭烈兀，后由刘郁撰《西使记》记其事，书中记载了一些关于回回医药的见闻，如介绍中亚特产的药材："八日，过掃录思干城（今苏联撒马尔罕[11]），……满地产药十数种，皆中国所无药物，疗疾甚效。曰阿只儿，状如苦参，治马鼠疮、妇人损胎及打扑内损，用豆许咽之，自消；曰阿息儿，状如地骨皮，治妇人产后衣不下，又治金疮脓不出，嚼碎敷疮上，即出。曰奴哥撒儿，形似桔梗，治金疮，及肠与筋断者，嚼碎敷之自续。余不能尽录。"[12]这三种药材，后来《本草纲目》据此予以收录。《西使记》还记载了一则黑衣大食（即阿拉伯帝国阿拔斯王朝）统治者哈里发接受音乐疗法而病愈的趣事："琵琶三十六弦。初，哈里发患头痛，医不能治，一伶人作新琵琶七十二弦，听之立解。"[13]这增加了当时中国人对回回医药的认识。

1252—1259年，蒙哥弟旭烈兀西征波斯，攻陷报达城（今伊拉克巴格达），杀末代哈里发穆斯塔辛，灭黑衣大食，并进兵叙利亚。西征过程中，大量回回青壮年被签为军队，并括取回回医生，这些人中有不少人随蒙古军东来。后来元廷专设有"西域侍卫亲军"等主要由回回人组成的侍卫部队。这些回回军士患病，惯于接受回回医药的诊治。正是由于这种需要，元世祖忽必烈统治期间（1260—1294），先后设立了西域医药司、京师医药院、广惠司、大都（忽必烈定为元都，今北京）与上都（即开平，元夏都，今内蒙古正蓝旗东部）两个回回药物院及回回药物局等回回医药专门机构。

据《中国医学通史·古代卷》，元代回回医药专门机构的创始者是来自叙利亚西部的拂林（拜占庭帝国）人爱薛（1227—1308）。爱薛出身于景教徒世家[14]，祖名不阿里，其父不鲁麻失博学多才。爱薛继承家学，"通西域诸部语，工星历、医药"[15]，他代父应贵由之召，大约在1246年以后从故乡来到蒙古国，入侍贵由及唆鲁禾帖尼母子，可能充当了教士兼侍医的职务。爱薛娶唆鲁禾帖尼同族侍女撒剌为妻，夫妻俩曾当过蒙哥的公主的傅父和傅母，深为蒙哥一家所信。这期间，他得到了当时还是藩王的忽必烈的赏识，后来即转而为忽必烈服务，并被带到忽必烈府邸所在地开平。忽必烈即位后，爱薛仍当侍从，因直言敢谏而得到忽必烈的器重。由于长期与宫廷中的侍卫、兵士们接触，爱薛了解并关心他们的疾苦，他曾奏请赐给宿卫士（即轮流值宿守卫皇城的禁卫军）们房舍，以改善他们的居住条件。世祖中统年间（1260—1264），爱薛建议设西域星历、医药的专署。1263年，忽必烈命爱薛"掌西域星历、医药二司事，后改广惠司，仍命领之"[16]。爱薛还创立了阿拉伯式医院，京师医药院曾由他的妻子撒剌主持[17]。1283年，爱薛随孛罗丞相出使伊利汗国[18]，于次年冬会见伊利汗阿鲁浑，孛罗被阿鲁浑留用，爱薛备尝艰险，经两年返回大都。1287年，爱薛任秘书监卿，掌历代图籍和阴阳禁书。元代王士点与商企翁合著的《秘书监志》"回回书籍"条载"忒毕医经十三部"[19]。由于这批回回书籍多为伊斯兰科学积累的重要文献（如其中有托勒密的天文著作《至大论》、欧几里得的《几何原本》等），故这部医经可能就是被称为"阿拉伯医圣"的阿维森纳的名著《医典》。爱薛也许同这部书传入中国有关，至少他是能够阅读和利用这部书的。1289年，爱薛领崇福使，掌也里可温教[20]宗教事务。1294年，升任翰林学士承旨，兼修国史。1307年封秦国公。次年去世后，被追封为拂林王，谥忠献。爱薛是唯一在《元史》中立有专传的回回医家，他及其家人在元代为回回医药在中国的传播起了重要作用。

"广惠司者，回回之为医者隶焉"[21]，为元代主要的回回医药专门机构。因其设置时间最长，品秩最高，影响也最大。关于广惠司设立的时间，论者大都定在1270年或1273年。前者根据是《元史》卷88《百官志》所载："广惠司，……至元七年（1270），始置提举二员"；后者则据《元史》卷8《世祖纪》所载：至元十年（1273）正月"改回回爱薛所立京师医药院，名广惠司"。其实前条只是说广惠司开始设置提举一职的时间，并未言广惠司始设于是年；而后条可以理解为京师医药院于是年机构改组合并入广惠司。今考元人程钜夫《程雪楼集》卷5载："公（指爱薛）起家为定宗亲侍，中统间掌西域星历、医药二司事，至元戊辰兼广惠司，丁亥拜秘书监，己丑领崇福使……"[22]言至元戊辰（即至元五年，1268年）时已有广惠司之名。程钜夫（1249—1318）约于1275年由宋入元，至元年间曾任翰林修撰、集贤直学士兼秘书少监，不仅为爱薛同时代人，而且与爱薛是同事。故二人很可能相识，程氏为爱薛及其家人修撰制文与碑文就是一个证明。而《元史》修于明初，资料采自元代文献，可靠性当不及后者。因此，程氏所言当较可信。据此，由西域医药司改置广惠司的时间应不晚于1268年。

广惠司品秩为正三品，其职责有三：一是掌修制御用回回药物，配置药剂；二是负责诸宿卫士之医疗工作；三是收治京城中一些老弱病残、穷而无告的平民。由于广惠司主要采用回回医法和药物治病，故收治的病人应多为东来的回回人。广惠司的主要职官，设有提举3员、卿4员、少卿2员、丞2员，以及经历、知事、照磨等各1员。爱薛第五子鲁哈，曾继爱薛提举广惠司事。值得注意的是，《元史》称爱薛为"回回"，而爱薛本人为景教徒，广惠司卿聂只儿也被称为也里可温人，可见广惠司虽为回回医药专门机构，但在其中任职的并不限于伊斯兰教徒和阿拉伯人。由于广惠司品秩较高，因此后继负责广惠司事的多为政府重要官员。如曾手弑元英宗、被《元史》列入"逆臣传"的铁失，曾为御史大夫、忠翊亲军都指挥使、左右卫阿速亲军都指挥使、太医院史兼领广惠司事。而元顺帝时势焰熏天的权臣伯颜，在其30多个封号、官衔之中，也有提调广惠司一职（在1332—1340年间），虽多半为名义上挂衔，但由此可见终元一代，广惠司在元政府中有着较高的地位。广惠司医官中，多有医术高明的医生。据元人杨瑀《山居新话》卷1与陶宗仪《南村辍耕录》卷9载，1333年广惠司卿聂只儿治一奇疾：驸马刚哈剌咱庆王因坠马得一奇症，诸医束手，唯聂只儿能治，他先施以外科手术，次涂以药而愈。又《南村辍耕录》卷22"西域奇术"条载，任子昭在大都亲见邻家儿头疼不可忍，有回回医官用刀割开额上，施以外科手术，头疼即迅速止住。这位大都的回回医官，可能也为广惠司的职官。于此两例可见广惠司医官外科手术水平之高。

不仅广惠司等回回医药专门机构由回回人氏掌握，即使在太医院等中国传统的医药机构中，也有回回人氏入仕者。如爱薛长子野里牙曾任太医院史；出身于"西土"的铁柯，也曾"录太医院事"[23]；又"曲枢，西土人。……至大元年，……进太子太保，领典医监事"[24]等，说明回回人氏在元代医政机构中的影响是较为广泛的。

回回医生除在朝廷任职外，还有很多人散居中国各地，在民间用他们的医法和药物行医或卖药。在元人的诗文笔记中，记载着不少赞誉回回神医奇药的篇章，足见其影响之广泛。如王沂《伊滨集》之《老胡卖药歌》就生动地记述了一个回回老医生："西域贾胡年八十，一生技能人不及。神农百草旧知名，久居江南是乡邑。朝来街北暮街东，闻掷铜铃竞来集。居人相见眼终青，不似当时答木丁。师心已解工名术，疗病何烦说难经。……灯前酌酒醉婆娑，痼疾疲癃易得瘥。金丝膏药熬较好，伤折近来人苦多。川船南通有新药，海上奇方效如昨。眼中万事不足论，流寓无如贾胡乐。"[25]诗中的回回老医生名答木丁，曾向回回名医师学医。他侨居中国江南多年，不辞辛劳地施用高明的医术和优质的膏药，为当地群众治疗伤折等症。来中国的西域商人中，有不少人往往兼擅医术。元末明初的西域诗人丁鹤年，其曾祖于元初到中国经商，后留居江南。鹤年"于导引方药之术，靡不旁习"，可能是得自祖传。入明后他不肯做官，晚年曾在四明（今浙江宁波）市上"卖药以自给"。[26]

元代回回药物的输入主要通过两个途径：一是诸汗国的"进贡"，二是对外贸易。由于伊利汗与元朝皇帝同是拖雷的后裔，关系尤为密切，故其"进贡"活动较为频繁。如伊利汗合赞、不赛因诸王先后多次遣使臣使元，不赛因时期（1317—1335）有时一年中达 5 次之多。在其所贡物品中，回回药物占了很大比重。1331 年，不赛因遣使进贡药物，使者返回时，元明宗专门下诏令"酬其所贡药物价直（值）"[27]。进贡的药物中多有域外珍奇之品，如 1332 年 10 月，不赛因"遣使贡塔里牙八十八斤"[28]，即属此类[29]。1320 年 7 月回回太医进药"打里牙"（即塔里牙），一次酬其值竟达 15 万贯之巨，其进药数量之大足以想见。上述药物的进贡，由于每次均从元廷领取大量的回赐，实际上已带有贸易的性质。由于当时药物进贡事宜繁多，需要加强这方面的专门职司工作，因此 1269 年设置的御药院，其职责之一即掌"诸蕃进献珍贵药品"，表明当时药物进贡活动具有相当的规模。

元代的对外贸易分陆道和海道，在灭亡南宋以前，陆道贸易是主要的。沿着古代的丝绸之路，商队络绎不绝，通向中亚、西亚和黑海北岸。回回商人是当时对外贸易领域中最活跃的势力，回回药物是他们经营的主要货物之一。有不少回回商人还直接在各地以卖药为业，这种习俗一直延续到元以后。元代统治者对回回药物很感兴趣，如自波斯等地运入的橄榄油，当时统治者"皆以重价收买之，宝藏之，视若无上之药物"[30]，在《回回药方》中可看到不少方剂内运用此药。由于元代皇帝性喜滥赏，故有些回回商人还将货物以"奉献"的名义进贡元廷，以换取比货物价值大得多的赏赐。1288 年正月，"回讫不剌罕献狮、豹、药物，赐钞千三百余锭"[31]。回回药物输入的另一途径是海路。据汪大渊《岛夷志略》记载，当时中国商船在同波斯湾地区的贸易中，运回不少药材，如甘埋里（今伊朗哲朗岛）的丁香、豆蔻、苏木、麝香；挞吉那（今伊朗塔黑里一带）的水银、硫黄；加里那（今伊朗西南沿岸）的水银、苏木；波斯离（今伊拉克巴士拉）的大风子、肉桂等。

1292 年，元政府在大都、上都专门设了两个回回药物院，专掌回回药事。其品秩为从五品，职官定置达鲁花赤 1 员、大使 2 员、副使 1 员。30 年后，即 1322 年，元政府将这两个机构拨隶广惠司管辖。据清朝姚衡《寒秀草堂笔记》卷 3 记载，清嘉庆十九年（1814）在修理武英殿露房时，曾经清理出为数可观的宫廷珍贵藏药，后来由皇帝赏给内廷大臣的就有 132 种之多。这些药物有部分药名为译音，尚待进一步考证；仅从药名可以辨识者来看，多为各种香药及其油、露等制成品和牛宝、鹿宝等动物腹内结石，以及白葡萄干、番红花等产于中亚或西域之物。有学者认为，这些药物多半是阿拉伯的药品，很可能是元代回回药物院的遗物[32]，是不无道理的。至少，这些药物中包括一部分元廷所积存的回回药物，或者由这些积存药物加工而来的制成品，是有可能的。除回回药物院外，元时还设有回回药物局[33]。另外，元政府于 1288 年在户部下设置都提举万亿广源库，品秩正四品，掌香药等物；于 1308 年设置御香局，品秩从五品，掌修合御用诸香。

元代大量回回药物的输入及一些回回药物在实际中的应用日益广泛，促进了当时人们对回回药物的认识和研究。某些回回药物为中国本草学所吸收，逐渐成为后世所习用的中药。如中药马钱子（又名番木鳖），元以前有"苦实把豆儿即马钱子"的个别记载[34]，由于唐代与西域的交通一度比较发达，马钱子于其时传入中国是有可能的。但是，集宋代本草学之大成的《证类本草》却未见收载此药，可见有宋一代对马钱子的应用尚不广泛，这或许是输入数量不多的原因。到元末明初陶宗仪所著《南村辍耕录》，则专载有"火失刺把都者，回回田地所产药也。其形如木鳖子而小，可治一百二十种证，每证有汤引"[35]叙述了此药的产地、形状与临证的广泛应用，可见经有元一代，人们对马钱子的认识已大为深入了。明《本草品汇精要》正式收载此药，作"苦只刺把都儿"[36]；其后《本草纲目》也以"番木鳖"名义收载，而把"马钱子"与"苦实把豆儿""火失刺把都"等置于"释名"项下。又如在医药中有着重要应用的烧酒及其制法在中国的传播，亦有类似情况。烧酒在元代以前的文献上很少见，尤其未见有关于制作方法的可靠文献。刊于 1330 年的《饮膳正要》载："阿剌吉酒，味甘辣，大热，有大毒。主消冷坚积，去寒气。用好酒蒸熬取露，成阿剌吉。"[37]这记述了阿剌吉酒的性味、功用与制法。从以好酒蒸馏而成的制法看，显然是后世所称的烧酒。元以后，类似记载即多见[38]，而烧酒也逐渐成为中国各地的常见饮品了。从现有资料看，烧酒及其蒸馏制法，有可能是在元代从东南沿海地区推广到中原地区，并逐渐在中国各地广为流传应用的。[39]

在当时域外新的药物品种和药物知识不断传入与推广的背景下，沿用下来的前代本草学著述只有及时地加以反映与总结，才能更好地适应医药实践的需要。元代统治者较早地注意到了这方面的新情况，并专门为此采取了明确的对策。1285 年，忽必烈诏谕尚医谓："今本草中土物，且遗阙多，又略无四方之药，宜遍征天下医师夙学多闻者，议板增入。"[40]遂由翰林承旨撒里蛮与翰林集贤大学士、太医院史许国祯主其事，集诸路医学教授增修本草。这项工作历时将近 4 年，于 1288 年 9 月书成，名"至元增修本草"，惜书佚无考。《饮膳正要》在药物方面，也注意"本草有未收者，今即采摭附写"[41]，收载了马思答吉、必思答等一些回回药物[42]。除官修本草外，元代私人本草著述也重视对域外新药品种及有关知识的吸收。如元末人朱辚（字仲侔）撰《大元本草》，有志于"欲广本草，以尽异方之产"，书中在三纲九目之外，更有外部、余部，收录不少域外的药物，"以其多产异方，商贾所不能售，知识者少，但录其名物治证，而不暇有所考核"[43]。《大元本草》书稿未刊，现存有许有壬的一篇序文，收在其所著的《至正集》中。

除药物外，当时还有大量回回方剂输入中国。拉施德《史集》提到，当时有一些峻烈的蒙古药剂，被称为"合只儿"，这一名称的语源为"合迪儿"，而"合迪儿"一词在阿拉伯语中有"伟大""强盛"之意[44]。显然，这类药物与阿拉伯医药有着密切的关系。在《饮膳正要》《回回药方》等医著中，尤其是后者，更收录了众多的回回方剂。又如对于当时的蒙古统治者来说，宴飨可谓一件大事，他们对回回地区出产的奢侈品很感兴趣。因此如阿剌吉酒、舍儿别之类都相继输入中原。舍儿别[45]为糖浆一类制剂，因所取果品不同，具有不同性能与效果，大多具有某种治疗作用，过服亦可致病，中性者可作饮料。元时舍儿别的输入可追溯到成吉思汗时期，当时太医撒必即能制造，并充任专司其职的舍里八赤一职。其外孙马薛里吉思尤精此道，1268 年为忽必烈所召，进贡舍里八，赏赉其多，并获专司其职的金牌，其后曾专为造舍里八之事而赴云南、闽浙等地。当时镇江、泉州等地每年均向元廷进贡不少舍里别[46]。在中世纪的医学发展史上，糖浆制剂、果实浸剂等是阿拉伯医生在药物的实用领域中获得的重要成就[47]，并为阿拉伯医药中习用的药剂，舍儿别即属元代时兴的此类药剂。当时可能因果品取用之便，其制造以东南沿海地区为甚，并作为地方贡物而源源不断输入中原。

现存《回回药方》[48]是研究元代中外医药交流史的一部值得重视的著作。关于该书的成书与版本、内容梗概、学术思想和学术成就等，学者都有论述[49]。本文倾向于认为，《回回药方》成书于元末，是由元时东来的华籍回回医生（或他们从事医药的后裔）编撰的一部中国古代医学著作，它较为充分地反映了有元一代中外医药交流，尤其是与回回医药在临证实践方面交流的丰硕成果。现存《回回药方》中载有一些古回回医人的名氏，经笔者初步辨识统计，有 20 个左右。这些古回回医人多为中世纪时著名的阿拉伯医药学家。如该书卷 30 "杂证门"中所载"雅黑·牙宾马锁牙"一名，当系阿拉伯医学兴盛初期哈里发王朝著名的医学家兼译著者马萨华（Yuhanan ibn Masawayh，今译尤汉纳·伊本·马萨华，780—857）。他是中世纪叙利亚的医学作者中第一位用阿拉伯文写作的，曾任巴格达医校校长，先后 50 年任 4 代哈里发的御医，并曾主持翻译希腊医学文献的工作。其著作颇多，最著名的是《箴言》，其他则涉及食疗、妇产科、热病和脉学等方面。又如同卷中尚载有另一古回回医人名"虎洒尼·宾·亦西哈黑"，当系马萨华的学生、著名医学家兼哲学家胡内恩（Abu Zayd Hu-nayn b·Ishaq，又译洪那尼或休南，今译阿布·扎伊德·胡内恩·勃·伊萨克，809—873）。他精通希腊文，翻译了200多种希腊医学文献，其译文被认为是经典式的。他晚年成为当时伊斯兰最优秀的医师，其著作现存百余种，最著名的是《医学问答》和《眼科十问》，后者是现知最早的系统眼科专著。马萨华和胡内恩都是景教徒，他们所处的年代，正是阿拉伯医学大量翻译和编撰以古希腊医籍为主的古典医学文献的阶段，而他们就是这一阶段的两位代表性医家。他们两人，尤其是胡内恩及其助手们，在不到50年的时间内，几乎把全部重要的古希腊、古罗马医籍都译成了阿拉伯文[50]。现存《回回药方》记载的这些古回回医人及其有关内容，不仅使我们可以进一步追索《回回药方》中有关回回医药内容的学术渊源，而且使我们认识到，《回回药方》实质上是世界范围内东西方长时期医药交流与融合在中世纪末的一个生动体现，是研究世界医药交流史的一部值得重视的中国医药文献。

1.1.2　中国医学在伊利汗国的传播

旭烈兀西征时，曾征调汉人匠师上千人随征，其中包括许多中国医生，并带去了中国的医学、历算等各类书籍。旭烈兀生病时，常让随侍的中国医生治疗，这些医生中有不少人后来留在伊利汗廷任职。伊利汗国建立后，诸伊利汗十分注意吸取中国科学、医学、艺术和史学的成就，并充当了中国文化西传的重要媒介。旭烈兀孙阿鲁浑汗嗜方术，有许多东方方士投奔其处并得到善待。1295年，阿鲁浑子合赞继任第七位伊利汗。合赞即位后，大力进行社会改革，鼓励发展科学文化，和元朝保持着密切的关系。他本人多才多艺，被誉为伊利汗国最有建树的贤君。合赞年幼时即受过中国文化的熏陶，"年五岁，其父命中国博士一人为之傅，教以畏吾（兀）儿字与蒙古字，及其他喇嘛之学，善骑射蹴鞠"[51]。及长，他通晓中国史事，并略知汉语。合赞颇有医药知识，熟悉植物及其功用，了解中国特产的草药。他曾认为当时医生研究的植物药，仅局限于药肆中的草木成品，于是召集一些植物学者，与自己一起亲赴郊野采集，发现从前视为中亚、印度和中国特产而经商人重价出售的一些药用植物，其实波斯也多有出产。合赞本人患病时，常让中国医生治疗。如1304年，"合赞得眼疾，中国医师在其身两处放血以疗之"[52]。他还注意召集中国学者帮助伊利汗国发展科学文化。如当他命令纂辑《被赞赏的合赞史》一书时，曾由拉施德丞相召集中国学者李大迟与倪克孙（均为译音）二人协助工作，"他们两人都深通医学、天文及历史，而且从中国随身带来各种这类书籍"[53]。合赞汗的继任者完者都汗继续遵循了合赞发展经济、文化的各项政策。

著名的政治家、医生兼学者拉施德（Rashid al-Din al-Hamdani，即拉施德·阿尔丁·阿尔哈姆丹尼，1247—1318），为中国医学在伊利汗国的传播付出了辛勤劳动。他生于波斯的哈马丹，父亲是一个犹太药剂师。他30岁时皈依了伊斯兰教，从阿八哈汗在位时（1265—1282）起担任御医。1298年，他被合赞汗选任为丞相，至完者都汗在位，仍得殊宠。拉施德学识渊博，声望颇高。他用毕生精力著书立说，传播科学文化，他所编撰的世界通史性巨著《史集》，至今仍备受各国史学家的重视。1316年冬，完者都汗患病，拉施德主持治疗工作，但因治疗无效，不久完者都汗病死。次年，拉施德的政敌向完者都汗的幼子、继任汗位的不赛因进谗，拉施德被黜。1318年他又被控曾进毒于完者都汗，于是被逮捕审讯。同年7月18日，71岁的拉施德以毒死完者都汗的罪名与其幼子一起被腰斩处死。

拉施德十分重视中国医学。为了便于波斯医学家和学者学习研究中国医学，掌握其中的奥妙，他主持编译了一部波斯文的中国医学百科全书《伊利汗的中国科学宝藏》。这部医著成书于13世纪末14世纪初，曾得到合赞汗的直接支持。参加编译工作的医生和学者，有波斯人、汉人和波斯裔中国人。据介绍，《伊利汗的中国科学宝藏》内容丰富，包括4本中国医著的译本。第一部是《王叔和脉诀》的译本，分前言、目录与正文几部分，凡12章。书前面附有采自中国医书的内脏解剖图和切脉部位图。值得注意的是，正文是从第二章开始的，而第一章介绍了中国古代的阴阳五行学说及其应用，并附有一张画有八卦的图。正文译文采取了先音译歌诀再在下面解释其义的方法，译文完整、准确，在释义时还引证了《内经》《难经》以及其他脉学名家的观点。后面几部分分别介绍了中国医学中的经络针灸、本草、疾病防治与养生等内容[54]。1972年，德黑兰大学文学院出版了《伊利汗的中国科学宝藏》一书的影印本。1939年，伊斯坦布尔大学的苏海尔·因韦尔将此书译成土耳其文出版。《伊利汗的中国科学宝藏》是最早由域外医学家和学者在政府支持下有组织地编译的中国医学专著，它不仅对当时波斯人民了解中国医药文化起了积极的促进作用，而且在中国医学向西南亚伊斯兰地区的传播史上具有较为重要的意义，也是古代中国与波斯地区各族人民友好往来的历史见证之一。

元代有多种中国药材输往伊利汗国。著名的阿拉伯药学家拜塔尔（1197—1248）所著《药用植物大全》收载了1 400多种药物，其中有300种是阿拉伯药物学著作中初次见载的新药，在这些新药中，有大黄、姜、麝香、新疆原柏等中药。大约在13世纪，蒙古人通过西夏和畏兀儿地区，将饮茶的习惯传到了西亚，不久又传到了东欧。突厥语、波斯语、俄语和印度语中"茶"的读音Cai，都是从汉语音译过去的。前往波斯湾地区贸易的中国商船，上面就有不少中国药材。另外，唐代孙思邈的《千金要方》也在元代被译成波斯文[55]。

1.2　非洲

元时与非洲的医药交流活动，以北非一带为多。13世纪中期至16世纪初期，北非埃及处于马木鲁克苏丹统治时期，为东西方交通的要道。1340年，有埃及亚历山大港人、天主教徒弗兰西斯至阿力麻里城（今新疆霍城东部）传教，受到驻在此城的察合台汗国也孙帖木儿汗的优待。也孙帖木儿曾患肿瘤，经弗兰西斯为之祈祷、医治而愈，于是延请弗兰西斯为御医，并以父礼事之[56]。其后不久，中世纪著名的非洲旅行家伊本·拔图塔游历中国，据其《游记》载，当时杭州城内有埃及富商奥托曼后裔开办的一所阿拉伯式医院，名"奥托曼尼亚"，其建筑颇为华丽，住院的病人甚多。《游记》中还有当时广州城中寺庙开办医院与慈善机构的记载。

《南村辍耕录》把埃及的木乃伊称为蜜人，并记载了当时将其作为药剂运用的情况："凡人折损肢体，食少许，立愈，虽彼中亦不多得。"[57]《回回方药》卷12载有"木蜜纳亦"一药，并自注"即是蜜煎回回"，当即上述蜜人。书中以木蜜纳亦与紫花儿油相合滴之，治中风不省人事并口眼㖞斜。可见当时的确曾从埃及输入过此物，并以内服或外用法应用于内、外科疾病治疗。《回回药方》中还多处载有八剌珊油一药，自注"即蜜斯儿地面树上出的油"。"蜜斯儿"又称密昔儿等，为埃及古名，八剌珊油当然也是当时输入中国的埃及药物。

元时中国药材也输往北非。当时大批运往印度马拉巴的中国药材，有一部分同其他货物一起，被阿拉伯人运往亚丁港，再转运北非亚历山大里亚等地。

1.3　欧洲

元代欧亚交通出现新局面，中国和欧洲的联系开始密切起来。许多欧洲国家直接与中国建立联系，多次派使臣、教士和商人东来，这是前所未有的情况。

1253年，法国国王圣路易派遣天主教士鲁布鲁乞（亦称鲁不鲁乞）出使蒙古国，鲁布鲁乞于次年4月抵达和林。他曾见到一个天主教修士在和林借治病而传教。这个修士把大黄捣成粉状，同所谓"圣水"掺合起来，并放入十字架，然后把这种混合液给所有求治的病人喝，结果这些病人往往拉肚子，但他们把身体的这种变化看成是宗教的奇迹。一次蒙哥的第二个妻子合答患重病，这个修士、鲁布鲁乞和两名景教徒被叫去给她治病。"当我们走进去时，她在床上坐起来，礼拜了十字架，恭敬地把它放在她身旁的一块绸上，喝了一些圣水和大黄，并用这种水濡湿了她的胸部。修士要求我在她床边念《福音书》，我念了《约翰福音》中的基督受难一节。最后，她觉得好一些了，感到高兴。"[58]鲁布鲁乞还在合答房内"看到四把有一半抽出鞘外的剑，一把放在这位妇人的床头，一把放在床脚，门的两边各放一把"[59]，这很可能是道教徒的禳灾驱邪之术。他们如此接连去了三天，直至合答完全恢复了健康。1282年，"寓俱兰国也里可温主兀咱兀撒里马亦遣使率表，进七宝项牌一、药物二瓶"[60]。据陈垣先生考证，所谓七宝项牌即佩项十字架；药物亦即耶稣墓前灯油（称为圣油）之类，天主教徒将其当作一种治疗灵魂病之圣药，价格昂贵。当然，疾病的痊愈与所谓圣物、《福音书》、宝剑之类是没有关系的，不过，通过上述记载，可见当时天主教徒借医疗活动传教之一斑，也生动反映了当时蒙古统治者对各种文化采取的"放手拿来、为我所用"的态度。

1289年，罗马教皇遣教士约翰·孟特·戈维诺往东方传教，约翰于1294年抵大都并留居至1328年去世。他先后在大都兴建教堂两所，为大约6 000人洗礼，可能也进行过一些医疗活动，并且他本人可能是一名医生[61]。他在一封信中提到，大约1303年初，有一名意大利的外科医生伦巴第曾来到大都[62]。自约翰之后，教皇多次派教士来元。1313年到达大都的教士安德烈，被派往泉州任主教，当时在泉州的主教和修士们还修建了浴堂为来往商贩服务。约于1325—1328年在大都留居的意大利教士鄂多立克，对元廷的规章礼仪等有不少翔实记载，据他说："给御体看病的医师是四百偶像教徒，八名基督徒，及一名撒刺逊人。所有这些人都从皇帝的宫廷领取他们需要的供应。"[63]这里的偶像教徒指和尚、道士等，撒刺逊人指伊斯兰教徒。至于这些中外医生与太医院、广惠司等医政机构的关系，尚待研究。

在当时自欧洲来华的传教士和旅行家们的著作中，记载了许多关于中国医药卫生情况的见闻，增加了当时欧洲人对中国医药的了解，这可谓元代中国医药知识外传欧洲的一个特点。鲁布鲁乞描述中国医生时说："他们的医生对于草药的功效知道得很多，并且从按脉可以非常熟练地作出诊断。"[64]这种认识无疑是仔细而正确的。他还介绍了当时蒙古族人民对病人的照料方式，以及马奶的利尿作用等。1254—1255年，小亚美尼亚王海屯一世东行至和林入觐蒙哥，后由亚美尼亚人乞剌可思·刚扎克赛著《海屯行记》记其事，书中记述了当时畏兀儿佛教徒在饮食和婚姻方面的养生之道。这一时期最伟大的旅行家无疑是意大利人马可波罗。他于1275年到达上都，从此居中国17年，并在元朝供职。他有着广博的学识，游历了很多地方。他在《马可波罗游记》一书中记载了大量有关当时中国医药卫生方面的见闻。如书中记载，杭州城里每一个地区都有几所官办或私立的医院，收治因残疾或患了其他疾病而无法工作之人。而苏州有许多高明的医生，善于探出病根，对症下药。书中记载了许多中国出产的药物，如肃州（今甘肃一带）盛产的大黄，申州（今青海西宁）优质的麝香，苏州价廉的生姜，福建盛产的生姜、高良姜、樟脑等。对产于哈剌章（今云南）珍贵的蛇胆，还详细描述了其治疯狗咬伤、催产、消肿止痛等功效。书中还介绍了杭州城的冷浴澡堂与居民们每日沐浴一次的卫生习惯，以及沙洲城（今敦煌）居民的尸体防腐办法等。《马可波罗游记》向欧洲人传播了中国古老的文明，引起西方对中国文明与富裕的钦慕和向往，在西方产生了较大影响。另外，据介绍，近年在威尼斯的档案中发现马可波罗的一封关于中国见闻的信件，其中提到"医疗用的针"，如果这确实指针灸所用的针，那么应是现知的西方记述我国针灸的最早材料[65]。在意大利人约翰柯拉于1330年所著的《大可汗国记》中，也描述了中国当时的殡葬习俗与尸体防腐方法。

不少中国药材输往欧洲。当时运往阿拉伯、波斯、北非的大宗中国药材，有许多被转运至欧洲。欧洲与东方的这种药材贸易数量是很大的，曾一度成为意大利沿岸各国的主要财源。元代输出的中国药材最著名的是大黄。当时甘肃、宁夏一带盛产大黄，产量极丰，这在《马可波罗游记》《鄂多立克东游录》与《南村辍耕录》等中外著作中均有记述。如马可波罗说中国所产的大黄质量非常好，经商人采购后行销世界各地；鄂多立克则谈到大黄的价格很便宜，花不上六个银币便可把一头驴子驼满。

2 与东亚、东南亚及南亚的医药交流活动

2.1 高丽与日本

在蒙古国时期，蒙古军即已侵入高丽。元世祖时，设征东行省，把高丽作为侵略日本的基地。元朝的统治者为高丽人民带来了灾难，但两国的文化交流仍在进行，医药交流活动则远不如宋时之盛。

元帝患病时，曾向高丽王室延医寻药。1267 年，忽必烈遣必阇赤、廉宇鲁等 9 人赴高丽，向高丽国王诏取鱼皮。鱼名阿吉儿合蒙合，其形似牛，"或称患脚瞳者，以其皮作靴，则立愈。盖帝有是疾，故求之。冬十月甲寅，廉宇鲁等还，王附表献阿吉儿合蒙合皮十七领"[66]。据《马可波罗游记》载，忽必烈患有痛风病，"脚瞳"或即指此。1285 年，忽必烈又因病诏求良医，高丽乃遣尚药侍医薛景成入元，后留居中国未归。蒙古统治者为了满足自己的需求，还常向高丽强行索取各种珍贵物产。如 1267 年，高丽大臣"金裕等传（蒙古）丞相安童书，来索土产药品"[67]。通过贸易输入中国的高丽药材有人参、茯苓、白附子等。《饮膳正要》中一些食疗补养方都有新罗参，如其中"铁瓮先生琼玉膏"一方中新罗参用量达 24 两，可见当时输入量是不小的。

高丽王朝（918—1392）后期，金元四家的医学学说也开始传入高丽，但影响不大，高丽医家普遍仍宗宋医学和朝鲜民族医学。1226 年，高丽国王王禃病，忽必烈诏和药赐之。不少中国医药书籍也于元时输入高丽。

元代中国同日本的交往虽仍十分密切，但两国政府间的医药交往甚少，多是通过民间贸易与僧侣学者的往来进行。忽必烈曾两次大举侵日，使中日之间的海上贸易一度受挫，但并未完全停止。从 13 世纪 80 年代后期起，双方的海上贸易较为发达。据日本史家木宫泰彦统计，自 1305—1350 的 45 年中，33 年都有日本商船来元，实际上还不止此数。元末六七十年间，可谓日本各个时代中商船开往中国最盛的时代。日本商船常至庆元（今浙江宁波）、四明、福建等处港口停泊；而中国商船多从庆元越过东海，经五岛列岛，到达日本的博多港。当时从日本进口的药物有硫黄、水银、鹿茸等，而以硫黄为大宗；中国输向日本的以香药为主，对日本来说，"香药自古就仰仗中国供给，这个时代也是如此"[68]。

两国还有许多佛教僧人搭乘频繁往来的商船互访。据《日中文化交流史》载，当时由日本入元的僧人，仅名传至今的就有 220 多人，在史上留名的渡日元僧也有 13 名。这些僧人继续起着沟通两国文化的作用，也促进了医药文化的传播。例如由元僧传至日本的唐式茶会，本是作为提神以助修禅的方法与养生之术，逐渐在日本推广并流行起来的；其后，对日本的文化产生了很大影响，茶会本身逐渐演变为后来的"茶道"。

古代日本的医学一直深受中国医药的影响。6 世纪到 15 世纪，日本对中国医药进行了完全的吸收和模仿。元时，日本继续学习和研究中国医学，并开始注意结合本国实际情况和经验。如名医梶原性全著有汉和并解的医著《顿医抄》50 卷和《万安方》62 卷。前者用日文写成；后者为临证各科，结合了家传及自己的临证经验，用中文写成。两书选录和参考的唐宋医籍近 20 种。僧有邻所著《福田方》，引用中国医籍竟有百余种。这说明元时日本的汉医药已有了坚实的基础，并开始朝着日本化的汉方医药的方向发展。

2.2 中南半岛与南海诸国

元时与东南亚的医药交流主要表现在中外药物贸易的兴旺和外药进贡的频繁上。元灭南宋以后，

海道贸易逐渐在元代对外贸易中占了主要地位。宋代的海外贸易十分繁盛，这种情况在元代直接地延续下来，并有新的发展。当时海上贸易的范围十分广阔，发达的海外贸易口岸有泉州、庆元、广州等。泉州为元代中国的第一大港，也是当时世界上数一数二的大港，元人有"泉据南海津会"，"万货山积来诸蕃，晋江控扼实要关"的说法；庆元也很繁荣，"是邦控岛夷，走集聚商舶，珠香杂犀象，税入何其多"。通过海舶输入中国的货物可分为精货和粗货两类，前者指贵重的宝物，后者指一般的香料、药物和日用杂物。虽然珍宝与香料的输入主要是为了满足统治阶级奢侈生活的需要，但相当部分的香料与一些所谓珍宝都可用于医药方面，故香料又称香药。进口舶货种类极多，元代广州方志中分类开列了73种，而元末庆元方志中载录的舶货达223种之多，两者去其重复，也不下250种。上述73种舶货中的药物计有樟脑、阿魏、没药、胡椒、丁香、肉豆蔻、白豆蔻、豆蔻花、乌爹泥、茴香、硫黄、血竭、木香、荜拨、木兰皮、番白芷、雄黄、苏合油、荜澄茄、诸木、苏木、射木、乌木、红柴24种，香货计有沉香、速香、黄熟香、打拍香、暗八香、占城香、粗熟香、乌香、奇楠香、降香、戎香、檀香、蔷薇水、乳金香、金颜香15种，加上宝货中的象牙、犀角、珍珠等，约占了73种舶货的3/5，实际输入的种类还远不止此。另外，当时东南亚地区的一些政权，还频频向元廷进贡药材、香料等。

今越南一带，当时有安南（又称交趾）、占城等国。据《马可波罗游记》载，安南国中富庶，出产品种繁多的药材。早在蒙古国时期，安南就于1258年夏来献方物。1262年，忽必烈降诏安南国王陈光昺谓："其自中统四年（1263）为始，每三年一贡，可选儒士、医人及通阴阳卜筮、诸色人匠各三人，及苏合香、光香、金、银、朱砂、沉香、檀香、犀角、玳瑁、珍珠、象牙、绵、白磁盏等物同至。"[69]其后，基本按此不断输入药材，可知输入数量是很可观的。实际上进贡并不限于三年一次，经粗略统计，忽必烈在位的34年间进贡达26次，其后也屡遣使贡献不绝。1279年，忽必烈再次诏谕安南国王选派方技士进献。

南宋灭亡后，一些中国士人与医生移居安南，并进行医药活动。如宋时有北人邹孙，医术高明，医治当时侯王多见效，曾以医从军抗元，致败就擒。邹孙之子邹庚承其父业，遂成名医。后邹庚赴安南行医，1339年"秋八月十五夜，上皇子暤乘舟泛西湖，溺水，得之鱼梁中。上皇命医人邹庚疗治，庚曰：'针之则复苏，但恐阳痿。'针之，果如其言，自是人称庚为邹神医"[70]。后邹庚官至安南宣徽院大使兼太医史。元世祖时曾于1263、1267年等数次赠送药物给安南国王。

占城国在安南之南，据越南史书载："占城国。立国于海滨，中国商舟泛海往来外藩者，聚于此，以积薪水，为南方第一马（码）头。"[71]其当有不少有药物的贸易活动，1285年曾贡药材。

今柬埔寨一带，当时称真腊国。1295年温州人周达观随使赴真腊，次年至该国，居住1年许始返。后著《真腊风土记》一卷，记其见闻。书中所载真腊国的出产，"细色有翠毛、象牙、犀角、黄蜡；粗色有降真蔻、画黄、紫梗、大风子油"等，多为药材或可供药用之物。当时两国商贾不断往来，所产药材、香料当有输入中国者。1285年，真腊国向元朝进献药材诸物。又，马可波罗称当时的老挝为班加剌，提到当地出产甘松、良姜、生姜、糖及其他各种药材，贸易也较兴旺。

元时有许多中国人侨居真腊，并娶当地女子为妻。这些华侨把中国医药知识带到了真腊。当时真腊国有取胆以馈占城主一事[72]，据其后《岛夷志略》"占城"条载，占城也有此俗。法取生人胆，调酒同饮，认为如此则通身是胆，使人畏之，亦不生疬疬。这种视人胆为勇决之气所在的概念，可能是受了中国医学"胆主决断"之说的影响。当时真腊人民在防治疾病时普遍使用中国运去的药物，《真腊风土记》中"欲得唐货"一节提到的药物有水银、银珠、硫黄、焰硝（火硝）、檀香、草芎、白芷、麝香等。

元时缅甸古国被称为缅国，与中国有贸易联系。从缅国所属乌爹、淡逸、八都马、针路等地运往中国的药物，有丁香、豆蔻、血竭、白矾、葫芦等。缅国数次遣使入贡方物。元时的暹国、罗斛国，都是今泰国境内的古国，当时与中国使节往来不断，经济联系也很密切。中国海船常至两国进行贸易，中国运去的货物有水银等；从当地出口到中国的货物有苏木、罗斛香、象牙、犀角等物。罗斛国也数次遣使入贡方物，贡物中有象牙、犀角、笃缛香、龙脑等物。位于今马来半岛南端新加坡一带的马剌予儿、东西竺等地，与中国的香料、药材贸易也十分兴旺，运往中国的有胡椒、蔷薇水等。

相当于今印度尼西亚一带的爪哇岛、苏门答腊岛、加里曼丹岛等地，元时有爪哇（即阇婆）、满者伯夷、三佛齐诸国。当时中国与这一地区的来往极多，海运贸易十分繁盛。爪哇是当时南海诸国中比较强盛的国家，虽然忽必烈于1292—1293年间曾发动了远征爪哇的侵略战争，但终元一代，两国关系基本上是亲善的。《马可波罗游记》与《鄂多立克东游录》均记载了当时爪哇物产的丰富与贸易的发达。马可波罗在爪哇见到的药材与香料有胡椒（《岛夷志略》载爪哇年产胡椒万斤）、肉豆蔻、樟脑、荜澄茄、丁香、甘松、香油，并说来自泉州的中国商人在此装运大量香料、药材，运销世界各地，由此获得巨大利润，其中有不少香料、药材也输入了中国。爪哇还多次遣使入贡方物，爪哇岛的莆家龙一地，"出胡椒、檀香、沉香、丁香、白豆蔻，常入贡"[73]。13世纪末在爪哇岛建立的满者伯夷国是当时一个国际交往的中心，正如该国一位宫廷诗人在1365年所撰的史诗《爪哇赞词》中所说："瞻部洲（印度）、中国、柬埔寨、占婆、暹罗诸国，侨士、游客、商贾、沙门、婆罗门，至此如归，舟舶继路。"[74]该国也曾十数次遣使至元贡献方物。《异域志》《岛夷志略》等书还记载了当地的一些特殊的疾病，如前者记载了爪哇的一种毒疮，后者记载了帝汶岛的"阴阳交"，均为性病之属。[75]

苏门答腊岛东部的三佛齐国也是当时东南亚国际贸易的枢纽，并盛产各种香料和药材。从该岛南巫里、牙即、龙涎屿、旧港等地运往中国的药材和香料有硫黄、龙涎香、蔷薇木、樟脑、血竭、苏木等。

南宋灭亡后，闽广一带很多中国人走避海外，赴南洋诸岛者尤多，当时爪哇的杜扳、新村、苏儿把牙及苏门答腊的旧港等地有不少华侨。繁盛的贸易往来和众多的华侨，也把先进的中国医药文化介绍给当地人民，对当地医药文化的发展不无助益。

2.3　印度次大陆诸国

《西使记》中曾有关于印度的简单记载："印度国去中国最近，军民一千二百万户。所出，细药、大胡桃、珠宝、马木、鸡舌、宾铁诸物。"但常德并未亲至印度，所言仅据传闻。地理上的原因，使中印之间的陆路交通历来比较困难，元代中国与印度的交通主要是通过海路，并且多由中国海舶承担。中国与当时印度半岛南部东、西诸国交往尤多。马八儿国位于印度半岛南端东海岸，忽必烈对该国医药颇感兴趣。1287年，遣畏兀儿人亦黑迷失使马八儿国，次年归，"得其良医善药"[76]。1290年4月，又专门派遣桑吉剌失等人"诣马八儿国访求方技士"[77]。据宋人周密《癸辛杂识续集》"按摩女子"条载："马八二国（马八儿国）进贡二人皆女子，黑如昆仑。……又有二人能按摩百疾，不劳药饵。或有心腹之疾，则以药少许涂两掌心，则昏如醉，凡一昼夜始醒。"[78]这两位按摩女子的进贡，很可能与上述的两次访求有关。中国船只还从马八儿国一带运回白矾、苏木等药材。

当时印度半岛西南沿海的马拉巴海岸是一个幅员辽阔的王国，是当时东亚、东南亚、南洋等地与波斯湾地区海运贸易的货物集散地，经该地输出的药物、香料有胡椒、木香、没药、血竭、阿魏、苏合香、龙涎香等。中国商船载着当地所没有的药材、香料来此进行换货贸易。1275年与1291年，八罗孛、俱兰等国先后遣使至元廷进献药物。中国商船从印度西北海岸的曼陀郎、须文那等地运回的药材有孩儿茶、丁香、豆蔻、荜拨、苏木等。孩儿茶一药，元以前未见载录，首载于《饮膳正要》卷2，并谓"出广南"，可能是元代始从印度等地传入中国的。当时中国是印度货物的重要市场，从马拉巴输出的粗货香料，大半运往东方及中国；一小部分输往北非，其数量不及运往中国的一成。在杭州、大都等地，都能见到来自印度的药材、香料。

元代中国医籍中还记载了一些印度方剂。如《饮膳正要》卷1所载的"八儿不汤""撒速汤"等，均注明"系西天茶饭名"。《回回药方》卷30"杂证门"载有"马竹尼阿傩失答芦方：此方是忻都人造的马肺，又名木法黎黑，经验过者"。又"马肺方（原注：即膏子药方）：此方亦是忻都人造者，其功效比上方相近……""西天""忻都"，均指印度。两方中既有胡椒、豆蔻等盛产于印度的药物，也有麻黄等中国特产药物，还有咱法阑等回回药物，反映出中外医药之间的交流与吸收。

元时斯里兰卡又称狮子国。1273年，忽必烈"诏遣扎术呵押失寒、崔杓持金十万两，命诸王阿不合市药狮子国"[79]。从该国所属高郎步、千里马等地运往中国的货物有蔷薇水、苏木等。中国商船从朋加剌（今孟加拉国境内）运回的药材有丁香、豆蔻等。尼泊尔王国在元时称为尼波罗国，该国著名工匠阿尼哥来华修复针灸铜人事，被传为古代中尼两国人民科技文化交流的佳话。

不少中药材也通过海运贸易输往印度各地。如马拉巴下里城的采椒之人为辛气熏迫，多患头痛，甚者用"川芎煎汤解之"[80]。川芎为我国特产药材，说明元时仍有输往印度者。又如高良姜一药，原产我国海南等地，《名医别录》已予收载，元时也曾输往印度曼陀郎等地。1342年，元顺帝遣使印度，礼品中有麝香。此外，13世纪印度医家沙恩迦陀罗著的《沙恩迦陀罗集》中叙述了脉诊的方法，可能是受中国医药的影响[81]。

早在东汉时期，随着印度佛教的传入，古代印度医药知识就以"医方明"的形式传进中国，并成为古代印度医学在中国传播的重要方式。这种传播活动在元代仍有一些余绪，并对我国一些少数医学的发展继续产生一定的影响。1235年，窝阔台次子阔端统兵西征，于1239年派大将多尔达进兵吐蕃，随即与之在政治上建立了宗主和藩属的关系。1247年西藏萨斯迦教派首领贡嘎坚赞（1182—1251）应阔端之邀，以西藏地方各派势力总代表的身份，与阔端会见于凉州。贡嘎坚赞于1204—1213年曾就学于克什米尔高僧萨迦识里八达，精通包括"医方明"在内的五明之学，1219年赴尼泊尔和印度办学。在凉州期间，他治愈了阔端所患的癞疾。这次会见中，双方议定条款，贡嘎坚赞表示归顺。在他当时给西藏僧俗首领的一封信中，开有关于贡品的一长串单子，说蒙古统治者对这些物品甚为喜爱，希望当地准备进贡。名单中包括象牙、珍珠、蕃红、木香、牛黄等药物或可供药用者，但大多非西藏所产，可能是经陆路从印度等地输入的。1270年，忽必烈册封贡嘎坚赞之侄八思巴为"国师"，颁赐金印，明令西藏十三万户府一律归其统辖。至此，西藏正式纳入我国版图。1276年，八思巴返回西藏行使全面的统治权，建立萨迦王朝。萨迦王朝的医师昌狄·班旦措吉精通古代印度医学经典著作之一的《八支药方》，他是当时颇具声望的一代名医。

从阔端开始，喇嘛教（即藏地佛教）在西凉盛行起来，并逐渐由青海、甘肃一带传到中原。由于藏医学和喇嘛教对蒙医学的发展有重要作用，在蒙医学理论中也反映出一些古代印度医学的影响。对古代印度医学内容有所吸收的藏医经典《四部医典》于13世纪被译成蒙文，成为后世蒙医学的主要经典医著之一。13世纪末开始被译成蒙文的藏文佛教丛书《甘珠尔·丹珠尔》直接收录了《八支药方》，其"医方明"内容成为后来蒙古医学寺院培训喇嘛医的重要教材。14世纪初被译成蒙文的印度佛教经典《金光经》中有关于古代印度医学基础理论的简要论述，这部译本流传后，对萌芽时期蒙医理论的发展和系统化起到了促进作用[82]。

另外，元明之际，印度巴利语系小乘上座部佛教趁当时印度支那战争频繁、"金齿百夷"土司头人争斗日剧之际，以惊人的速度传入我国云南傣族、德昂族、布朗族地区，它的"医方明"内容对这些少数民族医药活动可能也产生了一定的影响。

3 几个有关问题的初步讨论

3.1 影响因素与特点

1206 年蒙古国建立后，统治者就把眼光转向了更大的外部世界。在其后 50 多年时间内的三次西征中，蒙古军队到达了中亚、印度河以西直至东欧的辽阔地域，完成了世界历史上惊人的"武攻"之一。这种带有原始性质的对外扩张掠夺的战争是十分残酷的，给各国人民及本国人民带来严重灾难。如蒙古军队在不少地方实行屠城，对许多文明地区造成绝灭性的杀戮和惨重的破坏，还可能增加了某些疾病传播的机会。然而，蒙古铁骑扫除了亚欧各地的此疆彼界，开通了东西方交通的宽阔大道，使东西方的频繁交往成为可能，在客观上给中西医药文化交流的兴盛提供了必要的前提。同时，蒙古族兴起于漠北，有着自己的古老文化传统，但当统治集团向外扩张时，他们面临着一些具有更为先进的文化的民族。这时，他们采取了开放的态度，及时地、努力地吸收各种先进文化，以适应自身生存与军事扩张的需要。其中最具实用利益的军事经验和手工技艺尤其得到重视。他们需要医生和医药知识来改善自己的医疗卫生条件与物质生活，因此，蒙古军队对包括医生在内的各种匠艺人员采取了一定程度的保护措施。如 1256 年 11 月旭烈兀西征位于里海南岸的木剌夷国麦门底司堡，该城降后，除国主鲁克奴丁，著名天文学家、徒思人纳速剌丁，以及名医、哈马丹人穆瓦菲忽忒·迪莱等数人得免杀戮外，一城尽屠。[83] 这种保护措施使蒙古统治者周围集聚了一批中外医生，他们随着蒙古军队辗转各地，各自增加了对别的民族医药文化的了解，并对后来中西医药交流活动的发展起到了促进作用。可以看到，就元代来说，统治者虽然没有主动地、有意识地促进东西方文明的交流，但在客观上却奠定了元代东西方文明交流发展的基础，也为元代中外医药交流，尤其是我国与西域的医药交流活动起到了开拓的作用。

忽必烈即位后，北方政局渐趋稳定，出现了所谓"中统至元初治"，并在这个基础上进而灭亡南宋，实现了中国历史上一次新的大统一。元朝的版图是我国历史上最大的："自封建变为郡县，有天下者，汉、隋、唐、宋为盛，然幅员之广，咸不逮元。汉梗于北狄，隋不能服东夷，唐患在西戎，宋患常在西北。若元，则起朔漠，并西域，平西夏，灭女真，臣高丽，定南诏，遂下江南，而天下为一。故其地北逾阴山，西极流沙，东尽辽左，南越海表。""元东南所至不下汉唐，而西北则过之。"[84] 加之严密可靠的驿站系统与航海技术的进步，以及伊利、钦察诸汗国所起的中西交往的枢纽作用，使传统的陆海交通都畅通无阻并更为发达，当时陆路通波斯、叙利亚、俄罗斯、欧洲，海路通日本、朝鲜、东南亚、印度、波斯湾以至非洲各地，故元人形容说："适千里者如在户庭，之万里者如出邻家。"中外交通的发达使元代中外医药交流活动的范围空前扩大，当时来到中国的外国医生，不仅有波斯人、阿拉伯人等，还出现了欧洲人和非洲人；与中国有药物贸易关系的国家和地区也增多了。同时，发达的中外交通及大规模的征战，还引起了中外各民族的大迁徙和广泛的民族杂居现象。中外各族人民大量移居别的国家和地区，这些外侨给居留地带来了本民族的医药文化。他们有的直接从事各种医药活动，有的以自己的医药习俗间接传播本民族的医药文化。同时，他们又不断地从当地民族医药文化中吸收营养丰富自己，并通过各种方式介绍给本国人民。这些形成了元代中外医药交流活动发展的广泛基础。值得注意的是，有些外来人士还在居留国政府中取得了较为重要的地位，并据此在中外医药交流活动中起到了独特的作用。如爱薛及其家人，是首次在中国医政机构中担任主要负责人的外国人。他们所创建的广惠司等由外域人士组成并执掌的负责外来医药事宜的专门机构，不仅鲜明地反映了元代中外医药交流的特点，而且在中国古代医政史上是独一无二的，在古代世界医药交流史上也是罕见的现象。

需要强调指出的是，元代统治集团所制定并奉行的各项政策对促进元代中外医药交流活动的发展有着十分重要的作用。元代统治集团为了本身的利益，对医学是很重视的。元代帝王往往都很注重本人的医药养生。如1219年，成吉思汗为求养生之道，曾数次遣使敦请全真道首领丘处机。丘氏跋涉万里，于1222年4月在大雪山（今阿富汗兴都库什山）觐见成吉思汗，告其养生以"清心寡欲为要"，深为成吉思汗赞赏。忽必烈则"食饮必稽于本草，动静必准乎法度，是以身跻上寿"，《饮膳正要》一书，即包括"当时尚医之论著"。[85]因此元代对医生是比较看重的，如元代统治者把人民分为十级，即"一官二吏，三僧四道，五医六工，七猎八民，九儒十丐"[86]，医列于官吏僧道之后居第五，地位在封建社会算是较高的了。统治者还多次诏免医户赋役，致使不少人通过各种途径冒入医户。再如元太医院院使为正二品，为历代医官中最高的品秩。元代统治集团对医学的重视，对元代医药卫生在前代基础上继续发展起到了促进作用。而中国医学本身的发展，不仅是进行中外医药交流的必要条件，而且增大了中国医学对外来医药的吸引力与包容能力，有利于中外医药交流活动的进一步发展。

对各种宗教的宽容和利用，是元代政治制度和思想文化政策的一个突出特点，也是中国历代王朝所少见的。由于中世纪时宗教与医学的紧密关系，各种宗教的兴盛，为元代中外医药交流活动提供了极为有利的环境条件；而活跃的宗教徒的医药活动，也成为元代中外医药交流的一个重要传播途径与方式。元代统治者作为当时新兴的民族，较之以前的汉族地主阶级，在思想上较少保守的传统束缚，既无陈规可守，更少华夷之见。他们原来信奉较为原始的萨满教，不像其他宗教那样具有很大的稳定性和排他性。加之把宗教看成一门实用技艺，这使元代统治者对各种宗教采取了兼容并蓄、广事利用的态度。成吉思汗对各种宗教采取宽容的态度，不取此舍彼，不尊此抑彼，并要求各种宗教人士都为自己告天祝寿。这种原则和态度，为他在东方和西方的所有后裔所继承。虽然自忽必烈开始，喇嘛教在元廷取得了压倒优势，但终元一代，仍然基本上保持了成吉思汗所倡导的对各种宗教宽容兼蓄的态度和政策。正是由于这种政策，元时各种宗教尤其各外来宗教在中国十分活跃，取得了令人瞩目的发展。各类宗教人士一般都有较广的知识，大多兼通医学，有的本身就是医生。他们所进行的有关医药的活动，客观上有益于人们的卫生保健需要和医学的发展。伊斯兰教元时广泛传播于中国各地。虽然伊斯兰教徒不注重传教活动，但他们分布于广大城乡，比较广泛地传播了阿拉伯医药知识。传播阿拉伯医学的另一支重要力量是景教徒，他们以医传道，对元时阿拉伯医学在中国的传播活动起了较为重要的作用。罗马天主教于元代首次传入中国，也带来了一些欧洲的医药知识，但影响很小。印度佛教的传入在元代几乎陷于停顿，但其"医方明"内容仍对我国各民族医学产生一定影响。

忽必烈采取的促进农业和工商业发展的经济政策，直接或间接促进了元代中外医药交流活动的发展。元统一后，社会经济得以恢复并有所发展进步。在南方各地，由于原在南宋统治下的汉人被严格限制参与政事，只能努力从事经济活动，因此南方的社会经济一度比较发达。东南沿海地区及其腹地生产的发达和元廷采取的积极支持、鼓励的政策，加之元代中后期陆上交通由于政治军事斗争而不时受到阻碍，使元代的海运贸易较前有了进一步的发展，十分繁荣。如宋代时，与中国有海外贸易关系的国家和地区共五六十个，元代有140多个；宋代中国船只一般只航行到印度半岛西南岸的俱兰，元代中国船只已经常出现在阿拉伯海和波斯湾海面。海运贸易的繁盛，直接带来了中外药材贸易的兴旺，大量外来药材和香料等输入中国，中国药材也送至世界各地。这不仅是元代中外医药交流的一个重要方式，而且成为元代中后期中外医药交流活动的一个显著特点。

忽必烈统治时期是元代社会发展的盛期，社会政治、经济、文化等方面都有不同程度的发展和进步，在对外关系方面继承并扩大了成吉思汗以来所推行的积极对外开放的政策，使中外医药交流活动在这一时期得到了较大的发展，并达到了元代的全盛期。当时交流范围最为广泛，交流活动极为频繁，设置了一系列回回医药专门机构。而《至元增修本草》的编撰，更直接体现了忽必烈对当时中外药物交流的有意识的关注。因此，有学者认为，元代"从成吉思汗时代就了解西域的科学了。不过，输入中国而造成影响的，还是始自元世祖时期"[87]。这一意见是符合实际的。自元仁宗（1312—1320 在位）以后，社会矛盾走向全面激化；至元末，社会阶级矛盾和民族矛盾极端尖锐化，终于导致了元末农民大起义，并最后推翻了元朝。在这个过程中，元代中外医药交流活动也由全盛时期而渐次趋向衰落。不过，《回回药方》一书可谓对元代中外医药交流活动作了一个较为集中的总结。

再从外部世界看，13 世纪时阿拉伯医学已盛极而衰。1236 年西哈里发王朝的崩溃和 1258 年东哈里发王朝的崩溃，使阿拉伯医学一蹶不振。古代印度医学自 12 世纪后，也渐趋没落。而中世纪的欧洲医学基本处于一种停滞甚至倒退的状态。在这种情况下，东西方交通的沟通和发达，引起了外部世界对中国先进文明的进一步倾慕，增大了中国医学的吸引力和影响力，有利于中国医学向西域各地的传播。《伊利汗的中国科学宝藏》一书的编译，就说明了这种现象。对日本、高丽及安南诸国而言，中国医学仍然保持着传统的强大的影响力。元时，中国医学继续向这些国家输出并为其所仿效，在这些国家的医药文化中占据着主体地位。

3.2　相互影响与评价

元代中外医药交流活动给当时不同医学体系和某些医药学术的具体方面，带来了一些有益的影响，不同程度地丰富了对方的医学，并产生了一定的促进作用。元时外来医药对中国医学的这种影响，可借骨伤科为例。当时来自西域的回回医生最为擅长的可谓骨伤科手术。他们在这方面所取得的成就对当时中国医学骨伤科的发展起到了促进作用。同时，由于蒙古族人民习于马上牧猎，元代又征战频繁，蒙医学也积累了丰富的骨伤科诊疗经验；加之元以前历代所积累的学术经验和成就，中外各民族医学骨伤科知识的交流与融会，14 世纪中国医学骨伤科学有了长足的发展。现存《回回药方》所载骨伤科方面的丰富临证经验和技术创新，就是这一发展的反映。其中可看到外来医学在这方面的影响，如在颅骨上用骨钻钻孔以行开颅减压术，手术精细合理，为前代中医骨伤科医籍所未载，可能是古罗马医学和阿拉伯医学医疗经验的反映[88]。在该书有关骨伤科部分的内容中，还多次提到"先贤"卜黎西、卜忽剌忒等"古回回医人"。元代骨伤科发展的影响一直延续到后世。据清纳兰容若《肃亭续录》卷 1 载，清廷曾选上三旗士卒之明正骨法者 30 人，隶上驷院，称为"蒙古医士"。这些"蒙古医士"具有较高的骨伤科诊疗水平，"凡禁庭执事人有跌损者，咸命其医治"。乾隆时侍郎齐召南"坠马伤首，脑浆泫然。蒙古医士尝以牛脬蒙其首以治之，其创立愈"[89]。这一病例颇类广惠司医官救治跌仆、伤脑等症的事例，其中或存在骨伤科诊疗技术特点上的渊源关系。又如时至今日，北京等地的回族人民中尚不乏擅长骨伤科诊疗的经验丰富且技术高明的医生，这也有其历史渊源。

又如元代输入的大量外来药物与方剂，丰富了中国医学的用药范围，扩大了中国医学的治疗手段。有的药物元以前即有所输入，但在元代始得到广泛应用和深入认识；有的药物则为当时所新传入者，它们为《饮膳正要》《回回药方》《本草品汇精要》与《本草纲目》等元及元以后的本草著述所收载，并逐渐成为中国医学的常用药物。有的外来药物传入后，还起到了促进中国人在本国寻找同类药物、丰富药物品种的作用。如首载于宋《开宝本草》的"天竺黄"一药，据劳费尔谓："中国人确是从印度听到此物，而且这产物本身也确是来自印度，当然这就引得中国向他们本国产的竹子里去寻觅同样的产物。"[90] 至明《本草纲目》，就改成了中国名称"竹黄"或"竹膏"。元时外来的一些方剂，也被后世医家继续采用，如舍儿别，至清赵学敏《本草纲目拾遗》中尚有记载。

元时中国医学外传的范围较为广泛。在西亚、西南亚伊斯兰国家和地区，中国医学被进一步研究和传播，并产生了一定影响。元灭亡后不过半个世纪，郑和曾三至波斯忽鲁谟斯一地，发现其地"医卜、技艺皆类中华"[91]，这种现象显然与元代中国医学在当地的传播分不开。中医脉学在元以前已在阿拉伯医学中有所反映，如阿维森纳的《医典》中有采自中国医籍《脉经》的资料；但到元时，伊利汗国已有了《王叔和脉诀》的全译本，说明此时阿拉伯医学对中医脉学的了解更为深入。至今在伊朗农村仍流行脉诊，1982年8月27日的伊朗《世界报》还报道了一位以脉诊行医而闻名的伊朗"草药医生"[92]。同时，由于伊利汗国是当时东西方交流的枢纽之地，阿拉伯医学还成了向欧洲传播中国医学的重要媒介。阿拉伯医学综合和保存了大量东西方古典医学文献和经验，当欧洲度过了中世纪的黑暗时代，接收这一批宝贵积蓄时，被阿拉伯医学所吸收的一些中国医药的内容，也通过这条途径被传播到了欧洲。当时经地中海运到欧洲的中国药材，也引起了欧洲人的注意。

但是，需要强调指出的是，由于本文只是意在较为集中地反映元代中外医药交流活动的概貌，故讨论内容多限于一般的交往活动方面，而对医药学术的交流这一尚待深入研究的领域较少涉及。尽管这样，我们仍可看到，除了上述中外医药间的某些具体影响外，在现存《回回药方》中，中外各民族医学并未完整有机地融合在一起；而中国医学、西方医学在15世纪以后的发展史中，也没有显现出相互影响的痕迹。因此，元代中外医药交流活动在不同体系的医学之间，并未给对方带来实质性的影响，即从医学发展的总体看，相互影响并不明显。这种现象表明，在中外医药交流中，一般交往活动的频繁，并不一定导致不同医药体系间在学术上的深入交融，两者并非同一概念，而后者显然是更为本质、更高层次意义上的交流。形成元代中外医药交流这一现象的原因是多方面的，它涉及社会的政治、经济、思想、文化及医学体系本身等各个方面。下面仅就元代外来医学未能对中国医学产生根本影响的原因略作分析。

中国医学源远流长，早在元代以前一千余年，以《内经》和《伤寒论》为代表，即已形成了医学理论与临证实践相结合的辨证论治体系。从医学体系的独立性与完整性来看，中国医学在世界其他传统医学体系中是十分突出的。经过从唐到北宋中叶的全面发展和大量经验的积累，至元代，中国医学已发展到了比较高的水平。而且，通过外部民族在医药观念上对中国医学的自觉认同，中国医学还在历史上产生了超越中国本土范围的外缘辐射，形成了以中国医学为核心的一个跨民族的医药文化群落，包括东亚、东南亚诸国在内的东方医药文化即其主要体现，这说明中国医学具有极大的同化和融合能力。就医学发展的水平看，中世纪的欧洲医学为宗教所控制，失去了发展的活力，其水平低于同期的中国医学；阿拉伯医学自13世纪走向衰落后，失去了竞争的后劲。这使它们都难以与当时的中国医学全面抗衡。更为重要的是，这些外来医药的传入，在元代呈现一种医疗技能、药物及一般医药卫生知识散漫输入的状态，缺乏医学体系的完整性，尤其医学理论方面缺乏有计划的、系统的介绍与传播，影响自然也就很有限。这方面，元时阿拉伯医学的传入情况就是一个突出的例子。元代是阿拉伯医学在我国空前传播的时期，并且在中国形成了独立的官方医政机构，在相当平等的客观条件下与中国医学自由竞争，但因缺乏医学理论的深入介绍，未能在中国以完整的医学体系的状态存在，难以使中国医学较为全面深入地了解和认识，最终反被包摄于统一的中国医药文化之中。以上是元代外来医药未能对中国医学产生根本影响的第一个原因。

第二，一种外来文化要在传入国产生根本影响，必须适合该国的具体国情。中国医学是中国传统文化的一个重要组成部分，其理论与实践的固有形式和特点，深深植根于中国人民的思想观念与日常生活之中，为中国人民所熟悉、习惯并乐于接受。中国医学在保障中华民族的健康繁衍、繁荣兴旺中作出了巨大的贡献，具有不可替代的重要地位。元代虽然是新兴的蒙古族建立的封建王朝，政治、经济和文化呈现了复杂的多元性，但仍然延续了包括汉族医学在内的历史悠久的传统文明主流，并作为中华民族大家庭的一员，为中国文明的发展作出了自己的贡献。元代外来医药体现的是域外民族的固有文化，这些异域医药文化产生在不同于中国的自然和社会历史背景之中，其固有方式与特点同中国

海药本草　草部
䓢澄茄
荜澄茄　茇香
卷二　目录
一
甘松香
253

传统医学多有差异，往往引起传统心理的格拒，而难以为中国人所全面认同与接受。这种情况加上中国医学强大的吸引力与融合力，迫使元代外来医药产生了所谓"向慕归化"的现象，即朝着迎附于中国医学的方向发展，并逐渐为中国医学所融合、消化、吸收。

第三，元代外来医药传入的规模并未达到产生较大影响的程度。从地域上看，虽然外来医药广泛传播于中国各地，在有的地方还颇为活跃，但由于中国疆域极其广大，其传入不可避免地存在着地域上的局限性。广惠司等回回医药专门机构的实际服务范围并未超出京城。如果把外来医药输入比作江河，中国医学渗透的范围则有如大海。从时间上看，元代外来医药输入活动的发展是不平衡的。在一定时期（如忽必烈统治期间）颇为兴盛，在另一些时期（如元初、元末）则未必兴旺。政治、军事及经济等方面的一些因素，也不时给这种输入活动带来种种干扰和限制。元灭亡以后，更由于内外种种条件的变化，这种输入活动处于时断时续的状态。因此，与当时中国医学发展的规模和程度相比较，元代外来医药传入的规模还是小的，这就大大限制了它所能产生的影响力，远不足以诱使中国医学产生较大的变化。

综上所述，元代开放的环境条件和对外开放的思想、政策，促成了中外医药交流活动的兴盛。在世界医药发展史上，没有绝对单纯的民族医药文化，世界各民族的医药文化始终处于互相交流与融合的过程中，从一定意义上讲，世界医学的发展史，也是一部各民族医学不断交流和融合的历史，自我禁锢是没有希望的。中国医药学历来善于吸收外来医药知识以丰富和提高自己，正如毛泽东同志曾指出：历史上，中医的一个很大特点是从不拒绝接受外来的好东西；中医之所以得到发展，是由于兼收并蓄，博采众长。[93]元代中外医药交流活动的兴盛及中国医学所受到的有益影响，再次证明了这一点。此外，中国医药是中国人民的独创，数千年来一直有效地为中国人民和其他国家人民的卫生健康事业服务，并在历史上经受住了数次外来医药知识大规模冲击的考验，证明了它本身具有的科学价值。在当今中外医药交流日益发展的形势下，如何充分认识和肯定这一点，是一个不容忽视的现实问题。我们应该继承、发扬中国医药学的精华和优良传统，为世界医药学的发展作出新的贡献。

注　释

[1] 自 1206 年成吉思汗建立蒙古国，1271 年忽必烈改国号为"大元"建立元朝，1279 年灭南宋统一全中国，至 1368 年被明朝推翻，元代共历 163 年，其中从改元算起则历 98 年。一般所说的元史，包括蒙古国和元朝两个时期的历史，也称蒙元史。本文"元代"的概念即包括上述蒙古国与元朝的两个时期。

[2] 元代时，我国的政治地理颇为复杂。蒙古国时期，先后有西辽、西夏、金、大理、南宋等其他区域政权与之相邻；成吉思汗及其后继者先后三次西征，在欧亚大陆形成了四大汗国，诸汗国名义上为"宗藩之国"，实际上逐渐成为各自独立的政权。元朝东部与南部辖境，也与现在的行政地理不尽相同。本文元朝统治范围的概念，以《中国历史地图集》（第 7 册）之"元时期全图（一）"（谭其骧. 中国历史地图集：第 7 册. 北京：地图出版社，1982：3 - 4）为准。本文讨论限于元代实际统治势力范围内直接相关的中外医药交流活动，故这一时期发生于上述其他区域政权内的中外医药交流活动不在本文探讨范围。上述各区域政权间的医药交流活动反映了国内各民族间的医药交往，但与中外医药交流有联系的内容则结合有关章节加以讨论。

[3] 如李经纬指出："元代的疆域一度非常广阔，其中受阿拉伯影响的回回医药也很发达。元代先后设立了'广惠司''回回药物院'等回回医药机构，并与汉族医药有频繁的接触。但是有一段时间我们的医史研究忽视了这段历史的研究，看来是不对的。"详见其《关于中医学优良传统的继承和发扬问题》一文（中国医史文献研究所. 医史文献研究讲座资料. 内部资料，1987）。

[4] 西域系汉以后对玉门关、阳关（均在今甘肃省西部）以西地区的总称，其义有二：狭义专指葱岭（旧对帕米尔高原和昆仑山、喀喇昆仑山脉西部诸山的总称）以东，广义则指凡通过狭义西部所能到达的地区，包括亚洲中部、西部，印度半岛，欧洲东部和非洲北部在内（可参 1982 年版《辞海·地理分册》中"历史地理"的相关条目）。本文西域的概念，系指不包括狭义的广义，但为了行文方便，将印度半岛划入南亚一节中讨论。

［5］元时把西域东来的各族人统称为"回回"，他们绝大多数为伊斯兰教信仰者。至明代，这种信仰伊斯兰教各族人的汇合体经过民族融合，在中国土地上形成一个民族——回族。但元时的"回回"也包括少数其他宗教的信仰者。回回医药以在伊斯兰国家和地区广泛流行的阿拉伯医药为主体，但一般情况下，二者可看作同义语。

［6］景教即基督教聂斯托利派，5世纪创立于君士坦丁堡（今土耳其伊斯坦布尔）。景教徒被基督教视为异端，被迫逃亡到叙利亚、波斯等地，受到当地君王的庇护和礼遇。景教徒热衷医学，他们把古希腊医学带到了东方，当伊斯兰教在7世纪迅速崛起并扩张时，阿拉伯人接受了古希腊的文化，并加以发展。景教徒随之将大量的古希腊医学文献翻译为阿拉伯文，结果古希腊医学结合阿拉伯民族医药实践经验，逐渐形成后来所谓的阿拉伯医学。景教徒为阿拉伯医学初期的发展作出了重大贡献。因此，景教虽属基督教的派别，但其掌握和传播的是阿拉伯医学。

［7］本文完成于1988年6月。1991年8月31日乌兹别克斯坦共和国宣布独立，撒马尔罕为该国第二大城市。

［8］志费尼．世界征服者史：上册．何高济，译．呼和浩特：内蒙古人民出版社，1980：201.

［9］李志常．长春真人西游记//王国维遗书：第13册．上海：上海古籍书店，1985：3－4.

［10］宋濂，等．元史·许国祯传：卷168．北京：中华书局，1976：3963－3964.（以下出处为《元史》者只列书名与卷数）

［11］参注释［7］。

［12］刘郁．西使记//王国维遗书：第13册．上海：上海古籍书店，1985：9.

［13］见《元史·许国祯传》第11页的介绍。

［14］爱薛为阿拉伯语"Isa"的音译，与今天译自西欧语的耶稣（Jesus）同名。又，爱薛五子之名均似基督教徒常用名之音译，张星烺先生在《中西交通史料汇编》中对此有考证。

［15］见《元史》卷134的介绍。

［16］同注释［15］。

［17］沈福伟．中西文化交流史．上海：上海人民出版社，1985：278－279.

［18］旭烈兀西征的结果，使蒙古人占领了自中亚阿姆河以西到叙利亚的广大地区，并建立了伊利汗国。伊利汗国的统治范围东起阿姆河和印度河，西面包括小亚细亚大部分地区，南抵波斯湾，北至高加索，先后建都于波斯的蔑剌哈（今伊朗马腊格）、桃里寺（今伊朗大不里士）、孙丹尼牙（今伊朗苏丹尼耶）。

［19］"忒毕"为阿拉伯语"Tibb"的音译，意为医学。"医经"是译名。"十三部"即该书共计13册。转引自马坚．元秘书监志"回回书籍"释文．光明日报，1955－07－07.

［20］为元时对基督教的统称，包括景教与罗马天主教。"也里可温"也用作对基督教徒和教士的通称。

［21］陶宗仪．南村辍耕录：卷9．北京：中华书局，1959：109.

［22］程钜夫．玉堂类稿拂林忠献王神道碑//程雪楼集：卷5．阳湖陶氏涉园刻本.

［23］玉堂类稿铁柯制//程雪楼集：卷4．阳湖陶氏涉园刻本.

［24］高士传//元史：卷137.

［25］王沂．伊滨集：卷5.《四库全书》珍本初集本.

［26］戴良．九灵山房集：卷1．丛书集成初编本.

［27］元史：卷35.

［28］元史：卷37.

［29］据冯承钧引9世纪阿拉伯人行纪《瑞劳德书》说："……据谓鲸类名tal者（钧按：《元史》卷37'宁宗纪'：诸王不赛因偕使贡塔里牙，应指是物），见龙涎香即吞食，然香至胃中，鲸即死，浮于水面。有人知鲸吞香之时期，届时伏于舟中以待，见鲸浮出，即用绳系铁钩钩鲸背，破腹而取龙涎香出。"见马可波罗行纪．冯承钧，译．北京：中华书局，1954：743.

［30］海顿．契丹国记//张星烺．中西交通史料汇编：第3册．北京：中华书局，1978：30.

［31］元史：卷19.

［32］范行准．中国与亚拉伯医学的交流史实．医史杂志，1952，4（2）：92.

［33］"公宇"条//陶宗仪．南村辍耕录：卷21．北京：中华书局，1959.

［34］见李时珍《本草纲目》（刘衡如校点本，人民卫生出版社1982年版）卷18"番木"条下"治瘰疮入目"。

方引田日华《飞鸿集》。田日华即日华子大明，宋初开宝中（968—975）曾著《日华子诸家本草》，当为五代末宋初时人。其所著《飞鸿集》已佚，无考。

［35］陶宗仪. 南村辍耕录：卷7. 北京：中华书局，1959.

［36］刘文泰，等. 本草品汇精要："目录"卷41（存目）. 北京：人民卫生出版社，1982：97.

［37］忽思慧. 饮膳正要：卷3. 上海涵芬楼影印本. 北京：中国书店.

［38］可参元末明初叶子奇《草木子》、明李时珍《本草纲目》、明末清初方以智《物理小识》等书。

［39］参韩儒林. 元史纲要·结语//穹庐集. 上海：上海人民出版社，1982：21.

［40］姚燧. 牧庵集：卷29.《四部丛刊》初编本.

［41］忽思慧进表//忽思慧. 饮膳正要：卷3. 上海涵芬楼影印本. 北京：中国书店.

［42］马思答吉在《回回药方》中作"麻思他其"，并注"即西域芸香也"；必思答在《本草品汇精要》卷34收载。

［43］许有壬. 至正集·大元本草序//沈福伟. 中西文化交流史. 上海：上海人民出版社，1985：281.

［44］拉施德. 史集：第1卷. 余大均，周建奇，译. 北京：商务印书馆，1983：201.

［45］舍儿别又称舍利别、舍里别、舍里八、砂哩别等，为拉丁文"syrup"的音译，《药典》译为"糖浆"。《饮膳正要》卷2载有"五味子舍儿别"，系取新北五味与白砂糖一同加工熬煎。《局方发挥》谓："舍利别者，皆取时果之液，煎熬如饧而饮之。稠之甚者调以沸汤，南人因名之曰煎。味虽甘美，性非中和。且如金樱煎之缩小便，杏煎、杨梅煎、蒲桃煎、樱桃煎之发冒火，积而至久，湿热之祸，有不可胜言者。仅有桑椹（葚）煎无毒，可以解渴。"

［46］当时马薛里吉思任镇江路副达鲁花赤。据《至顺镇江志》卷18《侨寓类》谓："马薛里吉思，也里可温人。……每岁贡舍里八，见《土贡类》。"该志卷6《土贡类》则谓："今贡，舍里别四十瓶。前本路副达鲁花赤马薛里吉思，自备蒲（葡）萄、木瓜、香澄（橙）等物煎造，官给马入贡。"另《续通考》卷28亦载："元代泉州路贡物，有砂哩别、金樱煎及金樱子等物。"

［47］参卡斯蒂格略尼. 世界医学史. 北京医科大学医史教研室，主译. 北京：商务印书馆，1986：260.

［48］回回药方（残卷）. 北京图书馆本手抄本. 中国医史文献研究所藏.（本文所引均据此，下不再注）

［49］可参谢仲墨《〈回回药方〉简介》，于文忠《〈回回药方〉的初探》与《〈回回药方〉札记》，高晓山《〈回回药方〉考略》，李经纬、韦以宗《评〈回回药方〉骨伤科的成就》及关培生、江润祥《从〈回回药方〉看中外药物交流》等文。

［50］同［48］，页246－247.

［51］多桑. 多桑蒙古史：下册. 冯承钧，译. 北京：中华书局，1962：266.

［52］同［44］，页326.

［53］倍纳克提. 达人的花园//韩儒林. 中国通史参考资料（古代部分）：第6册. 北京：中华书局，1981：258.

［54］参岳家明. 中医学在伊朗. 中华医史杂志，1984，14（1）：28.

［55］蔡美彪，等. 中国通史：第7册. 北京：人民出版社，1985：590.

［56］巴托洛梅. 圣徒传//张星烺. 中西交通史料汇编：第1册. 北京：中华书局，1977：281－283.

［57］见《南村辍耕录》卷3的"木乃伊"条.

［58］鲁不鲁乞. 鲁不鲁乞东游记//道森. 出使蒙古记. 吕浦，译. 北京：中国社会科学出版社，1983：185－187.

［59］同［58］.

［60］元史：卷12.

［61］马黎诺里. 马黎诺里游记//张星烺. 中西交通史料汇编：第1册. 北京：中华书局，1977：248－249.（但张氏认为马黎诺里所载似有所误）

［62］阿·克·穆尔. 一五五〇年前的中国基督教史. 郝镇华，译. 北京：中华书局，1984：199.

［63］鄂多立克. 鄂多立克东游录. 何高济，译. 北京：中华书局，1981：75.

［64］同［58］，页162.

［65］马堪温. 针灸西传史略（1949年以前）. 中华医史杂志，1983，13（2）：93.

[66]（高丽）郑麟趾，等．高丽史：卷26．1957—1958年朝鲜铅印本．朝鲜民主主义共和国科学院古典研究出版委员会．

[67] 同[66]，卷22．

[68] 木宫泰彦．日中文化交流史．胡锡年，译．北京：商务印书馆，1980：403-404.

[69] 元史：卷209.

[70] 大越史记全书：卷7//中国社会科学院历史研究所编辑组．古代中越关系史资料选编．北京：中国社会科学出版社，1982：284-285.

[71] 安南志略：卷1//中国社会科学院历史研究所编辑组．古代中越关系史资料选编．北京：中国社会科学出版社，1982.

[72] 周达观．真腊风土记：35节．夏鼐，校注．北京：中华书局，1981：175.

[73] 周致中．异域志：卷下．陆峻岭，校注．北京：中华书局，1981：58.

[74] 见吴紫金．元代我国和印度尼西亚的友好关系．文史哲，1957，8：55.

[75]《异域志》（版本同[73]）卷下"诃陵国"条载："有毒女，常人同宿即生疮。"又《岛夷志略》（版本同[80]）"古里地闷"条载："风俗淫滥。……部领目纵食而贪酒色之余，卧不复被，至染疾者多死。倘在番苟免，回舟之际，栉风沐雨，其疾发而为狂热，谓之阴阳交，交则必死。"诃陵即爪哇之梵语古名；古里地闷，苏氏谓即今之帝汶岛。

[76] 元史：卷131.

[77] 元史：卷16.

[78] 转引自张星烺．中西交通史料汇编：第6册．辅仁大学图书馆，1930：483.

[79] 元史：卷8.

[80] 汪大渊．岛夷志略．苏继顾，校释．北京：中华书局，1981：267.

[81] 程之范．印度古代医学简介．中华医史杂志，1953，1：40.

[82] 巴·吉格木德．蒙医史初探．中华医史杂志，1981，11（4）：246.

[83] 同[51]，页72．有苏联汉学家认为后者即拉施德之祖父。

[84] 元史：卷58.

[85] 同[37]，"虞集序"．

[86] 郑所南．心史·大义略序．广智书局排印本．

[87] 薮内清．宋元时代における科学技术の展开//宋元时代の科学技术史．京都：京都大学人文科学研究所，1967：28-29.

[88] 韦以宗．《回回药方》的骨伤科学术成就及渊源初探．光明中医骨伤科杂志，1985，1：20.

[89] 转引自范行准．中国与亚拉伯医学的交流史实．医史杂志，1952，4（2）：92.

[90] 劳费尔．中国伊朗编．林筠因，译．北京：商务印书馆，1964：176.

[91] "忽鲁谟斯"条//张廷玉．明史·外国传：卷326．北京：中华书局，1976：8453.

[92] 岳家明．中医学在伊朗．中华医史杂志，1984，14（1）：28.

[93] 见邢思邵．毛泽东同志关怀中医事业——纪念毛泽东同志诞辰90周年．健康报，1983-12-15（B1）.

（本文完成于1988年6月，其摘要发表于1988年《中华医史杂志》第18卷第4期，此次系首次全文发表；为尊重原作历史面貌，此次发表时文章未作任何更改，唯因世界政治地理变动及出版规范需要，添加了个别注释）

《本草品汇精要》外传经纬

曹 晖

（暨南大学）

　　《本草品汇精要》是明代孝宗皇帝在弘治十六年（1503）八月初八下诏太医院编纂修订的一部官修本草。宗旨是删繁就简，拾遗补阙，按图索骥，以便于医药家临床用药和采集、鉴别药物。该书由司设监太监做总督，由太医院组织编写班子，包括誊录和绘画人员在内共 49 人参加，是历史上编修药典参加人数最多的一次。

　　编纂工作于弘治十八年（1505）三月初三完成，历时一年半余。由承德郎太医院院判刘文泰、王盘及修职郎太医院御医高廷和上表进呈，孝宗帝赐书名为"御制本草品汇精要"，并亲自撰写序言。全书有 42 卷正文和 1 卷目录，仿照《永乐大典》格式装帧成 36 册，装入小楠木盒中保存。因而成为明代宫廷的正统抄本。

　　正文药物根据药用来源分为玉石、草、木、果等 10 部，共收药物 1 815 种，用朱墨两色分写。正文由 14 位抄书工匠分色缮写文字，字迹非常绢秀，近于赵体。药图由 8 位宫廷画师精工细描，彩色写生，有 1 372 幅之多。这算得上是我国本草史现存的最大的一部彩色药物图谱。

　　该书作为我国古代最后一部药典，它的问世时间甚至早于 1546 年欧洲纽伦堡元老院颁布的《纽伦堡药典》。但是这部药典深禁内宫未能颁行天下，故此书在历史上鲜为人知。李时珍的《本草纲目》仅晚于它 73 年。这位曾经查阅经、史、子、集、野史、笔记 800 余部的医药学家也没有提到过这部明代政府组织编纂的药典著作就是一个明证。既然成书后深藏秘府又为何目前在海内外发现 20 余套彩抄本，而且弘治正本等通过民间流传后于近现代分别流落到包括欧洲、日本、中国台湾等地的公私立图书馆？这些外传经纬一直是学术界所关心的。在广泛调查、系统查阅海内外有关公私立图书馆文献书目基础上，现就此作一考察。

　　《本草品汇精要》是否如同中国医学史记载被搁置几百年而湮没无闻了呢？如果事情果真这样，那么，目前海内外所发现的传抄本不下 20 种这一事实的存在又如何解释呢？

　　考据史料，笔者发现弘治正本彩绘药图首次被抄摹应该在正德、嘉靖年间，吴门绘画代表人物文徵明以岁贡生身份从家乡长洲（今江苏苏州）荐举赴京城并被授"翰林院待招"（宫廷画师）。其供事宫中画院时期，值《本草品汇精要》成为禁书十余年。尽管弘治进呈原写正本成为"中秘之籍"，其绘图副本则有可能留存画院，被文徵明临摹出宫，带回了长洲故里。万历四十五年至四十八年（1617—1620）文俶便将曾祖待招公文徵明传下的正德摹写本临摹，因不知当年内府本草原名而改题为"金石昆虫草木状"。盖因夫妇曾合作《寒山草木昆虫状》之故。至崇祯时（1628—1631）第二次被传摹，则是文俶女弟子江阴周淑祜、周淑禧姊妹易名曰"本草图谱"。

　　至清代则是弘治正本图文第三次被传抄摹写。康熙三十九年（1700）在秘库中发现了弘治正本，或许出于圣祖对医药的偏爱，诏命武英殿监造赫士享、张常住依照原书正本格式重新抄摹了一部，世称"康熙重绘本"。这部新抄本不仅行款与原本一致，卷册数目也相同。只是字体不同，弘治原本为赵体，而康熙重绘本则是用武英殿版特有的宋体字抄写的。

圣祖还考虑到明代抄本中有许多错误的注释，康熙四十年（1701）便又诏令太医院吏目王道纯、江兆元等人进行校勘，只录文字而删去图谱，缮写了一部"校正本"。书后还按原体例增加了《本草纲目》等书的药物490多种作为续编，命名为"本草品汇精要续集"，共10卷，并附有南宋崔嘉彦的《脉诀四言举要》2卷，装成14册。1936年上海商务印书馆就是以这部校正本为底本出版了铅印本，这是《本草品汇精要》首次印刷成书（文字正式出版物），而其彩绘图谱的正式出版物则是巴克霍兹（Pierre‑Joseph Buc'hoz）1781年在法国巴黎出版的《中华药用植物图谱》（*Herbier ou Collection des Plantes Médicinales de la Chine*）。其包含的300多幅植物画，系耶稣会传教士汤执中（Pierre Noël Le Cheron d'Incarville）乾隆年间在北京摹绘《本草品汇精要》康熙重绘本的部分植物类图谱。

因此历史上《本草品汇精要》自明弘治十八年编纂完稿进呈后，到1936年商务印书馆铅印本出版，明确记载的就有三次易名外传、二次出版。而截至2015年，已知《本草品汇精要》图文影印、出版物不下20种。

究竟这些抄本是如何流传下来的？传抄出宫后又是如何流失于海外的？至今众说纷纭，莫衷一是。

有一种说法认为官修之书必有正、副两本。正本进呈后成为"中秘之籍"，只供皇帝御览。唯副本作为誊清正本的底稿至少有一部存档，理由是既可在校正文字时参考，又可在发生差误时清查责任所在。清朝逊皇溥仪在他的自传中不是说他曾在故宫建福宫看见宋代司马光的《资治通鉴》稿本堆积在箱里吗？这正是绝好的例证。所以说，《本草品汇精要》进呈正本虽无法看到，但它的副本可能留存太医院或画院，未成禁书，能让人观览，在一定的时间年限内被人传抄或临摹出故宫，进入民间，辗转流落海外。

还有一种说法认为该书在明代成为禁书，可是在京城故宫易主，天下改为清朝后，则未必会成为禁书了，皇室成员和宫内大臣有可能把它视为前朝所遗大内珍玩而收藏或借阅欣赏，尤其圣祖诏令重摹了一部后很可能算是"开禁"了。在中国第一历史档案馆珍藏着大量的清代故宫档案，这是我们现在探究清代典章、政治制度等的宝贵史料。其中有一册《御药房医书总档》，记载的是乾隆二十一年（1756）十一月，御药房所存医书的目录，是由内总管刘玉、潘凤，养心殿内总管刘沧洲，圆明园总管李裕一起查得后而记下的档案，内收弘治原本和康熙重绘本两部书各四套，说明乾隆时该书已经在御药房可以看到了。

这份档案还记载，当时御药房所存的医书是可以借出阅览的。到了清末的时候，连许多名贵字画、金银玩物都可以随便赐赏王公大臣，被人随意借取，移出宫外，何况是一部不太为人知晓的书籍呢？这种背景下就不能排除该书被传入民间的可能。

从现存不下20种抄本的完损程度看，仅有4部抄本是完整的，而且全部流失于海外。国内所存只是少数几种残卷了。这使我们在国内很难看到原书的全貌。所幸信息化时代，数字化印刷技术的发展，使深藏于国内外图书馆的古籍善本得以高仿真地公开出版，终于展示出其原貌供大家研究和欣赏。

1 欧洲地区的藏本

自16世纪中西航路开通以来，伴随着中外宗教、商贸、旅行、使团等多途径的交往，欧洲许多国家派遣来华的传教士、使团官员、商人肆意搜集我国具有东方传统文化价值的文物并带回欧洲，其中外流的古籍难以计数。《本草品汇精要》书中精美的绘画和典型的宫廷抄本装帧，作为艺术品鉴赏引起了西方收藏家的极大兴趣和强烈的占有欲。

1.1 意大利

在罗马国立中央图书馆（Biblioteca Nazionale Centrale di Roma）珍藏着一部《本草品汇精要》手写彩绘抄本，是完整的 42 卷内容的本子。现已改装成 17 册西式装帧（原卷为 36 册线装形式），卷首目录则移至最后第 17 册上。该抄本的馆藏编号为"OR～179/1–17"，这意味着它是一部非常珍贵的东方稿本。

罗马国立中央图书馆是意大利的国家图书馆，初建于 1861 年，由佛罗伦萨贵族玛格利贝治于 1747 年创立的私人图书馆和建于 1790 年的费德纳德第三宫廷图书馆合并而成。目前收藏图书 400 万册以上，其中各类手抄本、稿本就有 24 000 余册。

这部带彩图的抄本于 1877 年进入罗马的国家图书馆；著名的东方文化学者卡罗·罗伦泽亚尼（Carlo Valenziani）曾在佛罗伦萨出版了一本意大利文小册子《罗马国立中央图书馆近藏和汉图书目录》（*Catalogo dei libri cinesi e giapponesi acquistati de recente dalla Biblioteca Vittorio Emanuele di Roma*），书中有一段文字说明："《本草品汇精要》不仅是一部关于医疗艺术的书籍，而且可以认为也是一部关于自然史的百科全书。它是一种在中国都罕见的精美手抄本，原装 36 册，六开纸张版的彩色图谱描绘有动物、树木、花卉和金属器皿。"

在 1877 年以前，这部抄本为卢多维克·德贝斯（Ludovico de Besi）主教所有。抄本每册首页上都盖有德贝斯的主教府的官印，这枚官印的拉丁文字义是"山东罗马教廷代表兼南京教区代理主教官卢多维克·德贝斯"（LUDOVICUS DE BESI EPISCOPUS CANOPI VIC. APOSTOLICUS CHANG－TONG ET ADMINISTRATOR NANKINESIS）。这表明德贝斯是一位曾在中国逗留的传教士。此人是维罗纳城贵族出身，1835 年初来华，先在山东传教。1840 年 4 月后赴南京教区代理主教，负责管理教区工作，直到 1847 年夏天回到意大利。1850 年曾在梵蒂冈罗马教廷传信部任中国事务顾问，1870 年死于罗马。可见早在一个多世纪前这部抄本就由德贝斯主教带回了意大利。

这部抄本是如何落入德贝斯之手的呢？从它卷首（第 17 册）的一枚印章分析，它原由清代怡府主人允祥的安乐堂收藏。

允祥（1688—1730）原名胤祥，康熙玄烨的第 22 子（一说第 13 子），后因避世宗胤禛名讳，改名允祥。雍正初封怡亲王，至雍正八年（1730）死，谥号曰贤。怡贤亲王素好收藏图书，据说安乐堂的藏书是"大楼九楹，积书皆满"，而且多是世所罕见之书。其子弘晓，号冰玉道人，袭封怡僖亲王，死于乾隆四十三年（1778），也喜好藏书，室名为明善堂。怡府藏书历时 140 多年，到了曾孙载垣辈，因参与"端华以狂悖诛"案，怡府被查抄，使部分珍藏的图书开始散落民间。

可见这一抄本由怡府流落民间以后，约在道光末年被德贝斯主教在华期间搜获，携回罗马。

注意到该抄本的存世和收藏在罗马国立中央图书馆的第一位中国人是著名学者、北京图书馆前馆长袁同礼先生，他于 20 世纪 30 年代初考察欧洲图书馆时，曾报告过在梵蒂冈教皇博物馆（系国立中央图书馆之讹）珍藏着一部我国明代药物学书籍的五彩图原稿。尔后，著名的目录学家王重民先生去欧洲访书，在意大利罗马逗留时间，通过汉学家华嘉教授的帮助，阅读了这部抄本，有关内容发表在 1936 年北平出版的《图书季刊》上，题为"罗马访书记"。

1950 年，香港医师陈存仁博士在意大利旅游期间，也曾到罗马国立中央图书馆参观这部抄本，并拍摄了 48 幅照片。他在 1951 年写的《中医中药传海外》小册中说，对于这部抄本流入意大利的事情，罗马大学的杨凤歧教授是一位知情人。他对罗马国立中央图书馆收藏这部抄本的合法性表示怀疑。因为他强调这部抄本是 1900 年八国联军发动庚子战争时，被意大利军人从北京掠回罗马的。

据说，我国当时的国民党政府曾经一度为这部抄本的归还与意大利政府进行官方交涉。原来，第二次世界大战后的 1946 年，袁同礼先生作为政府观察员，被派往欧洲，巡访散失在那里的庚子被掠文物和珍本书籍，并开列了一份清单，其中包括这部藏于罗马的抄本。1947 年元月，中国政府以战胜国身份，按照和约正式向意大利政府提出归还要求。意大利政府借口这部抄本是 1847 年流传到意大利，并于 1877 年进入罗马国立中央图书馆的，并非 1900 年进入意大利，因而在归还其他庚子被掠物品时，唯独拒绝归还这部抄本。罗马国立中央图书馆由此更加注意保存它。自 1947 年以后，该抄本由东方稿本部转藏特别贵重文献部，不予公开阅览了，除非有特别申请。

这部抄本中精美的彩绘药图，引起了许多西方汉学家的浓厚兴趣。前意大利驻香港副领事、现罗马大学东方文化系教授白佐良（G. Bertuccioli）博士，是一位知名的意大利汉学家，他曾在 1953 年对这部抄本进行过专题研究，先后用意大利文和英文发表了研究结果。

首次披露其彩图原貌的是法国学者皮埃尔·休阿德（Pierre Huard）和王光明，他们在 1967 年合著的法文版《中国医学》（La Medicina cinese）一书中，附有此本两幅彩色的"虎"和"红娘子"照片。1973 年，意大利米兰出版了一部最有代表性的研究专著，这是一本书名为"本草品汇精要——中国古代药物学知识的宝贵记录"（Pen-ts'ao, Antico codice cinese di pharmacologia）的彩图集，由意大利汉学家维尔马·康斯坦丁尼（V. Constantini）和摄影师施卡伯·帕巴（S. Papa）合著，用意大利文对从书中动物、植物和矿物选取的近 50 幅绘图进行注释和考证。此后王光明又在法国出版了《中国医学——植物》（La Medicine chinoise parles plantes），选择多幅《本草品汇精要》的彩图作介绍。1997 年东京科学书院黑白影印的抄本，计 5 册，每面印原书 2 面。附录收有药名、病名、术语、文献、方剂、地名 6 个日文假名索引。1999 年台湾谢文全影印东京科学书院《本草品汇精要》1 册本，每面分上下两栏，印 4 面。书名误注为《御制本草品汇精要》（弘治原本影缩版）。书前附有柏林本"热汤""龙""船底苔"和"艾纳香"4 幅彩色书影，并收录一篇那琦翻译冈西为人的《关于〈御制本草品汇精要〉》论文（日文原载于《医谭》1969 年第 39 号，译文原载于《中国医药》1969 年第 8 卷第 2 期）作为序文。附录收有中国医药学院刘正雄的硕士学位论文《明清两代惟一敕撰本草〈本草品汇精要〉及其〈续集〉之考察》全文（原载于《中国医药学院研究年报》1977 年第 8 卷）和中文药名笔画索引。2002 年九州出版社彩色影印《御制本草品汇精要》36 册本（鲁军序，曹晖解说）。2003 年华夏出版社彩色影印《本草品汇精要》10 册本（曹晖解题，收入《中国本草全书》卷28～37）。而以罗马本为底本的校勘本有 2004 年华夏出版社的《本草品汇精要》曹晖研究校注本，书前附有 10 多种国内外珍藏抄本的 270 余幅彩色书影，正文附有 1 371 幅黑白图片，附录则收有论文丛考 16 篇，药图名、药名笔画 2 个索引。2005 年上海科学技术出版社的"中医古籍孤本精选"之《御制本草品汇精要》陈仁寿等 2 人点校本，附录收有 1 个药名笔画索引和 1 371 幅彩色图片。

1.2 德国

在德国柏林国家图书馆（Staatsbibliothek zu Berlin）也收藏了一部手抄彩绘本，可惜是残卷，原书 42 卷中仅存 26 卷，第 7～8 卷、第 18～21 卷及第 24～33 卷现已下落不明。现在知道上海图书馆所藏 2 卷残本（卷 24～25），从其抄本纸张、版式、框栏尺寸、绘图风格等方面证明正是柏林本佚卷。根据原抄本中避讳字判断，"玄"不避讳，抄绘年代不会晚于清康熙年间。在同治九年至光绪二十三年（1870—1897）间，这部残抄本被德国人夏德（F. Hirth）购藏。

夏德（1845—1927）出生于德国莱比锡，中学时代在柏林度过。在同治、光绪年间来华，供职中国海关，先后在厦门、上海、九龙、镇江、重庆等口岸海关供职帮办、副税务司、税务司长达 27 年。1897 年，他将这一抄本带回德国。1902 年至 1917 年间，夏德受聘于美国哥伦比亚大学，任东方学教授，著有《中国与罗马人的东方》《中国研究》等书，并与柔克义合译出版了《诸蕃志译注》。

这部残抄本在落入夏德之手前100多年间，流传经纬不详。最后几经周折，作为普鲁士文化资产之一珍藏于德国柏林国家图书馆东方稿本部。1966年威斯巴登出版的《德国所藏东方稿本目录》第12册《汉满文手稿及珍稀刊物》（*Chinesische und Mandjurische handscriften und seltene drucke*）中是这样著录的："宫廷抄本，黄色绢面封皮，书名题鉴是金底墨书，四周粉红绢面嵌边。分三个木匣装，共23册。书中彩色绘图，文字红黑两色分写。原为42卷36册，手稿未记抄写年代。"关于这部残抄本的内容和学术价值，慕尼黑大学教授文树德（Paul Ulrich Unschuld）博士进行了详细研究，于1973年出版了德文专著《御制本草品汇精要——中国十六世纪的国家药典》（*Yu-chih pen-ts'ao p'in-hui ching-yao*，*Ein Arzeneibuch aus dem China des 16. Jahrhunderts*）。此书附有若干图书影，重点介绍了《本草品汇精要》的药学成就和这部残抄本的学术价值。同年又在德文专著《本草——2000年中国传统药学文献》（*Pen-ts'ao*，2000 *Jahre Traditionelle Pharmazeutische Literatur Chinas*）一书中披露了多幅彩图原貌。

1.3　英国

伦敦图书馆（London Library）原藏有一部抄本，存正文42卷35册（缺卷首1册），现被该馆改装订成西式10册。为明末传抄出宫的本子，在历史的流传过程不明。

从抄本内的印章（外圈"LONDON LIBRARY 1841"，内圈"ST. JAMES'S/SQUARE"）看，初步推测这部抄本大约是19世纪初流入英国的。当时正值第一次鸦片战争，这部抄本很可能是在这动乱时期被某英国人在华搜获后携回英国的。1841年进入伦敦图书馆。

由于李时珍的《本草纲目》在自然科学方面的巨大成就，先后通过各种途径被介绍到欧洲，并产生了巨大影响，因此当时西方人还不知道在《本草纲目》问世前，明朝政府还编纂过一部未刊行的药典《本草品汇精要》。所以，伦敦图书馆把珍藏的这部手抄本误为《本草纲目》，甚至连改装后的每册书名题鉴都易名为"李时珍/本草纲目"（LI SHIH – CHEN / CHINESE MATERIA MEDICA）。

非常有趣的是，1972年冬，当英日两国在东京举办旧书联展时，伦敦图书馆由于不了解《本草品汇精要》的历史背景，将这部抄本作为《本草纲目》传抄本处理给伦敦一家旧书店（Quaritch），进而卖给日本东京旧书商雄松堂。后来联展主办当局以《本草纲目》之名出售，立即被日本医史学家和知名的汉方医学家大塚恭男先生以180万日元购买私藏。大塚先生对中医药学造诣很深。他知道这是一部中国历史上未曾注意到的《本草品汇精要》珍稀手抄彩绘本。大塚先生的研究发现，后刊载在《日本医史学杂志》1978年第24卷第2期上，很快引起了各国学者的注意和反响。1988年，他又在《汉方临床》第35卷第5期上披露了彩图原貌。1989年笔者曾访东京北里研究所，在大塚先生处查阅了此本，并摄得部分彩图归。这部抄本自中国流传到英国受到"冷落"，不想时隔130余年，又从欧洲流入日本而备受珍惜。中国古籍外传的遭际由此可见一斑。这部抄本影印本有2003年东京谷口书店彩色影印《本草品汇精要》6册本（大塚恭男解说）。第1~5册为正文，每面分上下两栏，印原书4面。第6册为附录，收入总目录和药名日文假名索引（难波恒雄编制）。2003年华夏出版社黑白影印的《本草品汇精要》5册本，每面印原书2面（刘国堂解题，收入《中国本草全书》卷79~83）。

1.4　法国

通过欧洲传教士有关中国植物画资料的收集，包括巴克霍兹出版的相关系列植物图谱，人们发现1781年出版的《中华药用植物图谱》是一部包含50个图版植物的彩绘图集。由1页封面、2页图名拉丁文注音、100版正文组成，每版绘彩图3幅，另有3页绘彩图4幅，计300多幅植物画，通过其封面记载的副标题"根据一部独一无二的中国皇家图书馆珍藏的图画手稿整理"（D'après un manuscrit peint et unique qui se trouve dans la bibliothèque de l'Empereur de Chine），充分说明其蓝本系来源于"中国皇家图书馆珍藏的图画手稿"，而这部"中国皇家图书馆珍藏的图画手稿"，通过考证，就是耶稣会传教士汤执中曾在北京摹绘的《本草品汇精要》康熙重绘本副本。因此在法国发现了两部《本草品汇精要》彩图易名手稿，即法兰西研究院图书馆藏《中华植物花卉与树木》（Plantes fleurs et arbres de Chine）和法国国家图书馆藏《耶稣会传教士所绘中华植物画集》（Collection de plantes veneneuses de la Chine gravees et imprimees en couleurs par les missionnaries jesuites）。

巴黎法兰西研究院图书馆珍藏插图手稿是原皇家科学院院士 Benjamin Delessert（1773—1847）家族旧藏，其后人于 1874 年捐赠给法兰西研究院，2 册，丝革装。1 册是一封 1772 年韩国英神父的 18 页信件，另 1 册为 404 页宣纸画（尺寸 28cm×21cm）；彩绘植物插图 404 页，每幅图谱有简短的中文记录。将这部手稿与 1964 年中国书店送中国中医科学院中药研究所珍藏的《本草品汇精要》8 册残卷（存彩图 192 幅，每幅尺寸 29cm×22cm）对比考察，认为两者尺寸、字体、绘画风格极为相似。高晓山通过残卷上黄精之"黄"有拉丁文注音"hoang"，推测其曾经为欧美人所收藏，现在证实了是汤执中等人在乾隆年间完成的另外一部抄本。而法国国家图书馆木刻画库（Cabinet des Estampes）收藏了一套彩绘中国植物画手稿，计 3 册 329 页，324 幅彩绘图谱。经过对比这些植物画，该套植物画手稿就是汤执中让人根据故宫藏《本草品汇精要》康熙重绘本完成的副本。

2 亚洲地区的藏本

2.1 日本

中日两国是一衣带水的友好邻邦，自古以来，医药文化的交流和传播方兴未艾。尤其日本人对我国古籍的收藏不遗余力，因此，我国古籍传入日本的数以万计。

在大阪武田药品工业株式会社所属私人藏书楼"杏雨书屋"，珍藏着一部历史上湮没已久的康熙重绘本残本。

前文已经讲过，《本草品汇精要》弘治本在清康熙三十九年被发现后，武英殿监造处奉旨重摹了一部，一直深藏故宫未外传。直到民国初期，因故宫中正殿的一场火灾，康熙重绘本才开始流入民间。

原来，自 1911 年辛亥革命后，随着封建时代最后一个皇帝被废黜，清朝王室在紫禁城的末日到来之际，上自逊帝溥仪，下至清朝遗老遗少、太监公开盗窃宫中文物之风逐渐猖獗起来。后来清室下令清点皇宫中古物，太监们为了销赃灭迹，在 1923 年 6 月 26 日夜，故意纵火，把宫中珍藏古籍最多的建福宫（中正殿）一带烧成一片废墟。西花园敬胜斋先失火，后火势蔓延到静怡轩、古云楼、碧琳阁等处紫禁城内贮藏珍宝最多的地方。最后波及中正殿，灾后清点被毁或遗失的文物书籍、字画、古玩数万余件（册）。

这样，藏于中正殿的康熙重绘本便自故宫流传到民间。而太医院吏目王道纯等人奉旨编修的校正本（无图）及续编则转移藏入景阳宫中未外流，现珍藏于故宫博物院图书馆善本库。

康熙重绘本流入民间后不到 10 年，几经辗转便散佚了。其中第 1～12 卷，加上 1 卷目录共 13 册被近代著名的藏书家陶湘购得。

陶湘字兰泉，号涉园，江苏武进人。以刊行古书，收藏古书、古玩而在当时北京隆福寺旧书贾中享有盛名。一生所刊行之书甚多，著名的有《现代名人尺牍集》24 卷、《景刊宋金元明词》17 种 62 卷、《百川学海》100 种等。还有目录学著作《故宫殿本书库现存目》3 卷、《内府写本书目》和《清代殿板书目》等。

陶氏认为他所购藏的 13 册残本"洵可谓海内之孤帙矣"，此残本现归国家图书馆珍藏。

那么，康熙重绘本第 13~42 卷的下落如何呢？

据说，日本《朝日新闻》记者内藤湖南氏在 20 世纪 20 年代至 30 年代（1923—1933）在华通过琉璃厂书肆收购到这部彩绘本残卷其他部分（即第 13~42 卷）带回东京，后转手到收藏家田边氏。田边氏先委托东京旧书店——田中庆太郎的文求堂将这部分残卷进行照相，制成了一套副本。后几经周折，原残卷中第 20~42 卷（卷 13~19 散佚，下落不明）和相片副本中第 13~21 卷、第 23~42 卷（卷 22 亡佚）全转归大阪富豪武田家族。因此康熙重绘本原卷 36 册，国家图书馆存 13 册（卷首、卷 1~12）与杏雨书屋存 10 册原卷（卷 20~42）和 13 册照相本（卷 13~21）合起来可为全帙。

武田氏的藏书楼杏雨书屋初建于 20 世纪 20 年代。因为武田家族历代喜藏中医本草方面的书籍，该藏书楼的书大部分是中医汉籍。对于东方特色的珍本秘籍当然也是不惜财力收购的，如 1938 年以重金购买了内藤湖南氏恭仁山庄善本 98 种，其中《说文解字》唐朝写本残卷"木部"部分，堪称稀世珍宝。

自 1964 年成立武田科学振兴财团专门从事文化事业以后，1977 年 6 月武田家族第六代主人武田长兵卫把杏雨书屋全部珍藏移交科学振兴财团管理，但仍属私家藏书，一般难以阅读其藏书。

杏雨书屋不仅收藏了上面提到的康熙重绘本残卷，而且让人最为关注的是它还珍藏了一部完整的弘治原写正本（下称"弘治原本"）。

弘治原本可能是在 1923 年夏故宫中正殿的那场大火灾后，随康熙重绘本一起流入民间的。也有人说是 1924 年 10 月冯玉祥将军驱逐清逊帝溥仪出宫，使其亡走天津日本租界张园，导致故宫许多遗物相继被卖。除一部分精品由 1925 年成立的故宫博物院收归国有保存外，其余的古书和艺术珍品大多散落民间，弘治原本也随之流出故宫。据说当年北洋政府内务总长兼交通总长朱启钤在购买故宫流出的两麻袋文物时，意外发现其中一个麻袋里有一部用檀木匣装盛的五彩图抄本 36 册。从此，弘治原本开始了它颠沛流传的历程。

朱启钤，字桂莘，贵州紫江（今开阳）人，清光绪举人。后历任北洋政府内务总长、交通总长、代国务总理。1929 年在北京创办中国营造学社，培养了一大批建筑设计师。朱先生因日本人岩崎常正著有彩色《本草图谱》而曾打算摹刊这一珍本彩色图谱，终因卷帙浩繁、印刷不易而未成。于是，在 1928 年《文字同盟》第 18 号载文转登此本之序例、凡例。

到了 20 世纪 30 年代初，朱启钤将弘治原本转给了他的好友、北京大瓷商郭葆昌。郭氏家族珍藏这部抄本达 30 年之久。

郭葆昌，字世五，号觯斋。河北定兴人。宣统二年（1910）任顺德府经历，后到北京经商瓷业，袁世凯篡夺帝位时所用"洪宪"年号款和"居仁堂"款瓷器即由他督办。后任九江关监督及景德镇陶务监督。1929 年任故宫博物院委员兼书画鉴定委员，爱好书画、陶瓷收藏。特别精于瓷器的研究，著有《故宫辨琴记》《项子京瓷器图谱》《瓷乘》《觯斋书画录》等书。

新中国成立初期，郭葆昌之子郭昭俊携带家藏的画、古籍等文物去了香港，其中就有弘治原本。而著名的三希帖中的两帖：王献之《中秋帖》和王珣《伯远帖》也被郭昭俊带到香港拍卖，后经过多方交涉，此国宝回归祖国，现珍藏于故宫博物院。弘治原本则从此流落海外不归。

1955 年 8—9 月间，这部藏于香港私人之手的弘治原本引起了意大利驻港副领事白佐良博士的注意，他发现这部抄本与他在罗马国立中央图书馆看到的抄本相比，无论书法、绘画风格及尺寸大小都存在明显的差异。他的研究结果发表在 1956 年香港大学出版的《东方研究杂志》第 3 卷上。

可惜，这一研究未引起国内外学者的注意。如我国学者在 20 世纪 50 年代就认为弘治原本藏于意大利罗马国立中央图书馆，是民国初年被意大利商人盗去的。

此后就再没有听到关于弘治原本的消息了。直到1969年，即弘治原本"下落"不明后的第13年，人们才知道弘治原本几经转手，于20世纪60年代初已从香港流入日本了，由京都旧书店汇文堂介绍，以50万美元被武田家族从郭氏手里收购，而藏于杏雨书屋。李约瑟所著《中国科学技术史》第6卷说，1964年蒙宫下教授帮助，他曾欣赏过这部抄本的彩图，并由司图登博士摄得多幅照片带回伦敦。2013年日本杏雨书屋按照原样彩色影印了弘治原本36册线装本。

2.2 台湾

在台北"中央图书馆"珍藏着一部明末彩绘画卷，凡27卷，装订成12册，是吴门画派代表人物之一文徵明的玄孙女文俶27岁时的精心之作。传说明正德末年嘉靖初年间，文徵明以岁贡生身份从家乡长洲荐举赴京城北京做宫廷画师，被授"翰林院待招"。其在宫中画院供事时期，正值《本草品汇精要》定稿后十余年，已成为禁书。前面已经讲过，弘治进呈原写正本成为"中秘之籍"，其绘图副本则有可能留存画院，被文徵明临摹出宫，带回了长洲故里。

文氏家庭系绘画世家，从明成化至万历末，在140多年的时间里，以文氏家庭为代表的吴门绘画影响一时，在中国绘画史上留下光辉的一页。

文徵明的玄孙女文俶，书法、绘画得家传，为苏州闺秀之冠。其丈夫是篆学名家赵宧光之子灵均，他平素喜搜集金石。夫妇婚后隐居苏州城西面的寒山过着神仙眷侣般的生活，在这种"芳春盛夏、素秋严冬"四季分明及"绮谷幽岩，怪黾奇葩"的幽雅环境中，两人曾合作《寒山草木昆虫状》图谱。有了这种契机，文俶便将曾祖待招公（文徵明）传下的正德摹写本进行临摹，以"世其家学"。自万历四十五年（1617）开始至万历四十八年（1620）五月，历时三年完成，绘图1 315幅，占弘治原本药图1 358幅的96%以上。由于已不知当年内府本草原名而改题为"金石昆虫草木状"。画卷开头是赵灵均的序，赵的手笔，书法精绝。与文俶之图，可称得上是珠联璧合。

此画卷题材虽属《本草品汇精要》药图改编转绘本，并易名曰"金石昆虫草木状"，但其中有些图显然被文俶改绘了。由于是当时名媛画家之作，画卷成帙后不到10年，就被赵灵均的世交兄弟张方耳以千金购藏。方耳秘藏此画卷后，于崇祯四年至五年（1631—1632）分别请其叔、兵部尚书张凤翼及苏州宿儒杨廷枢、徐汧为之题跋。张跋叙述了此画卷定稿前后过程及其艺术价值。清乾隆年间进入怡王府弘晓明善堂，清末由苏州大藏书家潘承厚、潘承弼兄弟宝山楼收藏。抗战初期潘氏兄弟移居上海，兄承厚病逝后，弟承弼将其宝山楼所藏珍本包括《金石昆虫草木状》出售给南京"国立中央图书馆"筹备处"文献保存同志会"，收归国民政府。1941年12月太平洋战争爆发，"文献保存同志会"在上海所搜《金石昆虫草木状》等善本，最初准备先邮寄到香港，再转运至重庆，后因香港沦陷，改留香港大学冯平山图书馆，准备运美寄存于国会图书馆。但日军查封图书馆后，劫走这批善本古籍。"二战"后，冯平山图书馆主任陈君葆负责查寻该批书籍的下落，于东京帝国图书馆地下室及伊势原乡下发现该批善本书，由当时国民政府驻日军事代表团追回《金石昆虫草木状》等失书，1949年新中国成立前夕由南京运台，终归"中央图书馆"珍藏。

历史上著名的文俶本草图在明末清初经过文俶弟子周淑祜、周淑禧姊妹改编，再次易名为"本草图谱"。因受明吴派画影响，裱成山水花鸟画册之蝴蝶装式，每卷节摹15图为1册，按《金石昆虫草木状》卷次篇幅，原稿当有27册。全本在明末完稿后散佚，其中3册最后存于国家图书馆，另2册存于中国中医科学院图书馆。2003年华夏出版社彩色影印了《本草图谱》单行本（鲁军序）和单册本（郑金生解题，收入《中国本草全书》卷20），2014年中医古籍出版社再度影印蝴蝶装5册本。另外在故宫博物院收藏的古代女画家绘画作品中，发现有周淑祜、周淑禧姊妹合绘的《花果图》四条屏，每屏上文下图，条屏图为乳柑子、猕猴桃、枇杷和柿子，条屏文为其父周荣起的墨题，其中 2 幅下补裱刘九庵所题的历代有关周淑禧、周淑祜著录资料。该《花果图》四条屏为已故文化部文物鉴定委员会常务委员、著名的古书画鉴定家刘九庵先生捐赠给故宫博物院。从其绢本版式、纸本书法、绘图风格、钤印等方面证明正是《本草图谱》佚页。由于收藏者不知其原左文右图的蝴蝶装式，而被改册页，画芯尺寸（纵 21.4cm，横 19.2cm）比原来略小。国家图书馆与中国中医科学院图书馆所藏 5 册，分属《本草品汇精要》卷 4（玉石部）、卷 13（草部）、卷 20～21（木部）、卷 8（禽部），而此四条屏中乳柑子、枇杷和柿子属《本草品汇精要》卷 33～34（果部）。这充分证明了《本草图谱》尚有其他册页存世的推测。

通过以上历史性的叙述，对于《本草品汇精要》成书后流失于海外的过程有了较清晰的脉络和认识。

这部书从开始撰写编纂计划就披上了一层神秘的色彩，成书后遭到的又是不准问世的厄运，以致这一禁书的多种抄本历经沧桑，在近百年兵荒马乱之中或毁或存，最后完整的抄本全部流落国外，难以回归祖国，实为中华文化遗产遭受劫难的一个缩影，也是我国学术界的一个巨大损失。

参考文献

[1] G B BERTUCCIOLI. Nota sul Pen-ts'ao P'in-hui Ching-yao. Rivista degli studi orientali, 1954, 29：247-251.

[2] G B BERTUCCIOLI. A note on two Ming manuscripts of the Pen-ts'ao P'in-hui Ching-yao. Journal of oriental studies, 1956, 3 (1)：63-68.

[3] G B BERTUCCIOLI. Nuova nota sul Pen-ts'ao P'in-hui Ching-yao. Rivista degli studi orientali, 1956, 31：179-181.

[4] P J BUC'HOZ. Herbier ou Collection des Plantes Médicinales de la Chine. Paris, 1871.

[5] H Cao. I manoscritti del Bencao Pinhui Jingyao. Mondo Cinese, 1990, 69：71-78.

[6] V CONSTANTINI, S PAPA. Pen-ts'ao, Antico codice cinese di pharmacologia. Milano：Aldo Garzanti Editore, 1973.

[7] W FUCHS. Chinesische und Mandjurische handscriften und seltene drucke. Wiesbaden：Franz Steiner verlag, GMBH, 1966.

[8] P HUARD, M WONG. La Medicina cinese. Milano：Arnoldo Mondadori, 1967.

[9] P U UNSCHULD. Yu-chih pen-ts'ao p'in-hui ching-yao, Ein Arzeneibuch aus dem China des 16. Jahrhunderts. Heinz Moos verlag Munchen, 1973.

[10] P U UNSCHULD. Pen-ts'ao, 2000 Jahre Traditionelle Pharmazeutische Literatur Chinas. Heinz Moos verlag Munchen, 1973.

[11] C VALENZIANI. Catalogo dei libri cinesi e giapponesi acquistati de recente dalla Biblioteca Vittorio Emanuele di Roma. Bollettino Italiano degli Studi Orientali, 1877, 5：100.

[12] M WONG. La Medicine chinoise parles plantes. Tchou：Le Corps A Viver, 1974.

[13] 真柳诚.《本草品汇精要》ローマ本・大冢本・ベルリン本の成立关系. 汉方の临床, 2002, 49 (9)：1130-1133, 1207-1220.

[14] 曹晖, 谢宗万, 章国镇.《本草品汇精要》版本及其源流考察. 中华医史杂志, 1989, 19 (3)：129-134.

[15] 曹晖, 刘玉萍.《本草品汇精要》版本考察补遗. 中华医史杂志, 2006, 36 (4)：211-214.

[16] 刘玉萍, 曹晖. 关于法国所藏 2 部本草彩绘图谱的初步考察. 中华医史杂志, 2013, 43 (5)：294-296.

[17] 曹晖, 谢宗万, 章国镇. 清抄彩绘《本草品汇精要》残卷考察. 江西中医学院学报, 1991, 3 (1)：35-36.

[18] 曹晖, 谢宗万, 章国镇. 明抄彩绘《本草图谱》考察. 中药通报, 1988, 13 (5)：6-7.

［19］曹晖. 《本草图谱》再考辨. 中国药学杂志，1992，27：32 – 35.

［20］曹晖. 《本草品汇精要》之药图传摹本考辨. 杏苑中医文献杂志，1991，3：10 – 13.

［21］曹晖. 《本草品汇精要》之药图及其特色考察. 杏苑中医文献杂志，1993，1：5 – 8.

［22］曹晖. 《本草品汇精要》流传海外考. 浙江中医杂志，1990，7：315 – 317.

［23］曹晖. 明代"本草工程"猜想. 现代中药研究与实践，2005，19：40 – 42.

［24］曹晖. 御制本草品汇精要·解题//中国文化研究会编. 中国本草全书：第 28 ~ 37 卷，北京：华夏出版社，2002.

［25］曹晖. 本草品汇精要·考略//中国文化研究会整理. 御制本草品汇精要：第 1 卷，北京：九州出版社，2002.

［26］曹晖. 《本草品汇精要》版本学研究//卢继传. 中国新时期社会科学成果荟萃：第 3 卷. 北京：中国经济出版社，1998：16189.

［27］袁同礼. 赴欧美考察图书馆之经过. 华北日报（北平），1934 – 12 – 10.

［28］王重民. 罗马访书记. 图书季刊，1936，3（4）：238.

［29］陈存仁. 中医中药传海外，1951.

［30］卢锦堂. 从抗战期间抢救珍贵古籍的一段馆史说起，http：//www.ncl.edu.tw/pub/c_news/89/02.html.

［31］朱启钤. 本草品汇精要序例、凡例. 文字同盟，1928（18）：1 – 5.

［32］李清志. 金石昆虫草木状. 台北"中央图书馆"馆刊，1979，新 12（1）：91.

［33］谢观. 本草品汇精要. 故宫本. 上海：商务印书馆，1936.

［34］本草品汇精要. 曹晖，研究校注. 北京：华夏出版社，2004.

［35］御制本草品汇精要. 陈仁寿，杭爱武，点校. 上海：上海科学技术出版社，2005.

［36］冈西为人. 御製本草品彙精要について. 医譚（复刊），1969（39）：20 – 24.

［37］大塚恭男. 『本草品彙精要』について. 漢方療法，1997，1（6）：436 – 438.

［38］本草品汇精要. 东京本（彩色影印）. 东京：谷口书店，2003.

［39］本草品汇精要. 东京本（黑白影印）. 北京：华夏出版社，2003.

［40］本草品汇精要. 罗马本（黑白影印）. 东京：东京科学书院，1997.

［41］本草品汇精要. 罗马本，1999.

［42］本草品汇精要. 弘治原本（彩色影印）. 大阪：杏雨书屋，2010 – 2012.

［43］周淑祜，周淑禧. 本草图谱（彩色影印）. 北京：华夏出版社，2003.

［44］周淑祜，周淑禧. 本草图谱（彩色影印）. 北京：中医古籍出版社，2014.

［45］文俶. 金石昆虫草木状（彩色影印）. 台北：世界书局，2013.

［46］御药房医书总档. 清乾隆二十一年（1756）本. 中国第一历史档案馆藏.

伦敦自然历史博物馆珍藏古代中药考

赵中振　赵凯存　白效龙

（香港浸会大学）

1　前言

英国伦敦自然历史博物馆珍藏了一批古代中药饮片，作者通过实地考察，鉴定了近百种中药标本。这些中药标本，客观地记录了300年前中药商品的实际情况。此次鉴定结果对于研究中药品种的沿革与变迁、中药炮制与饮片的历史，探索大航海时代东西方的药物交流史都极具参考价值。

1.1　斯隆爵士（Hans Sloane）与大英博物馆（British Museum）

大英博物馆又称大不列颠博物馆，建于1753年。藏品来源遍及五大洲，时间跨度从远古到当代，其数量在全球名列前茅。

大英博物馆的诞生机缘，则要从斯隆爵士谈起[1]。

汉斯·斯隆（1660—1753），出生于爱尔兰，是一名出色的英国医生，他曾经担任牙买加总督的随扈医生。斯隆爵士自幼致力于科学研究，同时他还酷爱收藏，尤其对动、植物抱有极大的热忱。他所制作的植物标本，是后世腊叶标本的雏形。瑞典著名植物学家、生物二名法的创立者林奈，对很多新种的描述及命名都是以此为依据的。

斯隆爵士所发明的"牛奶巧克力"配方专利，为他带来了可观的收入。雄厚的经济实力支撑着他的收藏与慈善事业。1753年，在他93岁去世时，他的藏品超过7万件，这个巨额数目还不包括植物标本与藏书及手稿。

他曾留下遗言，将毕生藏品捐献给国家。英国政府没有辜负斯隆爵士的期望，为了能使这批珍藏善存善用，政府通过发行彩券的方式，募捐建造了大英博物馆。换言之，正是斯隆博士的收藏，奠定了大英博物馆的"家底"。现在伦敦市中心的斯隆广场，正是为了纪念他的杰出贡献而建[2~3]。

此后，大英博物馆的馆藏与日俱增，随后被一分为三，形成了现在的大英图书馆、自然历史博物馆与大英博物馆。

1.2　自然历史博物馆（Natural History Museum）

自然历史博物馆位于英国伦敦南肯辛顿区，建筑物本身就是一座艺术宫殿。其地标阿尔弗雷德·沃特豪斯馆（Alfred Waterhouse）于1881年建成并开放参观[4~5]。

自然历史博物馆有藏品7 000多万件，涉及动物、植物、化石、岩石等。大堂中放置着恐龙巨型骨架，给人以冲击震撼。展厅的墙壁上镶嵌有灭绝的古生物化石等"大物件"。二楼大厅左侧，是一尊英国生物学家达尔文的汉白玉雕像；二楼右侧是直径3米多的有"世界爷"之称的北美红杉树的断面，一道道年轮记录着大自然的沧海桑田。人类几十万年的历史、地球几十亿年的演变都在这里得以呈现。博物馆除设有永久性的展品外，还不时开放用于科学普及的临时展览，参观者络绎不绝。

据管理者介绍，展品的内容不足馆藏的十分之一。若以现在的展出方式陈列，将库存全部陈设出来，可以长达 27 千米。

在博物馆内的达尔文研究中心，入口墙壁上有生动的植物彩绘，透射出生命的活力。走入收藏室，恒温、恒湿及保安系统十分严密。斯隆爵士和达尔文的众多藏品均保存于此。墙壁上有一幅斯隆爵士的油画肖像，那充满神韵的目光，在静静地注视、默默地陪伴着这批稀世珍品。这片科学圣地，除非得到特别许可，一般游客是不能涉足的。因为大多数藏品还未能被鉴定，不但网上查不到，即使是在内部的库藏目录中，也难得到确切的信息。此次我们有幸受邀前来鉴定，应当说是一次历史的机缘。

2 珍藏中药材初考

博物馆的管理人员将待鉴定的中药标本从保藏室中取出，放置于试验台上。四个抽屉式的大样本箱内存放有不少纸盒子。纸盒子的两面均镶有透明的玻璃，尺寸根据药材的形状有所不同。盒内每个样品都配有一个四位数的特定编码，盒子外套加注条形码的塑料包装袋。此外，保藏室还有一份当年的保管记录。有的使用了古体英文，部分使用的是法文。而药名的记述，采用的是现已不用的古代拼音，如乌药注音为"u jo"、枳实注音为"cjxe"、藿香注音为"ho hian"等。部分样品还有英文名或拉丁学名的鉴定标签，显然，中间有不少人尝试鉴定。虽说有些鉴定得不够准确，如菊花表示为洋甘菊的英文"Camomilla"等，但这批标本一直被植物学家、药物学家所关注。这些药材已有几百年的历史，多数已失去了应有的气味，用于标注的纸片也已经发黄、酥脆，但偶然可见正楷毛笔字的标记。

3 鉴定结果

经初步鉴定，归纳整理结果见表1。

表1 伦敦自然历史博物馆珍藏中药标本鉴定结果

排序	编号	药材名	类别	药用部位	鉴定学名	保存状况
1	9722	谷精草	饮片	头状花序	*Eriocaulon sexangulare* L.	谷精珠，保存完好
2		菊花	饮片	头状花序	*Chrysanthemum morifolium* Ramat.	保存完好
3		款冬花	药材	花蕾	*Tussilago farfara* L.	虫蛀
4		丁香	药材	花蕾	*Eugenia caryophyllata* Thunb.	保存完好
5		金银花	药材	花蕾或带初开的花	*Lonicera japonica* Thunb.	忍冬，掺杂叶，保存完好
6		枳实	饮片	幼果	*Citrus* sp.	保存完好
7		石榴皮	饮片	果皮	*Punica granatum* L.	保存完好
8		大腹皮	饮片	果皮	*Areca catechu* L.	保存完好
9		陈皮	饮片	果皮	*Citrus reticulata* Blanco	丝，保存完好

（续上表）

排序	编号	药材名	类别	药用部位	鉴定学名	保存状况
10		罂粟壳	药材	果壳	*Papaver somniferum* L.	保存完好
11		枳壳	饮片	未成熟果实	*Citrus aurantium* L.	保存完好
12		乌梅	饮片	近成熟果实	*Prunus mume*（Sieb.）Sieb. et Zucc.	炮制品，保存完好
13		吴茱萸	药材	近成熟果实	*Euodia* sp.	散落，保存完好
14	9646	牛蒡子	药材	果实	*Arctium lappa* L.	保存完好
15		郁李仁	药材	果实	*Prunus* sp.	不去外壳，保存完好
16	9928	楮实	饮片	果实	*Broussonetia papyrifera*（L.）	保存完好
17		草果	药材	果实	*Amomumtsao-ko* Crevost et Lemaire	保存完好
18		槐角	药材	果实	*Sophora japonica* L.	保存完好
19		核桃	药材	果实	*Juglans regia* L.	连外果皮，断面锯开，保存完好
20		诃子	药材	果实	*Terminalia chebula* Retz.	保存完好
21		马兜铃	药材	果实	*Aristolochia* sp.	保存完好
22		松子	药材	果实	*Pinuskoraiensis* Siebold et Zuccarini	保存完好
23		板栗	药材	果实	*Castanea millissima* BL.	保存完好
24		榛子	药材	果实	*Corylus heterophylla* Fisch. ex Trautv.	保存完好
25		灯笼椒	药材	果实	*Capsicum annuum* L. var. grossum（L.）Sendt.	呛鼻，虫蛀
26		栀子	药材	果实	*Gardenia jasminoides* Ellis	保存完好
27		豆蔻	药材	果实	*Amomum* sp.	未去外壳，保存完好
28	9649	莱菔子	药材	种子	*Raphanus sativus* L.	（中文错字）来服子，保存完好
29	9651	木鳖子	药材	种子	*Momordica cochinchinensis*（Lour.）Spreng.	保存完好
30		韭菜子	药材	种子	*Allium tuberosum* Rottl. ex Spreng.	保存完好
31		瓜蒌子	药材	种子	*Trichosanthes* sp.	保存完好
32		蓖麻子	饮片	种子	*Ricinus communis* L.	炒，保存完好
33		冬瓜子	药材	种子	*Benincasa hispida*（Thunb.）Cogn.	保存完好
34		鸭腱藤子	药材	种子	*Entada* sp.	保存完好
35		牵牛子	饮片	种子	*Pharbitis* sp.	保存完好
36		槟榔	饮片/碎个	种子	*Areca catechu* L.	保存完好
37		薏米	药材	种仁	*Coixlacryma-jobi* L. var. mayuen（Roman.）Stapf	带外壳，保存完好
38		益母草	饮片	幼苗	*Leonurus japonicus* Houtt.	益母草苗，保存完好
39		伸筋草	药材	全草	*Lycopodium japonicum* Thunb.	毛猫，保存完好

（续上表）

排序	编号	药材名	类别	药用部位	鉴定学名	保存状况
40	9660	荆芥	饮片	地上部分	*Schizonepetatenuifolia* Briq.	保存完好
41	9654	木贼	饮片	地上部分	*Equisetum hiemale* L.	保存完好
42		泽兰	饮片	地上部分	*Lycopuslucidus* Turcz. varhirtus Regel	保存完好
43		藿香	饮片	地上部分	*Pogosremon cablin*（Blanco）Benth.	保存完好
44		茵陈	饮片	地上部分（含果实）	*Artemisia* sp.	果实也可药用，保存完好
45		厚朴	饮片	干皮、根皮及枝皮	*Magnolia officinalis* Rehd. et Wils.	丝状，保存完好
46		黄檗	饮片	树皮	*Phellodendron chinense* Schneid.	丝状，保存完好
47		杜仲	饮片	树皮	*Eucommia ulmoides* Oliv.	无胶丝
48		苏木	饮片	心材	*Caesalpinia sappan* L.	保存完好
49	9614	没药	药材	树脂	*Commiphora* sp.	保存完好
50	873	乳香	药材	树脂	*Boswellia* sp.	保存完好
51		三棱	饮片	块茎	*Sparganium stoloniferum* Buch. -Ham.	荆三棱，保存完好
52		金钗石斛	药材	茎	*Dendrobium nobie* Lindl.	散落，保存完好
53		有瓜石斛	药材	茎	*Ephemerantha fimbriatum*（BL.）P. E. Hunt et Summ.	散落，保存完好
54		麻黄	饮片	草质茎	*Ephedra* sinica	有掺杂，保存完好
55	9658	木通	饮片	藤茎	*Akebia quinata*（Thunb.）Decne	正品，保存完好
56		玉竹	药材	根茎	*Polygonatum odoratun*（Mill.）Druce	保存完好
57		土茯苓	饮片	根茎	*Smilax glabra* Roxb.	保存完好
58	9906	金毛狗脊	药材	根茎	*Cibotium barometz*（L.）J. Sm.	保存完好
59	9925	蓬莪术	饮片	根茎	*Curcuma* sp.	保存完好
60		贯众	药材	根茎和叶柄残基	*Dryopteris crassirhizoma* Nakai	绵马贯众，保存完好
61		藕节	饮片	根茎节部	*Nelumbo nucifera* Gaertn.	9孔，虫蛀
62		甘草	饮片	根和根茎	*Glycyrrhiza* sp.	保存完好
63		龙胆	饮片	根和根茎	*Gentiana scabra* Bge.	龙胆草，保存完好
64		细辛	药材	根和根茎	*Asarum* sp.	有叶，保存完好
65		丹参	药材	根和根茎	*Salvia miltiorrhiza* Bge.	保存完好
66		羌活	饮片	根和根茎	*Notopterygium* sp.	保存完好
67	9931	藁本	饮片	根和根茎	*Ligusticum* sp.	虫蛀
68	9663	苦参	饮片	根	*Sophoraflavescens* Ait.	保存完好
69		葛根	饮片	根	*Pueraria lobata*（Willd.）Ohwi	有掺杂，虫蛀
70		前胡	饮片	根	*Peucedanum praeraptorum* Dunn	保存完好

排序	编号	药材名	类别	药用部位	鉴定学名	保存状况
71	9920	牛膝	饮片	根	*Achyranthesbidentata* Bl.	保存完好
72		秦艽	饮片	根	*Gentiana* sp.	保存完好
73		南沙参	药材	根	*Adenophora* sp.	保存完好
74	9644	何首乌	饮片	块根	*Polygonum multiflorum* Thunb.	炮制品，保存完好
75		乌药	饮片	块根	*Lindera aggregata*（Sims）Kosterm.	保存完好
76	9913	地骨皮	饮片	根皮	*Lycium* sp.	保存完好
77	9650	猪苓	饮片	菌核	*Polyporus umbellatus*（Pers.）Fries	（中文错字）猪零，保存完好
78	9721	赤茯苓	饮片	菌核	*Poria cocos*（Schw.）Wolf	保存完好
79		五倍子	饮片	虫瘿	*Rhus* sp. 叶上虫瘿，由 *Melaphis chinensis*（Bell）Baker 寄生而形成	肚倍、角倍，保存完好
80		没食子	药材	虫瘿	*Cynips gallae-tinctoriae* Oliv. 幼虫寄生于 *Quercus infectoria* Oliv. 幼枝上产生的虫瘿	保存完好
81	9929	五灵脂	药材	粪便	*Trogopterus xanthipes* Milne-Edwards	保存完好
82		紫草茸	药材	分泌的胶质	*Laccifer lacca* Kerr.	紫胶，保存完好
83		鹿鞭	药材	外生殖器	*Cervus* sp.	段，保存完好
84	1193	阳起石	药材	矿石	*Actinolite*	保存完好

4　结论与讨论

（1）这批标本，大部分是饮片。其中有常用中药，也有南方地方草药，另外还有一些外来药物。从品种内容来看很可能是来自于中国南方的某一药房，因此能客观地反映当时临床用药的实际状况。据标本馆的负责人介绍，这些标本是斯隆爵士委托东印度公司代为收集的，现在保留的仅是当初收集的一部分。

（2）这批标本为反映中药品种的历史沿革提供了佐证。如中药木通，根据本草考证，来源本为木通科的木通 *Akebia quinata*（Thunb.）Decne。十几年前，欧洲曾出现因误用马兜铃科的关木通 *Aristolochia manshuriensis* Kom 导致马兜铃酸中毒引起的肾功能衰竭事件。不少报刊报道过中药中毒事件，还出现了"中草药肾病"一说。此次鉴定的实物说明了当年中国内地所用及传播到欧洲市场的是木通科的木通 *Akebia quinata*（Thunb.）Decne。而马兜铃科的关木通，有可能是在清兵入关后，逐渐由北方传入，随后才逐渐混入市场的。

（3）罂粟壳为止咳、止泻的良药。早在宋代就有明确的记载，《本草纲目》中还有不可久服的提示。有关提取吗啡或非法制作鸦片是鸦片战争前后发生之事。现今市场所见的罂粟壳表面均有刀割的横纹，在中药鉴定的书籍中将此作为鉴定特征。此次所见药材标本外壳无损，说明当时的罂粟可能尚未为吸毒所用。

（4）中国南方部分地区用药习惯与北方不同，反映在药用部位上的差异。如茵陈使用的是带果实的部分；益母草使用的是幼苗；谷精草使用的是华南谷精草 *Eriocaulon sexangulare* L. 的头状花序，俗称谷精珠，与《中国药典》所载正品谷精草 *Eriocaulon buergerianum* Koern. 的干燥带花茎的头状花序是不一致的。这批标本中，还可见南方的部分民间草药，如木鳖子、紫草茸（紫胶、紫虫胶、紫矿）、楮实等。

（5）品种中文名称不规范，很多药物为方便书写，采用了省笔缺画的写法，如来服子（莱菔子）、猪零（猪苓）等。这也正是我们常说的"大白字"或"民间花码"。因为中药业的从业人员，文化素质参差不齐，这一现象在中药行业由来已久。

（6）外来药中可见没食子、乳香、丁香、罂粟壳、槟榔等，说明这些外来药物很早就进入中国，并被广泛使用。

（7）动物药中可见五灵脂、紫草茸；一节鹿鞭，约 2.5 厘米长。周围的植物来源的药材经风化成了粉末，无法分辨了。由此我们想到动物药材保存时，药界先人常将某些特有植物药与动物药共同放置用以防虫的智慧。

（8）在矿物药中，一块椭圆形的阳起石尤为醒目，手感滑润，玻璃纤维熠熠发光。

（9）干果：板栗、核桃、榛子、松子。类似于如今的果品、海鲜店铺与药品一同经营。其中的核桃，是一个含有外果皮的横断面，好似特别制作的标本，这在所有藏品中是唯一的例外。

（10）炮制加工品：部分药材有明显的经过炮制的痕迹；如炮制的乌梅、炒蓖麻子等。枳实薄片、厚朴细丝、甘草薄片、陈皮丝、槟榔片等的加工甚为精良。

（11）经过 300 年的岁月，加之风化虫蛀，大部分药材颜色已经发生变化，多呈深褐色。杜仲的胶丝也不复存在。大部分已经失去了原有的气味。唯一例外的是辣椒，一股刺鼻的辣味使人喷嚏不止。从外形上看，呈钝三角状，即现在所说的"灯笼椒"或"柿子椒"形，而不是常见的药用成长条形的辣椒，但茄科的种子依旧清晰可见。辣椒从明代传入中国，最初的形状如何，尚不得而知。

（12）因时间、条件所限，此次还有部分暂时无法确定的品种，如有盒无药者（当归）、外形不够完整者，一时难以给出确切报告，如营实、青果、鹤虱、肉桂粉、玄参、毛冬青、热情果等。还有部分据说是来自日本的香樟木，来自古代泰国（暹罗）的麻布样标本等也有待进一步鉴定核实。

结　语

中药标本是中药鉴定的凭证，是科学研究的基石，也是考证古代药物最强有力的凭证[6]。目前已知存世的中药标本有长沙马王堆出土的 9 种香料中药、日本奈良正仓院保存的我国唐代高僧鉴真东渡带去的 60 种中药；福建泉州发现的宋代古沉船中的数种香木；北京故宫御药房保存的部分清代药材；内蒙古巴林左旗的辽上京博物馆保存的上千年历史的辽墓出土的中药。这些宝贵的药物标本所传达的第一手信息是其他文献资料不可替代的。

此次新发现并鉴定的伦敦自然历史博物馆的药物标本，曾经历过大海的波澜、陆地的火灾，弥足珍贵。这里呈上的仅仅是短短 5 个小时考察的报告，内容还很肤浅，结论也很初步。

考察中我们还了解到，在大英博物馆与大英图书馆中，尚有众多的古代的植物彩绘科学画和古代东西方医药典籍。这是一项值得深入整理、探讨、研究、开发的自然科学史的巨大资源，有待通过跨国界、跨学科的科研合作来完成。

我们的考察刚刚开始，我们的考察还将继续。

注　释

[1] S A HAWKINS. Sir Hans Sloane（1660 – 1735）：his life and legacy. The Ulster Medical Journal，2010，79（1）：25 – 29.

［2］ OBER W B. Sir Hans Sloane, M. D. , F. R. C. P. , F. R. S. （1660 – 1753） and the British Museum. New York State Journal of Medicine, 1968, 68 （11）: 1422 – 1430.

［3］ RAVIN J G. Sir Hans Sloane's contributions to ocular therapy, scientific journalism, and the creation of the British Museum. Archives of Ophthalmology, 2000, 118 （11）: 1567 – 1573.

［4］ RICE T. Voyages of discovery: a visual celebration of ten of the greatest natural history expeditions. London: The Natural History Museum, 2010.

［5］ 罗伯特·赫胥黎. 伟大的博物学家. 北京: 商务印书馆, 2015.

［6］ ZHAO Z Z, LIANG Z T, GUO P. Macroscopic identification of Chinese medicinal materials: traditional experiences and modern understanding. Journal of Ethnopharmacology, 2011, 134 （3）: 556.

（原载于《中国中药杂志》2015 年第 24 期）

唐宋外来药物的输入与中药化

吴孟华　赵中振　曹　晖

（暨南大学）

引　言

　　中国文化的历史源远流长，中医药文化是其支流之一。自"神农尝百草"以来，中药的品种日积月累，时至今日，已有上万种之多。《中华人民共和国药典》（2015 年版）收载常用中药材六百余种。这些常用中药，看似姓"中"，实际上许多都曾经是外来药物，它们随着中国古代对外交流的渐渐繁荣来到中国。外来药物在经历了被中医药文化接收、吸纳和消化之后，它们的外来血统渐渐隐藏起来，变成了地道的"中"药材。有的甚至在中国寻找到合适的生长环境，落地生根，到如今已俨然一副土生土长的姿态。

　　外来药，顾名思义，指来自中国之外的药物，经陆路或海路而来。外来药中以香料药材居多，故又有香药之称。自汉代张骞出使西域打通陆上丝绸之路以来，大量的胡药从西域而来。"胡"这个名称在古代中国专门指称中原王朝北方边境的邻人，到中世纪时，"胡"开始主要用于称呼西方人，特别是用来指波斯人。"胡药"则通常用来指称来自胡人居住地或经胡人贸易引入中国的药物。唐代中后期，南方的海上贸易不断发展，海外药物经海上丝绸之路源源不断地传入中国，五代十国时期波斯籍商人李珣著书《海药本草》，使外来药又有了"海药"的称法。而后在宋代，中国开始出现了大型的航海船，纷繁热闹的海上贸易给中国带回了更多世界各地的药物。各种外来药物大多沿用至今，在中医药和中国饮食中均担任着重要的角色[1]。本文旨在通过比较唐宋外来药物在品种和使用上的变化，探讨外来药物对传统中医药的推动作用，以及外来药物中药化的历史进程。本文仅以目前仍使用的中药材作为研究对象，特此说明。

1　外来药物品种和数量的变化

　　中世纪的远东，对于药品、食物、香料以及焚香物品并没有明确的区分[2]。外来药物中，香料占很大的比例。以乳香为例，乳香在《圣经》和印度古医学著作 *Charaka* 中已有记载，是生长在索马里、埃塞俄比亚及阿拉伯半岛南部的橄榄科植物卡氏乳香树 *Boswellia carterii* Birdw. 及其同属植物皮部渗出的油胶树脂[3]。乳香在西方主要用于宗教场合，常作为香熏料祭拜神灵。作为药材，则用于印度的阿育吠陀（Ayurvedic）医学和中国的中医。外来药在它们生长的本土有的仅仅作为贵重香料，传入中国后，在中药取材广泛的环境下，得到了传统中医对其性味功效的阐释，慢慢跻身于中药的行列，并在之后的岁月里，融合为中药大家庭的一分子。

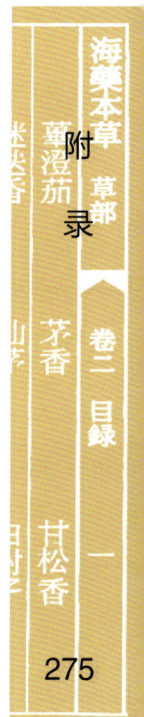

1.1 唐代

大唐，中国历史的盛世，至今仍让中国人引以为荣。那时，唐朝在整个亚洲地区声名显赫，并远播到远东地区。不仅仅因为皇室拥有胡人血统，而且随着唐朝接纳胡人引入的各种奇珍异宝，从皇室到贵族阶层再到百姓，崇尚外来物品的风气越发盛行。8世纪末，诗人元稹写道："自从胡骑起烟尘，毛毳腥膻满咸洛。女为胡妇学胡妆，伎进胡音务胡乐。火凤声沉多咽绝，春莺啭罢长萧索。胡音胡骑与胡妆，五十年来竞纷泊。"[4]这形象生动地描述了那个时代唐朝人崇胡的景象。唐朝人对外来物品和文化的推崇，使波斯、印度及东南亚各国的药物备受青睐，这必然扩大了对外来药物的引入，尤其是香料药物的引入。

唐贞观十六年（642）乌荼进贡龙脑香，开元二十二年（734）林邑进贡沉香，长庆四年（824）波斯进贡沉香亭子材……[5]唐代的外来药物中，朝贡的药物在数量和种类上都只占小部分，大部分的外来药物是通过贸易输入中国的。关于中世纪国际贸易的主要商品，全汉升[6]写道："说到当日（指唐代）扬州国际贸易的商品，当以珠宝及贵重药品为多；因为这些商品无论是由外国输入，或是向外输出，都须远涉重洋，从而须负担一笔巨额的运费，而这一大笔运费，只有价值大而体积重量小的奢侈品才能负担得起。"比利时学者亨利·皮朗在《中世纪欧洲经济社会史》中对中世纪国际贸易的主要商品香药也作了精辟的论说："香料是这种贸易（指国际贸易）的首要商品。一直到最后，香料所占的首要地位始终未变。香料不仅创造了威尼斯的财富，也创造了地中海西部所有大商埠的财富。……载运的方便和售价的昂贵，使香料具有无与伦比的优越性。因此，中世纪的贸易是以奢侈品的贸易开始的。所谓奢侈品的贸易就是成本较低、利润较高的贸易。"[7]

唐代之前，中国对外交通主要是依靠西北部的陆上丝绸之路。安史之乱之后，陆上丝绸之路经常受阻中断而逐步衰落，取而代之的是海上交通的逐步繁荣。海上交通靠航海船，航海船和陆上的交通工具相比有其独特的优越性，它的装载空间很大，即使是大型的建筑用香料木材也能承载。如长庆四年（824），波斯商人李苏沙进贡沉香亭子材。此外，航海船的容量之大，也是陆上运输无法比拟的。

航海船需要有足够的吃水能力和转运便利的港口，唐代主要的贸易港口有福建泉州、广东广州和江苏扬州等，当时的外国商人来中国贸易得到政府的保护。唐文宗太和八年（834）曾有谕旨规定："岭南福建及扬州蕃客，宜委节度观察使带加存问，除纳舶脚、收市、进奉外，任其来往通流，自为交易，不得加重率税（税率）。"[8]福建泉州在唐代是"南海香舶""秋来海有幽都雁，船到城添外国人"[9]的外贸之地。《广东通志》载曰："唐始置市舶使，以岭南帅臣监领之。设市区，令蛮夷来贡者为市，稍收利入官。凡舟之来，最大者为独樯舶，能载一千婆兰（番人谓二百斤为一婆兰）；次曰牛头舶，比独樯得三分之一；又次曰三木舶，曰料河舶，递得三之一。贞观十七年，诏三路舶司，番商贩到龙脑、沉香、丁香、白豆蔻四色，并抽解一分。"[10]《唐大和上东征传》也有描述："（广州）江中有婆罗门、波斯、昆仑等舶，不知其数。并载香药珍宝，积载如山，舶深六七丈。"[11]可见广州港口在当时海外贸易中已颇具规模，尤其是外来香药。唐代政府开始设置海关官员和外来商品交易区，并初步设定了相关税收政策。从《旧唐书》中"上元元年（760），……寻为邓景山所引，至扬州，大掠百姓商人资产，郡内比屋发掘略遍，商胡波斯被杀者数千人"[12]又能看出，唐代居住在扬州的外国商人至少数以千计，亦可从侧面反映扬州外商贸易的繁荣景象。

外来药物涉及的品种繁多，有安息香、没食子、乳香、没药、血竭、诃梨勒、沉香、苏合香、檀香、苏木、阿魏、青木香、丁香、荜芨（即荜拨，下同）、胡椒、槟榔、橄榄、番红花、葫芦巴、胡黄连、芦荟、砂仁、人参、牛黄、苏木、白豆蔻、肉豆蔻、犀角、余甘子、青黛、龙脑、珍珠等。五代时李珣《海药本草》所载120余种药材中有96种药材注明产地为外国。[13]外来药输入中国数量之大，可参韩愈《送郑尚书序》中言："蛮胡贾人，舶交海中，若岭南帅得其人，则一边尽治，不相寇盗贼杀，无风鱼之灾、水旱疠毒之患。外国之货日至，珠、香、象、犀、玳瑁奇物溢于中国，不可胜用。"[14]《唐大和上东征传》记载了鉴真和尚东渡日本时，曾在扬州购买麝香二十剂，沉香、龙脑、安息香、青木香、熏陆香（乳香）等六百余斤，荜茇、诃梨勒、胡椒、阿魏等五百余斤。书中也记载了万安州（今广东万宁北）大首领冯若芳打劫波斯商船之事："若芳每年常劫取波斯舶三二艘，取物为己货，掠人为奴婢。……若芳会客，常用乳头香为灯烛，一烧百余斤。其宅后，苏芳（方）木露积如山，其余财物亦称此。"[11]由此可知，当时波斯商船装载规模之大，以及波斯商人常以经营乳香和苏木等香药为主。

1.2　宋代

宋代的海外贸易较唐代更为兴盛，唐代各贸易港口停泊的船以外国船居多，如"（广州）江中有婆罗门、波斯、昆仑等舶，不知其数"。而到了宋代，随着中国造船技术的突飞猛进，以及政府鼓励富商造船到海外经商的政策，海上航路不断扩展，中国船只亦大量增加，海外贸易空前繁荣。外国或中国商人将更多的海外药物运到中国，又将中国的丝绸、茶叶和瓷器等运往航路各地："宋开宝四年（971），置市舶司于广州，以知州兼使，通判兼判官。淳化二年（991），始立抽解二分。凡诸番之在南海者，并通货，以金锡缗金，易其犀、象、珊瑚、琥珀、珠、琲、镔铁、鼊皮、玳瑁、玛瑙、车渠、水精（晶）、番布、乌樠、苏木、胡椒、香药等物。太宗置□务于京师，诏诸番货至广州，非出官库者，无得私相贸易。其后，有诏非奇珍物，皆听市。后又诏他货之良者，亦听市其半。大抵海舶至，征其什一，而给其余价值。岁入以数十巨万计，县官经费有助焉。"[10]从《广东通志》这段记述可以看到，宋朝政府开国之初便很重视外来商品贸易，不仅设立专门的政府机构市舶司管理外来商舶，还规定象牙、犀角、乳香、玳瑁等珍奇之物由官府垄断经营，并从中获得巨额利润和税收。

"香，宋之经费，茶、盐、矾之外，惟香之为利博，故以官为市焉。建炎四年（1130），泉州抽买乳香一十三等，八万六千七百八十斤有奇。"[15]直至南宋，乳香依然是官府获利的主要来源之一。"元祐三年（1088），锷（密州知州范锷）等复言。广南、福建、淮、浙贾人，航海贩物至京东、河北、河东等路。运载钱帛、丝绵贸易，而象犀、乳香珍异之物，虽尝禁□，未免欺隐。"[15]除官方的香药经营外，民间亦有商人私下交易。而木香、槟榔、沉香、檀香、胡椒等属于放通，抽解后，可由商人自由贸易。[16]

同时，也有很多国家来华朝贡。所贡之外来药物主要是本国土产，如高丽贡人参、硫黄；交趾、占城、三佛齐等东南亚国家贡象牙、犀角、玳瑁、珍珠以及各种香料、香木；大食贡芦荟、香料；黄麻驻和牛仑贡肉豆蔻；于阗、龟兹贡乳香等，还有盛产于渤泥的腽肭脐。[17]

节选《宋史》卷四百八十八与四百八十九所载各国之贡品如下[15]：交趾：开宝八年（975）：犀角、象牙、香药；至道三年（997）：犀角、象牙五十枚；大中祥符元年（1008）：犀角、象牙；元丰五年（1082）：犀角、象牙百枚。占城：建隆二年（961）：犀角、象牙、龙脑、香药；建隆三年（962）：象牙二十二株、乳香千金；至道元年（995）：犀角十株、象牙三十株、玳瑁十斤、龙脑二斤、沉香百斤、黄熟香九十斤、檀香六十斤、胡椒二百斤；咸平二年（999）：犀角、象牙、玳瑁、香药；天禧二年（1018）：象牙七十二株、犀角八十六株、玳瑁千片、乳香五十斤、丁香花八十斤、豆蔻六十五斤、沉香百斤、茴香百斤、槟榔千五百斤；天圣八年（1030）：木香、玳瑁、乳香、犀角、象牙；皇祐二年（1050）：象牙二百一、犀角七十九；熙宁五年（1072）：龙脑、乳香、丁香、荜澄茄。三佛齐：建隆七年（966）：象牙、乳香、白砂糖；太平兴国五年（980）：香药、犀角、象牙；太平兴国八年（983）：犀角、象牙、香药。阇婆：淳化三年（992）：象牙、真（珍，下同）珠、檀香、玳瑁、龙脑、丁香。勃泥：太平兴国二年（977）：各色龙脑一千二百两、玳瑁一百、檀香三木厥、象牙六株。注辇：大中祥符八年（1015）：象牙六十株、真珠二万七千七百两、乳香六十斤；明道二年（1033）：象牙百株、真珠一百五十两；熙宁十年（1077）：犀角、象牙、乳香、丁香、木香、阿魏。丹眉流：咸平四年（1001）：木香千斤、苏木万斤、象牙六十一株。

仅从朝贡之物的数量和各国朝贡的频率来比较，宋代已远远超出唐代。宋朝对贡物采用"估价酬值"的办法，贡物估值后，回赐金、银、钱、丝织品等以偿其值，如绍兴二年（1132），"占城国王遣使贡沉香、犀、象、玳瑁等，答以绫、锦、银、绢"[15]。此举大大促进了番夷诸国来华进贡的积极性，使诸国及其商人很乐意准备香药、犀角、象牙之类的物品前来朝贡。此外，宋太宗还采取措施吸引外国商人来华贸易，"雍熙中（984—987），遣内侍八人赍敕书金帛，分四路招致海南诸蕃。商人出海外蕃国贩易者，令并诣两浙司市舶司请给官券，违者没入其宝货"。"绍兴元年（1131），闽、广舶务监官抽买乳香每及一百万两，转一官；又招商入蕃兴贩，舟还，在罢任后，亦依此推赏。然海商入蕃，以兴贩为招诱，侥幸者甚众"。从"建炎四年（1130），泉州抽买乳香一十三等，八万六千七百八十斤有奇""开宝九年（976）壬戌，钱俶进贺平升州银绢、乳香、吴绫、□绵、钱茶、犀象、香药，皆亿万计""绍兴元年（1131）大食蕃客啰辛贩乳香直三十万缗"等[14]记载可见，宋代时乳香仍然为外来药物中的大宗商品，以至于"番商贸易至，舶司视香之多少为殿最"[17]。宋代海关以乳香的多少作为审视番商的标准。

宋朝政府对医药十分重视，多次修订本草，宋太宗时成书的《开宝本草》（974）收药983种，较唐本草增加新药139种。此后，每过若干年，政府都组织医药学家进行新的修订和补充，如《嘉祐本草》（1060）收载药物1 082种，参照唐慎微的《经史证类备急本草》（1082，收载药物1 558种）修订的《政和本草》（1116）收载药物1 746种，以及南宋时的《绍兴本草》（1159）。新增的药物中，有很多是外来药物。将宋代各本草书籍与唐《新修本草》和五代《海药本草》的品种比较，属于外来药物的新增品种有载于《开宝本草》的莳萝子、红花、艾纳香、使君子和载于《宝庆本草折衷》的草果等。

可见，宋与唐相比，外来药物增加的品种不多，但整体输入数量则大幅增加。

2　外来药物的使用状况

2.1　唐代

唐人崇胡，外来药物融入了唐人生活的各个方面，如信仰、饮食、美容熏香、医疗等。外来药物在唐朝人的心目中往往有着崇高的地位，唐朝的本草著作中，在比较本土与外来药物的效能时，常常认为本土出产的药物质量不及外国出产的同类药优良。

唐太宗时期，高僧玄奘西天取经，带回的不只是佛经典籍，也有印度的文化、檀香的佛像等。唐朝是中国佛教文化的鼎盛时期，这段时间出现了大量的佛像，其中有许多佛像都用檀香雕刻。檀香不仅被唐人用于雕刻佛像，还用于建造寺院之楼阁、僧徒所持之锡杖等佛教圣物。此外，檀香还是信徒和僧众礼佛所熏燃的主要香料。据《宋高僧传·唐京兆大安国寺僧彻传》记载："（唐）懿宗皇帝留心释氏，颇异前朝。遇八斋日必内中饭僧，数盈万计。帝因法集躬为赞呗，彻则升台朗咏，宠锡繁博。敕造栴檀木讲座以赐之，又敕两街四寺行方等忏法，戒坛度僧各三七日，别宣僧尼大德二十人。入咸泰殿置坛度内，福寿寺尼缮写大藏经，每藏计五千四百六十一卷，雕造真檀像一千躯。"[18]唐懿宗不仅以檀香雕造佛像千躯，更以檀香造成讲座赐给大安国寺高僧彻。陈陶《题豫章西山香城寺》："十地严宫礼竺皇，栴檀楼阁半天香。祇园树老梵声小，雪岭花香灯影长。"王维《荐福寺光师房花药诗序》："则流芳忽起，杂英乱飞，焚香不俟于栴檀，散花奚取于优钵。"[9] 从这两首诗（序）可以看到，檀香也用于寺院的楼阁建造和熏燃香料。

唐穆宗时有诏书写道："入景陵玄宫合供千味食，鱼肉肥鲜，恐致熏秽，宜令尚药局以香药代食。"[12] 香药亦用于烹调肉类食物。由马王堆出土汉墓中发掘出的辛夷、花椒、姜等香料可见，汉代早期中国食用的香料种类并不是很多。张骞出使西域带回了葱、蒜，以及之后外来香料的引入，逐渐丰富了中国人食物的风味，至唐代时，胡人的饮食习惯对中国产生了很大的影响。其中最大的改变莫过于胡椒的大量使用。《酉阳杂俎》中写道："胡椒……子形似汉椒，味辛辣，六月采，今人作胡盘肉食皆用之。"[19] 唐宰相元载抄家时（777），"籍其家，钟乳五百两，诏分赐中书、门下台省官；胡椒至八百石，他物称是"[20]。中国于 1951 年始从马来西亚引种胡椒成功，历史上所用之胡椒皆为进口。作为当时的贵重香药，如此巨量的胡椒引入也可间接反映出唐人对胡椒的热衷。除胡椒之外，荜茇也有用于食物调料的记载，《新修本草》写道："荜茇生波斯国。丛生，茎叶似酱，其子紧细，味辛烈于酱。胡人将来，入食味用也。"[21]

唐代在美容和医疗中使用外来香药的实际数量迄今已很难统计，但是可以从唐代的传世医方书看到一些当时的使用情况。以孙思邈所著《备急千金要方》《千金翼方》为参考，"面膏，去风寒，令人面光悦，却老去皱方：青木香、白附子、白蜡、白芷、芎䓖、零陵香、香附子各二两，茯苓、甘松（香）各一两，羊髓一升半炼。右十味咀，以酒、水各半升，浸药经宿，次日煎三上三下，候酒、水尽，膏成，去滓。取傅面如状，若有□□皆落"[22]。此去皱美容方十味药之中有青木香、白附子、甘松香三味外来药。"治七孔臭气，皆令香方：沉香（五两）、藁本（三两）、白□瓣（半升）、丁香（五合）、甘草、当归、芎䓖、麝香（各二两），上八味末之，蜜丸，食后服如小豆大五丸，日三，久服令举身皆香"[23]。此体香方八味药中含沉香、丁香、麝香三味外来药。

"五香连翘汤，治小儿风热毒肿，肿色白，或有恶核瘰，附骨痈疽，节解不举，白丹走竟身中，白疹瘙不已方：青木香、熏陆香、鸡舌香、沉香、麻黄、黄芩各六铢，大黄二两，麝香三铢，连翘、海藻、射干、升麻、枳实各半两，竹沥三合。右十四味咀，以水四升，煮药减半，内竹沥，煮取一升二合，儿生百日至二百日，一服三合，二百日至期岁，一服五合，一方不用麻黄"[22]。此五香连翘汤十四味药中有青木香、熏陆香、鸡舌香、沉香、麝香、海藻六味外来药。也有"五香汤治热毒气卒肿，痛结作核，或似痈疖，而非使人头痛、寒热气急者，数日不除杀人：木香、藿香、熏陆香、沉香、丁香（各二两），上五味咀，以水五升，煮取二升，分三服。不瘥更服，并以渣□肿上。《千金翼（方）》以麝香代藿香"[24]。此五香汤所含之药皆为外来香药。唐代时，有大量官员外贬至岭南，中土之人初到南方，常常水土不服，瘴疟缠身，其中属肿痈之类的疾病较多。《备急千金要方·丁肿痈疽》中记载："恶核、扁病、瘰疬等多起岭表，中土甚少有。南方人所食杂类繁多，感病亦复不一。仕人往彼，深须预防之，防之无法，必遭其毒，惟须五香汤小豆散吴茱萸，皆是其要药。"[22]

此外，犀角也是中土人士入岭南避瘴的良药，卢仝二《寄萧二十三庆中》："就中南瘴欺北客，凭君数磨犀角吃。"[9] 王焘所著《外台秘要方》中也有很多选用外来药物的药方，如："必效疗癣方：牛黄三大豆许，麝香一当门子大，朱砂准麝香、生犀角小枣许别捣末，以上四味并研，令极细，汤成后内之。"[23]。此方中牛黄、麝香、生犀角均为极其名贵的外来药物。

唐代的民间用药情况可以从刘禹锡所著《传信方》中寻找到一些蛛丝马迹。《传信方》其名为广为流传且疗效可信之意。刘禹锡在医学方面有深厚的造诣，同时是唐代中期著名的诗人，《传信方》为刘禹锡被贬、放逐南方前后收集的验方。方中所用之药大多都是常见易得之物，其中亦可见外来药物的使用："治痰嗽咽喉不利方：诃黎（梨）勒（亦称诃子）其子未熟时，风飘堕者，谓之风子，暴干收之，彼人尤珍贵，益小者益佳，治痰嗽咽喉不利，含三数枚殊胜。""治虚冷久痢方：唐太宗实录云：贞观中，上以气痢久未痊，服名医药不应，因诏访求其方，有卫士进黄牛乳煎荜茇方，御用有效。刘禹锡记其事云：后累试于虚冷者必效。""治目赤痛方：取诃黎（梨）勒入白蜜，研注目中，治风赤涩痛，神良。""治湿癣方：偶于楚州，卖药人教用卢会（芦荟）一两研，炙甘草半两末，相和令匀，先以温浆水洗癣，乃用干帛子拭干，便以二味合和傅之，立干便差，神效。"全书收载药方50余种，其中 7 种用到外来药物，包括荜茇、诃子、芦荟、苏合香等。[24]从《传信方》中这几种外来药物的使用方式来看，不难看出，这几种药方亦来自国外。《备急千金要方》和《外台秘要方》中所载的这几种药方也很容易找到外来药物的踪影。《备急千金要方》还有明确记载来自印度的阇婆万病丸及来自波斯的悖散汤等。唐代注重佛教，大兴佛寺，建立悲田养病坊等慈善机构，很多佛寺都有精通医术的高僧，鉴真便是其中著名的一位。寺院的医术和医方一部分也来源于佛教发源国——印度，随着佛教在中国的传播，印度阿育吠陀医学对中医药影响深远。用其方必用其药，外来药物随着外来药方的传播而越用越广。唐代外来药方对中国的影响在《古代波斯医学与中国》[25]《认识印度传统医学》[26]等书中可见详细的描述。

2.2　宋代

外来药物在宋代不再仅仅是达官贵人的奢侈品，也开始大量进入中下层平民的日常生活，涉及饮食、熏香、医疗诸多方面。尤其是局方中外来药物的普遍使用，使外来药物进入中药化的时代。

宋代官僚贵族的筵席中，香药开始担当重要的角色，"坡公《与章质夫帖》云：公会用香药皆珍物，极为番商坐贾之苦，盖近造此例，若奏罢之，于阴德不小补。予考坡仙以绍圣元年抵五羊粲为帅，广通舶出香药，时好事者创此，它（他）处未必然也。今公宴香药别卓为盛礼，私家亦用之，作俑不可不谨。"[27]不仅公宴用香药，私人宴会也有使用。在民间，也有很多以香药为佐料加工的食品，《事林广记》中记载了假鳝面的做法："以菉豆粉洒，染作鳝皮色，薄作粉皮，染面筋作肉，蒸、捍定，切条，合汁，多用生姜、胡椒、莳萝、马芹、葱、酱、生乳饼研细，滤过，煎令略沸为度，熬汁，初滚时滗掠去浮沫。""法鱼"的方法："鲫鱼一斤，不洗，去肠，净布拭干，用神曲、红曲末各一两，炒盐二两，胡椒、莳萝、川椒、干姜末各一钱，拌匀，填鱼腹内，令满，余者一重鱼一重料物装入新瓶内，封泥，十二月造，正月十五后却取出，番转，入好酒浸满，至三四月熟，可留数年，极佳。"[28]这说明在宋代时，胡椒、莳萝等香料已经成为较常用之佐料。

此外，宋人吴自牧所著《梦粱录》[29]描写了南宋都城临安的市情风物，其中就有提到"天晓诸人出市"时，"六部前丁香馄饨，此味精细尤佳"；"夜市"时，"五间楼前卖余甘子"等景象。《岭外代答》[30]里写到的市食有"香药灌肺""沉水香"等。嚼食槟榔在宋代亦颇为流行："自福建下四川与广东、西路，皆食槟榔者。客至不设茶，惟以槟榔为礼……广州又加丁香、桂花、三赖子诸香药，谓之香药槟榔。惟广州为甚，不以贫富、长幼、男女，自朝至暮，宁不食饭，惟嗜槟榔。"

关于焚香和熏香，《陈氏香谱》[31]有详细的记载："焚香必于深房曲室，矮桌置炉，与人膝平，火上设银叶或云母制如盘形，以之衬香，香不及火，自然舒慢，无烟燥气"，"凡欲熏衣，置热汤于笼下，衣覆其上，使之沾润，取去，别以炉热香，熏毕，迭衣入筘箧，隔宿衣之，余香数日不歇"。宋真宗时的梅询[32]、神宗时的赵抃[33]、徽宗时的蔡京[34]、南宋时的赵鼎[35]等都是焚香、熏香的热衷者。

宋太宗在天平兴国三年（978）诏令："翰林医官院，各具家传经验方以献，又万余首，命怀隐与副使王郑奇医官陈昭遇参对编类，每部以隋太医令巢元方《病源候论》冠其首，而方药次之，成一百卷。"[15]历时 14 年，终于在淳化三年（992）编成了《太平圣惠方》，其中以香药命名的药方有 120 余种。此后，我国最早的国家药局成药处方集《太平惠民和剂局方》（1151）、宋代最大的方书《圣济总录》（1118）等均收录了大量使用外来药物的药方。

宋代中医药发展的最大特色之一是太医局设置熟药所，后改称"惠民药局"，专门销售和剂局制作的成药（即熟药）。成药中外来药物得到了广泛的使用。如流传至今仍广泛使用的苏合香丸："苏合香……白术、木香、乌犀屑、朱砂、香附子、诃黎（梨）勒、沉香、白檀香、安息香、麝香、丁香、荜茇、龙脑、苏合香油、熏陆香。"[36] 苏合香丸具有温中行气、开窍醒脑的功效，对中风、中寒气闭、心腹猝痛、小儿惊厥、昏迷、冠心病之心绞痛等均有显著疗效。外来香药以其芳香走窜的特性，极大地丰富了传统中医药，它们大多具有芳香化湿、活血行气、醒神开窍的功效，在治疗心腹冷痛、气滞、疮疡痈疽等方面弥补了传统中药的不足。历代中医药学家在不断的探索中逐渐总结出各种香药的性味功效，运用于中医临床。《太平惠民和剂局方》以香药为主的成药还有安息香丸、丁沉丸、大沉香丸、调中沉香汤、匀气散、丁香丸、青木香丸等[36]。从上述各药方的使用情况来看，宋代已将香药的应用范围日益扩大。从诃子（炮，取皮）、阿魏（细研，白面少许，溲，和作饼子，炙令黄，熟用）、补骨脂（炒香）、槟榔（酸粟米饭裹湿，包火中煨，令纸焦，去饭）等外来药物的使用方式来看，许多外来药物是经过工序颇为烦琐的炮制才入药的，而炮制是中药有别于西方草药与中国民间草药的重要特点，由此说明，这些外来药物已经被当作中药使用。中医药学家已经能从中医药的角度将外来药物用于临床，外来药物被消化为中药。即在宋代时，中国进入了外来药物中药化的开创期。

从成药的制法来说，当中的名贵香药多磨粉入丸、散等，在保证疗效的前提下用量大为减少，这也为名贵香药进入平民生活提供了便利。值得一提的是，宋代大量进口的象牙、犀角依然有一部分作药用，疗效极佳。象牙有清热镇惊、解毒生肌的功效；犀角有清热凉血、定惊解毒的功效，均为磨屑入药。象牙和犀角价格昂贵，主要用于奢侈品的制作，入药者可选用制作奢侈品时剩下的边角，因此让部分平民也能有购买的能力。

让香药进入平民生活的方式还有宋代的香药摊派。宋代乳香为官方垄断经营，乳香的大量进口，引起供量过剩，为了处理掉大批进口的乳香，官府甚至强迫百姓摊派认购。"淳熙二年，郴、桂寇起，以科买乳香为言。诏：湖南路见有乳香并输行在榷货务，免科降。十二年，分拨榷货务乳香于诸路给卖，每及一万贯，输送左藏南库。十五年，以诸路分卖乳香扰民，令止就榷货务招客算请"[15]。乳香，这样一个曾经是达官贵人专享的奢侈品，也以一种老百姓极不情愿的方式走进了他们的平民生活。

3　外来药物在中国的本土化

中国药用植物的栽培历史悠久，《诗经》中便有桑[37]、苯苢（车前草）、白茅[38] 等药用植物栽培或生长的记载。张骞出使西域后，葡萄、大蒜等许多外来的蔬菜水果开始在中国栽培。外来药物的栽培历史相对而言要短一些。唐代仅有少数外来药物在中国引种栽培，《海药本草》中有96种药物明确注明外国产地，其中仅仙茅、余甘子、丁香有在中国生长的记载[13]："仙茅生西域。自武城来，蜀中诸州皆有。后唐筠州刺史王颜《续传信方》叙仙茅云：主五劳七伤，明目、益筋，力宣而后补。本西域道人所传，开元元年（713）婆罗门僧进此药，明皇（唐玄宗）服之有效，当时禁方不传。天宝之乱，方书流散，三藏始得此方。""庵摩勒（余甘子）生西国（西域、印度等地区），大小如枳橘子状。《唐本草》云：一名余甘，生岭南交、广、爱等州。""丁香按《山海经》云：生东海（指江苏、浙江、福建沿海）及昆仑国。（今本《山海经》无此文）"唐及五代，外来药方的传入使外来药物的使用增多，但外来药物仍以进口为主，很少在中国引种栽培。

宋代本草专著层出，其中苏颂编著的《本草图经》集历代药物学著作和中国药物普查之大成，详细记载了 300 多种药用植物的形态与产地。此外，《开宝本草》《唐本草注》等本草著作中也有一些外来药物在中国产地的描述[13]，如荜茇、荜澄茄、白附子、沉香、没药、海桐皮等。宋代时，随着农业科技的发展，这些药材已经在中国找到了和原产地类似的生长环境。这些外来药物在中国生长后，它们的生长习性和植物形态经仔细观察，也得到了详细的记录。宋代外来药物的大量使用从某种意义上对外来药物在中国的引种栽培产生了推动作用。长此以来，这些外来药物的外来身份逐渐被淡化，不仅是使用上，而且从产地上慢慢变成了地道的中药，外来药物的中药化由此得到进一步的推进。

结　语

许倬云教授在《万古江河——中国历史文化的转折与开展》中写道："中国历史，是一个接纳多元的复杂体系——这样的形象，与中国文化中心论的观点颇为不同。中国文化的特点，不是以其优秀的文明去启发与同化四邻。中国文化真正值得引以为荣处，乃在于有容纳之量与消化之功。"[39] 中医是世界四大传统医学体系之一，其历史悠久，与中国文化如影随形。中医药文化作为中国传统文化的一部分，与中国文化有同样的特点。印度阿育吠陀医学、波斯医学等外来药方在唐代伴随着中国对外经济与文化的交流而大量传入中国。以外来药方为用药指导，外来药物在中国进入临床使用的繁盛时期，体现了中医药文化的容纳之量。唐后迄宋，外来药物得到中医药学家对其性味、功效的诠释，弥补了传统中药的不足，在中医临床上开辟了新的疆域。宋代中医将外来药物和传统中药灵活配伍、熟练使用，唐时昂贵的乳香等香药在平民中也应用开来，宋代的外来药物引种栽培亦略有发展，外来药物与传统中药的界限逐渐模糊，体现了中医药文化的消化之功，外来药物开始中药化。

与此同时，中医药文化容纳之量与消化之功是有选择性的。波斯与印度传统医学中许多常用且疗效显著的药物并没有在唐宋时期传来中国，如欧锦葵、母菊、欧芹、迷迭香、药用鼠尾草等[2]。中国仅仅选择了自己需要的那一部分，推想而知，其原因可能包括：与传统中药相比，该药物的功效无独特性；药物的使用方式或风味不被中国人接受；又或是药物的适应病症在中国鲜有发生。而疗效显著、功效独特的乳香、没药等外来药物则至今沿用。

外来药物的输入在唐宋时期进入一个新的历史转折点，使中医药文化的宝库更加丰富，为中国传统医学的发展作出了重大的贡献。

注　释

[1] WU M H, GUO P, TSUI S W, CHEN H B, ZHAO Z Z. An ethnobotanical survey of medicinal spices used in Chinese hotpot. Food Research International, 2012, 48: 226 – 232.

[2] 谢弗. 唐代的外来文明. 吴玉贵，译. 北京：中国社会科学出版社，1995.

[3] 赵中振，肖培根. 当代药用植物典. 上海：上海世界图书出版公司，2007.

[4] 元稹. 元氏长庆集：卷二十四. 长春：吉林出版集团有限责任公司，2005.

[5] 陈明. 殊方异药——出土文物与西域医学. 北京：北京大学出版社，2005.

[6] 全汉升. 唐宋时代扬州经济景况的繁荣与衰弱. "中央"研究院历史语言研究所集刊，1944：11.

[7] 亨利·皮朗. 中世纪欧洲经济社会史. 乐文，译. 上海：上海人民出版社，2001.

[8] 王钦若. 册府元龟：卷一百七十. 香港：中华书局，2012.

[9] 彭定求. 全唐诗. 香港：中华书局，1960.

[10] 阮元修. 广东通志. 上海：上海古籍出版社，1990.

[11] 真人元开. 唐大和上东征传. 汪向荣，校注. 北京：中华书局，1979.

[12] 刘昫. 旧唐书. 北京：中华书局，1975.

[13] 李珣. 海药本草. 尚志钧, 辑校. 北京: 人民卫生出版社, 1997.

[14] 茅坤. 唐宋八大家文钞: 卷六. 北京: 人民卫生出版社, 1997.

[15] 脱脱. 宋史. 长春: 吉林人民出版社, 1995.

[16] 唐廷猷. 中国药业史. 北京: 中国医药科技出版社, 2001.

[17] 赵汝适. 诸蕃志. 北京: 中华书局, 1996.

[18] 赞宁. 宋高僧传: 卷六. 北京: 中华书局, 1987.

[19] 段成式. 酉阳杂俎: 卷十八. 北京: 中华书局, 1981.

[20] 欧阳修, 宋祁, 范镇, 等. 新唐书: 卷一百四十五. 北京: 中华书局, 1975.

[21] 李时珍. 本草纲目: 第十四卷. 刘衡如, 刘山永, 校注. 北京: 华夏出版社, 2011.

[22] 孙思邈. 备急千金要方: 卷十七. 北京: 中国医药科技出版社, 2011.

[23] 王焘. 外台秘要方: 卷十二. 北京: 中国医药科技出版社, 2011.

[24] 刘禹锡. 传信方集释. 冯汉镛, 集释. 上海: 上海科技出版社, 1959.

[25] 宋岘. 古代波斯医学与中国. 北京: 经济日报出版社, 2001.

[26] 李建民. 认识印度传统医学. 廖育群, 注. 台北: 东大图书股份有限公司, 2003.

[27] 戴埴. 鼠璞: 卷上. 张寿镛, 辑. 宁波: 四明张氏约园, 1934.

[28] 陈元靓. 事林广记: 卷十一. 北京: 中华书局, 1999.

[29] 吴自牧. 梦粱录: 卷十三. 杭州: 浙江人民出版社, 1980.

[30] 周去非. 岭外代答: 卷六至卷七. 上海: 上海远东出版社, 1996.

[31] 陈敬. 陈氏香谱: 卷一. 台北: 台湾商务印书馆, 1983.

[32] 欧阳修. 归田录. 西安: 三秦出版社, 2003.

[33] 叶梦得. 避暑录话. 上海: 商务印书馆, 1939.

[34] 庄绰. 鸡肋篇. 上海: 商务印书馆, 1933.

[35] 周密. 癸辛杂识. 上海: 上海古籍出版社, 2012.

[36] 太平惠民和剂局. 太平惠民和剂局方: 卷三. 北京: 人民卫生出版社, 2007.

[37] 何楷. 诗经世本古义: 卷十之上. 上海: 鸿宝斋, 1893.

[38] 闻一多. 诗经通义: 卷一. 长春: 时代文艺出版社, 1996.

[39] 许倬云. 万古江河——中国历史文化的转折与开展. 上海: 上海文艺出版社, 2006.

（原载于《中国中药杂志》2016 年第 22 期）

香料与中药

吴孟华

（暨南大学）

引　言

"民以食为天，食以味为先"。香料（Spice）作为调味品，自古以来在人们的生活中起着举足轻重的作用。世界各地的饮食，都有其青睐的香料。各种香料按照独到的配比，经过不同的调制，形成了当地饮食文化的特色。中国的火锅、印度的咖喱、印度尼西亚的沙爹、日本的七味辣椒粉、英国的烘焙点心用综合辛香料、意大利的松子香料面[1]，无不反映了香料在各种饮食文化中所扮演的重要角色。在世界流行的茶和咖啡中，香料亦有着画龙点睛的功用。

谚语有云："一香二茶三药材"，香料的位置被摆在了茶和药材之前，可见比起茶和药材，香料这门学问更加博大精深。香料的使用历史远超过人类的文字记载，它曾贵比黄金，是奢侈品的代名词。因其庞大的需求量和利润，香料不单是中世纪国际贸易的主要商品[2]，也是宋代朝廷财政收入的重要来源[3]，更是大航海时代哥伦布等航海家开辟新航线的真正目的[4]。同时，大多数香料作为植物药，几千年来一直应用于传统医学，在人类战胜疾病的历程中留下了不可磨灭的功绩。

现代食品工业的发展令植物香料的用量有所减少，许多人工合成的调味品被普遍使用。随着"回归自然"理念在全球范围的兴起，"一滴香""猪骨汤精"等合成调味添加剂的陆续曝光，人们又将目光重新投向天然香料。

本文将对香料相关的文化、历史、安全性、运用等作一介绍，让你了解香料的前世今生，并教你如何正确选购和贮存香料。

1　香料的定义

香料通常指用作食品烹调或饮料调配所使用的香料植物，因其多呈现辛、香、辣的特性，也被称为辛香料[5]。它们来自植物新鲜或干燥的全草、果实、树皮、花蕾及根茎等，如芫荽、胡椒、肉桂、丁香、姜；多含挥发油等芳香类成分，可增加食物的色、香、味，还能延长食物的保存时间。"Spice"一词，本身来源于拉丁文"species"，意指特殊的种类[1]。

国际标准组织（The International Standards Organization，ISO）认为香料和调味料（spices and condiments）难以区分，于是将两者一起定义为"用于食品赋香调味的天然植物产品或混合物"（ISO 676）。美国食品药品监督管理局（The United States Food and Drug Administration，FDA）在关于食品标签的联邦法规（The Code of Federal Regulations，CFR）中，明确定义香料为"泛指不同形态，包括整体、破碎或粉末状的芳香植物产品（不包括洋葱、大蒜和芹菜等食用蔬菜），起调味而非营养的作用，其所含之挥发油或其他芳香成分在使用前未被除去"（21 CFR 101. 22 a）。美国香料贸易协会（The

American Spice Trade Association，ASTA）对香料的定义则更为广泛，"任何经干燥的且主要用来调味的植物产品"[6]。

著名香料家 Raghavan 则提出了更为恰当的定义，"香料，指可提供色、香、味甚至质感的所有植物产品"[7]。

2　香料和饮食文化

大多数的饮食文化都认同饮食均衡的重要性。这种均衡，不只是营养，还包括味道。中国饮食之道自古崇尚"五味调和"，根据五行学说衍生出酸、苦、甘、辛、咸的五味论。印度在以上五味的基础上增加淡、涩及不正常味，形成八味论。欧美各国则是五味增加金属味的六味论[5]。从味道调和来看，香料一般少有单独出现，大多搭配使用。

中国饮食文化丰富多彩，东南西北各有风味。公认的中国菜肴流派有八大菜系，最出名的为苏、粤、川、鲁四大菜系，分别代表中国东、南、西、北四方鲜明的地方风味特色。长期以来，人们普遍认为菜系的不同主要在于选料、切配、烹饪等技艺方面，殊不知，四种菜系对香料的偏好亦各有千秋。苏菜擅长水鲜，追求本味，好用姜葱，偶尔也用五香粉（由花椒、肉桂、八角茴香、丁香、小茴香制成的粉末）。粤菜注重鲜味，香料用量较少，间或使用白胡椒等，不过粤式卤水则将香料的长处发挥得淋漓尽致，花椒、八角、丁香、草果、香叶、桂皮、甘草，配上岭南道地的陈皮、罗汉果、南姜、香茅等，每一种香料均选材十分考究。川菜，人称百菜百味，是各菜系中使用香料最多的，以辣椒、花椒为主，配合不同的香料调制出不同的复合味，反映了蜀人数千年"好辛香"的传统。山东人好生吃大葱、大蒜，说到烹饪，鲁菜擅长葱、姜、蒜调味，辅以丁香、砂仁、草果、白芷、八角茴香、肉桂、豆蔻等香料，烹制出德州扒鸡、九转肥肠等名馔[8]。火锅，作为中国饮食文化中一种独特的饮食方式，更与香料密不可分，市场调查结果显示，中国火锅中用到的香料品种现已超过60种。这些香料，将近半数的原产地并非中国，反映了中国饮食文化对外来文化的兼收并蓄[9]。

谈到印度的饮食文化，第一印象便是"咖喱"。其实，咖喱并无固定的配方，它的名字来源于南印度的泰米尔语 Kari（黑胡椒），凡是以各种香料所制成的食物都可称为咖喱[10]。印度的地理位置和气候环境，适合各种香料植物的生长。也正是因为处于低纬度的热带地区，印度人更需要使用能调理肠胃和防止食物变质的香料。就连平常喝的奶茶（Masala Chai）也放入了诸如小豆蔻、香豆蔻、肉桂、丁香等香料。因此，印度香料的产出量和消费量长期稳居世界首位[11]。

欧美饮食中最具代表性的是法国菜。它之所以一直受人青睐，不仅在于选材精细、做工考究，更在于它善于使用香料和酒类[12]。新鲜的茎、叶类香料在法国菜中最常使用，龙蒿、百里香、迷迭香等香料的运用，突显了法国菜独特的味道。其中，龙蒿是法式香草末以及同类型香草综合配方的基本材料[1]。

如果要问，全世界消费量最大的饮料是什么？大多人的答案可能都离不开茶和咖啡。将肉桂、丁香、小豆蔻、肉豆蔻等香料融入咖啡之中，让咖啡的香气可以尽情散发。茶也曾用到香料，却鲜为人知。这需要从茶的历史说起。中国是最早发现和利用茶的国家。古时人们煮茶而饮，《本草纲目》记载"茶苦而寒"，笔茶是中国古代的一种饮茶方式，以茶杂和他物（多为香料，如草果、茱萸）调制而成羹饮，香料既可增加茶的香味，也能以温辛调和茶的苦寒[13~14]。又如宋代《陈氏香谱》中的香茶，制茶的过程中会配上白豆蔻、沉香等香料[15]。

3 世界的香料

香料贸易和使用由来已久。

公元前 2000 年，古埃及人就将香料用于防腐、烹饪和祭祀等。香料特有的防腐功能让"木乃伊"成为古埃及文明的代表之一[16]。

公元前 4—前 3 世纪，东西方贸易和外交开始繁荣，印度与周边国家的官方往来增多，印度次大陆的香料贸易普遍存在[11]。

公元前 3 世纪，香料开始由海路从印度运往欧洲，途经阿拉伯海岸和红海，埃及的亚历山大港成为当时的香料贸易中心，阿拉伯商人控制了香料的进口和出口[11]。

公元初年，发现季风，红海香料贸易开始进入黄金时代[17]。

公元 6 世纪，希腊奢侈风习日盛，宫廷仪式和教堂仪式中大量使用香料。拜占庭和波斯两大帝国不断为争夺商路的控制权发生战争，红海香料贸易开始衰落，人们开始选择经波斯到黑海及经波斯湾到叙利亚和小亚细亚的商路[17]。

公元 6—7 世纪，伊斯兰教兴起，麦加成为阿拉伯半岛上最大的商业中心，交易货物包括香料[17]。

公元 11 世纪，威尼斯成为地中海的香料贸易中心[2]。

公元 1492 年，为了摆脱阿拉伯人对香料贸易的控制，哥伦布带领船队出发寻找香料产地印度，后发现美洲大陆，从墨西哥将辣椒带回欧洲，并由此传播到世界各地[4]。

公元 15—17 世纪，大航海时代，葡萄牙、西班牙、英国、荷兰等国争先开辟新航线，为香料贸易进行激烈的竞争[4]。此后的几个世纪，在西方列强的掠夺之下，印度洋沿岸及西太平洋各香料原产地，相继沦为殖民地或半殖民地。

公元 1588 年，英国成立了英国东印度公司，大规模进军香料贸易市场。不久，荷兰东印度公司成立，直接和印度进行香料贸易[4]。

公元 18 世纪末，英国人把荷兰人逐出印度，伦敦成为世界香料贸易中心。但很快，美国击败英国海军，与东印度建立直接贸易，伦敦作为世界香料贸易中心的时间极短[4~5]。

第二次世界大战后，纽约成为世界香料贸易中心[5]。

欧洲人数千年的南征北战，为的便是那几种最渴望的东方香料。

（1）胡椒：有人说"香料贸易的历史，基本上就是一段寻求胡椒的历史"。早在 3 000 多年前，胡椒便由阿拉伯商人从原产地印度带到了埃及和欧洲。黑胡椒，更被称为"香料之王"，在历史上曾担任过货币的角色。许多帝国和贸易航线的兴衰，都与胡椒息息相关[7]。直至今日，胡椒依然是西餐调味品的主角，从总产量和经济价值来看，仍是最重要的香料。中国自唐代开始，胡椒就变得十分流行。《酉阳杂俎》中写道："胡椒……子形似汉椒，味辛辣，六月采，今人作胡盘肉食皆用之。"[18]唐宰相元载抄家时，"籍其家，钟乳五百两，诏分赐中书、门下台省官；胡椒至八百石，他物称是"[19]。

（2）肉豆蔻：位于印度尼西亚班达群岛的岚屿，是肉豆蔻的原产地。17 世纪时，原本已是名贵香料的肉豆蔻，因被当作伊丽莎白时代黑死病——鼠疫的唯一救星而身价陡增，成为最叫人垂涎的奢侈品。葡萄牙、荷兰与英国等国为争夺肉豆蔻争先恐后地前往岚屿，经历了无数惊心动魄的海洋冒险，并直接导致了后来东南亚各国被殖民的悲剧[20]。中国在大约 1 500 年前，就有肉豆蔻的记载，唐《备急千金要方》和宋《太平惠民和剂局方》都曾收载许多用到肉豆蔻的方剂[21]。

（3）肉桂：世界普遍使用的肉桂为锡兰肉桂，原产于斯里兰卡（旧称锡兰），是最古老的香料之一。早期的用途还包括药用和香薰等[7]。现在，无论是肉类的烹调，还是甜点类的烘焙，肉桂都能以

海药本草 草部

『一带一路』中医药文物图谱集

卷二 目录

286

逸迢断诃

花香

丹香

白附子

其别致的风味达到极佳的调味效果。中国肉桂和锡兰肉桂同为樟科樟属植物，五香粉、十三香、卤水、火锅等，一定少不了肉桂的使用。目前桂皮和桂枝依然是中医处方的常用中药。

（4）小豆蔻：如果说胡椒被称作"香料之王"，那小豆蔻则是当之无愧的"香料之后"。小豆蔻的价格仅次于番红花和香荚兰，为世界排名第三的贵价香料，在食品、饮料、医疗、香水中使用已有超过2 000年的历史[7]。小豆蔻是许多辛香料配方的常见材料，在烹制香料米饭、蔬菜和肉类时都会用到，也是印度咖喱的重要原料之一。目前，中东阿拉伯国家和北欧国家用量最大。前者主要用小豆蔻帮助茶和咖啡调味；北欧现在仍然是欧洲最大的小豆蔻进口地区，常将小豆蔻用在烘焙面包和西点中[2、6]。

4　中国的香料

公元前2世纪以前，花椒、生姜、桂皮、葱、芥等是中国历史上最早用于烹饪调味的香料[22]。

公元前2—前1世纪，张骞出使西域，丝绸之路开通，大蒜、胡荽（芫荽）等香料开始进入中原[23]。

公元2世纪，丁香作为调理口气的香口料使用[24]。

公元6世纪，《齐民要术》中记载了大蒜等香料植物，涉及种植、烹饪和腌制食物等内容[25]。

公元7—10世纪，南方海上贸易逐渐发达，泉州、广州、扬州成为重要的香料贸易港口。鉴真东渡将部分香料作为药材带去日本[26~29]。

公元10世纪初，李珣著的《海药本草》记载了大量的外来香料[30]。

公元11—13世纪，宋朝政府鼓励海外贸易，香料占贸易商品的七成，其中胡椒为大宗进口商品，香料税收是宋代朝廷财政收入的重要来源。同时，东南亚各香料出产国来中国的"朝贡贸易"十分兴盛[3、5]。宋《太平惠民和剂局方》中出现很多以香料药为主的成药（即熟药）。

公元14—19世纪，明朝前期"朝贡贸易"依旧兴盛，明中期直至清，政府实行海禁，禁止海上贸易，但民间的海上香料贸易依旧存在[5]。

公元1593年，《本草纲目》出版，其中收载了香料在中医药方面的应用。

公元16世纪末，辣椒传入中国，丰富了中国烹饪的发展。

5　香料与植物药

香料、食物和药物之间往往没有十分明显的界限区分[31]。

中国古代关于香料的记载，许多都来自于中医药书籍。《神农本草经》中已载有桂皮、生姜、花椒等香料植物。东汉《伤寒论》的核心方剂桂枝汤用到桂枝和生姜这两种常用香料。唐宋时期海外香料大量进入中国，外来香料不再仅仅是达官贵人的奢侈品，也开始进入了中下层平民的日常生活。尤其是局方中香料药的普遍使用，使外来香料进入中药化的时代。宋代中医药发展的最大特色之一是太医局设置熟药所，后改称"惠民药局"，专门销售和剂局制作的成药。成药中香料得到了广泛的使用。如流传至今仍广泛使用的苏合香丸，方用白术、木香、乌犀屑、朱砂、香附子、诃梨勒、沉香、白檀香、安息香、麝香、丁香、荜茇（荜拨）、龙脑香、苏合香油、熏陆香（亦称薰陆香）[32]。香料药以其芳香走窜的特性，极大地丰富了传统中医药，它们大多具有芳香化湿、活血行气、醒神开窍的功效，在治疗心腹冷痛、气滞、疮疡痈疽等方面弥补了传统中药的不足。历代中医药学家在不断的探索中逐渐总结出各种香料药的性味功效，运用于中医临床。《太平惠民和剂局方》以香料药为主的成药还有安息香丸、丁沉丸、大沉香丸、调中沉香汤、匀气散、丁香丸、青木香丸等[32]。

西方国家的香料植物药用历史源远流长。公元前5世纪希腊医学之父希波克拉底所著《希波克拉底文集》中，已将医学分为药疗、食疗和香疗三大体系[33]。香疗与当今的芳香疗法一样，所用的媒介均来源于香料植物。印度、印度尼西亚等国，常年气候炎热，盛产香料，更是自古以来便以香料作植物药使用，印度尼西亚传统草药制剂"佳木"和印度阿育吠陀医学流传至今的处方中依然不乏香料的存在。

6 香料的其他用途

香料不仅用于饮食和医药，丰富了人们的物质生活，也以其他方式丰富了人们的精神生活，如焚香、佩香、木雕等。古人为了净化空气、驱逐蚊虫、防御疾病而有了最早的焚香和佩香。随着时代的变迁，香料的品种越来越多，可焚可佩之香也有所发展，并上升到精神境界。渐渐地，文人雅士琴棋书画有了袅袅香气的萦绕，出行随身佩带香囊。源自香料之国印度的佛教，在中国自古盛行，将焚香变成了大众化的行为。唐代时，统治者奉行佛教，将珍稀的檀香木用于雕刻佛像、建造寺院楼阁、制作僧徒所持之锡杖等佛教圣物。宋代《陈氏香谱》和明代周嘉胄《香乘》等著作详细记载了中国古代焚香、熏香、佩香等所用香料的种类、配方和用法。近几百年流行的香烟、鼻烟，也有添加天然香料的习惯，吸烟有害健康，但据《本草纲目拾遗》和《烟谱》的记载，白芷、玫瑰、薄荷等香料加入烟草制成的鼻烟，确有通关窍、治惊风、定头痛的功效[34~35]。

此外，香料还有美容的功效。唐孙思邈所著《备急千金要方》中有这样的记载："面膏，去风寒，令人面光悦，却老去皱方：青木香、白附子、白蜡、白芷、芎藭、零陵香、香附子各二两，茯苓、甘松（香）各一两……"[36]

7 香料的安全性

烹制食品时，香料一次所用的量并不多，很少的量就已经可以起到很好的调味作用，有时用量太多反而会有适得其反的效果。大部分的香料对人体都十分安全。卫生部公布的既是食品又是药品的中药名单，以及可用于保健食品的中药名单中，有20余种是日常烹饪用到的香料。

不过，不适当地使用香料也存在安全性的问题。1993年就曾发生过一起误食莽草的集体中毒事件，厨师将有毒的莽草当作八角茴香使用，导致198人中毒，严重者出现惊厥、抽搐的症状[37]。八角茴香（*Illicium verum* Hook. f.）和莽草（*I. lanceolatum* A. C. Smith）同属木兰科八角属植物，外形相似，不易分辨。因此，使用香料，品种万万不可弄错。

香料的使用部位也需区别对待。罂粟籽，是罂粟科植物罂粟（*Papaver somniferum* L.）的种子，常用于制作面包、蛋糕等甜点，印度、孟加拉等国用它来制作咖喱和调味酱等[1]。但是，罂粟的干燥成熟果壳，即罂粟壳，含有吗啡类成分，长期食用会导致成瘾性[38]。中国卫生部早在2008年已明确禁止罂粟壳在食品中使用。

从中医理论的角度来看，大多香料都属性温热，因此不能长期大量食用。《本草纲目》记载："（胡椒）时珍自少嗜之，岁岁病目，而不疑及也。后渐知其弊，遂痛绝之，目病亦止。"[13]讲的就是李时珍少年时因酷食胡椒引发眼疾之事。

海药本草
『一带一路』中医药文物图谱集
卷二 目录
草登历 草部
远远香
任芝
白陶学
杜松香
288

8　香料的选购和贮存

"旧时王谢堂前燕，飞入寻常百姓家。"如今香料的身价已不再贵比黄金。洋葱、大蒜、辣椒等常用的新鲜香料，世界各地都能成功栽种。原本只产于个别热带小岛的香料，现已引种至世界很多地方，在产地与消费地之间的贸易也变得非常便捷，购买香料变成容易的事情。赋予香料魅力的香味，主要来自所含的挥发油，因其易挥发的特性，香味会随时间的推移而减少，因此，选购时，香味可作为评判质量的主要标准。每次购买香料的数量亦不必太多，以免久置味淡。当然，也有个别香料例外，如陈皮以久置者为好。

一些需要磨粉使用的香料，最好在研磨后尽快用完，因为挥发油在粉末的形态下更容易散失。干燥的香料应当放在密闭的容器内，保存于低温、避光的地方，并防止受潮。不同用途的香料，为了避免窜味，也需分开放置。

结　语

香料——自然界馈赠给人类的礼物，是世人物质和精神生活不可或缺的元素。伴随着数千年文化和历史的传承，香料虽已褪尽传奇的光环，却依然在世界饮食文化中扮演着重要的角色。

注　释

［1］NORMAN J. Herb & spice：the cook's reference. London：Dorling Kindersley Publishing, 2002：280 - 303.

［2］PIRENNE H. Economic and social history of medieval Europe. London：The Gresham Press, 1972：145.

［3］严小青，惠富平. 宋代香料贸易及其影响. 江苏商论，2007，4：172 - 174.

［4］HAWKINS K. The connoisseur's guide to herbs & spices. London：Apple Press, 2007：103 - 109.

［5］张正明，肖正春. 中国辛香料植物资源开发与利用. 南京：东南大学出版社，2007：3.

［6］Spices//DE GUZMAN C C, SIEMONSMA J S. Plant resources of south-east Asia. No. 13. Leiden：Backhuys Publishers, 1999：15.

［7］RAGHAVAN S. Handbook of spices, seasonings, and flavorings. 2nd edition. Boca Raton, Florida：CRC Press, 2007：56.

［8］徐文苑. 中国饮食文化概论. 北京：清华大学出版社，北京交通大学出版社，2005.

［9］MENGHUA WU, PING GUO, SZE WAI TSUI, HUBIAO CHEN, ZHONGZHEN ZHAO. An ethnobotanical survey of medicinal spices used in Chinese hotpot. Food research international, 2012, 48 (1)：226 - 232.

［10］墨客编辑部. 印度一本就GO. 北京：人民邮电出版社，2009.

［11］KEAY J. The spice route：a history. Berkeley and Los Angeles, California：University of California Press, 2006.

［12］LAWRENCE R S, ALLEN S W. French food：on the table, on the page, and in French culture. New York：Routledge, 2001：2.

［13］李时珍. 本草纲目. 钱超尘，温长路，赵怀舟，等校. 上海：上海科学技术出版社，2008.

［14］张宏庸. 中国传统茗茶. 茶艺月刊，1987，76：2 - 3.

［15］陈敬. 陈氏香谱：卷四.

［16］马和斌. 论伊斯兰教对阿拉伯香料文化的影响. 西北民族研究，2008，3：75 - 89.

［17］安维华. 伊斯兰教产生前——香料之路的变迁. 世界历史，1981，5：63 - 69.

［18］段成式. 酉阳杂俎：卷十八. 北京：中华书局，1981.

［19］欧阳修，宋祁，范镇，等. 新唐书：卷一百四十五. 北京：中华书局，1975.

［20］MILTON G. Nathaniel's nutmeg, how one man's courage changed the course of history. London：Hodder and Stoughton，1999：3.

［21］吴孟华，郭平，陈虎彪，赵中振. 豆蔻类中药的本草新析. 中国中药杂志，2012，37（11）：1686 – 1692.

［22］杨天宇. 周礼译注. 上海：上海古籍出版社，2004.

［23］司马迁. 史记. 裴骃，集解. 上海：上海古籍出版社，1995.

［24］陈连庆. 汉晋之际输入中国的香料. 史学集刊，1986，2：8 – 17.

［25］贾思勰. 齐民要术. 郑州：河南教育出版社，1994.

［26］册府元龟：卷一百七十.

［27］御定全唐诗：卷五百五十九.

［28］广东通志：卷五十八.

［29］真人元开. 唐大和上东征传. 汪向荣，校注. 北京：中华书局，1979.

［30］李珣. 海药本草. 尚志钧，辑校. 北京：人民卫生出版社，1997.

［31］DUKE J A. CRC handbook of medicinal spices. Boca Raton，Florida，CRC Press，2003：xiii.

［32］太平惠民和剂局. 太平惠民和剂局方：卷三. 北京：人民卫生出版社，2007.

［33］赵中振，郭平，洪雪榕. 百药西来. 香港：万里机构，2012：11，15.

［34］赵学敏. 本草纲目拾遗. 北京：人民卫生出版社，1963：30.

［35］杨国安. 中国烟草文化集林. 西安：西北大学出版社，1990：21 – 24.

［36］孙思邈. 备急千金要方：卷十七. 北京：中国医药科技出版社，2011.

［37］何勇. 误食莽草引起食物中毒的调查报告. 实用预防医学，1995，2（3）：165.

［38］国家药典委员会. 中华人民共和国药典：2015 年版. 北京：中国医药科技出版社，2015.

《马可波罗行纪》医药卫生见闻

侯如艳

（中国中医科学院）

　　《马可波罗行纪》是意大利人马可波罗记述他经行地中海、欧亚大陆而游历中国的一部著作。马可波罗 1254 年生于威尼斯，1271 年随父亲和叔叔启程前往中国，1275 年夏抵达忽必烈大汗驻夏之所上都（遗址在今内蒙古自治区锡林郭勒盟）。他聪慧伶俐，仪态端方，在元期间学问精进，颇受大汗宠爱，遂被委以重任，常奉使往来各地。他得知大汗乐闻各地人情风俗，特在往来途中留意各地之事，并向大汗陈述。他与父亲和叔叔长期留在元朝，后护送阿鲁浑妃阔阔真至东鞑靼，并于 1295 年回到威尼斯。在威尼斯与吉那哇交战中，受爱国心驱使，马可波罗亲自驾驶海船加入舰队，1296 年被俘，禁锢于吉那哇监狱。1298 年，他将旅行中的见闻口授给狱友、皮撒城（今意大利城市比萨）的文人鲁斯梯谦，用法兰西语完全笔录下来，而成《马可波罗行纪》。该书成书 4 年后，马可波罗因此书扬名全欧，吉那哇人不索赎金，将他释还。马可波罗后来成为威尼斯大议会议员，1324 年殁于威尼斯。

　　《马可波罗行纪》共 4 卷 229 章，第一卷为自地中海赴上都沿途见闻；第二卷为忽必烈汗及其宫殿、都城和自大都西南行、南行所过州城见闻；第三卷为日本、越南、东印度、南印度、印度洋沿岸、东非洲见闻；第四卷为诸鞑靼（书中称蒙古人为"鞑靼"）宗王之战和亚洲北地见闻。书中，马可波罗饶有兴致地记录了各地物产、贸易、集市、风俗等事物，对与健康和生命息息相关的医药卫生活动也特别关注，记录了包括公共卫生、饮食营养、丧葬习俗、医事活动、中药及香料等诸多方面内容，为我们了解当时中外医药卫生面貌提供了宝贵资料。

1　公共卫生见闻

1.1　忽必烈汗重视环境卫生

忽必烈汗注意营造舒适清洁的环境。他每年 12 月、1 月、2 月在汗八里（元代都城"大都"别称，今北京）居住，宫城环境优美，墙间有一片极美的草原，种植美丽的果树，还有鹿、獐、山羊、松鼠等在其间雀跃繁殖。他还命人从沙漠取来莎草在宫中种植，使子孙勿忘发源之地。在宫外，大汗命人在使臣及其他人经过的一切要道上种植大树，树与树之间相距二三步，人们行走其间感到身心愉悦，并且不至于迷路。大汗还重视环境清洁卫生。在宫中，凡臣下莅朝，都持有一个小唾壶，欲唾时揭开壶盖作礼而唾。大臣还携带白皮靴，被君主召见入殿时换上白靴，再把旧靴交给仆役，以使殿中金锦地衣不被旧靴污染。这体现了君臣注重公共卫生的意识，更是一种尊君忠君的庄重礼仪。

1.2　空气对健康的影响

空气清新洁净对养生颇有裨益，有时甚至能治愈疾病，而污浊秽气却是致病之源。书中记录了金齿州"遍布高山大林，颇难通行；空气不洁，外人之入境者，必有丧命之忧"[1]。指出高山密林多山岚瘴气，侵袭行人，轻者致病，重者致死。而八达哈伤州（今阿富汗东北部省份）优良的空气适宜生存和养病。这一带的高山之上，空气清洁，城市、山谷、平原的居民，每当患有热病或其他疾病时，都会到山中居住两三日，疾病自会痊愈。马可波罗患病迁延一年，行经此地时，人们劝他住在山中呼吸新鲜空气，结果疾病很快痊愈。

书中还记载了帕米尔高原一个奇特现象：此处地高寒冷，不见飞鸟，燃火无光，烤煮食物不易热，行人到达此地感觉痛苦，土人认为是山中瘴气所致，现代物理学认为这是空气稀薄、气压低的缘故。这种现象在马可波罗之前不曾被关注。

1.3 水源卫生与疾病

水源对健康的重要性不言而喻，旅途中虽然疲劳口渴，却不能不择水而饮。马可波罗曾见路上有味苦、奇咸的绿水，不堪饮用，即使只喝下一滴，也会腹泻十余次，而口渴至极不得不饮此水的牲畜，甚至泻痢致死。所以告知经行此地的人一定事先预备好三日的水。除了饮用水，合理处置城市污水对防治疫病也很重要。杭州城中"河渠大小不一，流经城内诸坊，排除一切污秽，然后注入湖中，其水然后流向海洋，由是空气甚洁"[1]。沟渠通浚，没有蚊虫滋生，就不会发生瘟疫。

1.4 各地的浴场

马可波罗一路留意各地风土人情，书中多次提及各地洗浴风俗。从忽鲁模斯（今伊朗东南部）还起儿漫（今伊朗南部）的途中，一路见到不少天然浴泉，可治癣疥及其他数种疾病。元代汉地人口众稠，私人火炉及公共浴场颇多，每人每星期至少洗浴3次。

书中特别提到杭州城中有浴所3 000间，人们乐于沐浴，当地人有每日早起洗浴后才进食的习惯。水都是由洁净的泉水供给，有些大的浴池可以同时容纳百余人洗浴，浴场中有男女仆役辅助男女浴人沐浴。浴场有冷水浴场和热水浴场之分，冷水浴场主要是杭州当地人洗浴，因为他们年幼时就开始一年四季都洗冷水浴，马可波罗认为"此事极适卫生"[1]。浴场中也有热水浴，主要给不习惯冷水浴的外国人使用。

1.5 奇异的避暑方法

除了汗八里，大汗在上都草原还建有大理石宫和竹宫，每年6月、7月、8月来此清凉之地避暑，这与鞑靼冬居平原、夏居冷地的习俗是一致的。忽鲁模斯城天时酷热，热风自沙漠而来，不知防御的人往往中暑而亡。当地居民避暑的方法是在城外的园林居住，在风吹来的位置放置通风器，使风吹入室内而取凉。或知道热风将至，即潜入水中，仅将头面外露，等热风过后再从水中出来。

大印度之马八儿大州（今印度东南部）有时奇热，富裕的土人用细芦编结一种床，人躺在上面后用绳将床升到屋顶，既能凉爽通风，又可避免毒蜘蛛及蚤虫侵扰。波罗奈城街道非常狭窄，空气难以流通，天气炎热时，居民把床放在屋外，全家卧于街中之事并不少见。各地避暑方法大抵如此。

2 饮食营养见闻

2.1 鞑靼人的饮食

鞑靼人的饮食保留了草原游牧民族的习惯，以肉、乳为主。肉类方面，凡肉皆食，马肉、犬肉、鼠肉皆所不弃。乳类方面，以马乳、牛乳为主。

忽迷思是亚洲游牧民族习惯的饮品，制法是：用马革做成一个有管的器物，将新鲜马乳放入，掺入少量酸牛乳，待发酵后，用大木棍搅，使发酵中止。凡有来访的宾客，进入帐内先搅拌数下，如是三四日后即可饮用。忽迷思可以长期存放，其性滋补，并且能治疗瘰疾。

乳块是冬日缺乳时的主要饮品，制法是：取牛乳先制成酪，剩余的变酸，煎熬使之凝结，再在太阳下曝晒至坚硬如铁，收藏备用。饮用时，将乳块放在囊中，浇上热水，搅拌使之溶化，然后饮用，以此代替鲜乳。

鲜果时蔬也是皇室贵族日常饮食不可或缺之物。果实成熟时，常见早晨摘下的水果，翌晚可以递送至距离十日程的上都城中进奉大汗，这也得益于元代规模庞大、运输发达的邮驿制度。

不仅如此，大汗非常重视饮食卫生。向大汗进献饮食的有大臣数人，进献饮食者都用金绢蒙住口鼻，不让他们的气息触冒大汗的饮食之物。这对于保持食物卫生、预防传染病有积极意义。

2.2　汉人的饮食

汉地的饮食习惯与鞑靼不同，主食仍以米、面为主，副食也非常丰富。

以杭州城为例，每日从河之下流的海洋运来种类丰富的鱼，湖中的鱼也长得丰肥且品种多样，由于杭州城的人每餐都吃鱼肉，故只需数小时，鱼市即空。市场常有各种蔬菜水果出售，常见的大梨每颗重至 10 磅（约 4.536 千克），肉白如面，芳香可口。按季有黄桃、白桃等新鲜水果出售，味道馨香甘甜。

2.3　行经各地的饮食习惯

忽鲁模斯城居民以海枣、咸鱼、枸橼、玉葱为日常食物，肉与面包只在生病时吃，无病时吃则会生病。他们为保持健康，用玉葱代肉。玉葱就是洋葱，《饮膳正要》中称为"回回葱"，能预防癌症、维护心血管健康、促进消化、杀菌。

哈剌章州（元代大理城，今云南省内）人吃各种生肉，富贵之人将市场上新买到的肉或内脏切成细块，放在盐中腌渍，然后用香料调和食用；贫穷之家则将窝切的肉放在蒜制的佐料中食用。

马达伽思迦儿岛（今马达加斯加岛）的人除骆驼肉外不吃其他肉，他们认为骆驼肉是世上最佳而且最卫生的肉，因此每日食用。

小爪哇岛班卒儿国（今马来西亚东南海岸的一个城市）有一种高大的树，极薄的树皮内盛满面粉，当地人用此面制成面包，味道甚佳。

2.4　饮酒习俗

元代皇帝、贵族的日常生活离不开饮酒，大都、上都置尚饮局、尚醖局等机构，掌酿造上用细酒及诸王百官酒礼，隶宣徽院属光禄寺。

书中记载了大汗宴饮的盛况：大汗坐在殿内，有一处放置一个精金大瓮，大瓮四角各列一小瓮，盛满精贵的香料。大瓮的酒注于小瓮，然后用精金大勺取酒，每勺酒足够供十人饮用。取酒后，将这个大勺连同两个带柄的金盏放在两人中间，使每个人能用盏在勺中取酒。这体现了鞑靼大碗喝酒的豪迈气概。

汉人会酿造米酒，并放置不少香料，不仅味道浓烈，而且色清爽目。太原府有最美的葡萄园，酿制的葡萄酒非常多，汉地只有此处出产葡萄酒。

杭州城不产葡萄，葡萄酒多从其他地方输入，但当地人习惯饮米酒而不喜欢饮葡萄酒。

忽鲁模斯等城用香料酿海枣酒，初饮此酒必暴泻，再饮则对身体有益，使人健壮。

俱蓝国（今印度奎隆）用椰糖造酒，容易醉人。

3 丧葬习俗

范行准在《中国预防医学思想史》中强调"中国历史上可以当得上公共卫生历史条件的只有二点：一为饮料，一为死人的安置，……这几件事对预防医学很重要"[2]。元代的丧葬方式主要有火葬和土葬。蒙古人盛行土葬，但是在地面上不留坟冢。《马可波罗行纪》记载所有大汗及大汗的后裔都葬在阿勒台山中，无论君主死于何地，即使远在百日程之外，也要将遗骸葬于此山。运载遗体归葬时，路上见人辄杀，他们确信凡是被杀者都将去另一个世界侍奉他们的主人；同时杀死君主所乘的良马，给君主在另一个世界乘骑，体现了"事死如事生"的思想观念。诸汗下葬后，用马将下葬之地践踏成平地，使人不知埋葬的确切地点。[1]

元史专家陈高华认为部分汉族实行火葬，多是"受到佛教和契丹人、女真人的影响"[3]。有的佛教徒认为"若焚尸，则食尸之虫不生"[1]。由此可杜绝传染病传播。焚尸须请"星者"选择吉日，没到此日，尸体一直停在家中，有时停尸达六个月之久。方法是：制作一个一掌厚壁的匣子，将樟脑等香料放置其中以避臭气，再用美丽布帛覆盖在尸体上。停丧之时，每日在柩前桌子上陈放食物，让死者的灵魂饮食。到达焚尸之所，亲属将之前预备好的纸扎人、马、骆驼、钱币与尸体一起焚烧，给死者在另一个世界和生前一样享用。汗八里城贸易发达，户口繁盛，城内不许埋葬遗骸。如果死者是佛教徒，则移尸城外，指定一个较远的地方焚烧。马可波罗认为"由是城内最适宜于卫生"[1]。

4 医事活动

4.1 巫医治病

书中记载，位于云南境内的押赤、大理、永昌三州没有医师，如果有人患病，则召看守"偶像"的巫师前来。病者告诉巫师疾苦所在，诸巫师立即奏乐，载歌载舞，直到其中一人昏厥如死才停止。他们认为生病是由于忤逆，冒犯了神，通过巫师与神、巫师与巫师、巫师与患者、巫师与患者家属之间的沟通交流，以及贡献羊、食物、饮料、香等贡品，以求得神的宽宥，疾病乃能痊愈。

小爪哇岛，若有一人生病，即召巫师来，询问能否痊愈。巫者如果说能够痊愈，则听任自愈；若预言不能痊愈，则召集多人用衣服堵住病者之口，以处死病人。可以看出，巫医治病在当时的边远地区比较盛行。

4.2 医疗慈善行为

杭州城中有不少慈善机构。贫苦人家产后无力供养而遗弃的婴儿，这些机构悉数收养。它们详细记录各婴儿出生时的生肖及时辰，安放在不同地方请人哺乳喂养，富裕无子的人可以请求领养。等到他们长大成人，政府为他们婚配，并下赐钱财使他们能够存活。如此每年收养的男女有二万人。此外，杭州城有一部分看守之人巡行街市，如果看见有残疾或穷苦不能工作的人，即送至养济院中收容。这种养济院是旧时政府建立的，资产丰厚，其主要任务是为收容的人治愈疾病，再尽量帮他们寻找适合的工作。

5 中药及香料

5.1 中药

中药曾经治愈马可波罗的疾病，因此他每到一地，都格外留意当地的药物，包括植物药、动物药和矿物药，还十分有心地将药物种子带回欧洲培育。

植物药记载最丰富，如突厥蛮州（今土库曼斯坦境内）输出甘草。肃州（今甘肃省西北部）山中盛产大黄，特别是山丹县所产大黄品质最良，兼治人畜之疾，可免夏疫。阿黑八里大州（今陕西省汉中市）出产生姜非常多，输往契丹全境，此州的人因此获利颇丰。福州国产姜及高良姜丰富，杭州城及其辖境制糖业发达。

动物药也有记载。哈刺章州出产毒蛇、大蟒，猎人捕得以后，取其腹胆出售，价格昂贵。这是一种极宝贵的药品，如果被疯狗咬伤，用此胆一小钱放在酒中，饮后立愈。如果有妇女难产，取适量服用，胎儿立下。治疗癣疥或其他恶疾，短期内也可痊愈。

此外还有矿物药，如大阿美尼亚（今大亚美尼亚）与谷儿只（今格鲁吉亚）接境处"有一泉，喷油甚多"，这当是关于石油的记载。然而马可波罗认识到"其油不可食，只供燃烧，并为骆驼涂身诊治癣疥之用"[1]。忽必南（今伊朗中部库林博南）是一座大城，其地制造的矿质眼药是最良的眼药，并详细叙述了眼药的制作方法。

书中还有关于麻醉剂的记载。第40章所载用苎叶所制名曰"哈石失"的麻醉剂，其引发的麻醉状态及产生的幻觉，与鸦片所引发的症状非常相似。

5.2 香料

香料可用于熏香、祭祀、医药、烹饪，是宋元时期非常重要的消费品。马可波罗在中国及返回威尼斯途中留意到许多香料，并在书中记录下来。

麝香产于中国和周邻山区，《马可波罗行纪》曾数次提到麝香出产问题。额里湫国出产世界最良的麝香。捕获雄性麝鹿后，割下其脐下的血袋即是麝香，气味非常浓烈。土番州（包括今西藏、青海及甘肃、四川部分地区）也出产麝香，其味散布全境。建都州（今四川省境内）境内产麝之兽甚众，所以出产麝香尤其多。贩运香料是元代色目商人所经营的行业，威尼斯的档案中，还发现有1311年马可波罗因麝香贸易纠纷提出控诉的案卷，"麝香涉讼案说明，马可波罗直到晚年仍在他的故乡，通过色目商人与中国或邻国继续进行麝香贸易，而这应当是他在中国期间就已熟悉的职业"[4]。

占巴大国（今越南境内）生产沉香，每年作为贡品向大汗进献。爪哇大岛出产黑胡椒、肉豆蔻、高良姜、荜澄茄、丁香及其他香料，运往世界。朋丹岛（疑为今新加坡岛）满布香味之树，有各种香料。南巫里（今印度尼西亚苏门答腊岛西北部）多樟脑和苏木。加威尼思波剌岛及捏古朗岛（今翠蓝岛一带）出产檀香、椰子、丁香、苏木及其他数种香料。下里国（今印度境内）的土产为胡椒、生姜及其他香料。马里八儿国（今印度半岛西南部）出产胡椒、生姜、肉桂。胡茶辣州（今印度卡提阿瓦半岛）饶有胡椒、生姜、蓝靛。爱舍儿城（今阿拉伯境内）乳香丰富。速可亦剌岛（今也门境内索科特拉）、马达加斯加岛、僧只拔儿岛（今坦桑尼亚境内桑给巴尔）近海多鲸，所以龙涎香十分丰饶。

刺桐城即今之泉州，是元代重要的对外贸易港口，当时香料曾经风靡此城。释宗泐的诗"泉南佛国天下少，满城香气楠檀绕。缠头赤脚半蕃商，大舶高樯多海宝"[5]能够反映当时的盛况。马可波罗对此地的香料贸易也有记载。当时，运载香料的印度船舶都会到达此港，大汗从中抽取高额税收，胡椒收取44%的份额，沉香、檀香及其他粗货收取50%的份额。日本诸岛出产沉香木及丁香、豆蔻、胡椒、姜、肉桂等调味香料，欧洲人未到以前，中国人将这些香料贩至印度，再从印度载满其他香料而归，以胡椒数量为最多。马里八儿国船舶的丁香及其他细货香料大多运往中国，另有部分由商船向西运至阿丹（今阿拉伯半岛南部亚丁），再由阿丹转运至埃及亚历山大港，然而向西输出，其量不及运往中国的十分之一。据此可以想见当时中国香料贸易的发达。

"马可波罗是第一个详细描写中国和中国邻近国家情况，又指出穿越亚洲路途的西方人。"[6]他途经之地，是"一带一路"经济带路线的重要组成部分，在游历过程中，注重收集各地物产，将中国的四大发明、面食品、药酒、中药种子及其种植方法带回意大利，并在欧洲广泛传播。《马可波罗行纪》一经诞生，就令当时及其后的西方人耳目一新，吸引和激励着他们去审视与探索书中所描绘的神秘世界。

注 释

[1] 沙海昂注. 马可波罗行纪. 冯承钧，译. 北京：商务印书馆，2012：474，578，580，379，238，704，379，52.

[2] 范行准. 中国预防医学思想史. 上海：华东医务生活社，1953：40.

[3] 陈高华，史卫民. 中国风俗通史·元代卷. 上海：上海文艺出版社，2001：295.

[4] 蔡美彪. 试论马可波罗在中国. 中国社会科学，1992，11（2）：185.

[5] 何乔远. 闽书. 福州：福建人民出版社，1994：229.

[6] 陈存仁. 被误读的远行：郑和下西洋与马哥孛罗来华考. 桂林：广西师范大学出版社，2008：268.

（原载于《中华医史杂志》2016 年第 4 期）

广藿香的本草考证研究

张 英 周光雄

（暨南大学）

广藿香 *Pogostemon cablin* （Blanco） Benth.，广东十大药材之一，别名刺蕊草、藿香、海藿香，隶属于唇形科（Lamiaceae）刺蕊草属（*Pogostemon*）。广藿香以干燥地上部分入药，味辛，微温，归脾、胃、肺三经，具有芳香化浊、开胃止呕、发表解暑的功效，用于湿浊中阻、脘痞呕吐、暑湿倦怠、胸闷不舒、寒湿闭暑、腹痛吐泻、鼻渊头痛，是治疗暑湿感冒的良药，并且是藿香正气水、四正丸、藿香清胃片、藿胆鼻炎胶囊、六合定中丸等数十种中药制剂的重要成分之一。[1]自汉代起，广藿香在历代医药典籍中多有记载，并冠名以"藿香"，本文拟依序对记载藿香的历代本草医籍进行简要评述（见表1），以期阐明其本草源流及引种历史，为其应用和开发提供翔实的依据。

1 本草记载及分析

广藿香以藿香之名始载于东汉杨孚的《异物志》，"藿香交趾有之"[2]，首次明确了藿香的产地"交趾"，即今之越南河内地区。三国时期，吴时康泰的《吴时外国传》云："都昆在扶南南三千余里，出藿香"[3]，提及藿香的另一产地都昆。而同时期万震的《南州异物志》云："藿香出典逊国也，属扶南，香形如都梁，可以着衣服中"[4]，既对广藿香的产地、性状进行了记载，也可由此推知藿香在当时用作香料的习俗。西晋嵇含的《南方草木状》则更为详尽地记载了广藿香的产地、种植和采收加工："藿（藿）香，榛生。民自种之，五六月采。曝之，乃芳芬耳。出交趾、武平、兴古、九真。"[5]东晋刘欣期在《交州记》中对广藿香的气味加以描述，云："藿香似苏合。"[6]唐杜佑在《通典》中的记述"顿逊国出藿香，插枝便生，叶如都梁，以裛衣"[7]，再次印证当时广藿香的栽培方式为扦插繁殖，及其广泛用作香料的事实。据考证，都昆、典逊及顿逊，即今之马来半岛包括马来西亚、缅甸等国；扶南国，即今之柬埔寨；海边国，则泛指今东南亚沿海诸国。由此推知，藿香原产地为现今东南亚一带，后传入我国，初作香料使用。

南北朝时期梁元帝萧绎所著《金楼子》曰"扶南国今众香皆共一木，根是旃檀，节是沉香，花是鸡舌，叶是藿香，胶是熏陆"[8]，是乃五香，之后的诸多典籍据此将藿香与沉香、熏陆香、鸡舌香、詹糖香和枫香列于同条，合称六香，直至宋代掌禹锡的《嘉祐本草》亦作合条记载。如唐代苏敬等所编《新修本草》曰："此六香皆合香家要用，不正复入药，唯疗恶核毒肿。"[9]五代韩保昇《蜀本草》沿用《新修本草》所述，《嘉祐本草》则补充其功效"藿香疗霍乱、心痛"。宋代苏颂的《本草图经》一改合条记述方式，自成一条："藿香旧附五香条，不著所出州土，今岭南郡多有之，人家亦多种植。二月生苗，茎梗甚密，作丛，叶似桑而小薄。六月、七月采之暴干，乃芬尔，须黄色，然后可收"，并绘蒙州藿香为图。据考证，蒙州即今广西蒙山县，由此可见宋代藿香的种植，已涵盖广东和广西地区。同时，对藿香的归类进行重新定位："藿香二月生苗，旧虽附五香条中，今详枝梗殊恐非木类，

海桑本草

『一带一路』中医药文物图谱集

298

蕈澄茄

草部

卷二

目录

还速香

仙茅

卢阳子

恐当移入草类耳"[10]，自此之后的典籍多将藿香从木部移入草部。之后唐慎微在《证类本草》中亦绘蒙州藿香，并强调"然今南中所有，乃是草类"[11]。综合以上典籍记述之藿香的插枝便生、须黄色然后可收及蒙州藿香插图等依据，结合广藿香的扦插繁殖、叶片因含有较高的黄棕色或橙黄色挥发油而在成熟时呈现黄绿色等特点，可以推定各本草中所述之藿香应为现今之广藿香。

明代多部典籍对广藿香加以记载、归纳，对其产地、形态、性味功用等作了进一步详尽总结。刘文泰之《本草品汇精要》将藿香归类于草部下品之上，标示"宋附自木部今移"，并引用《本草图经》等多家所述，从"苗、地、时、收、用、质、色、味、性、气、臭、主、行、制、治、合治、质"等方面加以总结[12]。陈嘉谟之《本草蒙筌》列藿香为草部中品，亦以蒙州藿香附图，云："岭南郡州，人多种莳，七月收采，气甚芬香。市家多掺棉花叶、茄叶假充，不可不细择尔。"[13]明代李时珍之《本草纲目》为藿香释名曰："豆叶曰藿，其叶似之，故名"，并详述藿香性状及药用部位应用变迁，"方茎有节中虚，叶微似茄叶。洁古、东垣惟用其叶，不用枝梗。今人并枝梗用之，因叶多伪故耳"[14]。以上记载从产地、性状特征甚至有伪品出现等方面都印证了古代所言之藿香即为今所用之广藿香。

清代吴其濬《植物名实图考》在卷二十五芳草类中记载藿香及野藿香，并分别绘图，据其藿香配图中的叶对生、叶片卵圆形或三角形、基部圆形、顶端长尖、边具粗锯齿、花序顶生等特征，实则和藿香〔土藿香，*Agastache rugosa*（Fisch. et Mey.）O. Ktze.〕性状相符；而野藿香图文中，"叶色深绿，花色微紫，气味极香"[15]，兼有花序顶生及腋生的特征，则与今之广藿香互为印证。其后民国时期的著述则更加突出了广藿香的道地产区及其真伪分辨，为广藿香的辨识和应用提供更明确的指导。曹炳章在《增订伪药条辨》卷二芳草部详列了藿香的道地产区，及其与海南藿香、土藿香之不同，"藿香，本草名兜娄婆香，产岭南最为道地。在羊城百里内之河南宝岗村及肇庆者，五六月出新，方梗，白毫绿叶，揉之清香气绕鼻而浓厚。味辛淡者，名广藿香。如雷州、琼州等处产者，名海南藿香，即今所谓洋藿香也，其气薄而浊，味辛辣燥烈，叶细而小，梗带圆形，茎长，根重为最次。其他如江浙所产之土藿香，能趁鲜切片，烈日晒干，贮于缸瓮，使香气收贮不走，入药效能亦甚强，不亚于广藿香也"[16]。文中首次将产地不同的藿香分别名曰"广藿香""洋藿香"及"土藿香"，并比较其形、色、味、效，认为洋藿香不适合药用，而广藿香和土藿香药效甚强。从产区推知文中藿香及海南藿香均为刺蕊草属广藿香，而土藿香即为藿香属土藿香。陈仁山之《药物出产辨》亦对不同产地的藿香进行品质评价，云："藿香产广东，以番禺、河南宝岗、喃呒庄、石牌为好。肇庆、六步为肇香，次之。琼州属产者，为南香更次"[17]，进一步将广藿香的道地产区精准化。

综上所述，历代典籍之"藿香"多为今之"广藿香"，原产地为现今东南亚一带，宋代开始传入我国两广地区，故得"广"名，现今道地产区位于广东。

2　功效及应用考证

广藿香最初以香料之用广为流传，《南州异物志》记载得非常形象，藿香"可以着衣服中，用充香草"，《交州记》曰"藿香似苏合"，《通典》亦云"顿逊国出藿香，插枝便生，叶如都梁，以裛衣"，均十分形象地展现了其气味芬芳的特点，这与现在广藿香被当作香料植物以生产化妆品、定香剂的实际应用相符。而作为药名的"藿香"最早出现在南北朝《名医别录》，仍列五香条中，"藿香治霍乱、心痛"[18]。之后南北朝陶弘景之《本草经集注》，唐代苏敬等之《新修本草》、陈藏器之《本草拾遗》、韩保昇之《蜀本草》，宋代卢多逊之《开宝本草》、掌禹锡之《嘉祐本草》等对广藿香的功效亦沿袭《名医别录》所述"藿香治霍乱、心痛"。唐代孙思邈之《备急千金要方》卷五癖结胀满症应用藿香汤"治毒气吐下、腹胀、逆害乳哺"[19]等症。宋代苏颂之《本草图经》除保留"主霍乱心痛"之记述，并推其为治疗脾胃吐逆的要药外，云"故近世医方治脾胃吐逆，为最要之药"。《太平惠民和剂局方》首次记载"藿香正气散"，言其"治伤寒头痛，憎寒壮热，上喘咳嗽，五劳七伤，心腹冷痛，反胃呕恶"[20]，此合（和）剂影响深远，至今仍为治疗暑湿感冒的最佳选择。其后的《证类本草》对藿香的功效亦承袭前人"微温，疗风水毒肿，去恶气，疗霍乱心痛"。元代李东垣在《珍珠囊补遗药性赋》温性药中以"藿香叶"之名记述曰："味苦辛微温无毒"，并在木部将藿香与檀香归于一处，述其功效为"止霍乱吐呕，痛连心腹"[21]。元代王好古《汤液本草》描述藿香曰："气微温，味甘辛，阳也。甘苦，纯阳，无毒。入手足太阴经。补卫气益胃进食。"[22]《本草蒙筌》承袭《汤液本草》中关于藿香性味的记述，并增其配伍功效："拣去枝梗入剂，专治脾肺二经。加乌药顺气散中，奏功于肺；加黄芪四君子汤内，取效在脾。入伤寒方，名正气散。理霍乱俾呕吐止，开胃口令饮食增。禁口臭难闻，消风水延肿。"《本草汇言》将历代本草所述藿香之功效与集方进行汇总，并且增加续补集方，用藿香、甘草、人参、茯苓等进行配伍，"治久疟、久痢不止"[23]。明代缪希雍《神农本草经疏》言藿香"禀清和芬烈之气，故其味辛，其气微温、清上治中，能止呕治呃逆"，但同时应重视其禁忌："若病因阴虚火旺，胃弱欲呕，及胃热作呕，中焦火盛热极之作呕作胀"[24]，须严禁服用。清代黄宫绣之《本草求真》将藿香功效归纳为八字"醒脾止恶，宣胸止呕"，言其"馨香气正能助脾醒胃以辟诸恶，故凡外来恶风内侵，而见霍乱呕吐不止者，须用此投服"，同时亦明言应注意"因热作呕，勿服"。[25]从古至今，历代典籍对藿香药材的认识和应用，随着时间和经验的积累而逐步深入，从最初的仅作香料之用，到之后的"治霍乱、心痛"，再到后来的"治脾胃吐逆，为最要之药"，以及与其他药材配伍可治疗口臭、暑月吐泻和胎气不安等疾患，历代医药学家为藿香药材的应用和开发提供了深厚的积淀和宝贵的经验。

3　讨论

历代医药典籍中，始终只有"藿香"之名，在《增订伪药条辨》行文中始见"广藿香"一名，这就难免会造成"广藿香"与"藿香"的混淆，万震《南州异物志辑稿》中"藿香"被校释为唇形科藿香属之藿香，可见对古籍之"藿香"究竟为何植物的争议始终存在。分析各典籍中所出现的关于藿香形态及繁殖方式的描述如"形如都梁""叶微似茄叶""叶似桑而小薄"和"插枝便生"等，非常接近于广藿香的形态特征和栽培特点。另依据典籍中所提及的藿香产地如"海边国""交趾""顿逊"和"岭南"等，兼有当时之藿香附图，与广藿香特征极为吻合，这就从诸多方面印证古时记载的藿香是现在的刺蕊草属广藿香。另外，据图文中所述的植物形态尤其是花序特点，《植物名实图考》中所记载之藿香应为藿香属藿香，而野藿香实则与广藿香非常吻合。

表 1　记载藿香的历代主要典籍一览表

作者	著作	朝代（成书时间）
杨孚	异物志	东汉
康泰	吴时外国传	三国吴时（公元 260—270 年）
万震	南州异物志	三国吴时（公元 260—280 年）
嵇含	南方草木状	西晋（公元 304 年）

作者	著作	朝代（成书时间）
刘欣期	交州记	东晋（公元 380—420 年）
陶弘景	名医别录	南北朝
陶弘景	本草经集注	南北朝（公元 492—500 年）
萧绎	金楼子	南北朝（公元 508—554）
孙思邈	备急千金要方	唐代（公元 652 年）
苏敬等	新修本草	唐代（公元 657—659 年）
陈藏器	本草拾遗	唐代（公元 713—741 年）
杜佑	通典	唐代（公元 801 年）
韩保昇	蜀本草	五代（公元 935—960 年）
日华子	日华子本草	五代
卢多逊	开宝本草	宋代（公元 973—974 年）
掌禹锡	嘉祐本草	宋代（公元 1060 年）
苏颂	本草图经	宋代（公元 1061 年）
太平惠民和剂局	太平惠民和剂局方	宋代（公元 1078—1085 年）
唐慎微	证类本草	宋代（公元 1108 年）
李东垣	珍珠囊补遗药性赋	元代（公元 1289 年）
王好古	汤液本草	元代（公元 1289 年）
刘文泰	本草品汇精要	明代（公元 1505 年）
陈嘉谟	本草蒙筌	明代（公元 1565 年）
李时珍	本草纲目	明代（公元 1590 年）
倪朱谟	本草汇言	明代（公元 1624 年）
缪希雍	神农本草经疏	明代（公元 1625 年）
黄宫绣	本草求真	清代（公元 1769 年）
吴其濬	植物名实图考	清代（公元 1848 年）
曹炳章	增订伪药条辨	中华民国（公元 1928 年）
陈仁山	药物出产辨	中华民国（公元 1930 年）

注 释

［1］国家药典委员会. 中华人民共和国药典：2010 年版. 北京：中国医药科技出版社，2010：1233.

［2］杨孚. 异物志. 影印本. 广州：广东科技出版社，2009：24.

［3］许云樵. 康泰吴时外国传辑注. 新嘉（加）坡：东南亚研究所，1971：28.

［4］万震. 南州异物志辑稿. 陈直夫，校释. 陈直夫教授九十荣庆门人祝贺委员会，1987：97.

［5］嵇含. 南方草木状. 上海：商务印书馆，1955：8.

［6］刘欣期. 交州记. 北京：中华书局，1985：5.

［7］杜佑. 通典. 北京：中华书局，1984：563.

［8］萧绎. 金楼子. 北京：中华书局，1985：94.

［9］苏敬. 新修本草. 尚志钧，辑校. 合肥：安徽科学技术出版社，1981：313.

［10］苏颂. 本草图经. 尚志钧，辑校. 合肥：安徽科学技术出版社，1994：346.

［11］唐慎微. 证类本草——重修政和经史证类备用本草. 尚志钧，等校点. 北京：华夏出版社，1993：365.

［12］刘文泰. 本草品汇精要. 北京：人民卫生出版社，1982：394.

［13］陈嘉谟. 本草蒙筌. 张印生，等点校. 北京：中医古籍出版社，2009：94.

［14］李时珍. 本草纲目. 校点本：第二册. 北京：人民卫生出版社，1979：900.

［15］吴其濬. 植物名实图考. 上海：商务印书馆，1957：599.

［16］曹炳章. 增订伪药条辨. 刘德荣，点校. 福州：福建科学技术出版社，2004：44.

［17］陈仁山. 药物出产辨. 广州：广东中医药专门学校，1999：426.

［18］陶弘景. 名医别录. 辑校本. 尚志钧，辑校. 北京：人民卫生出版社，1986：64.

［19］孙思邈. 备急千金要方. 鲁兆麟，等点校. 沈阳：辽宁科学技术出版社，1997：131.

［20］太平惠民和剂局. 太平惠民和剂局方. 刘景源，点校. 北京：人民卫生出版社，1985：78.

［21］李东垣. 珍珠囊补遗药性赋·雷公炮制药性解合编. 上海：上海科学技术出版社，1956：64.

［22］王好古. 汤液本草. 崔扫尘，等点校. 北京：人民卫生出版社，1987：136.

［23］倪朱谟. 本草汇言. 郑金生，等点校. 北京：中医古籍出版社，2005：92.

［24］缪希雍. 神农本草经疏. 郑金生，校注. 北京：中医古籍出版社，2002：362.

［25］黄宫绣. 本草求真. 席与民，等点校. 北京：人民卫生出版社，1987：110.

（原载于《中药材》2015 年第 9 期）

301

见微知著：中医文物与中国传统文化

廖 果

（中国中医科学院）

文化是历史发展的沉淀，是在特定的自然环境中凝聚形成的。中国传统文化是在古代中国的范围内，以中华民族为创造主体而形成和发展起来的，它具有鲜明特色和稳定结构，是世代传承并影响整个社会历史的宏大的古典文化体系。在漫长的历史岁月里，勤劳智慧的祖先以其非凡的创造力，给我们留下极为丰硕的文化遗产。中国传统文化源远流长，博大精深，在世界四个古老文明摇篮里孕育产生的文化体系中，中国传统文化是唯一尚存的文化体系，是唯一生生不息地延续下来而没有出现过断层的古典文化。它不仅对中华民族的社会历史发展产生了巨大而深刻的影响，而且对世界文化的发展也起到了重大推动作用。

1 中医：中国传统文化的典型缩影

中国是人类进化的重要地区之一。在漫长的远古时代，中国各族先民在东亚辽阔的土地上繁衍生息。由于医药卫生与生命存续紧密相关，出于生存需要和生理本能，便逐步出现了原始的医药卫生活动。随着生产力的不断提高，文明的发展步伐随之加快，他们在长期生活、生产实践中不断积累防病治病经验，也不断进行理论的总结与发展，逐步形成了独具特色的中国医学。在世界各传统医药体系中，绵延数千年至今从未间断并仍葆有鲜活生命力者，中国医学无疑是其中之佼佼者，并以其丰厚的文化遗产和巨大的历史贡献而获得了举世赞誉。

中医学是中国传统文化的重要组成部分。有学者认为："'道'以'医'显，即医道是中国文化最集中的体现；反之，从'医'入'道'又是掌握传统文化的一条必不可少的捷径。"[1] 依据中国传统文化的内容与分类，我们可以进一步理解中医学与中国传统文化的相互关系：它们是整体与部分的关系；而二者又相辅相成，密不可分。中国传统文化研究范围包括从时间维度纵向发展脉络着眼的历代文化（发生、演变、分期）、纵横交错与史论结合的专题文化（如哲学、伦理、宗教、史学、语言与典籍、文学、艺术、科技、教育、政法、军事、制度、生活习俗等）和地域文化、民族文化等，而中医学在上述多方面均有充分体现。

1.1 中医与历代文化

从历代文化的视角看，中医学有历史文化的明显特征，其阴阳互补、五行生克、动态平衡、中庸和谐及整体把握等，均与中国历史的发展演变相伴相生。

1.2 中医与专题文化

从专题文化的视角看，中医学具有科技属性，自是专题文化中科技文化的题中应有之义，而且在中国古代科技文化中占有相当比重。科技文化实用性较强，而中国传统文化思维方式中有其注重实用的一面，即儒家所主张的"广大高明而不离乎日用"[2]。由此，与百姓日常生活密切相连的医学在中国古代相当发达，其成就和影响可与中国古代四大发明（造纸术、造字印刷术、火药、指南针）及天文历算等比肩，从而成为中国古代科技文化中极为重要的专题。

1.3　中医与地域文化

从地域文化的视角看，文化是有强烈区域性的。中国幅员辽阔，由于历史渊源、地理环境、经济状况、风俗习惯以及语言诸方面的差异，各地区文化发展极不平衡，在漫长的历史沉淀中，蓄积成具有本地特色的区域文化，导致文化多元倾向，诸如以河南为中心的中原文化、以山东为中心的齐鲁文化、以两湖为中心的荆楚文化、以陕西为中心的关中文化、以四川为中心的巴蜀文化等，给文化增添了活力。而早在成书于战国秦汉之际的中医学经典著作《黄帝内经》中即强调了中医学产生发展的鲜明地域特征，如《素问·异法方宜论第十二》就有"砭石者，亦从东方来""毒药者，亦从西方来""灸焫者，亦从北方来""九针者，亦从南方来""导引按蹻者，亦从中央出也"[3]一类说法。

1.4　中医与民族文化

从民族文化的视角看，中国自古以来就是一个统一的多民族国家，定居在中国领土上的所有民族共同组成了中华民族大家庭。中国文化历经艰辛，在数千年的发展中经历了多民族、各地域文化的融合发展，以汉民族文化为主体、以中原文化为核心的中国传统文化，逐渐融合其他少数民族文化和周围地域文化，形成了同一性与多样性相结合的发展态势。所谓少数民族传统文化，是各少数民族在千百年的生产生活实践中经过不断沉淀、积累起来的生活习惯、风俗观念、宗教信仰、语言文字、文学艺术、生产技术等方面文化因素的总和。各民族无论其人口多少、地域大小，都创造了自己源远流长、独具特色、多姿多彩的民族文化，成为中华民族传统文化不可分割的重要组成部分。而中国的少数民族医药过去和现在都是中国社会重要的卫生资源，正日益受到重视与保护，并得到了良好的继承和发展。

2　中医文物：传统文化的精微具象

中华民族以自己的勤劳和智慧，创造出极其灿烂辉煌的古代文明，中国因而成为世界著名的文明古国。在我国的历史上，记录和承载中华民族文明发展历程和辉煌成就的资料是极其丰富的，其中不仅有浩繁的文献资料，更有数量颇巨的文物，所以我国也是一个世界闻名的文物大国。

2.1　文物

文物是人类历史发展过程中遗留下来的遗物、遗迹，各类文物从不同的方面反映了各个历史时期人类的社会活动、社会关系、意识形态，以及利用自然、改造自然和当时生态环境的状况，是人类宝贵的历史文化遗产。中华大地上与海域中内容广泛、门类多样的文物，为我们提供了当时政治、经济、文化以及自然界变迁的诸多信息，不仅是衡量中华民族社会文明发展水平的重要尺度，也表明中华民族对世界文化的进步曾作出重大贡献。

文物依照其特点、历史文化背景、规模大小等可有很多分类，根据《中华人民共和国文物保护法》的界定，按照大小、规模和可移动性分类，文物可分为"不可移动文物"和"可移动文物"两大类；按照文物所有者划分，可分为国有文物（公有文物）和私有文物。在文博界的实际应用中，则主要有时代分类法、区域分类法、存在形态分类法、质地分类法、功用分类法、属性（性质）分类法、价值分类法、来源分类法等。例如，按所在位置，可分为地上文物和地下文物两类；按文物来源，可分为出土文物与传世文物两类；按时间顺序，可按时代（朝代）将文物归类；按文物质地，可分为玉石、陶瓷、金属、竹木、织品、纸质、骨角牙器、标本、壁画石刻、遗址等类；按文物功用，可分为农学文物、天文历算文物、医药文物、冶金文物等类；按民族类型，可分为汉族文物、少数民族文物以及中外交流文物等类；按文物的现代社会政治属性，还可在近百年的文物中分出民国文物与"红色文物"两类，等等。

2.2 中医文物

中医文物指具有中医药功能、意义、价值的文物。在久远的历史中，中医遗存有数量相当可观的文物，这些珍贵文物既是中医学数千年产生、发展历程中的物化见证，也是博大精深的中国传统文化有特色的组成部分，它从一个侧面反映出中国传统文化的悠久历史和独特性。

中医文物的分类可引用一般文物分类法，在按功用等分类方面也有着自己的特色与规律。其中按功用分类，能充分反映出中医文物的意义、价值及有别于其他领域文物的自我特色。从文物功用梳理，中医文物可包括文献典籍、医政文物（如印记）、医疗文物（如行医诊断用具、治疗器具）、药学文物（如出土药物标本、药材加工器具、炮制制药器具、盛药器、量药器、煎药服药用具、药铺物件）、针灸文物（如与针灸起源有关的早期文物、针具、经脉人体模型与明堂图）、养生文物（如行气导引文物、炼丹服食文物、饮食卫生用具、个人卫生用具、室内卫生用具、环境卫生构件）等类。

笔者曾担任国家卫生部资助课题《中国医学通史·文物图谱卷》副主编兼学术秘书，在具体工作中首次对中医文物的分类采取了"时代＋功用"的方式，即文物在按时代先后分列之后，再按文物功用（医、药、养生等）加以归类排列；而在各类之下文物的一一定位时，又注意其性质相近者的小类集中。该书于2000年3月由人民卫生出版社出版，课题则获中华中医药学会2003年度科学技术奖一等奖。

中医文物在中医学术研究中具有重要作用。较之文献资料，文物资料具有独特的优势，它能更真实、直接地反映历史。因此，运用实物文物进行个例分析或综合研究，既可印证文献资料的记载，还能弥补或纠正其所不足、缺憾和失实，有助于形成正确的历史认识和结论。而这种运用实物文物以佐证文献资料的方式，已逐渐成为史学研究的主要方法之一。以下略举数例以说明其具体应用：

考古发掘的文物能更真实、直接地反映历史，基本避免了传世文献资料在撰写过程中常带有的政治、民族、地域等偏见，其所携带的信息常为历史文献所不载，或载之不详，甚至记载错误。例如"七损八益"一词，从古至今不少中医学家依据传世医籍争论不休，仍不得要领，而据湖南长沙马王堆出土的西汉早期墓葬竹简古医书《天下至道谈》载，该词含义并不复杂，实为一房中术术语，群疑乃涣然冰释。

相对于传世的文字资料，实物的文物是不可多得的历史载体。即便是原始社会十分简陋的器物，其所携带的具体而又真实的信息，也是任何详尽的文字记载无法替代的。例如砭石是原始社会中可用于医疗的一种器具，尽管早在中医典籍《黄帝内经》中即有所记载，但现今考古发掘出的不少新石器时代的砭石实物，提供的信息显然更为客观与丰富。再者，实物文物一般还具有直观的特点，能使人形象地感知历史，常作为史学研究中的一手资料被引用，以作为印证、弥补文字资料的重要参考。如作为宋代朝廷最高医药行政机构的尚药局，以往仅见文献记载，1986年于河北曲阳涧磁村定窑遗址发掘出土的宋定窑"尚药局"款瓷盒，其盒身、盒盖口沿均横刻有"尚药局"字样，盒盖顶面尚饰刻有龙纹，显然是宋代宫廷用物，从而印证了史籍记载。

3　文物—中医—文化：探幽发微

中医文物与中国传统文化的关系问题，是一个富有价值且饶有兴味的学术领域。深入学习研究中医文物与中国传统文化的关系，不仅可以丰富开拓历史文献学术领域，更为重要的是可从中医文物的视角把我们对中国传统文化的发扬光大落到实处，值得学界关注。

从历史与学术上看，近六十年来，虽然作为中医学重要领域的中国医史文献学的研究取得了丰硕成果，但对相关实物（主要是丰富的中医文物）的调查与认知有所忽略，尤其对中医文物的重大专项研究课题开展较少，缺乏系统性、专题性研究和多学科、多部门、多地区高层次的综合研究。由于缺乏实物和理论相互佐证，给学术研究的深入带来不利影响，这使中医学理论认知容易流于表浅或出现疏漏，因此以文物为对象的研究领域亟待扩展。再进一步检索可以看出，少数有关中医文物研究的学术论文与学术著作仅从医学和文博学的角度着眼，并无从文物与中国传统文化的关系进行深入研究者，可见这是一个急待加强的研究领域。

因此，应以科学发展观为指导，组成以中国医史文献界科研人员为主导且中医、文博、文化等多学科专家学者广泛参与的科研团队，对中医文物与中国传统文化的关系进行深入研究，从而揭示中医文物与中国传统文化（哲学、历史、宗教、地域、民族、艺术、习俗等）的相互关系，挖掘其所蕴含的丰富文化价值。研究的具体内容，可在全面收集现存中医文物图文资料的基础上，选取既有一定存量，又有深厚文化内涵的中医文物为重点，设立诸如砭石与新石器时代文化，中医古籍与中国典籍文化，医药卫生题材画像石与汉代文化，药瓷与中国瓷器，中国薰香与香文化，茶具与茶文化，宫廷医药器具与明清宫廷文化，藏医唐卡与藏文化等专题，运用文献学、医药学、考古文博学（包括田野调查、培训）等多种方法进行综合研究。在积累相关的经验后，将进一步扩大中医文物与中国传统文化关系的专题继续研究，最终将进行中医文物与中国传统文化关系的整体研究。从创新的角度看，在研究思路与方法上，这是开拓性的以文化价值挖掘为目的，以中医文物为基础，以中国传统文化为研究对象，在多学科领域的视角下，采用多学科交叉渗透、多重证据相互印证的系统综合研究方法，创造性地注重揭示中医文物与中国传统文化的相互关系，并力争在相关内容与理论的阐述上取得新突破，以期填补相应学术空白。

目前开展这种研究也具备了一定的条件。第一，历史悠久、博大精深的中国传统文化提供了丰厚的学术基础。第二，存量丰富的中医文物提供了坚实的物质基础。第三，党和国家政策的重视提供了难得的机遇。近年，在大力弘扬中国传统文化的背景下，包括中医文物在内的文博领域日益受到更多关注。第四，近三十年来学界在中医文物考古研究领域取得了一些令人瞩目的学术成果，为进一步的研究提供了较好的工作基础。第五，多种学科领域专家学者的取长补短，可完善实施条件。

结　语

我们相信，深入阐明中医文物与中国传统文化相互关系，对整体提高中医文化研究的学术水平，保护中国传统医药文化遗产资源，弘扬中华民族优秀传统文化，都具有积极的社会效益。另外，通过研究实践，也将初步锻炼、培养一支相应学术领域的科研队伍，为今后相关研究的发展积累学术力量。

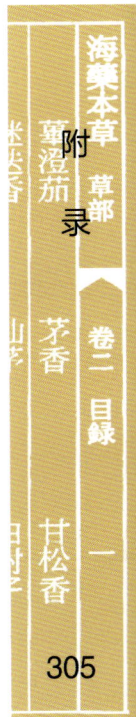

注　释

［1］曲黎敏. 中医与传统文化. 北京：人民卫生出版社，2009：1.

［2］徐玠. 龙溪王先生传∥王畿. 龙溪集：卷22. 刻本. 1882（清光绪八年壬午）.

［3］王冰. 重广补注黄帝内经素问·异法方宜论篇. 北京：人民卫生出版社，1963：80－82.

［本文节选自作者共同主持的中国中医科学院基本科研业务费自主选题项目（第四批）"中医文物与中国传统文化关系研究·结题报告"（项目编号：Z2040502，2011年3月至2012年12月），系首次公开发表］

参考文献

［1］傅维康，李经纬，林昭庚．中国医学通史·文物图谱卷．北京：人民卫生出版社，1999.

［2］和中浚，吴鸿洲．中华医学文物图集．成都：四川人民出版社，2001.

［3］刘小斌，郑洪．岭南医学史·图谱册．广州：广东科技出版社，2015.

［4］马自树．中国文物定级图典：一级品：上、下卷．上海：上海辞书出版社，1999.

［5］马自树．中国边疆民族地区文物集萃．上海：上海辞书出版社，1999.

［6］王进玉．敦煌石窟全集·科学技术画卷．香港：商务印书馆（香港）有限公司，2001.

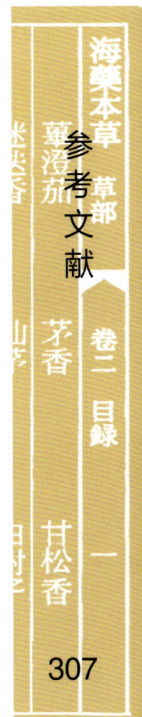

后 记

  在本书成书之际，首先要衷心感谢本书编审委员会主任李经纬先生。李先生是中国中医科学院资深研究员，也是当代中医药文物研究的领军者，曾担任国家卫生部资助课题《中国医学通史·文物图谱卷》主编与国家科技部国家科技基础（公益）性工作专项"国家重点医药卫生文物收集、调研和保护"项目课题组组长。此次以耄耋之年，慨然应允牵头本书工作，不但多加鼓励与教诲，而且不辞辛劳，具体指导了资料的遴选与审定。先生之学术涵养与勤奋精神，实为后学楷模。

  中国中医科学院研究员、中国民族医药学会副会长兼秘书长梁峻先生，暨南大学副校长叶文才教授，暨南大学出版社徐义雄社长、黄圣英副社长以及本书编审委员会各位委员，在本书编辑与出版工作中均给予了宝贵的支持与帮助；著名学者、中国文化研究会会长鲁军先生（默公）于百忙中抽暇阅读书稿，并欣然题序，在此一并致以诚挚谢意。

  本书资料来源，除专门供稿外，凡有引自公开出版物者，均一一注明出处，书后附有参考文献。庋藏中医药文物与古籍的博物馆和图书馆是文化的传承圣地，中医药文物研究更是一个不断积累和深化的过程，我们对所有学术先行者心存感激。

编 者

2016 年 9 月

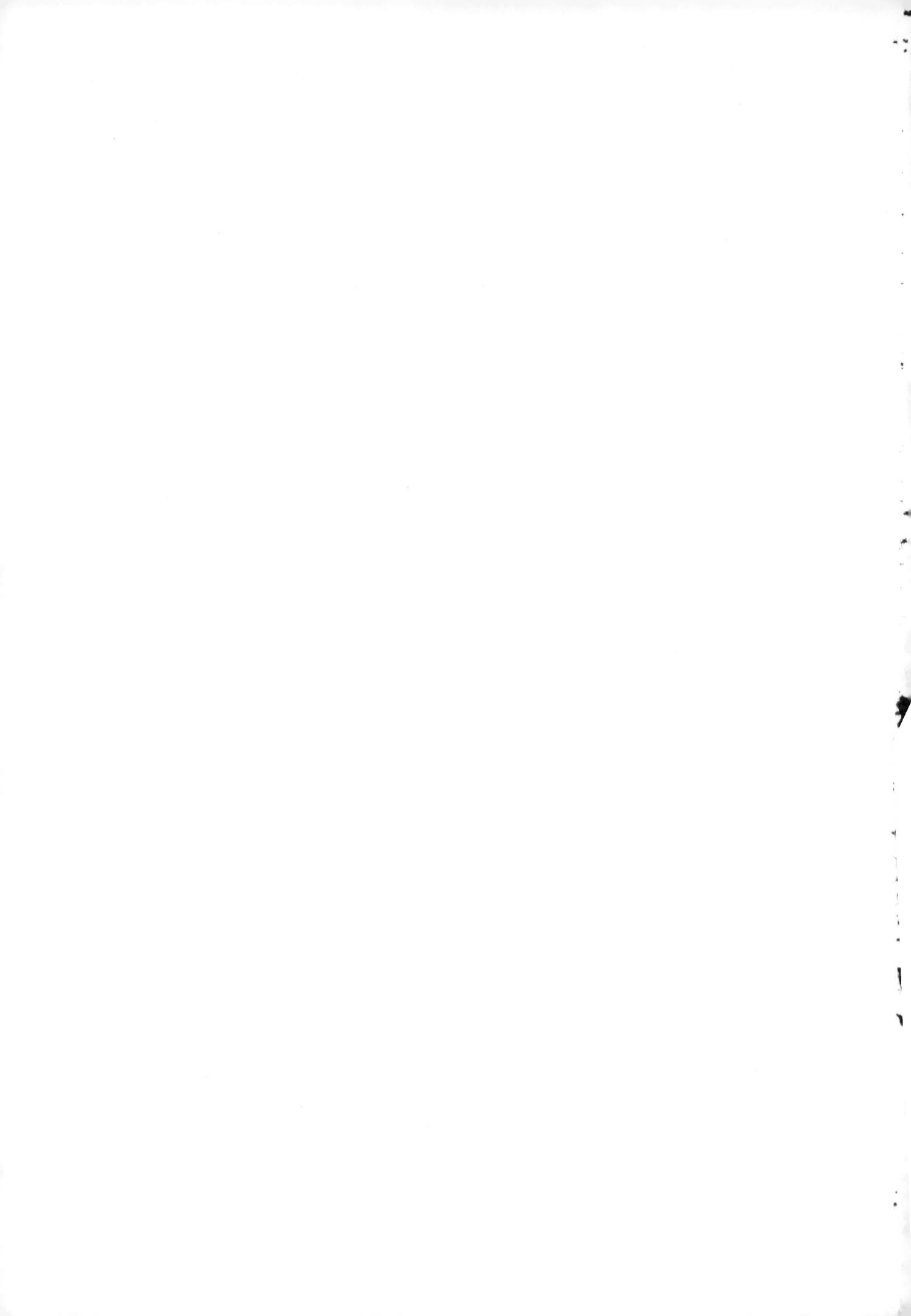